# Fibel kardiovaskulärer Erkrankungen

H. Mörl, A. Dienerowitz, Ch. Heun-Letsch, Mannheim,
unter Mitarbeit von H. Gohlke, Bad Krozingen

Geleitwort von G. Schettler, Heidelberg

PERIMED-spitta
Medizinische Verlagsgesellschaft mbH
Nürnberg

Anschrift des Herausgebers:

Prof. Dr. med. Hubert Mörl
Ärztlicher Direktor des Diakonissenkrankenhaus Mannheim
Chefarzt der Medizinischen Klinik
Speyerer Straße 91–93
68008 Mannheim

Die Deutsche Bibliothek – CIP-Einheitsaufnahme

**Mörl, Hubert:**
Fibel kardiovaskulärer Erkrankungen / H. Mörl ; A. Dienerowitz ; Ch. Heun-Letsch. Unter Mitarb. von H. Gohlke,
Mit einem Geleitw. von G. Schettler. – Nürnberg: PERIMED-spitta, Med. Verl.-Ges., 1993
ISBN 3-929165-14-7
NE: Heun-Letsch, Christof:

ISBN 3-929165-14-7

Copyright 1993 bei PERIMED-spitta Medizinische Verlagsgesellschaft mbH,
Marienbergstraße 78, D-90411 Nürnberg
Printed in Germany

Das Werk ist urheberrechtlich geschützt. Die dadurch begründeten Rechte, insbesondere die der Übersetzung, der Entnahme von Abbildungen, der Funksendung, der Wiedergabe auf fotomechanischem oder ähnlichem Wege und der Speicherung in Datenverarbeitungsanlagen, bleiben, auch bei nur auszugsweiser Verwendung, vorbehalten. Die Wiedergabe von Gebrauchsnamen, Handelsnamen, Warenbezeichnungen usw. in diesem Werk berechtigt auch ohne besondere Kennzeichnung nicht zu der Annahme, daß solche Namen im Sinne der Warenzeichen- und Markenschutz-Gesetzgebung als frei zu betrachten wären und daher von jedermann benutzt werden dürften.

Satz: wtw, werbeteam Fritz Walz

Druck: Bosch-Druck, Landshut/Ergolding

# Geleitwort

Nach der hervorragenden Aufnahme seines Lehrbuches der Gefäßkrankheiten hat sich *Hubert Mörl* entschlossen, weiter auszugreifen und ein Lehrbuch der gesamten kardiovaskulären Erkrankungen zu verfassen. Er wurde hierbei von zwei Mitarbeitern unterstützt.

Aufgrund seiner großen praktischen Erfahrung, beruhend auf seiner klinischen Tätigkeit an der Medizinischen Universitätsklinik in Halle und der Ludolf-Krehl-Klinik in Heidelberg, und nicht zuletzt aufgrund der eigenen Erfahrungen als Chefarzt einer Inneren Abteilung mit dem Schwerpunkt Herz- und Gefäßkrankheiten hat es *Hubert Mörl* verstanden, die praktischen Belange des so wichtigen Fachgebietes klar und umfassend darzustellen. Er ließ sich hierbei von der Idee leiten, dem Allgemeinarzt, aber auch dem in der Ausbildung befindlichen jungen Mediziner Hilfen für ihre Arbeit zu geben. Die vortrefflich gelungene Gliederung, die klare und übersichtliche Darstellung und die Konzentration auf praktische Belange machen den Wert dieses flüssig geschriebenen Buches aus. Ihm ist eine gute Aufnahme durch die ärztliche Gemeinde zu wünschen.

Heidelberg, im Frühjahr 1993　　　　　　　　　　　　　　　　　　　G. Schettler

# Vorwort

Bisher liegen zum einen noch keine leicht verständlichen, kurz und präzise dargestellten Abhandlungen über das umfangreiche Gebiet der Herz- und Gefäßerkrankungen in dieser Kombination vor. Zum anderen hat es mich gereizt, unter Mitarbeit eines älteren Assistenten und eines jüngeren, der auch schon seine PJ-Zeit bei uns absolvierte, eine derartige Zusammenstellung zu verfassen. Dabei haben wir aus verschiedenen Blickwinkeln das Sinnvolle und Praktikable getrennt beleuchtet und uns dann auf eine Version geeinigt. Damit gingen die Bedürfnisse und Anforderungen der Studenten in dieses Buch ein, aber auch die der jüngeren praktisch oder klinisch tätigen Ärzte, so daß das tägliche Rüstzeug für den kardio-angiologisch tätigen Arzt in den Vordergrund gerückt wurde. Spezielle klinische Details und Untersuchungsmethoden sowie technische interventionelle Besonderheiten konnten und durften demzufolge hier nicht näher ausgeführt werden. Diesbezüglich verweisen wir auf die einschlägigen Lehr- und Handbücher. Somit bitten wir um Verständnis, daß keine absolute Vollkommenheit angestrebt wurde, sondern das Hauptaugenmerk auf das Handwerkszeug für den täglichen Bedarf im Studium und die Anfängerzeit in der Praxis und in der Klinik gelegt wurde. So hoffen wir, mit dem durch eine Reihe von Abbildungen, graphischen Darstellungen und Tabellen ergänzten Text das Verständnis und die Faszination für kardiovaskuläre Erkrankungen zu wecken, auch mit dem Ziel, daß sich immer mehr Ärzte mit dieser so wichtigen Thematik beschäftigen, so daß letztlich das vermittelte Wissen dem Patienten zugute kommt. Und zwar in dem Sinne, daß nicht nur immer besser diagnostiziert und behandelt wird, sondern auch die Prävention bestimmter kardiovaskulärer Erkrankungen in verstärktem Maße ins Visier genommen wird. Wenn uns dies gelingt, wäre der Zweck dieser kleinen Abhandlung erfüllt.

Mannheim, im Frühjahr 1993 H. Mörl

# Inhalt

Geleitwort .................................................................... 5

Vorwort ...................................................................... 6

## Untersuchungsmethoden ................................................. 19

### Körperliche Untersuchungsmethoden bei kardiovaskulären Erkrankungen ..... 21
Ch. Heun-Letsch

Untersuchungsgang ............................................................ 21
– Das persönliche Gespräch ................................................... 21
– Anamnese .................................................................. 21
– Inspektion ................................................................. 22
– Palpation ................................................................. 22
– Perkussion ................................................................ 22
– Auskultation .............................................................. 22

### Apparative Methoden zur Untersuchung des Herzens und der herznahen Gefäße ..... 30
H. Mörl

Elektrokardiogramm ........................................................... 30
– Ruhe-EKG ................................................................. 30
– Belastungs-EKG ........................................................... 30
– Langzeit-EKG ............................................................. 32
Phonokardiographie und Mechanokardiographie ................................. 33
Indikatordilution ............................................................ 33
Konventionelle Röntgendiagnostik des Herzens ................................. 33
Echokardiographie ............................................................ 34
Nuklearmedizinische Herzdiagnostik ........................................... 35
– Thallium-Szintigraphie ................................................... 35
– Radionuklidventrikulographie ............................................. 36
Herzkatheterisierung ......................................................... 36
– Ventrikulographie ........................................................ 37
– Einschwemmkatheter ....................................................... 37
– Koronarangiographie ...................................................... 38
– Digitale Subtraktionsangiographie (DSA) .................................. 39
Myokardbiopsie ............................................................... 39
Computertomographie .......................................................... 40
Kernspintomographie .......................................................... 41
– Physikalische Grundlagen ................................................. 41
– Aufbau des Kernspintomographen ........................................... 42
– Klinische Anwendung ...................................................... 42

### Angiologische Untersuchungsmethoden .......... 44
H. Mörl

Inspektion .......... 44
Palpation und Auskultation .......... 44
Funktionstests bei Verschlüssen der unteren Extremitäten .......... 44
– Gehtest .......... 44
– Lagerungsprobe nach Ratschow .......... 45
Funktionstests bei Verschlüssen der oberen Extremitäten .......... 45
– Faustschlußprobe .......... 45
– Allen-Test .......... 45
Ultraschall-Doppler-Methode .......... 45
B-Bildsonographie der abdominalen Aorta, der peripheren und zentralen Arterien .......... 46
Venenverschlußplethysmographie .......... 47
Muskelgewebsclearance .......... 47
Arteriographie .......... 47

### Phlebologische Untersuchungsmethoden .......... 48
H. Mörl

Funktionstests .......... 48
– Linton-Test .......... 48
– Trendelenburg-Versuch .......... 48
– Perthes-Test .......... 49
– Perkussionsmethode nach Schwartz und Hackenbroch .......... 49
– Diagnostik der tiefen Bein- und Beckenvenenthrombose .......... 49
Apparative Untersuchungsmethoden .......... 50
– Phlebographie .......... 50
– B-Bild-Kompressionssonographie der tiefen Beinvenen .......... 50
– Ultraschall-Doppler-Untersuchung .......... 50
– Lichtreflexionsrheographie .......... 51
– Phlebodynamometrie .......... 51

### Literatur .......... 52

## Herzkrankheiten .......... 55

### Kongenitale Angiokardiopathien
### – Allgemeiner Teil – .......... 57
Ch. Heun-Letsch

Definition .......... 57
Ursachen .......... 57
Häufigkeit .......... 57
Verteilung .......... 57
Allgemeine Pathophysiologie .......... 59
– Einteilung der angeborenen Herzfehler .......... 59
– Normale Druckwerte im Herzen .......... 60
– Normale Sauerstoffsättigung im Herzen und in den großen Gefäßen .......... 60
Allgemeine Pathologie .......... 61
Prognose .......... 61

Allgemeine Klinik . . . . . . . . . . . . . . . . . . . . . . . . . . . . . . . . . . . . . . . . . . . . . . . . . . . . . . . . . . . . . . . . . . . . . . 61
Diagnostik . . . . . . . . . . . . . . . . . . . . . . . . . . . . . . . . . . . . . . . . . . . . . . . . . . . . . . . . . . . . . . . . . . . . . . . . . . . 61

**Kongenitale Angiokardiopathien
– Spezieller Teil –** . . . . . . . . . . . . . . . . . . . . . . . . . . . . . . . . . . . . . . . . . . . . . . . . . . . . . . . . . . . . . . . . 63
Ch. Heun-Letsch

Vorhofseptumdefekte (ASD) . . . . . . . . . . . . . . . . . . . . . . . . . . . . . . . . . . . . . . . . . . . . . . . . . . . . . . . . 63
– Vorhofseptumdefekt vom Sekundumtyp . . . . . . . . . . . . . . . . . . . . . . . . . . . . . . . . . . . . . . . . . . . . . 63
– Vorhofseptumdefekt vom Primumtyp . . . . . . . . . . . . . . . . . . . . . . . . . . . . . . . . . . . . . . . . . . . . . . . 67
– Lutembacher-Syndrom . . . . . . . . . . . . . . . . . . . . . . . . . . . . . . . . . . . . . . . . . . . . . . . . . . . . . . . . . . 69
Ventrikelseptumdefekte (VSD) . . . . . . . . . . . . . . . . . . . . . . . . . . . . . . . . . . . . . . . . . . . . . . . . . . . . . . 71
Aortenisthmusstenose . . . . . . . . . . . . . . . . . . . . . . . . . . . . . . . . . . . . . . . . . . . . . . . . . . . . . . . . . . . . . 73
Ductus arteriosus Botalli apertus . . . . . . . . . . . . . . . . . . . . . . . . . . . . . . . . . . . . . . . . . . . . . . . . . . . . 76
Obstruktionen im Bereich der Ein- und Ausflußbahn der Ventrikel . . . . . . . . . . . . . . . . . . . . . . . . . 80
– Pulmonalstenose . . . . . . . . . . . . . . . . . . . . . . . . . . . . . . . . . . . . . . . . . . . . . . . . . . . . . . . . . . . . . . . 80
– Aortenstenose . . . . . . . . . . . . . . . . . . . . . . . . . . . . . . . . . . . . . . . . . . . . . . . . . . . . . . . . . . . . . . . . . 83
– Mitralstenose . . . . . . . . . . . . . . . . . . . . . . . . . . . . . . . . . . . . . . . . . . . . . . . . . . . . . . . . . . . . . . . . . 84
– Ebstein-Anomalie . . . . . . . . . . . . . . . . . . . . . . . . . . . . . . . . . . . . . . . . . . . . . . . . . . . . . . . . . . . . . . 85
Fallotsche Tri- und Tetralogie . . . . . . . . . . . . . . . . . . . . . . . . . . . . . . . . . . . . . . . . . . . . . . . . . . . . . . . 87
– Fallotsche Tetralogie . . . . . . . . . . . . . . . . . . . . . . . . . . . . . . . . . . . . . . . . . . . . . . . . . . . . . . . . . . . 87
– Fallotsche Trilogie . . . . . . . . . . . . . . . . . . . . . . . . . . . . . . . . . . . . . . . . . . . . . . . . . . . . . . . . . . . . . 90
Lungenvenentransposition . . . . . . . . . . . . . . . . . . . . . . . . . . . . . . . . . . . . . . . . . . . . . . . . . . . . . . . . . . 91
Bland-White-Garland-Syndrom . . . . . . . . . . . . . . . . . . . . . . . . . . . . . . . . . . . . . . . . . . . . . . . . . . . . . 92
Endokardfibrose . . . . . . . . . . . . . . . . . . . . . . . . . . . . . . . . . . . . . . . . . . . . . . . . . . . . . . . . . . . . . . . . . . 93

**Erworbene Herzklappenfehler
– Allgemeiner Teil –** . . . . . . . . . . . . . . . . . . . . . . . . . . . . . . . . . . . . . . . . . . . . . . . . . . . . . . . . . . . . 94
Ch. Heun-Letsch

Definition . . . . . . . . . . . . . . . . . . . . . . . . . . . . . . . . . . . . . . . . . . . . . . . . . . . . . . . . . . . . . . . . . . . . . . 94
Epidemiologie . . . . . . . . . . . . . . . . . . . . . . . . . . . . . . . . . . . . . . . . . . . . . . . . . . . . . . . . . . . . . . . . . . . 94
Ätiologie . . . . . . . . . . . . . . . . . . . . . . . . . . . . . . . . . . . . . . . . . . . . . . . . . . . . . . . . . . . . . . . . . . . . . . . 95
Pathologische Anatomie . . . . . . . . . . . . . . . . . . . . . . . . . . . . . . . . . . . . . . . . . . . . . . . . . . . . . . . . . . . 95
Pathophysiologie und Diagnostik . . . . . . . . . . . . . . . . . . . . . . . . . . . . . . . . . . . . . . . . . . . . . . . . . . . . 96
Allgemeine Klinik . . . . . . . . . . . . . . . . . . . . . . . . . . . . . . . . . . . . . . . . . . . . . . . . . . . . . . . . . . . . . . . . 96
Therapie und Prognose . . . . . . . . . . . . . . . . . . . . . . . . . . . . . . . . . . . . . . . . . . . . . . . . . . . . . . . . . . . . 96

**Erworbene Herzklappenfehler
– Spezieller Teil –** . . . . . . . . . . . . . . . . . . . . . . . . . . . . . . . . . . . . . . . . . . . . . . . . . . . . . . . . . . . . . 98
Ch. Heun-Letsch

Mitralklappenfehler . . . . . . . . . . . . . . . . . . . . . . . . . . . . . . . . . . . . . . . . . . . . . . . . . . . . . . . . . . . . . . . 98
– Organische Mitralstenose . . . . . . . . . . . . . . . . . . . . . . . . . . . . . . . . . . . . . . . . . . . . . . . . . . . . . . . . 98
– Relative Mitralstenose . . . . . . . . . . . . . . . . . . . . . . . . . . . . . . . . . . . . . . . . . . . . . . . . . . . . . . . . . . 102
– Mitralinsuffizienz (organische und relative) . . . . . . . . . . . . . . . . . . . . . . . . . . . . . . . . . . . . . . . . . 103
– Doppelte Mitralklappenfehler . . . . . . . . . . . . . . . . . . . . . . . . . . . . . . . . . . . . . . . . . . . . . . . . . . . . 105
– Mitralklappenprolaps . . . . . . . . . . . . . . . . . . . . . . . . . . . . . . . . . . . . . . . . . . . . . . . . . . . . . . . . . . . 106
Aortenklappenfehler . . . . . . . . . . . . . . . . . . . . . . . . . . . . . . . . . . . . . . . . . . . . . . . . . . . . . . . . . . . . . 108
– Aortenstenose (organische und relative) . . . . . . . . . . . . . . . . . . . . . . . . . . . . . . . . . . . . . . . . . . . . 108
– Aorteninsuffizienz (organische und relative) . . . . . . . . . . . . . . . . . . . . . . . . . . . . . . . . . . . . . . . . 111
– Doppelte Aortenklappenfehler . . . . . . . . . . . . . . . . . . . . . . . . . . . . . . . . . . . . . . . . . . . . . . . . . . . 114

Trikuspidalklappenfehler ... 115
– Trikuspidalstenose (organische und relative) ... 115
– Trikuspidalinsuffizienz (organische und relative) ... 117
Pulmonalklappenfehler ... 118
– Pulmonalstenose (organische und relative) ... 118
– Pulmonalinsuffizienz (organische und relative) ... 120
Mehrklappenfehler ... 121

## Erkrankungen des Endokards ... 123
A. Dienerowitz

Definition und Übersicht ... 123
Rheumatische Endokarditis ... 123
Infektiöse Endokarditis ... 127
Abakterielle Endokarditiden ... 131
– Endocarditis verrucosa simplex ... 133
– Endokarditis beim systemischen Lupus erythematodes ... 133
Endokardfibrosen ... 133
– Endocarditis parietalis fibroplastica (Löffler) und Endomyokardfibrose ... 133
– Konnatale Endokardfibroelastose ... 135
– Endokardfibrose im Rahmen eines Karzinoidsyndroms ... 136

## Erkrankungen des Myokards ... 137
A. Dienerowitz

Definition und Einteilung ... 137
Primäre Kardiomyopathien ... 138
– Systematik ... 138
– Dilatative Kardiomyopathie (DCM) ... 139
– Hypertrophische obstruktive Kardiomyopathie (HOCM) ... 142
– Hypertrophische nichtobstruktive Kardiomyopathie (HNCM) ... 146
Sekundäre Kardiomyopathien ... 149
– Systematik ... 149
– Infektiöse Myokarditis ... 150
– Besondere Verlaufsformen der Myokarditis ... 153
– Medikamentös-toxische Kardiomyopathien ... 155
– Infiltrative sekundäre Kardiomyopathien ... 158
– Myokardbeteiligung bei systemischen Stoffwechselerkrankungen ... 158
– Myokardschäden bei endokrinologischen Erkrankungen ... 158
– Kardiomyopathien bei neurologischen Erkrankungen ... 158

## Erkrankungen des Perikards ... 159
A. Dienerowitz

Definition und Einteilung ... 159
Akute Perikarditis ... 159
– Idiopathische Perikarditis ... 162
– Virusperikarditis ... 163
– Bakterielle Perikarditis ... 163
– Tuberkulöse Perikarditis ... 163
– Perikarditiden bei Kollagenosen ... 163
– Urämische Perikarditis ... 164

– Perikarditis bei Myokardinfarkt..................................................... 164
– Postmyokardinfarkt- und Postkardiotomie-Syndrom ............................. 164
Chronische nichtkonstriktive Perikarditis............................................. 164
Chronische konstriktive Perikarditis.................................................... 166
Chronischer nichtentzündlicher Perikarderguß ..................................... 169

## Herztumoren ........................................................................... 171
A. Dienerowitz

Definition ........................................................................................ 171
Epidemiologie................................................................................... 171
Pathologie und Pathophysiologie ....................................................... 171
Klinisches Bild ................................................................................. 172
Befunde........................................................................................... 172
Diagnose und Differentialdiagnose ..................................................... 173
Therapie ......................................................................................... 173
Verlauf und Prognose....................................................................... 173

## Herztraumen ........................................................................... 175
A. Dienerowitz

Klinik der stumpfen Verletzungen (Contusio cordis)............................ 175
Klinik der penetrierenden Verletzungen............................................. 176
Verletzungen durch Elektrizität ......................................................... 177
Thermische Schädigungen des Herzens ............................................ 177
Herzschäden durch ionisierende Strahlen.......................................... 178

## Koronare Herzkrankheit ......................................................... 179
Ch. Heun-Letsch

Definition ........................................................................................ 179
Epidemiologie................................................................................... 180
Ätiologie.......................................................................................... 180
– Risikofaktorenmodell..................................................................... 180
– Definition „Risikofaktoren".............................................................. 180
– Prävalenz der Risikofaktoren.......................................................... 180
– Prävention ................................................................................... 181
Ätiopathogenese............................................................................... 182
Anatomie und pathologische Anatomie .............................................. 182
– Anatomie der koronariellen Versorgung ......................................... 182
– Versorgungstypen ......................................................................... 182
– Ein-, Zwei- und -Dreigefäßerkrankungen ........................................ 183
– Transmurale und nichttransmurale Infarkte.................................... 185
– Herzmuskelnekrose ...................................................................... 186
Pathophysiologie............................................................................... 188
– Mechanik der Koronarversorgung................................................... 188
– Stoffwechsel bei Koronarinsuffizienz............................................... 189
– Infarktschmerz .............................................................................. 189
– Bedeutung von Kollateralen und Anastomosen............................... 190
Klinisches Bild ................................................................................. 190
– Leitsymptome ............................................................................... 191
– Klinische Symptomatik .................................................................. 193

Befunde ... 193
– Befunde der körperlichen Untersuchung ... 193
– EKG-Veränderungen ... 193
– Röntgenbefund ... 196
– Echokardiographie ... 197
– Laboruntersuchungen ... 197
– Myokardszintigraphie ... 198
– Koronarangiographie ... 198
Differentialdiagnose ... 199
– Organische versus funktionelle Herzbeschwerden ... 201
– Differentialdiagnose des Thoraxschmerzes ... 201
Therapie der KHK ... 203
– Therapie der Arteriosklerose ... 203
– Medikamentöse Therapie der KHK ... 203
– Therapie des akuten Myokardinfarktes ... 212
– Chirurgische Therapie der KHK ... 216
Prognose ... 216
Nachsorge und Rehabilitation ... 217

### Stummer Myokardinfarkt – stumme Myokardischämie ... 218
Ch. Heun-Letsch

Stummer Myokardinfarkt ... 218
Stumme Myokardischämien ... 219

### Körperliches Training und Bewegungstherapie im Rahmen der Prävention und Rehabilitation ... 222
H. Gohlke

Prävention der koronaren Herzkrankheit ... 222
– Risikofaktor Bewegungsmangel ... 222
Rehabilitation und Sekundärprävention ... 223
– Rehabilitation ... 223
– Ausdauertraining nach dem Herzinfarkt ... 226

### Herzrhythmusstörungen ... 228
Ch. Heun-Letsch

Definition ... 228
– Störungen der Erregungsbildung ... 228
– Störungen der Erregungsleitung ... 228
Epidemiologie ... 230
Ätiologie ... 230
Pathogenese ... 231
Diagnostik ... 231
– Anamnese und körperliche Untersuchung ... 231
– 12-Kanal-Standard-EKG ... 231
– Langzeit-EKG ... 232
– Belastungs-EKG ... 232
– Invasive EKG-Ableitungen ... 232
– Provokations- und Stimulationstests ... 233

Klinik .... 234
- Einteilung der Rhythmusstörungen nach klinischen Gesichtspunkten .... 234
- Ektope Rhythmusstörungen .... 234
- Bradykarde Rhythmusstörungen .... 236
- Tachykarde Rhythmusstörungen .... 240
- Spezielle Syndrome .... 242
Symptomatik .... 246
Therapie .... 246
- Therapieindikationen .... 246
- Kausale Therapie .... 248
- Spezielle antiarrhythmische medikamentöse Therapie .... 248
- Schrittmachertherapie .... 251
- Notfalltherapie .... 252
Prognose .... 253

## Kardiovaskulär bedingte Synkopen .... 255
A. Dienerowitz

Definition .... 255
Epidemiologie .... 255
Ätiologie .... 255
Pathophysiologie .... 255
Klinisches Bild .... 257
Befunde .... 257
Diagnose und Differentialdiagnose .... 258
Therapie .... 258
Verlauf und Prognose .... 259

## Herzinsuffizienz .... 260
A. Dienerowitz

Definition .... 260
Epidemiologie .... 261
Ätiologie .... 261
Pathophysiologie .... 261
Klinisches Bild .... 264
- Symptome der Linksherzinsuffizienz .... 265
- Symptome der Rechtsherzinsuffizienz .... 265
Befunde .... 266
Diagnose und Differentialdiagnose .... 267
Therapie .... 268
- Allgemeinmaßnahmen .... 269
- Medikamentöse Therapie .... 269
Verlauf und Prognose .... 274

## Kardiogener Schock .... 276
A. Dienerowitz

Definition .... 276
Epidemiologie .... 276
Ätiologie .... 276
Pathophysiologie .... 276

Klinisches Bild .................................................................... 278
Befunde ........................................................................... 278
Diagnose und Differentialdiagnose ................................................. 279
Therapie .......................................................................... 280
– Sofortmaßnahmen ................................................................. 280
– Intensivmaßnahmen ............................................................... 280
Verlauf und Prognose .............................................................. 282

## Arterielle Hypertonie ........................................................... 283
Ch. Heun-Letsch

Definition ........................................................................ 283
– Maligne Hypertonie .............................................................. 284
– Hypertensive Krise .............................................................. 284
– Einteilung der Hypertonie nach Schweregraden gemäß WHO .......................... 284
Epidemiologie ..................................................................... 284
Ätiologie ......................................................................... 284
– Primäre, essentielle Hypertonie ................................................. 285
– Sekundäre Hypertonie ............................................................ 286
Pathophysiologie .................................................................. 289
– Pathogenese des Hochdrucks ...................................................... 289
– Pathogenese der Folgeerkrankungen ............................................... 290
– Renin-Angiotensin-Aldosteron-System (RAAS) ...................................... 290
Klinisches Bild ................................................................... 291
– Symptomatik ..................................................................... 291
– Symptomatik der Folgekrankheiten ................................................ 291
– Symptomatik der hypertensiven Krise ............................................. 292
Diagnostik ........................................................................ 292
– Anamnese und körperliche Untersuchung ........................................... 292
– Blutdruckmessungen .............................................................. 292
Befunde ........................................................................... 293
Therapie .......................................................................... 295
– Therapieindikation .............................................................. 295
– Therapiekontrolle ............................................................... 296
– Allgemeine therapeutische Maßnahmen ............................................. 297
– Medikamentöse Therapie .......................................................... 298
– Therapieempfehlungen der Deutschen Liga zur Bekämpfung des hohen Blutdrucks .... 306
– Therapie der hypertensiven Krise ................................................ 307
– Therapie der Hypertension bei Phäochromozytom ................................... 308
Prognose .......................................................................... 308

## Arterielle Hypotonie ............................................................ 309
A. Dienerowitz

Definition ........................................................................ 309
Epidemiologie ..................................................................... 309
Ätiologie und Pathogenese ......................................................... 309
Klinisches Bild ................................................................... 310
Befunde ........................................................................... 310
Diagnose und Differentialdiagnose ................................................. 311
Therapie .......................................................................... 311
Verlauf und Prognose .............................................................. 312

**Funktionelle Herzbeschwerden** .................................................................. 313
Ch. Heun-Letsch

Definition ......................................................................................... 313
Epidemiologie .................................................................................... 313
Ätiologie und Pathogenese ....................................................................... 313
Klinisches Bild .................................................................................. 314
Spezielle Krankheitsbilder ....................................................................... 314
– Herzphobie ..................................................................................... 314
– Hyperkinetisches Herzsyndrom ................................................................... 315
– Herzrhythmusstörungen .......................................................................... 315
Befunde .......................................................................................... 315
Diagnose und Differentialdiagnose ................................................................ 316
Therapie ......................................................................................... 316
Verlauf und Prognose ............................................................................. 316

# Gefäßkrankheiten ............................................................................. 317

**Hirngefäßerkrankungen** ........................................................................ 319
Ch. Heun-Letsch

Definition ....................................................................................... 319
Epidemiologie .................................................................................... 319
Physiologie und Hirnstoffwechsel ................................................................. 321
Pathophysiologie ................................................................................. 322
Ätiologie ........................................................................................ 323
Pathologie ....................................................................................... 325
Klinisches Bild .................................................................................. 325
– Symptomatik bei ischämischen Insulten ......................................................... 325
– Symptomatik bei Hirnblutungen ................................................................. 327
– Symptomatik bei Arteriitis cranialis (temporalis) ............................................. 329
– Symptomatik bei venösen Erkrankungen .......................................................... 329
– Symptomatik des Subclavian-Steal-Syndroms ..................................................... 329
– Symptomatik bei Rückenmarksinfarkten und spinalen Blutungen ................................... 329
Diagnostik ....................................................................................... 330
– Früherkennung und Frühsymptome ................................................................. 330
– Untersuchungsgang .............................................................................. 330
Therapie ......................................................................................... 331
– Akuttherapie ................................................................................... 331
– Konservative Therapie .......................................................................... 333
– Operative Therapie ............................................................................. 334
Prognose ......................................................................................... 335

**Akuter arterieller Verschluß** ................................................................. 336
Ch. Heun-Letsch

Definition ....................................................................................... 336
Ätiologie ........................................................................................ 336
Lokalisation ..................................................................................... 336
Klinik und Diagnostik ............................................................................ 336
Differentialdiagnose ............................................................................. 337

Therapie .................................................................................................. 338
Prophylaxe ............................................................................................... 338

**Chronische periphere arterielle Verschlußkrankheit (AVK)** ........................................ 339
Ch. Heun-Letsch

Definition ................................................................................................ 339
Epidemiologie ............................................................................................ 339
Ätiologie ................................................................................................. 339
Pathophysiologie ......................................................................................... 339
Stadieneinteilung und klinisches Bild .................................................................... 340
– Stadien ................................................................................................ 340
– Lokalisation ........................................................................................... 340
– Klinik ................................................................................................. 341
Diagnostik ............................................................................................... 342
– Klinische Diagnostik ................................................................................... 342
– Apparative Diagnostik .................................................................................. 345
Therapie ................................................................................................. 346
– Prävention ............................................................................................. 348
– Verbesserung der zentralen Hämodynamik ................................................................ 348
– Perfusionsdruckerhöhung ............................................................................... 348
– Aktives Muskeltraining ................................................................................. 349
– Vasodilatanzien ........................................................................................ 350
– Vaso- und stoffwechselaktive Pharmaka .................................................................. 350
– Verbesserung der rheologischen Eigenschaften des Blutes ................................................. 351
– Antikoagulanzien und Antiaggregativa ................................................................... 351
– Thrombolyse ........................................................................................... 352
– Bedeutung von Prostazyklin ............................................................................. 353
– Chirurgische Maßnahmen ............................................................................... 354
– Behandlung von Nekrobiosen ............................................................................ 355

**Funktionelle arterielle Durchblutungsstörungen** .................................................... 357
Ch. Heun-Letsch

Raynaud-Syndrom ......................................................................................... 357
Akrozyanosen ............................................................................................ 359
Livedo reticularis ........................................................................................ 359
Erythromelalgie .......................................................................................... 360
Pernionen (Frostbeulen) .................................................................................. 361
Ergotismus ............................................................................................... 361
Sudeck-Dystrophie ....................................................................................... 361

**Viszerale Durchblutungsstörungen** .................................................................. 362
Ch. Heun-Letsch

Definition ................................................................................................ 362
Epidemiologie ............................................................................................ 362
Ätiologie ................................................................................................. 362
Pathophysiologie ......................................................................................... 362
Klinisches Bild ........................................................................................... 362
– Angina abdominalis ..................................................................................... 362

– Akuter Mesenterialinfarkt .................................................................. 363
Diagnostik................................................................................. 363
Therapie .................................................................................. 363
Prognose .................................................................................. 363
Mesenterialvenenthrombose .................................................................. 363

**Venenerkrankungen**
**– Allgemeiner Teil –**......................................................................... 364
Ch. Heun-Letsch

Einteilung ................................................................................. 364
Epidemiologie.............................................................................. 364
Pathophysiologie........................................................................... 364
Klinik ..................................................................................... 365

**Venenerkrankungen**
**– Spezieller Teil –**.......................................................................... 367
Ch. Heun-Letsch

Obliterierende Venenerkrankungen .......................................................... 367
– Thrombophlebitis superficialis ............................................................ 367
– Tiefe Phlebothrombose .................................................................. 368
Variköser Symptomenkomplex (ektasierende Venenerkrankungen)............................. 375
Behandlung des Ulcus cruris venosum....................................................... 377

**Lymphgefäßerkrankungen** ................................................................. 379
Ch. Heun-Letsch

Akute Lymphangiitis ....................................................................... 379
Chronische Lymphangiopathien............................................................. 379

**Lungenembolie**............................................................................ 381
Ch. Heun-Letsch

Definition ................................................................................. 381
Epidemiologie.............................................................................. 381
Ätiologie .................................................................................. 381
Pathophysiologie........................................................................... 381
Schweregrade ............................................................................. 382
Klinisches Bild ............................................................................ 382
Diagnostik................................................................................. 383
Differentialdiagnose ....................................................................... 385
Therapie .................................................................................. 385
Prognose .................................................................................. 386

**Entzündliche Gefäßerkrankungen**........................................................... 387
Ch. Heun-Letsch

Einteilung ................................................................................. 387
Thrombendangiitis obliterans (Winiwarter-Buerger-Krankheit) ............................... 387

Arteriitis temporalis bzw. cranialis und Polymyalgia rheumatica .................................................. 388
Panarteriitis nodosa (PAN) ........................................................................................................... 389
Allergische Angiitiden und Churg-Strauss-Syndrom .................................................................. 389
Hypersensitivitätsangiitis ............................................................................................................. 390
Wegenersche Granulomatose ....................................................................................................... 390
Takayasu-Syndrom (pulsless disease) .......................................................................................... 390
Kawasaki-Syndrom (mukokutanes Lymphknotensyndrom) ........................................................ 390
Vaskulitiden bei Kollagenosen ..................................................................................................... 390

**Sachregister** ............................................................................................................................. 393

# Untersuchungs-
# methoden

# Körperliche Untersuchungsmethoden bei kardiovaskulären Erkrankungen

Ch. Heun-Letsch

Gerade in unserer heutigen Zeit der Apparatemedizin läuft der Medizinstudent Gefahr, die sogenannten einfachen, aber unersetzlichen Untersuchungsmethoden, die mit Hilfe unserer fünf Sinne durchführbar sind, zu vernachlässigen. Das ist jedoch in keiner Weise gerechtfertigt.

Die physikalische Krankenuntersuchung ist zusammen mit der sorgfältigen Anamnese immer der erste Schritt in der klinischen Diagnostik. Sie ist in der Regel richtungsweisend für den weiteren Verlauf von Diagnostik, Differentialdiagnose und Therapie und erspart dem Patienten und dem Arzt unnötigen Aufwand und Belastung - und damit nicht zuletzt auch Kosten.

Im folgenden werden nur die klinischen Untersuchungsmethoden erläutert, die jeder Arzt sowohl in der Ausbildung als auch in der späteren Berufspraxis absolut benötigt. Spezielle technische Untersuchungsmethoden, die einer Spezialausbildung vorbehalten sind, werden nur erwähnt. Sie müssen in der Regel nur in ihrer Aussagefähigkeit bekannt sein.

## Untersuchungsgang

Die klinische Untersuchung gliedert sich in:
– das persönliche Gespräch
– Anamnese
– Inspektion
– Palpation
– Perkussion
– Auskultation.

### Das persönliche Gespräch

Am Anfang der Untersuchungen steht nach wie vor das persönliche Gespräch zwischen Arzt und Patient, das die Vertrauensbasis herstellt und das nicht überbewertet werden kann in bezug auf die Entwicklung von Motivation, Gesundungswillen und Compliance beim Patienten.

### Anamnese

Durch die Anamnese werden Krankheitsdauer, Art der Beschwerden, Vorerkrankungen, Zeitpunkt des Auftretens von Beschwerden etc. herausgearbeitet. Dies erfordert oft sehr viel Fingerspitzengefühl und Beschränkung auf das Wesentliche, was unter Umständen sehr schwierig sein kann.

Der erfahrene Arzt kann oft schon an der Art des Berichtens und der Präsentation der Beschwerden feststellen, ob es sich um ernste oder weniger ernst zu nehmende Beschwerden handelt.

Vortest-Wahrscheinlichkeit

Bei vielen diagnostischen Verfahren ist das Wissen um die Vortest-Wahrscheinlichkeit bei der Bewertung eines pathologischen Befundes von entscheidender Bedeutung für seine Auswertung. Die Vortest-Wahrscheinlichkeit ist die Wahrscheinlichkeit, mit der das entsprechende Krankheitsbild beim Patienten aufgrund seines Alters und seiner Risikofaktoren etc. vorliegt. Sie entspricht also der A-priori-Wahrscheinlichkeit oder der Inzidenz in der speziellen Alters- oder Risikogruppe. So hat z. B. eine Bradykardie bei einem jungen Sportler eine andere Bedeutung als bei einem Patienten mit Verdacht auf Sick-Sinus-Syndrom.

## Inspektion

Inspektion

Das geschulte Auge kann mit entsprechender Erfahrung sehr viel leisten.

Der erste Schritt bei der körperlichen Untersuchung ist die Inspektion, die bei kardiovaskulären Erkrankungen, insbesondere der Erfassung von Zyanosen, Ikterus und Ödemen, zu gelten hat, aber auch Herzpalpitation, Verlagerung des Herzspitzenstoßes, asymmetrische Atmung, Deformitäten im Thoraxbereich, Trommelschlegelfinger etc. beinhalten muß.

## Palpation

Palpation

Die Palpation umfaßt sämtliche Gefäße der Extremitäten, des Kopfes und des Halses, den gesamten Thorax und das Abdomen.
Ein hebender Herzspitzenstoß ist Zeichen einer Linkshypertrophie, ein nach außen verlagerter Herzspitzenstoß Zeichen der Linksherzdilatation.

Palpiert werden im Seitenvergleich sämtliche Gefäße von den Aa. temporales über die Karotiden sowie die Pulse an den oberen Extremitäten über die Aorta, sofern dies die Dicke der Bauchdecken und Fettpolster zuläßt, bis zu den Femoralispulsen in der Leistenbeuge und den Pulsen der unteren Extremitäten.
Ein hebender Herzspitzenstoß lateral der Medioklavikularlinie (MCL) ist immer das palpatorische Zeichen einer Linksherzhypertrophie. Dieser hebende Herzspitzenstoß steigt langsam an, hebt eine oder mehrere Rippen an, verweilt auf dem Kulminationspunkt und ist dabei nicht unterdrückbar. Das palpatorische(und auch perkutorische) Zeichen einer Linksdilatation ist eine nach außen und unten verlagerte Herzspitze, die bis zum 6. ICR oder bis zur 7. Rippe absinkt.
Das palpatorische Zeichen eines durch Hochdruck gestreckten und entrollten Aortenbogens ist der im Jugulum tastbare Aortenpuls.

Bei Hypertonie kann der Aortenpuls im Jugulum palpabel sein.
Bei vielen Herzfehlern kann ein Schwirren palpiert werden.

Außerdem gehen viele Herzfehler, namentlich die mit Austreibungsgeräuschen, mit einem palpablen Schwirren im Punctum maximum einher.

## Perkussion

Perkussion

Mittels der Perkussion kann die Herzgröße abgeschätzt sowie Pleuraergüsse und andere wichtige Lungenbefunde festgestellt werden.

Der Palpation folgt die Perkussion, die in erster Linie der Feststellung der Größe des Herzens, aber auch der Erfassung der Lungengrenzen und dem Nachweis eines eventuellen Pleuraergusses und anderer pathologischer Veränderungen gilt.
Die Feststellung der Herzgröße gelingt in der Regel nur näherungsweise.

## Auskultation

Auskultation

Das Erkennen und Bewerten von Auskultationsphänomenen ist ein aktiver Vorgang, der viel Übung braucht.

Sie ist eine der wichtigsten ärztlichen Maßnahmen. Das Stethoskop gilt als Symbol der ärztlichen Kunst. Die Auskultation jedoch sollte bzw. darf keine symbolische Handlung sein.
Die Kunst des Auskultierens erfordert sehr viel Geduld, fachkundige Anleitung, viel praktische Erfahrung und fortwährende Übung. Töne und Geräusche müssen

# Körperliche Untersuchungsmethoden: Auskultation

1. gehört,
2. differenziert und
3. erkannt werden.

Die Schallphänomene am Herzen entstehen mit einer gewissen Logik. Um diese verstehen und nachvollziehen zu können, muß man sich während des Auskultierens das Klappenspiel und die Strömungsverhältnisse bildlich vor Augen führen. Weder in der Klinik noch in der Lehre kann die Auskultation durch andere Verfahren oder technische Medien ersetzt werden.

## Physikalische Voraussetzungen der Auskultation

Der Hörbereich des menschlichen Ohres umfaßt beim Erwachsenen (12–)16–15000 Hz. Die klinisch bedeutsamen Töne und Geräuscherscheinungen haben eine Frequenz von $\leq 1\,000$ Hz.

Die Aufgabe des Stethoskops besteht nun darin, diese Schwingungen, die den Bereich von 16–1000 Hz umfassen, von der Brustwand auf das Trommelfell zu übertragen. Als Schalleiter dient eine Luftsäule in einem wenig schwingungsfähigen Rohr, nämlich dem wandstarren Schlauch und den metallenen Bügeln, die auf beiden Seiten von schwingungsfähigen Membranen abgeschlossen wird: auf der einen Seite von der Membran der Stethoskopkapsel und auf der anderen Seite durch das Trommelfell. Je nach Größe des Trichters der Stethoskopkapsel und je nach Beschaffenheit der Membran ändert sich deren Ansprechbarkeit für erzwungene Schwingungen, d. h. ihre Resonanz. Damit kann eine Filterwirkung für bestimmte Frequenzen erreicht werden.

Keine bzw. eine weiche Membran und ein großer Trichter begünstigen tiefe Schwingungen und filtern hohe heraus. Feste Membranen und kleine Trichter filtern die tiefen Frequenzen heraus. Wenn man nur eine Membran und einen Trichter zur Verfügung hat, kann man eine Filterwirkung auch mittels des Aufsatzdruckes erreichen: Ein locker aufgesetztes Stethoskop läßt die tiefen, ein fest aufgesetztes die hohen Frequenzen passieren.

## Anforderungen an das Stethoskop

Die ohrgerechten Oliven sollten den äußeren Gehörgang völlig abschließen. Der Schlauch sollte 25 cm lang sein und eine lichte Weite von 3,2 mm haben. Der Trichter sollte ein Binnenraumvolumen von 2,5–5 cm$^3$ haben. Die Membran sollte 0,4 mm dick sein und einen freischwingenden Durchmesser von 3,5 cm aufweisen.

## Ablauf der Auskultation und Lagerung des Patienten

Die Auskultation sollte in einer absolut ruhigen Umgebung vorgenommen werden. Brusthaare werden befeuchtet, leicht eingefettet, oder vor allem für die phonokardiographische Registrierung rasiert.

Die in der Hand vorgewärmte Stethoskopkapsel wird mit ihrer vollen Fläche derart aufgesetzt, daß keine Gleit- und Schaukelbewegungen entstehen.

Die 5 Kardinalpunkte der Herzauskultation sollten in einer bestimmten Reihenfolge auskultiert werden, die jeder Untersucher für sich selbst festlegen kann. Wichtig ist nur, daß kein Punkt ausgelassen wird.

Wegen der zeitlichen Zuordnung ist es sinnvoll, die Auskultation mit der Palpation des Karotispulses bzw. des Herzspitzenstoßes zu kombinieren.

---

*Physikalische Voraussetzungen*

Die klinisch relevanten Lauterscheinungen umfassen nur einen kleinen Teil des Hörspektrums.

Durch verschiedene Membranen kann eine Filterwirkung für verschiedene Frequenzen erreicht werden.

*Anforderungen an das Stethoskop*

*Ablauf der Auskultation*

Die Umgebung muß möglichst ruhig sein, Störgeräusche sind zu vermeiden.

Die fünf Kardinalpunkte müssen immer auskultiert werden.

Zur zeitlichen Orientierung kann gleichzeitig der Karotispuls palpiert werden.

Zunächst sollte sich das Gehör ausschließlich auf den ersten Ton konzentrieren, wobei die übrigen Schallerscheinungen bewußt ausgeschaltet werden. Sobald der erste Ton erkannt ist, wird das Gehör auf den zweiten Ton umgeschaltet, anschließend die systolische, dann die diastolische Pause nach Geräuschen und nach zusätzlichen Tonbildungen abgesucht.

Während Töne und Extratöne in der Regel innerhalb der Herzsilhouette gehört werden, werden Geräusche oftmals von ihrem Entstehungspunkt innerhalb bis weit außerhalb der Silhouette fortgeleitet. Deshalb werden nach Abschluß der präkordialen Auskultation immer auch das Jugulum, die Karotiden, die Fossae supraclaviculares, der rechte und linke Hemithorax, das Epigastrium und der Rücken mit den interskapulären Regionen sowie den Lungenbasen auskultiert.

> **Merke:**
> Die Auskultation ist durchaus keine passive Rezeption von Lauterscheinungen, sondern ein aktives Suchen mit einer differenzierten Taktik.

Der Untersucher sitzt, sofern er Rechtshänder ist, an der rechten Patientenseite, von der aus Palpation, Perkussion und Auskultation vorgenommen werden. Der Patient liegt zunächst in entspannter Rückenlage; dann wird die Auskultation der fünf Kardinalpunkte in der Linksseitenlage nach *Pachon* wiederholt, die die Herzspitze der Thoraxwand nähert und 2–5 cm nach außen verlagert. Diese Lagerung begünstigt die Palpation des Herzspitzenstoßes und eines apikalen Schwirrens sowie die Auskultation mitraler Geräusche, wodurch ein vorher unterschwelliges Diastolikum hörbar werden kann.

Analog kann man auch versuchen, durch eine Rechtsseitenlagerung ein Trikuspidalgeräusch überschwellig werden zu lassen. Das gelingt jedoch nicht regelmäßig.

Die sitzende oder – wie beim mohammedanischen Gebet – vornübergebeugte Lagerung bringt die Herzbasis der Thoraxwand näher und begünstigt die Auskultation basaler Geräusche (z. B. bei Aortenfehlern), perikarditischen Reibens und mitunter auch der Trikuspidalgeräusche.

### Herztöne

Herztöne sind Lauterscheinungen am Herzen, die in physikalischer Hinsicht eher Tönen als Geräuschen gleichen. Zur Erinnerung: Geräusche sind ein Gemisch verschiedenster aperiodischer Schwingungen, während Töne aus einer periodischen Grundschwingung und harmonischen Oberschwingungen bestehen.

> **Merke:**
> Töne entstehen in den Wendepunkten der Herzaktion. Unabhängig vom Auskultationspunkt überwiegt beim ersten Herzton der mitrale, beim zweiten der aortale Anteil.

*a) Reguläre Töne*

Der erste Ton (I) besteht aus einem Vor-, Haupt- und Nachsegment. Das Vorsegment entsteht durch die Muskelanspannung, das Hauptsegment entspricht dem Klappenschlußton der Segelklappen, und das Nachsegment ist vaskulären Ursprungs.

---

*Marginalien:*

Systole und Diastole werden systematisch akustisch abgesucht.

Die Auskultation darf sich nicht auf den präkordialen Bereich beschränken.

Um unterschwellige Geräusche überschwellig werden zu lassen, sind verschiedene Lagerungen angebracht.

Herztöne

Herztöne sind Lauterscheinungen mit Toncharakter.

Reguläre Töne

Der erste Herzton (I) hat einen komplexen Entstehungsmechanismus.

Der zweite Ton (II) entsteht durch den Schluß der Semilunarklappen und hat einen aortalen II-A- und pulmonalen II-P-Anteil, der dem II-A-Anteil folgt. Diese physiologische, reguläre Spaltung ist in der Regel nur inspiratorisch und im Pulmonalfokus sicher zu hören, da inspiratorisch das Blutangebot an den rechten Ventrikel vergrößert wird und damit die Spaltung von II die Diskriminationsgrenze von 0,02 Sekunden überschreitet.

Eine *fixe Spaltung* von maximal 0,05 Sekunden ex- und inspiratorisch ist typisch für den Vorhofseptumdefekt und tritt auch bei der Ebstein-Anomalie auf.

Eine *weite Spaltung* mit erhaltener Zunahme in der Inspiration tritt bei Linksverfrühung (z. B. durch Mitralinsuffizienz) oder Rechtsverspätung (z. B. durch Pulmonalstenose oder Rechtsschenkelblock) auf.

Eine *paradoxe Spaltung* tritt auf, wenn die Spaltung im Exspirium maximal und im Inspirium minimal bis aufgehoben ist. Das liegt dann vor, wenn II A nach II P erscheint, also bei Rechtsverfrühung wie Trikuspidalinsuffizienz oder häufiger bei Linksverspätung wie Linksschenkelblock, Aortenstenose, Ductus Botalli etc.

*b) Extratöne*

Der dritte Herzton (III = protodiastolischer Galopp) mit einer Frequenz von ca. 33 Hz tritt als „Füllungston" bei besonders wuchtiger Kammerfüllung auf. Er ist bei Jugendlichen ohne pathologische Bedeutung, bei Älteren kann er Zeichen der Dilatation des linken Ventrikels sein.

Der vierte Herzton (IV = präsystolischer Galopp) entsteht durch die atriale Systole bei pathologisch erhöhten Drücken im Vorhof.

> **Merke:**
> Galopprhythmen weisen bei entsprechender Klinik auf eine Herzinsuffizienz hin.

*Weitere Extratöne:*

- Mitralöffnungston (MÖT) bei Mitralstenose
- Aortenöffnungston (AÖT) bei Aortenstenose
- Pulmonaldehnungston (PDT) bei pulmonaler Hypertonie oder erhöhtem Schlagvolumen der rechten Kammer
- Aortendehnungston (ADT) dito für die linke Kammer
- Systolischer Click: Dieser hochfrequente, geräuschähnliche Ton 0,15 Sekunden nach I beim Click-, Barlow- oder Mitralklappenprolapssyndrom entsteht durch plötzlichen Bewegungsstop des sich in den Vorhof vorwölbenden Mitralsegels.

## Herzgeräusche

Unter Herzgeräuschen versteht man Lauterscheinungen am Herzen, die sich – im Gegensatz zu den Herztönen mit Frequenzen zwischen 10 und 150 Hz – aus Frequenzen zwischen 50 und 800 Hz zusammensetzen.

*Entstehung*

Der komplexe Ein- und Ausstrom des Blutes durch die Engen und Weiten, Trabekelmaschen und Klappen des Herzens äußert sich in der Regel lediglich in den hörbaren Herztönen. Geräusche treten dann auf, wenn die normalerweise laminare Strömung in eine turbulente übergeht.

---

Der zweite Ton (II) entsteht durch Schluß der Taschenklappen.
Er ist physiologischerweise im Inspirium gespalten.

Eine fixe Spaltung von II ist typisch für den Vorhofseptumdefekt.
Eine weite Spaltung von II tritt bei Pulmonalstenose und Rechtsschenkelblock auf.
Bei einer paradoxen Spaltung erscheint der aortale Anteil von II nach dem pulmonalen Anteil.

Extratöne

Der dritte Herzton (III) ist ein Ventrikelfüllungston.

Der vierte Herzton (IV) ist ein atriosystolischer Ton.

Weitere Extratöne sind Mitralöffnungston, Aortenöffnungston, Pulmonaldehnungston, Aortendehnungston, systolischer Click.

Herzgeräusche

Herzgeräusche sind Lauterscheinungen mit Geräuschcharakter.

Entstehung

Sie entstehen durch Turbulenzen im Blutstrom, d. h. durch Zunahme der Strömungsgeschwindigkeit, Änderung des durchströmten Lumens und

| | |
|---|---|
| Änderung der Viskosität. | Dies kann geschehen: |

- Wenn die Strömungsgeschwindigkeit zunimmt, z. B. an Engen oder bei erhöhtem Schlagvolumen bei Anämien, Hyperthyreose, Fieber oder bei Volumenbelastung infolge von Vitien.
- Bei Erweiterung des durchströmten Durchmessers, z. B. in Aneurysmen und in poststenotischen Dilatationen.
- Bei Viskositätsabnahme, z. B. bei Anämien.

Nach ihrer *Entstehungsursache* am Herzen kann man die Geräusche folgendermaßen unterscheiden:

Organische Geräusche entstehen aufgrund von Vitien.
Organofunktionelle Geräusche entstehen aufgrund einer Kardiopathie, ohne Schädigung der Klappe.
Funktionelle Geräusche entstehen durch extrakardiale Faktoren.

- Geräusche, die aufgrund von Vitien entstehen, bezeichnet man als *organische Geräusche*.
- Geräusche, die bei organischen Kardiopathien (Vitium, Entzündung) auftreten, ohne daß jedoch der Ort (Klappe), an dem sie entstehen, organisch geschädigt ist, nennt man *organofunktionelle Geräusche*.
- Geräusche, die ohne das Vorliegen einer Herzkrankheit entstehen, heißen *funktionelle Geräusche*.

Nach ihrem *Entstehungsmechanismus* kann man unterscheiden:

Austreibungsgeräusche

- *Austreibungsgeräusche:* Sie entstehen durch die aktive Austreibung von Blut durch eine Stenose entweder als ventrikelsystolische oder als atriosystolische Geräusche.

Füllungsgeräusche

- *Füllungsgeräusche:* Sie entstehen durch den passiven Blutstrom vom Vorhof in eine Kammer durch eine Stenose hindurch, d. h., sie sind ventrikeldiastolisch.

Rückflußgeräusche

- *Rückflußgeräusche:* Dies sind Insuffizienzgeräusche. Man unterscheidet ventrikelsystolische Rückflußgeräusche mit einem Rückfluß von einer Kammer in ein Atrium und ventrikeldiastolische Rückflußgeräusche mit einem Rückfluß aus einer großen Arterie in eine Kammer.

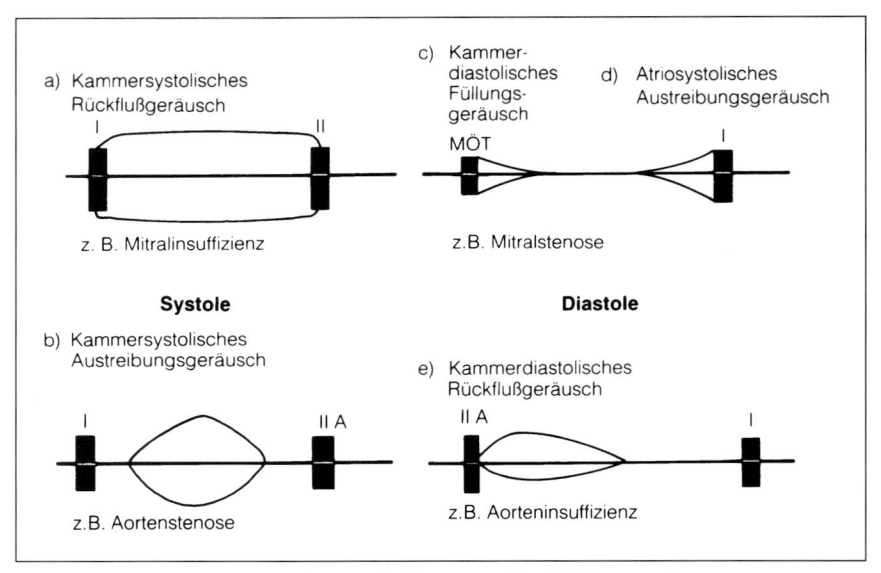

**Abb. 1 Prototypen von Austreibungs-, Füllungs- und Rückflußgeräuschen.**

# Körperliche Untersuchungsmethoden: Herzgeräusche

*Zeitliche Einteilung der Herzgeräusche*

Zeitliche Einteilung

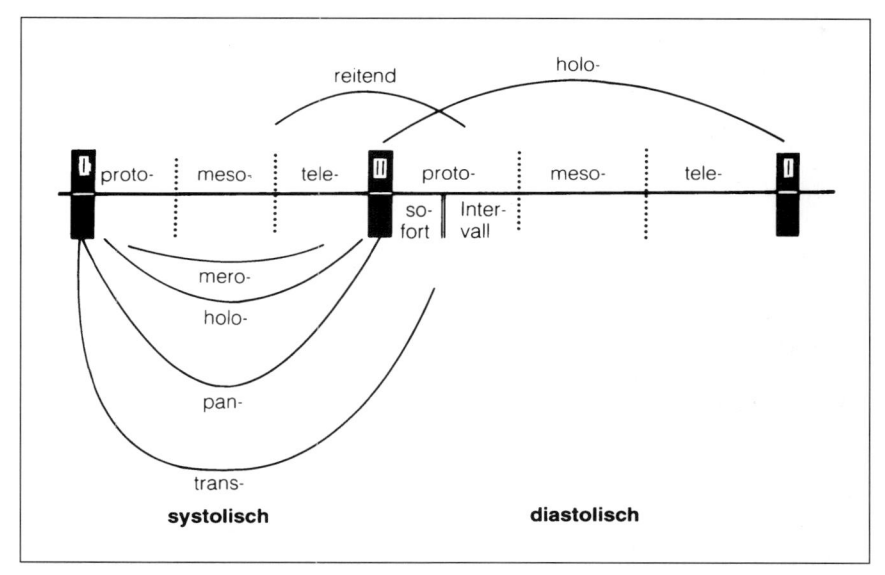

**Abb. 2** Zeitliche Einteilung der Herzgeräusche.

*Einteilung der Lautstärke*

Lautstärke

Die Lautstärke eines Geräusches ist von großer Bedeutung, da sie sich oft mit der Schwere eines Befundes verändert. So erhöht sie sich z. B. bei der Pulmonalstenose parallel zum Grad der Stenose.

Es ist wichtig, ein Geräusch nach seiner Lautstärke zu quantifizieren.

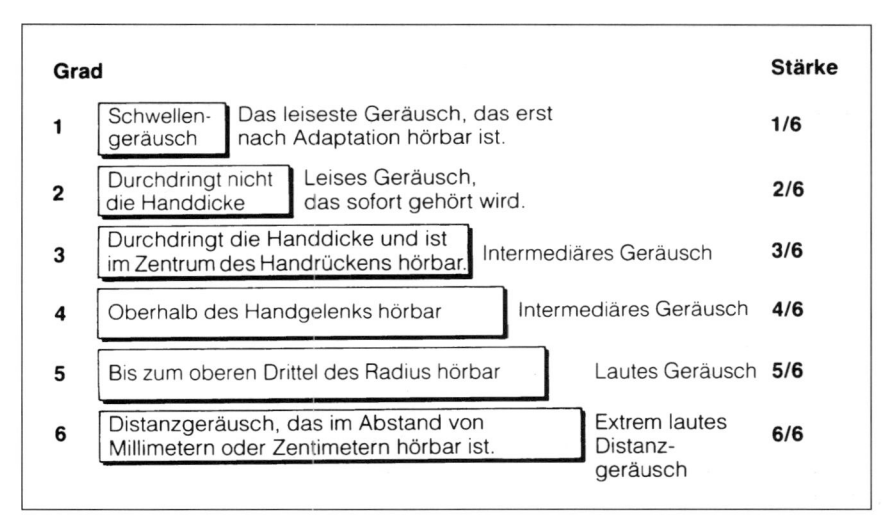

| Grad | | | Stärke |
|---|---|---|---|
| 1 | Schwellengeräusch | Das leiseste Geräusch, das erst nach Adaptation hörbar ist. | 1/6 |
| 2 | Durchdringt nicht die Handdicke | Leises Geräusch, das sofort gehört wird. | 2/6 |
| 3 | Durchdringt die Handdicke und ist im Zentrum des Handrückens hörbar. | Intermediäres Geräusch | 3/6 |
| 4 | Oberhalb des Handgelenks hörbar | Intermediäres Geräusch | 4/6 |
| 5 | Bis zum oberen Drittel des Radius hörbar | Lautes Geräusch | 5/6 |
| 6 | Distanzgeräusch, das im Abstand von Millimetern oder Zentimetern hörbar ist. | Extrem lautes Distanzgeräusch | 6/6 |

**Abb. 3** Lautstärke von Herzgeräuschen.

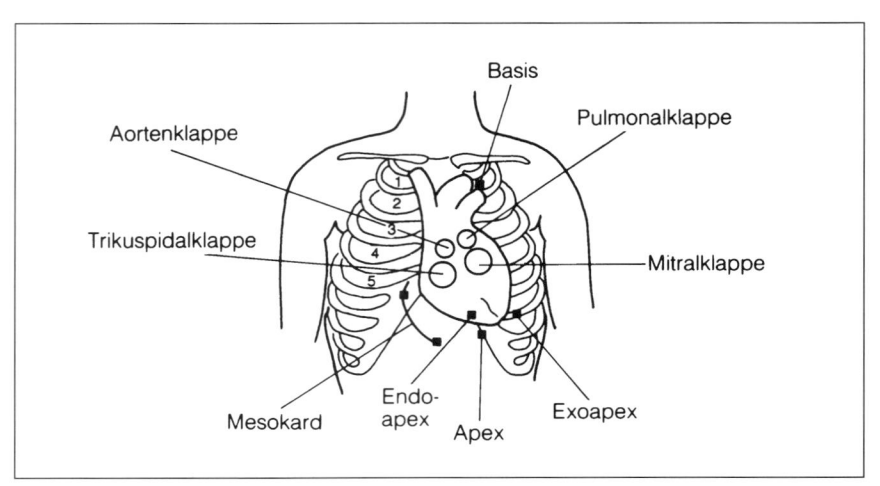

# Körperliche Untersuchungsmethoden: Herzgeräusche

Abb. 4  Anatomische Projektionsfelder und Einteilung der Herzregion. Diese Abbildung zeigt die Lage der Herzklappen in ihrer Projektion auf die Körperoberfläche. Im Vergleich mit Abbildung 5 wird deutlich, wie die Auskultationsphänomene vom Blutstrom fortgeleitet werden.

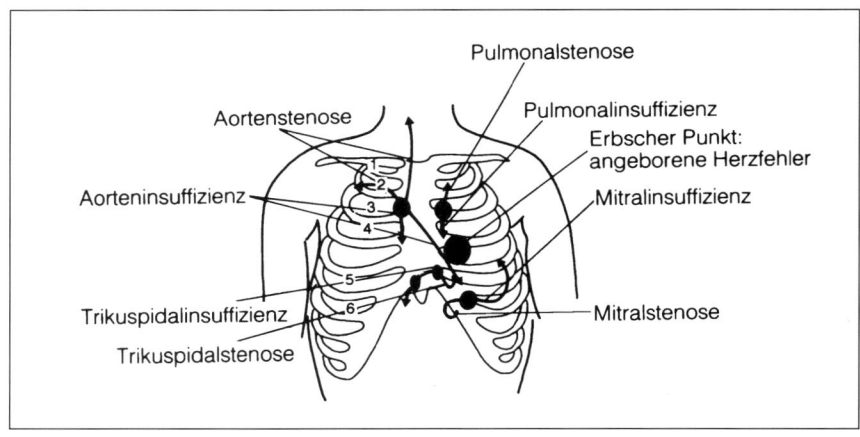

Abb. 5  Auskultatorische Projektionsfelder.

## Projektionsfelder

*Anatomische Projektionsfelder*

Die anatomischen Projektionsfelder und die Einteilung der Herzregionen zeigt Abbildung 4. Die auskultatorischen Projektionsfelder liegen stromabwärts der anatomischen Felder.

*Auskultatorische Projektionsfelder*

Die auskultatorischen Projektionsfelder sind in Abbildung 5 dargestellt. Die 4 Kardinalpunkte sind:
– Aortenfokus im 2. ICR rechts
– Pulmonalfokus im 2. ICR links
– Mitralklappe über dem Apex
– Trikuspidalklappe vom 4. ICR links bis 6. ICR rechts

Der Erbsche Punkt ist neben den den 4 Klappen zugeordneten Punkten der fünfte Kardinalpunkt. Er stellt neben einem klappennahen akzessorischen Aortenfokus, in dem vor allem diastolische Aortengeräusche schon gehört werden können, bevor sie im Hauptaortenfokus hörbar sind, einen Auskultationspunkt funktioneller Geräusche und von Geräuschen bei Fehlbildungen dar.

**Besondere Geräusche**

Für einige Geräusche haben sich Eigennamen eingebürgert. So für das *Austin-Flint-Geräusch,* das die Geräuscherscheinung einer relativen Mitralstenose bei vorliegender reiner Aorteninsuffizienz bezeichnet; außerdem für das *Carey-Coombs-Geräusch,* das die Geräuscherscheinung einer relativen Mitralstenose bei Vorliegen einer Endokarditis charakterisiert, ferner für das *Graham-Steell-Geräusch* einer relativen Pulmonalinsuffizienz bei pulmonaler Hypertonie.

---

Besondere Geräusche

Austin-Flint-Geräusch
Carey-Coombs-Geräusch
Graham-Steell-Geräusch

# Apparative Methoden zur Untersuchung des Herzens und der herznahen Gefäße

H. Mörl

Es war immer der erklärte Ehrgeiz der älteren Kardiologen – und das sollten die angehenden Ärzte mit den heute weitaus besseren diagnostischen Möglichkeiten sich ebenso vornehmen –, anhand der sorgfältigen klinischen Untersuchung und sog. einfacher Untersuchungsmethoden wie EKG und Röntgenuntersuchung des Thorax, evtl. noch Phonokardiographie, die klinische Verdachtsdiagnose zu stellen. Aufgrund dieser Befunde lassen sich dann auch die weiteren diagnostischen Maßnahmen, insbesondere die invasiven Untersuchungen, direkter und gezielter einsetzen.

## Elektrokardiogramm

### Ruhe-EKG

Das EKG in Ruhe gehört zur Standarduntersuchung des Internisten und vor allem des Kardiologen. Es dient als Basisuntersuchung zur Erkennung einer jeglichen Herzerkrankung. Das Prinzip der elektrokardiographischen Aufzeichnung ist die Registrierung von Potentialänderungen in Abhängigkeit ihres zeitlichen Verlaufes über den Herzmuskel, projiziert auf bestimmte Ableitungsachsen.
Die Aufzeichnung des EKGs dient der Erkennung von Herzleitungs- und Rhythmusstörungen, der Feststellung von Präexzitationen, Blockbildern etc., der Beurteilung der Vorhof- und Ventrikelgröße mit Feststellung einer Kammer- bzw. Vorhofdilatation oder Hypertrophie sowie der Potentialverschiebung, der Erkennung von Durchblutungsstörungen und Herzinfarkten wie auch von kongenitalen Angiokardiopathien und erworbenen Herzfehlern einschließlich Herzklappenvitien.
Neben den genannten diagnostischen Möglichkeiten auf kardioangiologischem Gebiet dient uns die Elektrokardiographie im besonderen zur Erfassung von Elektrolytstörungen und Zeichen der Überdigitalisierung.

Das EKG sollte grundsätzlich mit 12 Ableitungen geschrieben werden, nämlich mit 3 Extremitätenableitungen (I, II, III), 3 Goldberger-Ableitungen (aVR, aVL und aVF) sowie den 6 Wilson-Brustwandableitungen. Als Grundgerät wird mindestens ein Dreikanalgerät empfohlen, besser ein Sechskanalgerät. Ein Einkanalschreiber dient lediglich der Erfassung von Herzrhythmusstörungen.
Auf apparatetechnische Einzelheiten, den Untersuchungsgang, den personellen Aufwand sowie auf normale und pathologische Befunde kann hier nicht näher eingegangen werden. Dazu wird auf die einschlägigen Lehrbücher verwiesen[1].

### Belastungs-EKG

Da das Elektrokardiogramm in Ruhe nur eine beschränkte Aussagefähigkeit besitzt, benutzt man heute nach Möglichkeit zur weiteren Erkenntnissuche das Belastungs-EKG, das eine wesentlich höhere diagnostische Treffsicherheit bietet.

# Apparative Untersuchungsmethoden: Belastungs-EKG

**Absolute Kontraindikationen**
- Instabile Angina pectoris – Infarktverdacht – frischer Infarkt
- Aortenstenose – HOCM (mit Einschränkung)
- Hypertonie > 210/120 mmHg in Ruhe
- Pulmonalstenose – pulmonale Hypertonie
- Karditis (Peri-, Myo-, Endo-)
- Aneurysma dissecans
- Akute Embolien des großen und kleinen Kreislaufs
- Metabolische Entgleisungen

**Relative Kontraindikationen**
- Herzinsuffizienz NYHA ≥ 3
- Extrasystolie Lown ≥ 4
- Tachykardien (atrial und ventrikulär)
- Tachyarrhythmie bei Vorhofflimmern, -flattern
- Fieberhafte Infekte

Tab. 1 **Kontraindikationen zur Durchführung eines Belastungs-EKGs.**

Die gebräuchlichste Form ist die Fahrradergometrie, man kann sich aber auch einer Laufbandergometrie oder einer Kletterstufe bedienen. Bei der Fahrradergometrie wird eine Steigerung im 2-Minuten-Abstand um 25 Watt vorgenommen, wobei die Kontraindikationen zur Durchführung eines Belastungs-EKGs von vornherein zu beachten sind (Tab. 1).
Außerdem darf ein Belastungs-EKG nur in Anwesenheit eines Arztes und bei Verfügbarkeit eines Defibrillators durchgeführt werden.
Indiziert ist das Belastungs-EKG insbesondere zur Beurteilung einer koronaren Herzkrankheit mit ischämischen Veränderungen, bei frequenzabhängigen Rhythmusstörungen, bei Infarktrehabilitanden und zur Kontrolle des Behandlungserfolges. Darüber hinaus gibt uns das Belastungs-EKG über den Zustand des kardiopulmonalen Systems Auskunft, wobei Belastungshypertonie, Dauerleistungsfähigkeit etc. beurteilt werden können, aber auch die Leistungsfähigkeit bei Zustand nach Herzoperationen. Zur Befundung dienen sowohl das Blutdruckverhalten und die Veränderungen der Herzfrequenz als auch die EKG-Veränderungen, insbesondere ST-Senkung, T-Inversion, Auftreten von Extrasystolen.
Strenge Beachtung müssen die sog. Abbruchkriterien (Tab. 2) finden. Insbesondere wird dieses Verfahren zur Feststellung einer koronaren Herzkrankheit bzw. auch sogenannter stummer Myokardischämien eingesetzt. Dabei sind die in Tabelle 3 aufgeführten Veränderungen zu interpretieren.
Beachtet werden müssen aber auch sog. falsch-positive Befunde im Belastungs-EKG, die insbesondere bei bestimmten Stoffwechselveränderungen und unter medikamentöser Beeinflussung auftreten können. Das gleiche trifft für falsch-negative Befunde zu. Man kann jedoch mit richtig-positiven Ergebnissen im Mittel bei 76 % (Sensitivität) rechnen, richtig-negative Resultate ergeben sich in 84 % (Spezifität). Die Voraussagegenauigkeit beträgt bei der koronaren Herzkrankheit im Mittel immerhin 91 % bei strengen Bemessungskriterien.
Da vor allem auch nach Beendigung der Belastung noch eine akute kardiale Dekompensation auftreten kann, muß die Überwachung so lange erfolgen, bis die Ruheausgangswerte wieder erreicht sind; erst dann tritt das Steady state ein. Fehlinterpretationen können also vorkommen. Prognostische Aussagen sind jedoch möglich, insbesondere bei eindeutigen Veränderungen.

---

Gebräuchlich sind Fahrrad- und Laufbandergometer sowie Kletterstufe.

Cave Kontraindikationen!

Indikationen sind KHK, Zustand nach Infarkt oder Herzoperation.

Die Abbruchkriterien müssen beachtet werden.
Die EKG-Veränderungen korrespondieren zum Schweregrad der KHK.

Das Belastungs-EKG erreicht eine Sensitivität von 76 % und eine Spezifität von 84 %. Bei strengen Kriterien beträgt die Voraussagegenauigkeit 91 %.

**Physiologische Kriterien**

- Ausbelastungsfrequenz (Sollfrequenz) nach 3 Minuten Steady state
- Soll-Leistung nach 3–6 Minuten Steady state
- Körperliche Erschöpfung, Luftnot

**Pathologische Kriterien**

- RR ≥ 250/120 mmHg
- RR-Abfall über 20 % bei unverminderter Leistung
- Fehlender RR-Anstieg bei steigender Leistung
- Herzfrequenzabfall bei steigender Leistung oder fehlender Anstieg der Herzfrequenz
- ST-Senkungen ≥ 0,25 mV (horizontal oder deszendierend)
- ST-Hebungen (Koronarspasmen)
- VES (polytop, gehäuft)
- VES-Salven
- Ventrikuläre und supraventrikuläre Tachykardien
- Höhergradiger AV-Block
- Angina-pectoris-Anfall

Tab. 2  Abbruchkriterien beim Belastungs-EKG.

**Gering pathologisch**

- ST-Senkung horizontal 0,1–0,15 mV

**Pathologisch**

- ST-Senkung horizontal 0,15–0,25 mV
- ST-Senkung aszendierend, länger als 80 ms > 0,1 mV
- VES um 15–20 %, besonders bei niedriger Belastungsherzfrequenz

**Hoch pathologisch**

- ST-Senkung horizontal > 0,25 mV
- ST-Senkung bei 25–50 W
- ST-Senkung länger als 5 min nach Belastung anhaltend
- Polytope VES, Salven
- Blutdruckabfall um mehr als 10 mmHg

Tab. 3  Ausmaß der EKG-Veränderungen (Extremitäten- oder Brustwandableitung) unter Belastung in Abhängigkeit vom Schweregrad der KHK.

## Langzeit-EKG

Neben dem Belastungs-EKG hat sich das Langzeit-EKG, registriert über 24 Stunden, in den letzten Jahren zu einem wichtigen diagnostischen Hilfsmittel in der nichtinvasiven Kardiologie entwickelt. Es dient insbesondere der Erfassung klinisch relevanter Herzrhythmusstörungen, vor allem unter Beachtung des Tag-Nacht-Rhythmus, und ist hierbei sowohl dem Ruhe- wie auch dem Belastungs-EKG hoch überlegen. Auf die verschiedenen Dokumentations- und Registrierungsmöglichkeiten soll hier nicht näher eingegangen werden. Aus der langen Beobachtungsdauer von 24 Stunden und mehr resultiert ein hohes Ausmaß an klinischer Information bezüglich der Erkennung, Bewertung und Behandlung von Herzrhythmusstörungen, der – allerdings mit Einschränkung gegebenen – Beurteilung einer koronaren Herzkrankheit, insbesondere aber der Erfassung stummer Myokardischämien. Auch zur Diagnostik von Schwindel und Synkopen wird die-

---

Langzeit-EKG

Mit dem Langzeit-EKG über 24 Stunden lassen sich klinisch relevante Rhythmusstörungen sowie stumme Myokardischämien erfassen sowie die Effektivität von antiarrhythmischen oder antiischämischen Maßnahmen beurteilen.

ses Verfahren eingesetzt, ebenso zur Erfolgskontrolle einer effektiven antiarrhythmischen oder antiischämischen Therapie.

Auf intrakardiale Ableitungen des Elektrokardiogramms sowie auf die heute durch die ambulante Langzeit-EKG-Messung nicht mehr so aktuelle EKG-Telemetrie wird nur hingewiesen, da das Langzeit-EKG vor allem zur Beurteilung der Herzrhythmusstörungen bestens geeignet ist.

## Phonokardiographie und Mechanokardiographie

Die Phonokardiographie dient der Erkennung und Beurteilung von Herztönen und Herzgeräuschen. Die simultane Herzton- und Pulskurvenschreibung als Mechanokardiographie hat sich zur Beurteilung der gestörten Hämodynamik bei bestimmten Herzerkrankungen bewährt, nämlich insbesondere bei aquirierten und kongenitalen Angiokardiopathien, bei Kardiomyopathien, bei der koronaren Herzkrankheit, der Herzinsuffizienz und der Hypertonie. Es sei jedoch betont, daß das Ohr immer über die Mechanik geht, da namentlich bei den hohen Frequenzen eine sichere phonokardiographische Registrierung nicht immer gelingt, wenngleich mit unterschiedlichen Filtern die überwiegenden Frequenzanteile hervorgehoben werden können.

Bei der Phonokardiographie läßt sich die zeitliche Zuordnung der systolischen wie diastolischen Geräusche sowie deren Form beurteilen (Crescendo, Decrescendo, spindelförmig etc.). Ferner sind differentialdiagnostische Intervallmessungen möglich. So läßt beispielsweise die Entfernung des Mitralöffnungstones vom 2. Ton bei einer Mitralstenose auf die Öffnungsfläche der Mitralklappe rückschließen. Damit in Zusammenhang stehen das EKG und die Karotispulskurve, das Apex-Kardiogramm mit Bestimmung der systolischen und diastolischen Zeitintervalle, der Umformungszeit, der Anspannungszeit, der Druckanstiegszeit, der Austreibungszeit etc. Die zentrale Pulswellenlaufzeit erlaubt die Beurteilung der Aortenklappenöffnung und -schließung. Das Apex-Kardiogramm erfaßt mechanische Kontraktionen und Füllungsphänomene des linken Ventrikels ohne Verzögerung und dient zur Beurteilung insbesondere der Mitralfehler.

## Indikatordilution

Die Indikatormethoden (Ohroximetrie, Farbstoffverdünnungsmethoden, Thermodilution) beruhen auf der objektiven Kreislaufzeitmessung mit formanalytischer Auswertung der erhaltenen Dilutionskurve. Sie spielen eine Rolle bei Shuntvitien, werden aber heute nicht mehr vordergründig in der Diagnostik eingesetzt, weshalb sie hier nicht näher erörtert werden sollen.

## Konventionelle Röntgendiagnostik des Herzens

Die konventionelle Röntgenuntersuchung ist die Voraussetzung für differentialdiagnostische Erwägungen und dient der Beurteilung der Herzhöhlen und damit hämodynamischer Veränderungen des Herzens und der großen Gefäße.

Zur Akut- und Verlaufsbeobachtung kardialer Erkrankungen dient vor allem die Röntgenthoraxaufnahme in 2 Ebenen, wobei insbesondere die Frage der Herzgröße und Stauungszeichen an den Lungen zur Beurteilung anstehen. Aus der sog. Herzsilhouette können Rückschlüsse auf bestimmte Herzfehler gezogen werden, ebenso sind die Lungenhili zu beurteilen sowie auch zentrale oder periphere Lungenstauungen, darüber hinaus der Retrokardialraum und evtl. Pleuraveränderungen bzw. Pleuraergüsse.

---

Phono- und Mechanokardiographie

Mit der simultanen Herzton- und Pulskurvenregistrierung läßt sich eine Störung der Hämodynamik feststellen.

Systolische und diastolische Geräusche können zeitlich zugeordnet und in ihrer Form beurteilt werden.

Zur Diagnose von Mitralfehlern wird das Apex-Kardiogramm herangezogen.

Indikatormethoden

Wichtig bei Shuntvitien

Konventionelle Röntgenuntersuchung

Sie ermöglicht die Darstellung der Herzhöhlen und damit die Beurteilung der Hämodynamik. Herzsilhouette, Stauungszeichen sowie Veränderungen der Lungenhili, des Retrokardialraumes und der Pleuren geben diagnostische Hinweise.

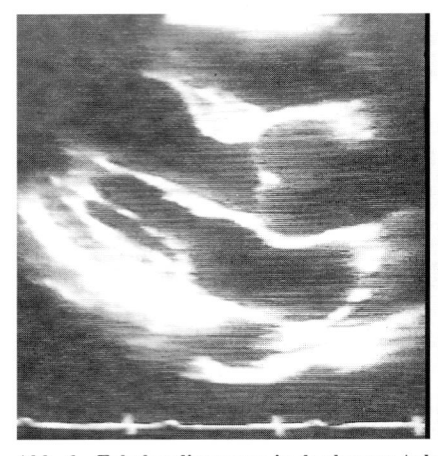

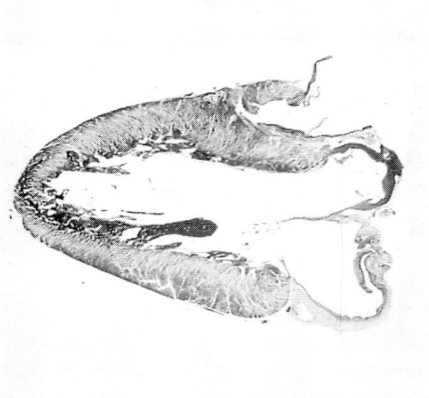

**Abb. 6** Echokardiogramm in der langen Achse, dem der histologische Schnitt rechts im Bild entspricht. Sowohl die Aortenklappen als auch die beiden Mitralsegel und die Papillarmuskeln des linken Ventrikels mit ihren Chordae tendineae sind zu erkennen (Abbildung mit freundlicher Genehmigung von Boehringer Ingelheim).

Weitergehende Ausführungen finden sich in entsprechenden radiologischen Lehrbüchern.

# Echokardiographie

Das Prinzip der Echokardiographie besteht in der Reflexion von Schallwellen. Ultraschallwellen vermögen biologisches Gewebe zu durchdringen, ähnlich wie Licht. Der Abbildungsort auf dem Echostrahl entspricht dem anatomischen Abstand vom Schallkopf. Voraussetzung ist jedoch senkrechtes Auftreffen des Schallstrahles auf der abzubildenden Struktur, da nur diese zum parallelen Echostrahl führt. Trifft der Ultraschallstrahl auf Grenzflächen zwischen Medien unterschiedlicher Dichte, wie z. B. Blut und Herzmuskelgewebe, so wird er teilweise reflektiert. Störend wirken sich Streuechos durch Lufträume, Lunge oder Knochen, Thorax oder Adipositas aus.

Die Echokardiographie ist aufgrund ihrer nichtinvasiven Untersuchungstechnik, ihrer einfachen, den Patienten nicht belastenden Anwendbarkeit und hohen Aussagefähigkeit in der Hand des Kundigen in der Vorfelddiagnostik nahezu aller Herzerkrankungen unentbehrlich geworden. Sie liefert Angaben über die Herzgröße, die Dicke der Wand sowie die Pumpfunktion des Herzens und ermöglicht die Beurteilung der Beweglichkeit der Herzklappen sowie die Diagnose endokarditischer Vegetationen. Ferner ist die echokardiographische Untersuchung des Herzens auch angezeigt zur Aufdeckung von Perikarderkrankungen, wie Erguß oder Tumoren, bei kongenitalen und erworbenen Angiokardiopathien sowie zum Nachweis von intrakavitären Tumoren, Thromben etc. Sie ist gut reproduzierbar, beliebig oft wiederholbar und erleichtert die Beobachtung des Krankheitsverlaufes.

Die zweidimensionale Echokardiographie, die ein räumlich korrektes Bild des Herzens und der großen Gefäße vermittelt, zeigt nicht eine so gute zeitliche Auflösung. Daneben gibt es verschiedene andere Verfahren, wie A-, B- und M-Mode-Doppler, Farb-Doppler und Kontrastechokardiographie, wobei hier auf spezielle Darstellungen verwiesen werden muß.

Man unterscheidet je nach Schnittebene eine lange Herzachse (Abb. 6) und eine darauf senkrecht stehende kurze Herzachse. Im wesentlichen gibt es 4 Schallkopfpositionen, von denen aus das Herz untersucht werden kann. In der am mei-

---

Echokardiographie

Prinzip: Aufzeichnung der von Grenzflächen zwischen Geweben unterschiedlicher Dichte reflektierten Ultraschallstrahlen.

Vorteile: nichtinvasiv, den Patienten nicht belastend, gut reproduzierbar. Störungen der Pumpfunktion und der Klappenbeweglichkeit, Vegetationen, Tumoren und Perikardergüsse lassen sich im Echokardiogramm feststellen.

Es gibt verschiedene Verfahren: zweidimensionale Echokardiografie, A-, B-, M-Mode, Farb-Doppler, Kontrastechokardiographie.

Schallkopfpositionen: parasternal, apikal, subkostal (= subxiphoidal), suprasternal

sten verwendeten parasternalen Position wird der Schallkopf über dem 3.–5. Interkostalraum (ICR) und etwa 3–4 cm vom linken Sternalrand aufgesetzt. Dieser Zugang ermöglicht die Registrierung der meist lungenfreien echokardiographischen Längsachse zur Beobachtung von Septum und posterolateraler Wand sowie die Aufzeichnung der Querachse zur Beobachtung des linken Ventrikels, des rechtsventrikulären Ausflußtrakts sowie der Trikuspidal- und Pulmonalklappe. Weitere Positionen sind die Herzspitze (= apikale Position), die den Vierkammerblick und damit eine globale Übersicht sowie den Zweikammerblick mit der Registrierung von Vorder- und inferiorer Hinterwand erlaubt, sowie die subxiphoidale (= subkostale) Position für den Vierkammerblick, wenn er von der Herzspitze aus nicht möglich ist (z. B. bei Emphysem), oder für die Querachsenregistrierung mit Blick auf Mitral- und Aortenklappen. Ferner lassen sich von suprasternal, d. h. mit dem Schallkopf im Jugulum, die Aorta ascendens und der Abgang der Halsarterien aufzeichnen.

Die Standardmethode ist die zweidimensionale Darstellung, die die qualitative und quantitative Beurteilung aller 4 Herzbinnenräume einschließlich des interatrialen Septums erlaubt. Der volle Informationsgehalt der systolisch-diastolischen Veränderungen ist aber nur während der Untersuchung erhältlich.

Bei der M-Mode-Messung wird der Schallkopf in der parasternalen Längsachse im 3./4. ICR links geschwenkt und die Bewegung der getroffenen Strukturen als Kurve wiedergegeben. Dabei handelt es sich um eine standardisierte Meßmethode mit klar definierten Größenverhältnissen, die mit der aufgezeichneten Kurve verglichen werden können.

Der CW-(= continuous wave)Doppler wird zur Messung schneller Flußgeschwindigkeiten, der PW-(=pulsed wave) Doppler zur Lokalisation pathologischer Flußrichtungen eingesetzt. Der Farb-Doppler ermöglicht die schnelle Diagnose von Aortenklappen- und Mitralklappeninsuffizienz sowie eines Rechts-links-Shunts bzw. Links-rechts-Shunts auch in Höhe der Vorhöfe.

Die Echokardiographie ist somit bei allen Herzerkrankungen in der Vorfelddiagnostik einsetzbar. Sie hat natürlich ihre Beschränkungen, so z. B. bei der koronaren Herzkrankheit, aber sie kann auch hier hypo- und akinetische Bezirke der Herzwand aufzeigen. Außerdem ist sie von Bedeutung in der Verlaufskontrolle bei Herzinsuffizienz sowie in der Nachkontrolle von Patienten mit Herzklappenersatz.

## Nuklearmedizinische Herzdiagnostik

Die wichtigsten nuklearmedizinischen Verfahren im Bereich der Kardiologie sind die Myokardszintigraphie zur Beurteilung der Perfusion und die Technetium-99m-Herzbinnenraumszintigraphie. Die Radionuklidventrikulographie ist sicher im Augenblick die zuverlässigste Methode, um vor allem unter den Bedingungen der Belastung die Austreibungsfraktion zu bestimmen.

### Thallium-Szintigraphie

Thallium-201 ist radioaktiv und nimmt im Körper in ähnlicher Weise am Stoffwechsel teil wie Kalium; es kann deshalb dazu benutzt werden, den Kalium-Pool zu markieren. Die Thallium-Szintigraphie ist insbesondere dann indiziert, wenn beispielsweise Blockbilder eine Ischämie maskieren. Sie dient also zur positiven Darstellung ischämischer oder entzündlicher Zellen. Andere Substanzen wie $^{99}$Tc dienen zur Bestimmung der Pumpfunktion. Die Thallium-Szintigraphie sollte möglichst immer mit der Radionuklidventrikulographie kombiniert werden.

---

*Marginalien:*

Standardmethode ist die zweidimensionale Darstellung.

Das M-Mode-Verfahren registriert die Echos der verschiedenen Strukturen in Form von Kurven.

CW- und PW-Doppler

Farbdoppler

Nuklearmedizinische Herzdiagnostik

Thallium-Szintigraphie

Sie dient zur Darstellung ischämischer oder entzündlicher Zellen, d. h. vor allem dem Nachweis einer Myokardischämie.

Die Gesamtmenge des aufgenommenen Thalliums ist abhängig von der regionalen Durchblutung und von der Stoffwechselintensität der Zellen. Mit dieser Methode lassen sich demnach hämodynamische Auswirkungen einer koronarangiographisch erfaßten Stenose feststellen, bzw. sie wird vor einer Koronarangiographie durchgeführt, um aufgrund bestimmter hämodynamischer Ausfälle am Myokard deren Indikation zu sichern.

Etwa 90 % des injizierten Thalliums werden bei der ersten Organpassage intrazellulär aufgenommen. 1–2 Minuten nach der Injektion sind nur noch geringe Mengen an zirkulierendem Thallium nachweisbar. Voraussetzung ist eine ausreichende ergometrische Belastung, d. h., das Isotop sollte eine Minute vor Belastungsende i.v. gespritzt werden. Gleich nach der Belastung muß eine Registrierung in 3 Ebenen erfolgen, nach 4 Stunden dieselbe Kontrollaufzeichnung in Ruhe.

Die Speicherdefekte werden „total", „vermindert", „umschrieben" und „diffus" eingeteilt. Narbengebiete, d. h. funktionell stumme Zonen, lassen sich nur in Ruhe erfassen, ischämische Bezirke, die nach 4 Stunden reversibel sein müssen, nur unter Belastung. Man kann also eine reversible Ischämie von einem definitiven Narbengewebe unterscheiden, eine Größenbestimmung eines akuten Infarktes vornehmen und die Erfolgsbeurteilung von Eingriffen, wie z. B. einer Koronardilatation oder einer Bypass-Operation. Auch in der Erkennung von Thromben ist diese Methode von besonderem Vorteil. Ferner lassen sich sog. stumme Areale erfassen, die sich unter Belastung öffnen können. Bei Mehrgefäßerkrankungen und u. U. nicht ausreichender relativer Differenzierung zwischen den verglichenen Arealen ist man mit dieser Methode aber durchaus in der Lage, bei der Erkennung von Risikopatienten eine prognostische Aussage zu treffen. Eine Funktionsbeurteilung mit und ohne Kollateralen des Myokards ist möglich, hier sogar der Koronarangiographie überlegen. Darüber hinaus können untypische Beschwerden, atypische EKG-Veränderungen und maskierte Ischämien abgeklärt sowie medikamentöse Therapieeffekte am Herzmuskel nachgewiesen werden.

### Radionuklidventrikulographie

Die Radionuklidventrikulographie erfolgt mit Hilfe von i.v-appliziertem Technetium ($^{99}$Tc), das eine Strombahn markiert, deshalb auch die Bezeichnung „Herzbinnenraumszintigraphie". Nach Bolusgabe erfolgt ein Vergleich des rechten und linken Ventrikels, wobei sich möglicherweise ein Rechts-links-Shunt nachweisen läßt. Nach Verteilung von $^{99}$Tc im gesamten Blut ist die Beurteilung von Wandbewegungsstörungen namentlich im linken Ventrikel in unterschiedlichen Strahlengängen möglich. Unter anderem läßt sich so eine Hypokinesie in ischämischen Abschnitten unter Belastung feststellen. Die Radionuklidventrikulographie dient vor allem zur Feststellung von Cavumgrößen und Wandbeweglichkeiten.

## Herzkatheterisierung

Bei dieser Methode werden spezielle Sonden über periphere und zentrale Venen und Arterien in das Herz-Kreislauf-System eingeführt. Die Angiokardiographie und die Angiographie als vorwiegend morphologisch orientierte Methode dienen zur Darstellung und Vermessung von Herzhöhlen und Gefäßen, zur Erfassung hämodynamischer Parameter für die Funktionsdiagnostik und zur Bestimmung von Druckverhältnissen und Sauerstoffgehalt.

Am häufigsten wird die perkutane, in Lokalanästhesie vorgenommene Methode nach *Seldinger* unter Verwendung eines Führungsdrahtes angewandt; auf Einzelheiten kann hier nicht eingegangen werden. Gemessen werden die Drücke im

# Apparative Untersuchungsmethoden: Herzkatheter

rechten Vorhof und Ventrikel, in der Pulmonalis, im linken Vorhof und linken Ventrikel sowie in der Aorta. Dabei erfolgen Formanalysen der Druckkurve, die Bestimmung des Herzminutenvolumens sowie des arteriellen und venösen Sauerstoffgehalts des Blutes. Es werden die Volumina der Herzhöhle bemessen, die Kontraktilität der Muskulatur durch Messung der Druckanstiegsgeschwindigkeit sowie Kreislaufwiderstände bestimmt. Die Klappenöffnungsflächen lassen sich aus Druckgradienten und Flußmessung berechnen. Außerdem können Shuntbestimmungen vorgenommen werden.

## Ventrikulographie

Die Darstellung der Herzventrikel ermöglicht Aussagen über:

1. Globale Ventrikelfunktion
   - EF (Austreibungsfraktion)
   - $V_{cf}$ (mittlere zirkumferentielle Verkürzungsgeschwindigkeit)

2. Koronare Herzkrankheit
   - Asynergie (Hypokinesie, Akinesie, Dyskinesie)
   - Intervention (Belastung, „Entlastung")
3. Vitien
   - Klappeninsuffizienz (Mitralis, Aorta)
   - VSD (Ventrikelseptumdefekt)
   - HOCM (hypertrophisch-obstruktive Kardiomyopathie)
   - Mitralklappenprolaps

4. Besondere Fragen
   - Muskelmasse
   - Wandspannung
   - P/V-Beziehungen

Die Messung von Druck, Herzzeitvolumen mit Sauerstoffverbrauch und Kreislaufwiderständen sowie die Ermittlung der Klappenöffnungsflächen bei Klappenstenose und des Regurgitationsvolumens bei Klappeninsuffizienz sind möglich. Ferner wird die Ventrikulographie eingesetzt zur Bestimmung des linksventrikulären Volumens und zur Abschätzung der globalen linksventrikulären und regionalen Funktion. Trotz der in den letzten Jahren weiterentwickelten nichtinvasiven Methoden bleibt dieses Verfahren in Kombination mit der Angio- bzw. Koronarangiographie nach wie vor die in der Palette des Untersuchungsganges letzte, aber aufschlußreichste Methode zur Abklärung bzw. Quantifizierung der meisten Herzfehler.

## Einschwemmkatheter

Der Einschwemmkatheter dient zur Beurteilung der Hämodynamik des rechten Herzens, des Lungenkreislaufes und der linksventrikulären Funktion. Durch Einschwemmen von flexiblen Ballonkathetern – auch als kleiner Katheter bezeichnet – in die Lungenstrombahn ist eine Messung des intrakardialen, pulmonalarteriellen sowie pulmonalkapillären Druckes möglich. Mit Hilfe der Thermodilutionsmethode oder nach dem Fickschen Prinzip läßt sich das Herzminutenvolumen ermitteln.
Die Indikation ist gegeben bei Verdacht auf eine Funktionsstörung des linken Ventrikels in Ruhe oder bei Belastung, bei koronarer Herzkrankheit, Kar-

---

Ventrikulographie

Aufschlußreichste Methode zur Abklärung und Quantifizierung der meisten Herzerkrankungen und Vitien.

Ermöglicht die Bestimmung von Druck, Herzzeitvolumen, Kreislaufwiderständen, Klappenöffnungsflächen, linksventrikulärem Volumen und Funktion.

Einschwemmkatheter

Hämodynamik des rechten Herzens und des Lungenkreislaufs, intrakardiale Drücke, Herzminutenvolumen und linksventrikuläre Funktion lassen sich mit dieser invasiven Methode beurteilen.

Indikationen sind KHK, Kontraktionsinsuffizienz, Cor pulmonale,

*Klappenfehler, Perikarditis, postoperative Überwachung nach Bypass-OP.*

diomyopathien, hypertensiver Herzkrankheit, bei Verdacht einer Kontraktionsinsuffizienz des Herzens, zur Diagnostik des akuten oder chronischen Cor pulmonale, der pulmonalen Hypertonie, von Pulmonal- und Trikuspidalklappenfehlern sowie von konstriktiven Perikarderkrankungen.

Weiterhin dient diese invasive Methode der Verlaufsbeobachtung bei Herzklappenfehlern und nach aortokoronarer Bypass-OP sowie zur Überwachung hämodynamischer Parameter in der Intensivmedizin und zur Prüfung hämodynamischer Wirkungen von Arzneimitteln.

Der Katheter wird über eine geeignete Vene in der Armbeuge, den rechten Vorhof und die rechte Kammer in die Pulmonalarterie geschoben. Unter fortlaufender EKG- und Blutdruckkontrolle wird in jedem Kompartiment eine Druckregistrierung vorgenommen.

*Der Pulmonalkapillardruck ist ein Maß für die linksventrikuläre Funktion.*

Der Pulmonalkapillardruck wird durch Vorschieben der insufflierten Ballonkatheterspitze bestimmt, er korreliert bei ausgeschlossener Mitralstenose mit dem linksventrikulären Zuflußdruck als Maß der linksventrikulären Funktion. Die typische arterielle Druckkurve verschwindet beim Übergang von der Pulmonalarterie in die Pulmonalkapillare und geht in eine Vorhofdruckkurve über. Der aufgeblasene Ballonkatheter okkludiert einen peripheren Ast der Pulmonalarterie, so daß auf die Katheterspitze der Druck der Pulmonalvene und des linken Vorhofs einwirkt. Die Werte werden in Ruhe und unter Belastung registriert.

## Koronarangiographie

*Koronarangiographie*

*Indikationen sind Angina pectoris, Herzinsuffizienz, Aneurysmen, Vitien, akuter Myokardinfarkt.*

Die Indikation einer selektiven Koronarangiographie muß sorgfältig überprüft werden. Sie ist durchzuführen bei stabiler und instabiler Angina pectoris sowie anderen Formen der Koronarinsuffizienz, bei stärkergradigen Herzrhythmusstörungen, Zeichen der Herzinsuffizienz, bei Verdacht auf Ventrikelaneurysma und bei Herzvitien. Sie dient weiterhin zur präoperativen Erfassung des anatomischen Korrelats bei gesicherter Diagnose einer Koronarinsuffizienz mit der Frage nach der therapeutischen Strategie (Operation oder PTCA). Postoperativ dient diese Methode der Kontrolle des Ergebnisses oder ist indiziert beim Auftreten pektanginöser Beschwerden. Des weiteren wird heute eine Koronarangiographie bei über 40jährigen Patienten über eine Vitiendiagnostik hinaus empfohlen zur Erfassung einer koexistierenden koronaren Herzkrankheit, um eventuell eine gleichzeitige operative Behandlung der Herzklappen und des Koronargefäßsystems vornehmen zu können. Zudem ist die selektive Koronarangiographie indiziert zur Differentialdiagnose nicht näher mit nichtinvasiven Methoden zu eruierender Kardiomegalien sowie bei einem akuten Myokardinfarkt, wenn der Patient in den ersten Stunden in ein kardiologisches Zentrum eingeliefert wird, wo über die Möglichkeit einer PTCA oder einer intrakoronar durchzuführenden thrombolytischen Therapie entschieden werden kann.

*Mit Hilfe von Kontrastmitteln lassen sich die Koronarien selektiv darstellen.*

Die selektive Darstellung der Koronararterien durch direkte Einspritzung von Kontrastmittel mit Hilfe spezieller Herzkatheter ermöglicht es, Ausmaß und Lokalisation einer stenosierenden Koronarsklerose in allen Herzkranzgefäßen zu beurteilen und erlaubt somit eine Synopsis mit den anderen Untersuchungsmethoden zur Festlegung der optimalen Therapie.

Die Untersuchung sollte mindestens an 500 Patienten/Jahr mit möglichst geringer Komplikationsquote durchgeführt werden, um als Routinemethode bezeichnet werden zu können. Im Herzkatheterlabor muß dafür eine entsprechende apparative Ausstattung vorhanden sein, in erster Linie eine Röntgenausstattung mit hochauflösender Bildverstärkerfernseheinrichtung möglichst in 2 Ebenen sowie die Dokumentationsmöglichkeit durch Röntgenkinematographie und die Aufzeichnung durch EKG und Druckmonitoren. Auch hier muß ein Notfallbesteck mit Defibrillator und dem Instrumentarium zur Reanimation zur Verfügung stehen.

# Apparative Untersuchungsmethoden: Herzkatheter

Voraussetzungen sind eine entsprechend gut erhobene Anamnese mit Ausschluß einer Kontrastmittelallergie, die Beurteilung anderer Gefäßprovinzen (zerebrale und periphere) und das Vorliegen der Ergebnisse von Röntgen, Belastungs-EKG, Echokardiographie, evtl. Myokardszintigraphie und Laboruntersuchungen, wobei der Gerinnungsstatus und die herzspezifischen Enzymaktivitäten von besonderer Bedeutung sind.

Es gibt zwei Variationen der Koronarangiographie, die Judkins- und die Sones-Technik.

Bei der ersten Methode wird der Katheter nach Punktion der A. femoralis bis zum Aortenbogen geführt (Seldinger-Methode). Nach der Ventrikulographie erfolgt dann erst die jeweilige Koronardarstellung.

Bei arterieller Verschlußkrankheit im Becken-Bein-Bereich kommt die Sones-Technik zum Einsatz mit Arteriotomie der A. brachialis in Lokalanästhesie und Einführung des Katheters über den Truncus brachiocephalicus.

Bei der Auswertung läßt sich neben eventuell vorhandenen Gefäßanomalien auch der jeweilige koronare Versorgungstyp bestimmen. Sind die proximale rechte und linke Kranzarterie von ähnlichem Kaliber, so spricht man von einem ausgeglichenen Versorgungstyp. Wird die Hinterwand des linken Ventrikels überwiegend von rechts versorgt, liegt ein Rechtsversorgungstyp vor. Handelt es sich um eine kräftige linke Kranzarterie, die nahezu den gesamten linken Ventrikel versorgt, so sprechen wir von einem Linksversorgungstyp.

Die Beurteilung der Koronarstenose – es gibt kurzstreckige, langstreckige, proximale, distale, konzentrische sowie exzentrische – erfolgt ebenso wie die Festsetzung des Stenosegrades in Prozent des Gefäßquerschnittes. Höhergradige Stenosen bestehen erst ab einer Verengung von etwa 76 %. Man unterscheidet Eingefäß-, Zweigefäß-, Dreigefäß- und Mehrgefäßerkrankungen sowie den Befall des linken Hauptstammes. Ferner müssen die Kollateralen sowie auch eventuell auftretende Spasmen beurteilt werden.

Heute liegt in größeren kardiologischen Kliniken die Letalitätsziffer bei dieser Untersuchung unter 0,1 %, wobei die Todesfälle fast ausschließlich die Patienten mit hochgradiger Mehrgefäßerkrankung oder Hauptstammstenose betreffen.

Auch hier ist das Anlernen durch erfahrene Ärzte unumgänglich notwendig. Für den erfahrenen Kardiologen ist die Koronarangiographie ein Standardverfahren zur Abklärung der Koronarmorphologie am Ende der diagnostischen Palette.

## Digitale Subtraktionsangiographie (DSA)

Die digitale Subtraktionsangiographie (DSA) des Herzens ist eine weitere invasive Methode, die sich aber gegenüber der selektiven Koronarangiographie nicht durchgesetzt hat, da letztere eine suffizientere Darstellungstechnik und zudem die Möglichkeit einer anschließenden selektiven Thrombolyse oder transluminalen Angioplasie bietet.

Es ist bisher noch nicht entschieden, ob neuere Verfahren, wie beispielsweise die Transmissions- oder Emissionscomputertomographie des Herzens oder die Resonanzkernspintomographie, diese Methoden zum Teil wenigstens ersetzen können.

## Myokardbiopsie

Zur Entnahme von Myokardgewebe für die histologische und histochemische Untersuchung gibt es 2 Verfahren:
1. Die retrograde linksventrikuläre Biopsie durch Punktion der A. femoralis und Einführen des Bioptoms in den linken Ventrikel

---

2 Verfahren sind möglich:
1. Judkins-Technik
   über die A. femoralis
2. Sones-Technik
   über die A. brachialis

Koronare Versorgungstypen, Anomalien und Stenosen der Koronargefäße lassen sich direkt feststellen.

Die Letalität bei der Untersuchung liegt unter 0,1 %.

Digitale Subtraktionsangiographie

Invasive Methode, die durch neue nichtinvasive Verfahren zunehmend ersetzt wird.

Myokardbiopsie

Indikationen sind primäre und sekundäre Kardiomyopathien, Herztransplantate (Beurteilung von Abstoßungsreaktionen), entzündliche

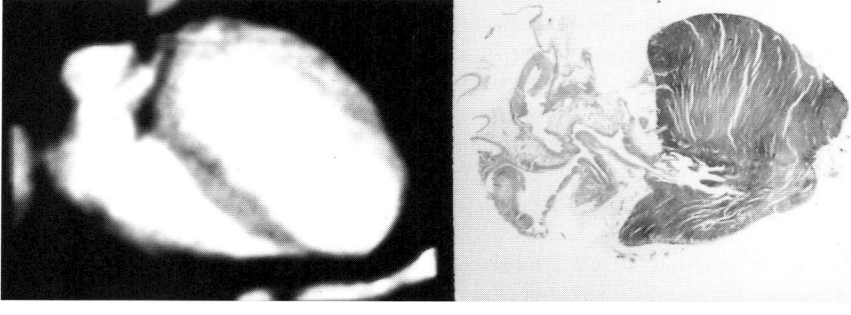

Abb. 7  Das Herz im horizontalen Computertomogramm, rechts daneben der entsprechende histologische Schnitt (Abbildung mit freundlicher Genehmigung von Boehringer Ingelheim).

und degenerative Prozesse.

2. Die retrograde rechtsventrikuläre Biopsie durch Einführen des Katheters in die Vena jugularis interna
Berechtigt ist die Durchführung dieser Methode zur Diagnose und zur Beurteilung des Verlaufs und damit der Prognose bei primären und sekundären Kardiomyopathien, zur Beurteilung der Floridität von Myokarditiden, bei transplantierten Herzen zur Feststellung von Abstoßungsreaktionen (heute regelmäßig systematisch durchgeführt) sowie zur differentialdiagnostischen Beurteilung entzündlicher oder degenerativer Erkrankungen bisher unbekannter bzw. nicht näher geklärter Myokarddilatationen oder Hypertrophien.

## Computertomographie

Computertomographie

I.v.-injiziertes Kontrastmittel erhöht die Röntgendichte des strömenden Blutes, so daß im CT die helleren Herzhöhlen leicht vom dunklen Myokard unterschieden werden können.

Die bei den nichtinvasiven Verfahren im Vordergrund stehende nicht-EKG-gesteuerte und EKG-gesteuerte Kardiocomputertomographie ist eine radiologische Untersuchungsmethode, bei der durch die intravenöse Injektion nierengängigen Kontrastmittels die Röntgenabsorption des zirkulierenden Blutes und damit auch der durchströmten Herzhöhlen erhöht wird, so daß diese in der bildlichen Darstellung vom Myokard abgegrenzt werden können (Abb. 7). Die Röntgendichten des zirkulierenden Blutes und des Herzmuskels unterscheiden sich nativ nur so gering, daß ohne Anwendung von Kontrastmittel der Herzinnenraum vom Myokard computertomographisch nicht unterscheidbar ist.

1, 4 bzw. 8 mm dicke Schichtbilder werden registriert.
Form- und Größenänderungen der Herzhöhlen, Thromben, Tumoren, Stenosen und Perikardveränderungen lassen sich mit diesem nicht-EKG-gesteuerten Verfahren feststellen.

Mit der Computertomographie werden Schichtbilder des Herzens in einer Schichtdicke von 1, 4 oder 8 mm hergestellt. Die Schichtebene verläuft senkrecht zur Körperlängsachse und kann aus tiefer Position bis zu 20 Grad nach kranial oder kaudal gekippt werden.
Die Bildwiedergabe erfolgt derart, daß der Betrachter von kaudal auf das Schichtbild sieht, die rechte Seite des Patienten also am linken Bildrand erscheint. Bezirke mit einer hohen Röntgenabsorption (Verkalkungen, kontrastmittelhaltiges Blut) werden im Bild hell, Gewebsbezirke mit geringerer Röntgenabsorption (Thromben, Tumoren, Myokard, Perikarderguß, Fettgewebe) dunkel wiedergegeben.
Mit Hilfe dieses nicht-EKG-gesteuerten Verfahrens können Form- und Größenänderung der Herzhöhlen im Verlauf einer Volumen- oder Druckbelastung, eine Kardiomyopathie, eine koronare Herzkrankheit, eine Pericarditis constrictiva, intrakavitäre Thromben oder Tumoren festgestellt sowie die Lagebeziehungen von Vorhöfen und Kammern untereinander und zu den großen Gefäßen ermittelt werden. Es lassen sich auch eine idiopathische hypertrophische subvalvuläre Aortenstenose und Perikardveränderungen nachweisen. Darüber hinaus sind Verlauf und Durchgängigkeit eines Bypasses beurteilbar.

Indikationen der EKG-gesteuerten Kardio-CT sind Beurteilung der Ventrikelwandbewegung bei der koronaren Herzerkrankung oder Kardiomyopathie, quantitative Bewertung der globalen oder regionalen Wandfunktion durch die Berechnung der Reaktionsfraktion und segmentaler Flächenänderung sowie Nachweis des Bewegungsumfanges gestielter intrakavitärer Tumoren.

Kontraindikationen sind die Unverträglichkeit der jodhaltigen Kontrastmittel und Hyperthyreose; relative Kontraindikationen stellen Paraglobulinämien, Diabetes mellitus mit latenter Einschränkung der Nierenfunktion und Herzinsuffizienz dar.

Vorteile der Kardio-Computertomographie sind die hohe räumliche Auflösung, die umfassende anatomische Orientierung, die große Befundbreite, der Nachweis von Verkalkungen und kleineren Thromben sowie die Beurteilung der Durchströmung von Koronarbypässen.

Bei der Differenzierung der unterschiedlichen Formen der Kardiomyopathie sind von der Echokardiographie, Kardio-Computertomographie und DSA-Untersuchung des Herzens etwa gleichwertige Ergebnisse zu erwarten. Bei den Kontraktilitätsstörungen des linken Ventrikels bei KHK sind die Aussagen der Echokardiographie, der Computertomographie, der Szintigraphie und DSA-Untersuchung ebenfalls in etwa übereinstimmend. Die Szintigraphie ist allerdings der klinischen Untersuchung der Myokardperfusion und dem Nachweis metabolischer Veränderungen im Ischämiebereich überlegen. Hingegen ist die Herzspitze computertomographisch oft besser darstellbar als echokardiographisch, während die Hinterwand des linken Ventrikels besser im Echokardiogramm als im Computertomogramm erkannt werden kann. In der Diagnostik von Größenänderungen der Herzhöhlen oder Myokarddicken stimmen die Ergebnisse der Echokardiographie und Computertomographie überein. Die Computertomographie ist zum Nachweis kleiner intrakavitärer Thromben allen anderen Verfahren überlegen, desgleichen in der Erfassung von Herztumoren und Fremdkörpern.

## Kernspintomographie

Obwohl die Kernspinresonanztomographie am Herzen (NMR) erst in den letzten Jahren durch die Einführung der Triggertechnik und der schnellen Bildgebung möglich geworden ist, hat sie in gewissen Bereichen der Kardiologie bereits diagnostische Wertigkeit erlangt.

### Physikalische Grundlagen

Elektronen, Protonen und Neutronen weisen einen Eigendrehimpuls (Spin) auf, der in Verbindung mit der elektrischen Ladung die Grundlage des an Materie gebundenen Magnetismus bildet. Mit ihren kreisähnlichen Rotationen reagieren Elementarteilchen wie kleine sich um die eigene Achse drehende Stabmagneten und richten sich in einem äußeren Magnetfeld wie Kompaßnadeln parallel zu den Magnetfeldlinien aus. Durch Einstrahlung eines physikalisch genau definierten Radiofrequenzimpulses gelingt es, die Atomkerne durch Resonanz auf ein höheres Spinniveau zu bringen. Nach Beendigung der Frequenzeinstrahlung fallen die ausgelenkten Teilchen in ihren ursprünglichen Zustand zurück und geben dabei das vorher absorbierte Radiofrequenzsignal wieder ab. Während dieses als Resonanz bezeichneten Vorganges treten aber auch die Spins untereinander in Wechselwirkung, was ebenfalls zu charakteristischen Veränderungen des Hochfrequenzsignals führt. Über dieselben Antennen, die zur Hochfrequenzeinstrahlung benutzt werden, werden die Antwortsignale empfangen. Die derzeit in der medizinischen Diagnostik eingesetzten Kernspintomographen verwenden ausschließlich Wasserstoffkerne (Protonen) zur Bildgebung.

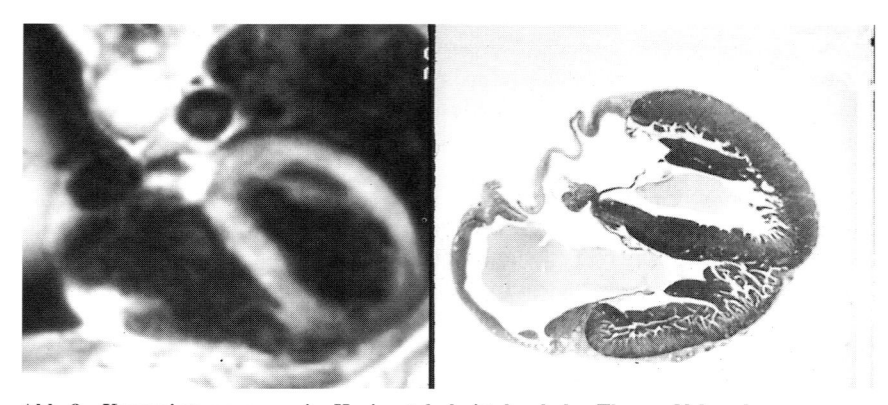

**Abb. 8** Kernspintomogramm im Horizontalschnitt durch den Thorax. Neben der Wirbelsäule ist die Aorta thoracica erkennbar, ebenso das Kammerseptum, die Ansatzstelle der Trikuspidalklappe und in der linken Kammer der vordere Papillarmuskel. Der histologische Schnitt rechts ist dem NMR-Bild direkt zuordenbar (Abbildung mit freundlicher Genehmigung von Boehringer Ingelheim).

## Aufbau des Kernspintomographen

Ein Kernspintomograph moderner Bauart besteht aus einem Magnet der Feldstärke 1,0–2,0 Tesla. Ein Magnetfeld dieser Stärke – mehrere tausend mal stärker als das Erdmagnetfeld – ist nur durch Elektromagneten mit supraleitenden Spulen zu realisieren. Supraleitung wird durch Abkühlung der Wicklung mittels flüssigem Helium und Stickstoff auf nahezu 0 Grad Kelvin erreicht. Ein System von im Magneten koaxial angeordneten elektrischen Spulen wird computerisiert derart gesteuert, daß aus den empfangenen Resonanzsignalen Schnittbilder des Körpers erzeugt werden.

Zur Anwendung kommen je nach klinischer Fragestellung verschiedene Sequenzen. Die morphologischen Strukturen lassen sich am besten mit Spinechosequenzen abbilden. Eine Serie von 10 Bildern benötigt eine Aufnahmezeit von ca. 6 Minuten. Zur Beantwortung funktioneller Fragestellungen haben sich die Gradientenechosequenzen, wie z. B. Flash, bewährt, die eine funktionelle Darstellung des Herzens mit einer Aufnahmezeit von ca. 4 Minuten erlauben. Das Herz als ein sich schnell bewegendes Organ kann nur dann scharf abgebildet werden, wenn mehrere Aufnahmen in derselben Herzphase gewonnen werden. Mittels EKG-Triggerung läßt sich die Kernspintomographie so steuern, daß nach 256 Aktionen das Gesamtbild, das aus 256 Zeilen besteht, konstruiert werden kann.

## Klinische Anwendung

Weichteilstrukturen lassen sich mit besonders hoher Qualität abbilden, wobei gerade bei den Ventrikeln die Abgrenzung zwischen Weichteilgewebe und Hohlraumsystem in hervorragender Weise möglich ist (Abb. 8). Aber nicht nur myokardiale oder perikardiale raumfordernde Prozesse, sondern auch intrakardiale Veränderungen sind mit einer hervorragenden Wiedergabequalität der Weichteilstrukturen nachweisbar. Vorteile der Kernspintomographie sind also bei der Erfassung von kardialen und parakardialen raumfordernden Prozessen zu erwarten, wobei die Mitbeteiligung oder Infiltration des Myokardgewebes und des Perikards aus dem Nativbild sicher zu erkennen ist.

Ein weiterer Vorteil der Kernspintomographie ist die Erfassung angeborener Herzfehler, insbesondere der Aortenisthmusstenose. Auch dissezierende Aortenaneurysmen können so in idealer Weise nichtinvasiv abgeklärt werden. Wegen ihrer geringen Dimension von 2–3 mm Durchmesser, ihrer baumartigen Verzweigung und ihrer schnellen Bewegung ist eine Beurteilung der Koronararterien derzeit nur sehr eingeschränkt möglich. Hingegen lassen sich Folgen der Koronarerkrankungen wie abnorme Wandbewegung und narbige Veränderungen gut erfassen.

Neben den rein morphologischen Fragestellungen ist die Kernspintomographie auch in der Lage, eine Reihe von funktionellen Parametern zu erfassen. So ist es möglich, nichtinvasiv Ventrikelparameter wie enddiastolisches Volumen, endsystolisches Volumen, Auswurffraktion und linksventrikuläre Muskelmasse mit ähnlicher Genauigkeit wie in der Angiokardiographie zu bestimmen. Darüber hinaus ist eine Analyse der Blutflußgeschwindigkeit und der Zeitvolumina möglich. Ein entscheidender Vorteil für die kardiologische Funktionsdiagnostik ist die Möglichkeit der kinematographischen Bildgebung, so daß das Bewegungsverhalten des Herzens direkt analysierbar ist. Durch die direkte Wiedergabe von Weichteilen wird die Angiokardiographie, die das Prinzip der Röntgenkontrastdarstellung von Hohlräumen nutzt, in idealer Weise ergänzt. Die derzeitige stürmische Entwicklung neuer Methoden, wie z. B. die Echoplanar- oder die ultraschnellen Flash-Sequenzen, die eine Bildaufnahmegeschwindigkeit von 6–30 Bildern pro Sekunde erlauben, deutet darauf hin, daß die Kernspintomographie künftig eine größere Bedeutung in der nichtinvasiven kardialen Diagnostik gewinnen wird.

---

Funktionelle Parameter, z. B. Ventrikelvolumen, Auswurffraktion, Blutflußgeschwindigkeit, können aus dem NMR bestimmt werden.

Bestimmung von funktionellen Parametern

# Angiologische Untersuchungsmethoden

H. Mörl

Auf keinem Gebiet der Medizin ist es so einfach, mit einigen wenigen Handgriffen ohne das Rüstzeug einer aufwendigen Untersuchungstechnik eine Diagnose zu stellen. Jeder weitere apparative Aufwand dient lediglich der Bestätigung der klinischen Diagnose bzw. der Erfassung der funktionellen Leistungsreserve. Der im folgenden skizzierte Untersuchungsgang sollte bei Verdacht auf das Vorliegen einer AVK durchgeführt werden.

## Inspektion

Allein die Inspektion wird in fortgeschrittenen Fällen schon zur Verdachtsdiagnose führen. Blasse, wachsfarbene oder marmorierte Haut, besonders nach Hochlagerung sichtbar, vergesellschaftet mit gleichzeitig schlechter Venenfüllung, kann als deutlicher Hinweis auf einen arteriellen Verschluß gelten, besonders wenn dieser Befund einseitig erhoben wird. Eine tiefrote Hautfarbe, vor allem beim Herabhängenlassen der Extremität nach vorausgegangener Elevation, gilt ebenfalls als Verdachtsmoment.

## Palpation und Auskultation

Arterienpalpation und -auskultation stellen die wichtigsten Untersuchungsmethoden dar. Es sollten prinzipiell alle der Palpation zugängigen Pulse getastet und hinsichtlich ihrer Qualität mit der kontralateralen Seite verglichen werden. Die Untersuchung muß sehr sorgfältig in einem warmen Raum erfolgen, da in der Kälte die normalen Fußpulse abgeschwächt sein können. Arterienpulse können an typischer Stelle getastet werden. Durch Gefäßauskultation von Stenosegeräuschen können oft Einengungen des Arterienlumens schon zu einem Zeitpunkt festgestellt werden, in dem weder anamnestische Angaben noch die übrigen klinischen Untersuchungen einen Anhalt für eine Gefäßerkrankung geben. Das Stethoskop muß ohne Druck aufgesetzt werden, um Kompressionsgeräusche, also artifizielle Stenosegeräusche, zu vermeiden. Stenosegeräusche treten auf, wenn eine Gefäßeinengung von mehr als 50 % besteht. Ein in Ruhe noch nicht nachweisbares Stenosegeräusch kann durch Belastung deutlich hörbar gemacht werden.

## Funktionstests bei Verschlüssen der unteren Extremitäten

### Gehtest

Die Auskunft des Patienten über seine Gehfähigkeit ist unzuverlässig und bedarf einer objektiven Nachprüfung mit Hilfe der sogenannten kontrollierten Gehstreckenmessung. Der Patient und eine Kontrollperson gehen mit einem Schritttempo von 2 Schritten pro Sekunde eine vermessene, ebene Strecke ab. Dabei

wird die Strecke bis zum Eintreten des Schmerzes in Metern registriert: S1 = Schmerzbeginn.
Weiterhin wird der Beginn des Schongangs festgestellt: S2 = schmerzbedingter Schongang.
Schließlich wird die Strecke gemessen, nach der der Patient nicht mehr weitergehen kann: S3 = absolute Gehtoleranz.
Heute wird vorwiegend die Laufbandergometrie zur Gehstreckenbestimmung unter standardisierten Bedingungen durchgeführt (3,5 km/h, Laufbandanstieg 10 Grad).

### Lagerungsprobe nach Ratschow

Bei der Lagerungsprobe nach *Ratschow* läßt man den Patienten in Rückenlage die Beine steil anheben und 2 Minuten Kreisbewegungen bzw. Beugungen und Streckungen im Sprunggelenk ausführen. Während der Gefäßgesunde diese Rollübungen ohne Beschwerden durchführen kann, d. h. ohne daß dabei eine Abblassung der Fußsohle auftritt, kommt es beim Gefäßkranken zu mehr oder weniger stark ziehenden Schmerzen und zu einer deutlichen Ischämie der Fußsohle der betroffenen Seite. Nach schnellem Aufsetzen und Herunterhängen der Beine treten beim Gefäßgesunden innerhalb von 5–7 Sekunden die reaktive Hyperämie und Wiederauffüllung der Venen ein, während dies beim Gefäßkranken um so verzögerter erfolgt, je stärker die Einengung der Gefäße fortgeschritten ist.

## Funktionstests bei Verschlüssen der oberen Extremitäten

### Faustschlußprobe

Die sog. Faustschlußprobe stellt den entsprechenden Test für Haut- und Fingerdurchblutung dar. Der sitzende Patient hält die Arme hoch und schließt einmal pro Sekunde die Faust. Währenddessen umgreift der Untersucher beide Handgelenke und unterbindet durch Fingerdruck die arterielle Zufuhr. Nach einer Sekunde öffnet der Patient die gesenkte Hand, die arterielle Zufuhr wird freigegeben, und es wird auf eine gleichmäßige Rötung von Handflächen und Fingern geachtet.

### Allen-Test

Der Allen-Test ermöglicht eine Lokalisation von Verschlüssen in Vorderarm-, Hand- oder Fingerarterien. Der Untersucher komprimiert beidseits die A. radialis, während der Patient die Faust kräftig öffnet und schließt. Bei einem Verschluß im Versorgungsgebiet der A. ulnaris blaßt die Hand ab und rötet sich erst, wenn die Kompression aufgehoben wird.
Entsprechend wird die Ulnarprobe durch Kompression der A. ulnaris durchgeführt.

## Ultraschall-Doppler-Methode

Ein einfaches, leicht zu handhabendes diagnostisches Hilfsmittel ist die Ultraschall-Doppler-Sonde. Der Vorteil besteht darin, Strömungssignale von solchen Arterien zu gewinnen, die sich normalerweise nicht mehr palpieren lassen oder die einer normalen Palpation nicht zugängig sind, wie z. B. Digitalarterien oder Vertebralarterien. Von wesentlichem Aussagewert ist die Blutdruckmessung mit Hilfe der Ultraschall-Doppler-Sonde an peripheren Arterien. Mit einer Blutdruckmanschette wird dabei der systolische Druck distal einer Stauung gemessen. Der diastolische Druck kann nicht bestimmt werden.

Es bestehen enge Beziehungen zwischen der systolischen Blutdruckdifferenz von Arm und Knöchel und der maximalen Durchblutungsreserve der betroffenen Extremitäten. Setzt man einen normalen Blutdruck voraus, so können periphere systolische Blutdruckwerte zwischen 60 und 100 mmHg als Ausdruck einer mittelschweren (Stadium II), solche unter 50 mmHg als Ausdruck einer schweren arteriellen Durchblutungsstörung angesehen werden.

*Randnotiz:* 60–100 mmHg = mittelschwere, < 50 mmHg = schwere Durchblutungsstörung

## B-Bild-Sonographie der abdominalen Aorta, der peripheren und zerebralen Arterien

*Randnotiz:* B-Bild-Sonographie

Die Aorta, ihre supraaortalen Äste und peripheren Extremitätenarterien können wegen der großen Schalldurchlässigkeit des fließenden Blutes und wegen der scharfen Lumenbegrenzung wie alle flüssigkeitsgefüllten Hohlräume mit bildgebenden Ultraschallverfahren besonders gut dargestellt werden, allerdings nur dann, wenn sie nicht von anderen reflexreichen Organen (z. B. luftgefüllter Darm vor der Aorta etc.) verdeckt werden. Das verbesserte Auflösungsvermögen und die schnelle Bildfolge moderner Real-Time-Geräte ermöglichen unter günstigen Bedingungen die Abbildung abdominaler Gefäßstrukturen ab 2 mm Durchmesser. Periphere, nahe der Haut gelegene Gefäße und Gefäßanteile sind ab einer Größe von 0,8–1,0 mm zu erkennen. Darüber hinaus können auch Gefäß- und Gefäßwandbewegungen beurteilt werden.

*Randnotiz:* Abdominale Gefäßstrukturen ab 2 mm, periphere Gefäße ab 0,8–1,0 mm Durchmesser sind darstellbar.

Somit kann man also mit dem nichtinvasiven B-Bild-Sonographieverfahren Gefäßerkrankungen feststellen, deren morphologische Darstellung ansonsten nur durch das invasive Verfahren der Angiographie möglich ist, und zwar schon dann, bevor hämodynamisch relevante funktionelle Einschränkungen auftreten und diese mit Hilfe der Doppler-Sonographie erkennbar werden. Mit dem B-Bild-Verfahren läßt sich zudem bei Patienten, die wegen Kontrastmittelallergie einer Angiographie oder Sequenzcomputertomographie nicht zugänglich sind, die Indikation zu einer Operation stellen, vor allem in der Karotischirurgie.

*Randnotiz:* Das nichtinvasive Verfahren kann oft eine Angiographie ersetzen.

Demnach ist also die B-Bild-Sonographie nicht nur bei Verdacht auf ein Aortenaneurysma oder eine Stenose angebracht, sondern auch bei Becken- und Oberschenkelverschlüssen oder Stenosen, nach Bypass-Operationen und gleichermaßen an den supraaortalen Arterien sowie zur differentialdiagnostischen Abklärung im Bereich des Halses, der Leisten- und der Kniebeuge hinsichtlich Hämatomen, Neoplasien, Thrombosen etc.

*Randnotiz:* Indikationen: Verdacht auf Aortenaneurysma, Stenosen, nach Bypass-OP, Abklärung von Gefäßkrankheiten im Hals-, Leisten- und Kniebeugenbereich.

Analog zur Doppler-Sonographie werden im Schallkopf des B-Bild-Gerätes mehrere Kristalle durch ein elektrisches Wechselfeld dazu angeregt, in einer bestimmten Frequenz zu schwingen und Ultraschallwellen auszusenden. Umgekehrt entstehen meßbare Wechselspannungen, wenn Ultraschallwellen den beim Empfang zunächst ruhenden Kristall in Schwingungen versetzen. Die in der Diagnostik in Form von Echoimpulsen erzeugten und gemessenen Schallfrequenzen reichen von 1–15 MHz. Die Reflexionen entstehen an den Grenzflächen zwischen zwei Medien mit unterschiedlichem Schallwiderstand, der von der Schallgeschwindigkeit und der Dichte des Gewebes abhängt. Das zweidimensionale Ultraschallbild entsteht durch die Aufzeichnung der nach Weg, Zeit und Schallintensität berechneten reflektierten Echosignale auf einem Monitor.

*Randnotiz:* Schallfrequenzen von 1–15 MHz werden registriert (3,5–5 MHz bei abdominalen, 8–12 MHz bei peripheren Gefäßen). Auf dem Monitor sind die Echosignale als zweidimensionales Bild erkennbar.

In der Gefäßdiagnostik hat sich die Real-Time-Sonographie am besten bewährt, weil mit ihr die Gefäße am schnellsten aufgesucht und in ihrem Verlauf verfolgt werden können und die Darstellung der Gefäß- und Gefäßwandbewegungen so-

# Angiologische Untersuchungsmethoden

wie gelegentlich auch der Blutbewegungen möglich ist.

Für die Untersuchung abdominaler Gefäße sind in Abhängigkeit vom Körperumfang des untersuchten Patienten Schallfrequenzen zwischen 3,5 und 5 MHz sinnvoll. Zur Diagnostik peripherer Gefäße sollten Schallköpfe mit höheren Frequenzen (8–12 MHz) verwendet werden. Besondere Bedeutung kommt dem örtlichen und zeitlichen Auflösungsvermögen zu, der Eindringtiefe, der feinen granulären Struktur des Ultraschallbildes.

Die gezielte Diagnostik von Gefäßerkrankungen, Gefäßanomalien und arteriosklerotischen Wandveränderungen sowie die Feststellung von Thrombosen, Aneurysmen und gefäßnahen Tumoren sind durch diese Methode möglich, ebenso die Überprüfung der Gefäßdurchgängigkeit nach rekonstruktivem Eingriff. Im Gegensatz zur Doppler-Sonographie ist die hochauflösende B-Bild-Sonographie geeignet, auch kleine, hämodynamisch nicht relevante arteriosklerotische Plaques nachzuweisen und ihre Echostruktur sowie Oberfläche zu beurteilen. Daraus ergeben sich mitunter direkte therapeutische Konsequenzen.

Bei der Duplexsonographie kann ein dopplersonographisches Meßvolumen unter B-Bild-Kontrolle in einem Gefäß exakt positioniert werden, bei der farbkodierten Duplexsonographie (FKDS) wird das Dopplersignal als farbiger „Blutfuß" in dem Gefäß optisch dargestellt.

## Venenverschlußplethysmographie

Zur quantitativen Messung der Durchblutung in den Extremitäten hat sich die Venenverschlußplethysmographie bestens bewährt. Der Druck wird in der Blutdruckmanschette so erhöht, daß er über dem venösen, aber unter dem diastolischen arteriellen Blutdruck liegt. Dadurch staut sich das Blut und führt zu einer Volumenzunahme der Extremität, die dem arteriellen Einstrom proportional gegenübersteht. Diese Volumenveränderungen werden mit Manschetten oder Dehnungsstreifen über einen Druckwandler elektronisch registriert. Erfaßt werden Haut- und Muskeldurchblutung. Die Messung erfolgt in Ruhe und nach Belastung, d. h. nach arterieller Drosselung als sog. "reaktive Hyperämie". Aus der Größe der reaktiven Mehrdurchblutung kann auf die funktionelle Leistungsreserve rückgeschlossen werden, wobei dem Profil der reaktiven Mehrdurchblutung eine besondere Bedeutung zukommt.

## Muskelgewebsclearance

Die Muskelgewebsclearance mit $^{133}$-Xenon darf nur unter streng standardisierten Bedingungen durchgeführt werden und bleibt der Klinik vorbehalten. Diese Methode eignet sich insbesondere zur Messung der Durchblutung unter Belastungsbedingungen.

## Arteriographie

Invasive Verfahren sind zur präzisen Erfassung der Topographie von Stenosen und Verschlüssen sowie zur Darstellung der Kollateralgefäße erforderlich. Die Injektion eines nierengängigen Kontrastmittels erfolgt zumeist über Katheter direkt in die zu untersuchende Arterie. Anschließend werden Röntgen-Serienaufnahmen angefertigt. Neuerdings ist die digitale Subtraktionsangiographie vorzuziehen, bei der auch eine venöse Kontrastmittelgabe möglich ist. Sie erfordert geringere Kontrastmittelmengen und kommt mit einer geringeren Strahlenbelastung aus, besitzt dafür allerdings auch ein geringeres örtliches Auflösungsvermögen.

---

*Auch kleine arteriosklerotische Plaques sind feststellbar.*

*Venenverschlußplethysmographie*

*Quantitative Messung der Durchblutung nach Anlegen einer Staumanschette*

*Muskelgewebsclearance*

*$^{133}$Xenon-Verfahren zur Durchblutungsmessung unter Belastung*

*Arteriographie*

*Nach Kontrastmittelinjektion lassen sich in Röntgen-Serienaufnahmen Stenosen, Verschlüsse und Kollateralen darstellen.*

# Phlebologische Untersuchungsmethoden

H. Mörl

Am Anfang aller Diagnostik stehen Anamnese, Inspektion, Palpation, Perkussion sowie Auskultation, dies gilt auch für die venösen Erkrankungen. Dabei ist zu beachten, daß gerade beim Venensystem eine besonders hohe Anzahl anatomischer Variationsmöglichkeiten besteht und seine Funktion von hydrostatischen Kräften (Körperlage, Gehen) abhängig ist.

## Funktionstests

Kurze Erwähnung finden sollen die zur Diagnostik der varikösen Symptomenkomplexe eingesetzten Funktionstests, mit denen sich die überwiegend in aufrechter Körperhaltung erweiterten Varizen lokalisieren, die Funktion der Venenklappen in den oberflächlichen und tiefen Abflußwegen überprüfen, die Suffizienz bzw. Insuffizienz der Vv. perforantes beurteilen lassen.

### Linton-Test

Test zur Prüfung der Durchgängigkeit tiefer Beinvenen bei Varikose. Am stehenden Patienten werden die gestauten Varizen am Oberschenkel blockiert. Danach wird das Bein des liegenden Patienten angehoben. Entleeren sich die Varizen, dann sind die tiefen Venen ausreichend durchgängig. Ist der Abfluß über die tiefen Venen blockiert, bleibt die Füllung der Varizen bestehen.

### Trendelenburg-Versuch

Er ist indiziert bei Varikosis der Oberschenkel, da er der Funktionsprüfung der Vv. saphenae parvae und der Vv. perforantes vor allem des Oberschenkels dient. Im Liegen werden am angehobenen Bein die erweiterten Venen ausgestrichen. Sodann komprimiert man mit einer Staubinde die V. saphena magna unterhalb ihrer Mündung in die V. femoralis am Leistenband und läßt den Patienten aufstehen. Füllen sich die Varizen innerhalb von 30 Sekunden nach dem Aufstehen nur langsam oder gar nicht, dagegen nach Lösung der Stauung rasch in wenigen Sekunden von proximal her, so liegt eine Klappeninsuffizienz der V. saphena bei Suffizienz der Vv. perforantes vor.
Eine relativ rasche Auffüllung von distal her kann über insuffiziente Vv. perforantes oder über Anastomosen mit der insuffizienten V. saphena parva erfolgen. Bei schneller Varizenfüllung sowohl von distal als auch nach Lösung der Kompression von proximal her sind sowohl die V. saphena magna als auch die Verbindungen zum tiefen Venensystem insuffizient.

# Phlebologische Untersuchungsmethoden

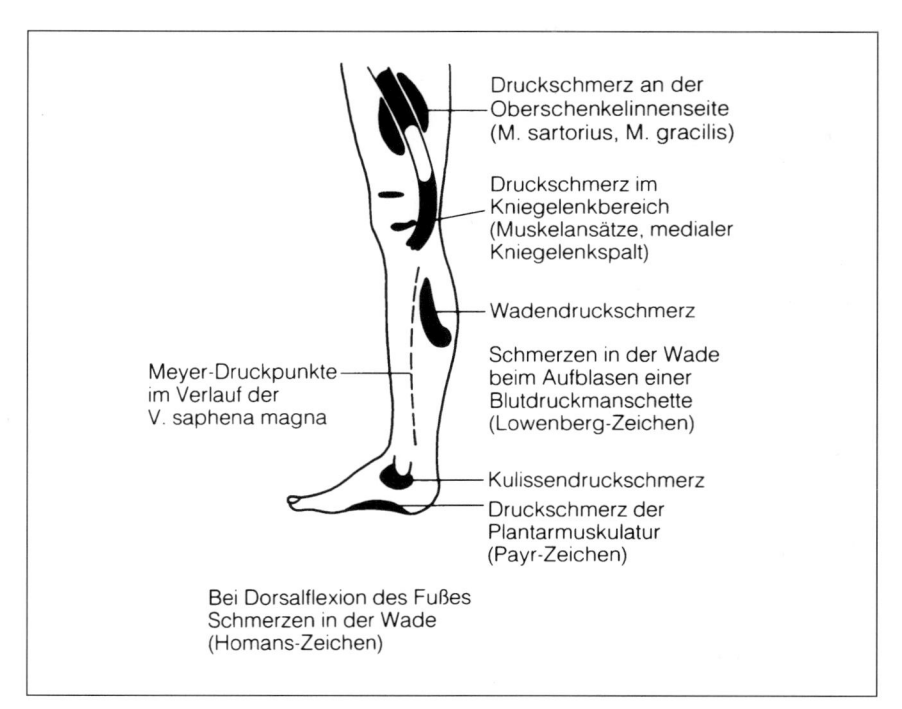

**Abb. 9** Palpationsstellen zur Diagnostik tiefer Bein- und Beckenvenenthrombosen.

## Perthes-Test

Mit diesem Test wird die Funktion der tiefen Venen und der Vv. perforantes untersucht.
Dem stehenden Patienten legt man proximal der gefüllten Varizen am Ober- oder Unterschenkel einen Stauschlauch an, mit dem er kräftig umhergehen soll. Die völlige Entleerung der gestauten Varizen bei Muskelarbeit spricht für eine Suffizienz der Vv. perforantes und einen intakten tiefen Venenabfluß. Die Stauung beruht auf einer Klappeninsuffizienz der V. saphena. Eine unvollkommene Entleerung erfolgt bei mäßiger Klappeninsuffizienz der Verbindungsvenen. Eine unveränderte Füllung der Varizen findet sich bei erheblicher Insuffizienz der Vv. perforantes und Behinderung der Strömung in den tiefen Venen. Eine Zunahme spricht für ein ausgeprägtes postthrombotisches Syndrom mit Stromumkehr in den Vv. perforantes.

## Perkussionsmethode nach Schwartz und Hackenbroch

Dieser Test dient dem Nachweis der Klappeninsuffizienz im Vena-saphena-magna-Bereich, ist besonders bei kaum sichtbaren oberflächlichen Varizen geeignet und äußerst einfach durchführbar.
Wenn sich am stehenden Patienten eine durch kräftige Perkussion peripherer Varizen ausgelöste Druckwelle an der V. saphena magna unterhalb des Leistenbandes oder in ihrem Verlauf gut fühlen läßt, spricht dies für Klappeninsuffizienz in diesem Gefäß.

## Diagnostik der tiefen Bein- und Beckenvenenthrombose

In der Tiefe und im Bereich des Adduktorenkanals tastet man derbe druckschmerzhafte Stränge. Hinweiszeichen (Abb. 9) erhält man durch:

---

Perthes-Test

Zur Überprüfung der tiefen Venen und der Vv. perforantes

Perkussion nach Schwartz und Hackenbroch

Zum Nachweis der Klappeninsuffizienz im Bereich der V. saphena magna

Diagnostik der tiefen Venenthrombose

1. Sorgfältige Palpation in Rückenlage mit Erfassung der sogenannten Meyer-Druckpunkte
2. Rasche Dorsalflexion des Fußes bei gestrecktem Knie (Homans-Zeichen)
3. Handkantenschlag auf die Fußsohle (Payr-Zeichen)
4. Der Lowenberg-Test bestätigt, daß bei vergleichender Kompression der Wadenmuskulatur am gesunden Bein wesentlich höhere Drücke toleriert werden.

## Apparative Untersuchungsmethoden

### Phlebographie

Die aszendierende Preßphlebographie ist die wichtigste Untersuchung zum Ausschluß von Venenthrombosen. Sie kann aber auch zur Kollateralbeurteilung vor Varizenverödung und vor der operativen Varizenentfernung bzw. Ligatur insuffizienter Vv. perforantes notwendig werden.
Die Phlebographie ist nach wie vor das Standardverfahren bei der Diagnostik der tiefen Beinvenenthrombosen.

### B-Bild-Kompressionssonographie der tiefen Beinvenen

In letzter Zeit tritt zunehmend die Kompressionssonographie der tiefen Beinvenen in den Vordergrund. Sie beruht auf dem einfachen Prinzip, daß die Venen mit dem Schallkopf oder dem palpierenden Finger kompressibel sind, falls ihr Lumen nicht thrombotisch verschlossen ist.
Sie ist – im Liegen – an Oberschenkel und Kniekehle (V. femoralis superficialis und profunda bzw. V. poplitea) und am herunterhängenden Unterschenkel (Vv. tibiales posteriores und anteriores sowie Vv. fibulares) einsetzbar.
Ein frischer Thrombus erscheint echoarm; er wird in der Regel echoreicher, wenn er älter bzw. teilorganisiert ist.

### Ultraschall-Doppler-Untersuchung (USD)

Diese Methode steht heute aufgrund ihrer Praktikabilität und schnellen Aussagefähigkeit an erster Stelle. Bei der USD handelt es sich um eine kontinuierliche Beschallung mit Ultraschallfrequenzen zwischen 4 und 10 MHz. Die durch die Bewegung der Erythrozyten nach dem Doppler-Prinzip erhaltene Frequenzverschiebung (Doppler-Shift) ist akustisch zu erfassen. Eine höherfrequente Trägerfrequenz zwischen 8 und 10 MHz ist für die Beschallung oberflächlicher, eine niedrigere Trägerfrequenz zwischen 3 und 5 MHz für die Untersuchung tiefer gelegener Gefäße geeignet. Da der Gefäßverlauf nicht sichtbar und der Doppler-Shift vom Beschallungswinkel abhängig ist, muß durch Veränderung des Winkels das optimale, d. h. das lauteste Strömungssignal gesucht werden. Der Pocket-Doppler liefert relativ sichere akustische Befunde; da jedoch keine Registrierung erfolgt, sind Irrtümer bezüglich der Strömungsrichtung möglich. Das bidirektionale Verfahren mit gleichzeitiger Registrierung der Strömungsrichtung vermeidet derartige Fehlbeurteilungen.

Die atemabhängigen Druck- und Volumenschwankungen in der unteren Hohlvene und in den Beckenvenen werden beim Gesunden durch die Venenklappen der V. saphena magna und parva abgeblockt. Bei Insuffizienz der Mündungs- und/oder Schleusenklappen kann beim Preßversuch ein Refluxgeräusch nachgewiesen werden. Einen normalen Klappenschluß an der V. saphena magna und

# Phlebologische Untersuchungsmethoden

parva erkennt man am Valsalva-Versuch bzw. bei distaler manueller Dekompression am sofortigen Flußstillstand.

Die Treffsicherheit der Doppler-Untersuchung bei einer Beckenvenenthrombose liegt um 90 %. Registriert und beurteilt werden dabei die Veränderung der Fließgeschwindigkeit in der V. femoralis in Abhängigkeit von Atmung und Valsalva-Manöver. Die Beurteilung eines Abflußhindernisses in der V. femoralis superficialis und in der V. poplitea mittels Doppler-Technik ist – verglichen mit der Untersuchung in der Leiste – methodisch schwierig und bei weitem nicht mehr so aussagefähig, Sensitivität und Spezifität betragen etwa 40 %. Für die Venen des Unterschenkels ist die Ultraschall-Doppler-Untersuchung nicht brauchbar.

*Die Treffsicherheit bei Beckenvenenthrombose beträgt ca. 90 %.*

## Lichtreflexionsrheographie

Das Meßprinzip dieses relativ neuen Verfahrens beruht auf der Erfassung und Auswertung der von mehreren Infrarotlichtquellen in die Haut eingestrahlten und von den tiefen Hautschichten reflektierten Lichtanteile. Die Venendruckänderungen innerhalb eines bestimmten Bewegungsprogrammes (Zehenstände) werden als Reflexions- bzw. Helligkeitsänderungen in einer bestimmten Eindringtiefe erfaßt (venöse Plexus der Haut) und graphisch aufgezeichnet. Die Methode hat noch Fehlerquellen. Sie ist sehr abhängig vom „Mitmachen" des Patienten und von der Beweglichkeit des Sprunggelenkes.

*Lichtreflexionsrheographie*

*Eingestrahltes Infrarotlicht wird je nach Venendruck mehr oder weniger stark reflektiert.*

## Phlebodynamometrie

Es handelt sich dabei um die Messung der dynamischen Änderungen des peripheren Venendruckes unter dem Einfluß der Wadenmuskelpumpe. Die blutige Venendruckmessung stellt einen wichtigen Parameter zur Quantifizierung der chronisch-venösen Insuffizienz dar. Es wird eine Fußrückenvene punktiert (am günstigsten die V. marginalis medialis) und zunächst der Ruhedruck im Stehen ermittelt. Unter Betätigung der Muskelpumpe (der Patient führt Zehenstände durch) sinkt der Druck – entsprechend der Volumenverminderung – ab.

Eine primäre Varikose läßt sich, wie folgt, objektivieren: Zunächst erfolgt die Messung des Ruhedrucks, der bei primärer Varikose erhöht oder im oberen Normbereich angesiedelt ist (90 mmHg nach *Hach*). Unter Belastung (Zehenstände) sinkt er ab, die Druckdifferenz kann bis zu 80 mmHg betragen. Danach steigt der Druck sehr rasch wieder auf den Ausgangsdruck an. Diese Druckausgleichszeit kann bei primärer Varikose weniger als 5 Sekunden ausmachen. Der Normalwert beim Venengesunden liegt bei 15–30 Sekunden.

Die Messung wird nun nach Anlegen eines supramalleolären Staus wiederholt. Handelt es sich um eine primäre Varikose, so ist die Druckdifferenz im Vergleich zur vorigen Messung deutlich geringer und die Druckausgleichszeit verlängert; sie beträgt dann meist 8–12 Sekunden. Dieser Befund spricht dafür, daß die tiefen Leitvenen einen optimalen Rücktransport des Blutes gewährleisten.

*Phlebodynamometrie*

*Blutige Venendruckmessung unter Betätigung der Muskelpumpe*

*Bei primärer Varikose kann die Differenz zwischen Ruhe- und Belastungsdruck bis zu 80 mmHg betragen, wobei die Druckausgleichszeit oft unter 5 Sekunden liegt.*

# Literatur

1. *Arnim, T. von:* ST-Segment-Analyse im Langzeit-EKG. Dtsch. Med. Wschr. 26 (1985), 1047
2. *Arnim, T. von:* Influence of IS-5-MN 20 mg, sustained release IS-5-MN 50 mg and sustained release nifedipine 20 mg on ischaemic ST-segment changes during Holder monitoring. Mononitrat-Symposium, London 1986
3. *Arnim, T. von:* Stumme Ischämien und Angina pectoris. – Haben sie prognostische Bedeutung? In: Stumme Myokardischämien, S. 5–8. *Arnim, T. von, G. Riecker* (Hrsg.). Informed, Gräfelfing 1986
4. *Arnim, T. von:* Die stumme Myokardischämie. Springer, Berlin – Heidelberg – New York – London – Paris – Tokyo 1988
5. *Arnim, T...von:* Die stumme Myokardischämie. Internist 31 (1990), 657–661
6. *Arnim, T. von:* Silent ischemia. Steinkopff, Darmstadt, und Springer, New York 1987
7. *Berliner, U., G. Blümchen:* Langzeitverlauf (21 Monate) bei 63 Herzinfarktpatienten mit stummer Ischämie. Herz/Kreislauf 19 (1987), 75–79
8. *Chierchia, S., M. Lazzari, M. B. Freedman, C. Brunelli, A. Maseri:* Impairment of myocardial perfusion and function during painless myocardial ischemia. J. Am. Coll. Cardiol. 1 (1983), 924–930
9. *Cohn, P. F.:* Prognostic significance of asymptomatic coronary artery disease. Am. J. Cardiol. 58 (1986), 51B
10. *Cohn, P. F.:* Silent myocardial ischemia: Dimensions of the problem in patients with and without angina. Am. J. Med. 80, Suppl. 4C (1986), 3
11. *Cohn, P. F. und J. K. Kohn:* Stumme und schmerzhafte Herzkrankheit. Edition medizin, Weinheim 1990
12. *Deanfield, J.:* Auslösende Faktoren der stummen Ischämie im Alltag. In: Stumme Myokardischämien, S. 24–28. *Arnim, T. von, G. R. Riecker* (Hrsg.). Informed, Gräfelfing 1986
13. *Deanfield, J.:* Character and causes of transient myocardial ischemia during daily life. Implications for treatment of patients with coronary disease. Am. J. Med. 80, Suppl. 4C (1986), 18
14. *Egstrup, K.:* Silent myocardial ischaemia. Laegeforeningens Forlag, Kopenhagen 1990
15. *Erikssen, J.,* et al.: Follow-up of patients with asymptomatic myocardial ischemia. In: Silent myocardial ischemia. *Rutishauser, W., H. Roskamm* (eds.). Springer, Berlin – Heidelberg – New York – Tokyo 1984
16. *Erikssen, J., E. Thaulow:* Follow-up of patients with asymptomatic myocardial ischemia. In: Silent myocardial ischemia. *Rutishauser, W., H. Roskamm* (eds.). Springer, Berlin – Heidelberg – New York – Tokyo 1984
17. *Fox, K.:* Sollen stumme Ischämien medikamentös behandelt werden oder nicht? In: Stumme Ischämien, S. 39–30. *Arnim, T. von, G. Riecker* (Hrsg.). Informed, Gräfelfing 1986
18. *Friedberg, C.:* Erkrankungen des Herzens. Thieme, Stuttgart 1959
19. *Gottlieb, S. O., M. L. Weisfeldt, P. Ouyang, E. D. Mellits, G. Gerstenblith:* Silent ischemia as a marker for early unfavourable outcomes in patients with unstable angina. New Engl. J. Med. 314 (1986), 1214–1219
20. *Löllgen, H.:* Welchen prognostischen Stellenwert hat das Belastungs-EKG? In: Stumme Myokardischämien, S. 14–16. *Arnim, T. von, G. Riecker* (Hrsg.). Informed, Gräfelfing 1986
21. *Löllgen, H., C. Hildt, R. Bausch:* Diagnostische und therapeutische Aspekte der stillen Ischämie. In: Herz- und Kreislauferkrankungen im Alter. *Kark, B., H. Werner* (Hrsg.). Steinkopff, Darmstadt 1990
22. *Lown, B.:* Sudden cardiac death: the major challenge confronting contemporary cardiology. Am. J. Cardiol. 43 (1979), 313
23. *Lüderitz, B.:* Stumme Ischämie – mehr als ein Schlagwort? Dtsch. Ärztebl. 84 (1987), 428–430
24. *Mörl, H.:* Über den Myokardinfarkt. Virchows Archiv [A] 337 (1964), 383–394
25. *Mörl, H.:* Der „stumme" Myokardinfarkt. Springer, Berlin – Heidelberg – New York 1975
26. *Mörl, H.:* Der Herzinfarkt. Springer, Berlin – Heidelberg – New York – Tokyo 1981
27. *Mörl, H.:* Schmerz als Leitsymptom der Gefäßerkrankungen? In: Fortschritte in der inneren Medizin. *Kommerell, B., P. Hahn, M. Kübler, H. Mörl, E. Weber* (Hrsg.). Springer, Berlin – Heidelberg – New York – Tokyo 1982
28. *Mörl, H.:* Stummer Myokardinfarkt – stumme Myokardischämie. In: 45 Jahre Herzinfarkt und Fettstoffwechselforschung. *Mörl, H., C. Diehm, G. Heusel* (Hrsg.). Springer, Berlin – Heidelberg – New York – London – Paris – Tokyo 1988

# Literatur

29. *Mörl, H.:* Gefäßkrankheiten in der Praxis. 5. Aufl. edition medizin, Weinheim 1992
30. *Mörl, H., O. R. Falkner:* Körpergewicht und Konstitution beim Myokardinfarkt. Virchows Archiv [A] 340 (1965), 164–168
31. *Mörl, H., J. Venzmer:* Der Myokardinfarkt beim Magenresezierten. Virchows Archiv [A] 341 (1966), 79–84
32. *Morawitz, P., M. Hochrein:* Zur Diagnose und Behandlung der Koronarsklerose. Münch. Med. Wschr. 75 (1928), 17
33. Multiple Risk Factor Intervention Trial Research Group: Exercise electrocardiogram and coronary heart disease mortality. Am. J. Cardiol. 55 (1985), 16
34. *Riecker, G.:* Stumme Myokardischämie. Arzneimitteltherapie 4 (1986), 181–182
35. *Rutishauser, W., H. Roskamm:* Silent myocardial ischemia. Springer, Berlin – Heidelberg – New York – Tokyo 1984
36. *Shell, W. E.:* Mechanisms and therapy of spontaneous angina – the implications of silent myocardial ischemia. Vascular Med. 2 (1984), 85
37. *Schettler, G., E. Nüssel:* Neue Resultate aus der epidemiologischen Herzinfarktforschung in Heidelberg. Dtsch. Med. Wschr. 99 (1974), 2003
38. *Schimert, G., W. Schimmler, H. Schwalb, J. Eberl:* Die Coronarerkrankungen. In: Handbuch der Inneren Medizin. *Bergmann, G. von, W. Frey, H. Schwiegk* (Hrsg.). Springer, Berlin – Heidelberg 1960
39. *Silber, S., A. Vogler:* Die stumme Myokardischämie: Dimensionierung eines Problems. Intensivmedizin 23 (1986), 52–63

# Herzkrankheiten

# Kongenitale Angiokardiopathien
– Allgemeiner Teil –

Ch. Heun-Letsch

## Definition

Unter kongenitalen Angiokardiopathien (k. A.) versteht man angeborene Anomalien des Herzens oder der großen, herznahen Gefäße, durch die es zu abnormen Druckverhältnissen in den Herzhöhlen und/oder zu Kurzschlußverbindungen (Shunts) zwischen Herzhöhlen oder zwischen großen Gefäßen kommt.

## Ursachen

Ursachen der Anomalien können sein:
a) Anlagestörungen, Miß- und Fehlbildungen
   Hier sind zu unterscheiden:
   – Agenesie/Aplasie
   – Hypoplasie
   – Atresie/Stenose
   – Differenzierungsstörungen mit Defekten in den Scheidewänden oder Klappeninsuffizienzen
   – Rotationsstörungen mit konsekutiver Transposition großer Gefäße
b) Persistenz fetaler Gefäßverbindungen
   – Ductus arteriosus Botalli apertus

## Häufigkeit

Hinsichtlich der Häufigkeit der k. A. muß man zwischen der Inzidenz und der Prävalenz unterscheiden. Da ein Teil der k. A. nicht mit dem Leben vereinbar ist, liegt die Inzidenz, das heißt die Zahl der jährlich auftretenden Neuerkrankungen durch Geburt von erkrankten Kindern, höher als die Zahl der Träger von k. A. in der Bevölkerung (Prävalenz).
Die Inzidenz der k. A. liegt bei 0,8–1,0 % der Neugeborenen (Abb. 10).
Die Prävalenz liegt bei 0,8 % der Bevölkerung.

## Verteilung

Von 100 Kindern, die mit Herzfehlern geboren werden, haben:
30      einen Ventrikelseptumdefekt (VSD)
10–20 eine Aortenisthmusstenose
10      einen Vorhofseptumdefekt mit Krankheitswert (ASD)
8–10   eine Fallotsche Tetra- und Pentalogie
5–10   eine Transposition der großen Arterien (TGA)
5–10   einen Ductus arteriosus apertus

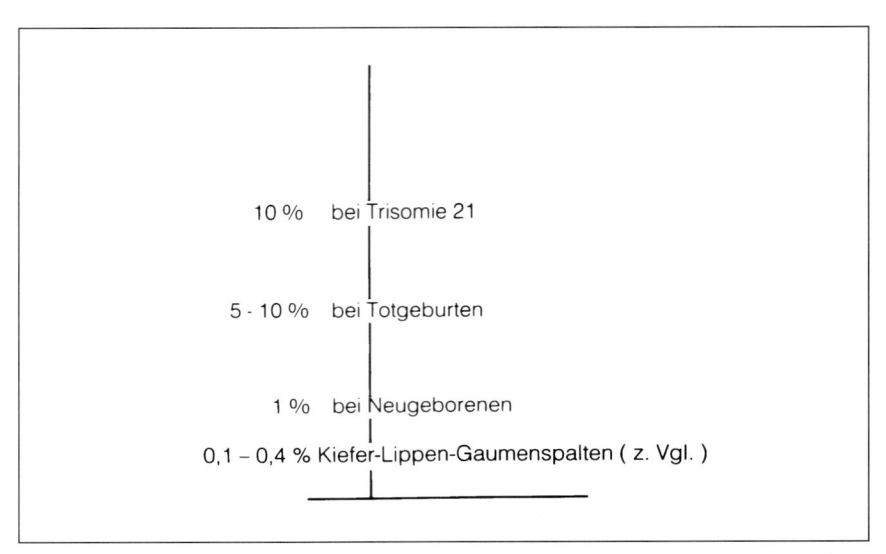

```
                    |
          10 %    bei Trisomie 21
                    |
        5 - 10 %   bei Totgeburten
                    |
           1 %    bei Neugeborenen
                    |
        0,1 – 0,4 % Kiefer-Lippen-Gaumenspalten ( z. Vgl. )
                    |
                   ___
```

**Abb. 10  Inzidenz der kongenitalen Angiokardiopathien.**

8     eine valvuläre Pulmonalstenose
4     eine valvuläre Aortenstenose
< 1   alle übrigen

Die häufigste Anomalie ist das offene Foramen ovale, das – meist als sondierbarer Schlitz – in 20–30 % aller Sektionsfälle zu finden ist. Ihm kommt jedoch in der Regel kein Krankheitswert zu.

## Ätiopathologie

Als Ursache kommen zahlreiche Faktoren in Frage:
1. Vererbung:
   – In 5 % numerische oder strukturelle Chromosomenaberrationen, immer im Zusammenhang mit anderen, meist komplexen Fehlbildungen, z. B. bei Trisomie 21
   – In 1 % klassischer Mendelscher Erbgang

2. Toxische Einflüsse:
   – Thalidomid
   – Alkohol
   – Nikotin

3. Virusinfekte der Mutter in der teratogenetisch bedeutsamen Phase der 3.–8. fetalen Entwicklungswoche

4. Andere unspezifische Noxen, wie z. B.:
   – Hypoxie
   – Strahlen
   – Traumen

---

*Seitenrand:*

Aortenisthmusstenose

Vorhofseptumdefekt
Ductus arteriosus apertus
Fallotsche Tetralogie

Ätiopathologie

Als Ursachen der kongenitalen Angiokardiopathien kommen in Frage:
Vererbung
Toxische Einflüsse
Virusinfekte
Unspezifische Noxen

# Kongenitale Angiokardiopathien

## Allgemeine Pathophysiologie

### Einteilung der angeborenen Herzfehler

Nach pathophysiologischen Gesichtspunkten kann man die Herzfehler in 3 Gruppen einteilen. Diese Einteilung richtet sich danach, ob ein Shunt besteht und ob das Blut durch den Shunt vom rechten zum linken Herzen (Rechts-links-Shunt) oder vom linken zum rechten Herzen (Links-rechts-Shunt) fließt. Diese Unterscheidung hat klinisch und prognostisch erhebliche Bedeutung.

**Pathophysiologie**

Man kann die Herzfehler in 3 Gruppen einteilen:
Fehler mit Rechts-links-Shunt (schlechteste Prognose), Links-rechts-Shunt und ohne Shunt.

### Vitien ohne Shunt

Hierunter fallen:
– die valvulären Stenosen (Klappenstenosen),
– die subvalvuläre Aortenstenose,
– Aortenisthmusstenose (Coarctatio aortae).

Bei diesen Vitien kommt es nicht zu einer Durchmischung von arterialisiertem und venösem Blut, jedoch sind die Druckverhältnisse in den Herzbinnenräumen pathologisch. Durch die Druckerhöhung vor der Stenose, die notwendig ist, um poststenotisch in der Körperperipherie einen ausreichenden Druck zu erzielen, kommt es zu einer konzentrischen Hypertrophie (s. u.) des Myokards.

In diese Gruppe fallen auch die angeborenen Klappeninsuffizienzen, die jedoch erheblich seltener sind als die Stenosen. Hier kommt es durch die Volumenbelastung (Pendelblut) zu einer exzentrischen Hypertrophie (s. u.).

**Vitien ohne Shunt**

Valvuläre Stenosen, sub- und supravalvuläre Stenosen, Aortenisthmusstenose

Hier stehen abnorme Druck- und Volumenverhältnisse im Vordergrund.

### Vitien mit Links-rechts-Shunt

In diese Gruppe gehören:
– ASD
– VSD
– Ductus arteriosus apertus
– Canalis atrioventricularis communis
– Aortopulmonales Fenster

Wenn bei sonst normalen Verhältnissen eine Verbindung zwischen rechtem und linkem Herzen besteht, kommt es aufgrund des im linken Herzen größeren Druckes zu einem Blutfluß von links nach rechts, d. h., das im kleinen Kreislauf zirkulierende Volumen ist größer als das im großen Kreislauf. Es resultiert eine Blutüberfüllung des kleinen Kreislaufes mit konsekutiver Druckerhöhung, d. h. eine aktive pulmonale Hypertension.

Da das Lungenstrombett nicht an diesen Druck adaptiert ist, kommt es im Laufe der Zeit zu einem Umbau des Gefäßbettes mit einer Verringerung des Gesamtquerschnittes und nachfolgender Druckerhöhung. Sobald der Druck im Lungenkreislauf den des Systemkreislaufes überschreitet, tritt eine Shuntumkehr ein, d. h. ein Blutfluß von rechts nach links. Damit gelangt venöses Blut in die Körperperipherie und es kommt zur Zyanose. Eine operative Korrektur ist dann nicht mehr möglich.

**Vitien mit Links-rechts-Shunt**

Vitien mit Defekten der Scheidewände wie ASD und VSD, Ductus arteriosus Botalli apertus

Hier stehen die aktive pulmonale Hypertension und die sich entwickelnde Eisenmenger-Reaktion mit Erhöhung des Widerstandes im Lungenkreislauf und Shuntumkehr im Vordergrund.

Wenn diese eingetreten ist, kommt die Operation zu spät.

> **Merke:**
> Diese zunehmende pulmonale Hypertonie mit letztendlicher Shuntumkehr wird als Eisenmenger-Reaktion bezeichnet.

## Vitien mit Rechts-links-Shunt (zyanotische Vitien)

Hierzu gehören die Fallotsche Tetralogie und die Transposition der großen Arterien (TGA).
Bei der Fallotschen Tetralogie kommt es durch die bestehende Pulmonalstenose zu einem Druck im rechten Herzen, der den im linken überschreitet. Bei der TGA sind die Ausflußbahnen teilweise oder vollständig vertauscht, so daß das Blut vom linken Ventrikel in die Pulmonalis und vom rechten Ventrikel in die Aorta fließt. Diese Fehlbildung ist nur mit dem Leben vereinbar, wenn gleichzeitig noch andere bestehen, so z. B. ein großer VSD, der die TGA teilweise wieder aufhebt. Wie bereits oben erwähnt, kommt es zur Mischungszyanose mit mangelnder Sauerstoffversorgung der Körperperipherie.
Da die Lungenstrombahn als Filterstation des venösen Blutes teilweise ausgeschaltet ist, kommt es zu einer erhöhten Rate von bakteriellen Embolisationen, z. B. im ZNS mit nachfolgenden Hirnabszedierungen.

### Normale Druckwerte im Herzen

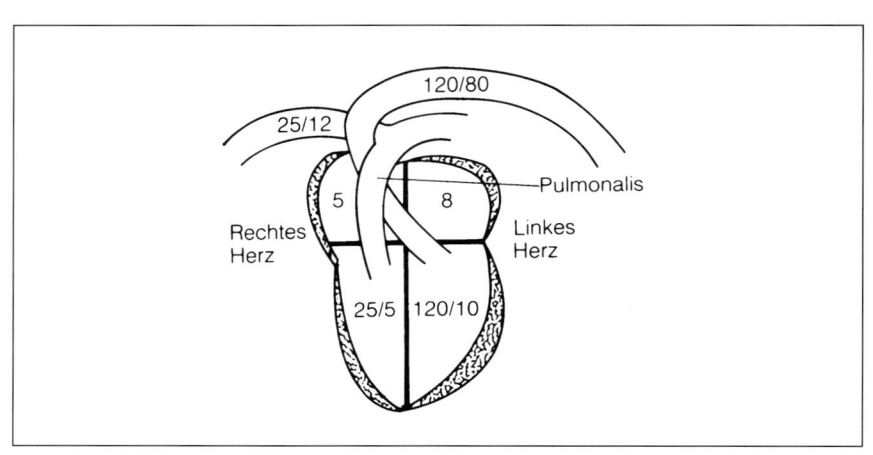

Abb. 11  Normale Druckwerte im Herzen (Angaben in mmHg).

### Normale Sauerstoffsättigung im Herzen und in den großen Gefäßen

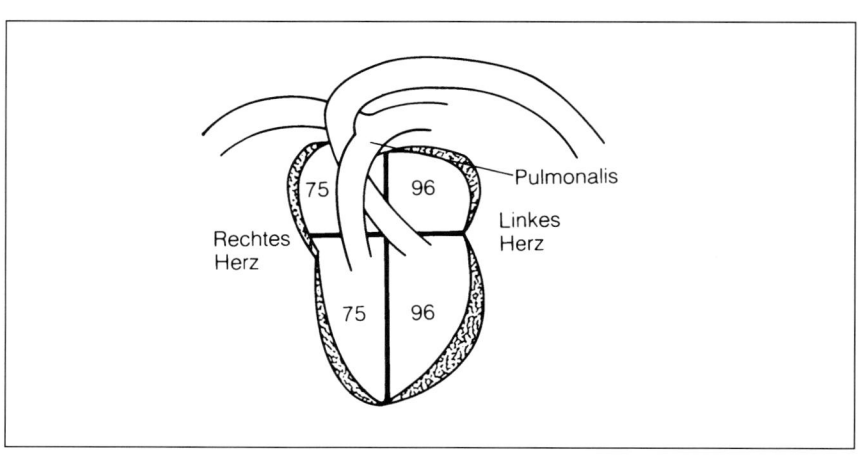

Abb. 12  Normale Sauerstoffsättigung im Herzen (Angaben in %).

# Kongenitale Angiokardiopathien

| Vitium | % Letalität im 1. Lebensjahr |
|---|---|
| TGA | ≥ 90 |
| Aortenisthmusstenose | |
| – präduktal (= infantiler Typ) | 90 |
| – postduktal (= Erwachsenentyp) | 60 |
| VSD | 30 |
| Fallotsche Tetralogie | 30 |
| Ductus arteriosus apertus | 20 |
| Aorten-/Pulmonalstenose | 10 |

**Tab. 4** Prognose der unbehandelten kongenitalen Vitien.

## Allgemeine Pathologie

Bei Vitien mit Druckbelastung im Vordergrund kommt es zur Herzhypertrophie als Folge der vermehrten Druckarbeit (= konzentrische Hypertrophie), bei vornehmlicher Volumenbelastung resultiert wegen der vermehrten Volumenarbeit eine Dilatation (= exzentrische Hypertrophie).

## Prognose

Tabelle 4 zeigt die Prognose der unbehandelten Vitien im ersten Lebensjahr.

## Allgemeine Klinik

Lungenüberfüllung bzw. Minderperfusion der Lungen, Zyanose, Druck- bzw. Volumenbelastung einzelner Herzabschnitte mit nachfolgender Hypertrophie und Insuffizienz formen in jeweils unterschiedlicher Ausprägung das klinische Bild. Klinische Hinweise im Kindesalter sind Gedeihstörungen, kardialer Minderwuchs, Infektneigung, verminderte Belastbarkeit, Neigung zu Hockstellung (bei M. Fallot und anderen zyanotischen Vitien wegen des in der Hockstellung höheren Druckes im großen Kreislauf und der damit verbesserten Lungendurchblutung).

## Diagnostik

Die Diagnostik besteht aus:
- Anamnese und klinischer Untersuchung mit besonderem Gewicht auf Auskultation, Blutdruckverhältnisse, Zeichen der Zyanose, Trommelschlegelfinger u. ä.
- Phonokardiographie, EKG, Herzecho
- Röntgen
- Herzkatheter mit Messung der Druckverhältnisse und der Sauerstoffsättigung
- Angiokardiographie

---

Allgemeine Pathologie

Konzentrische Hypertrophie, exzentrische Hypertrophie (Dilatation)

Prognose

Klinik

Klinisch können im Vordergrund stehen:
Lungenüberfüllung, Lungenminderperfusion, Druck- oder Volumenbelastung, Gedeihstörungen und kardialer Minderwuchs, Infektneigung, verminderte Belastbarkeit

Diagnostik

Die Diagnostik besteht aus Anamnese, klinischer Untersuchung, EKG, Phonokardiographie und Herzecho sowie einer Röntgenuntersuchung. Zur Diagnosesicherung erfolgt eine Herzkatheteruntersuchung mit Angiokardiographie.

**Merke:**
Die Echokardiographie gewinnt hierbei immer mehr an Bedeutung, da sie ein nichtinvasives ungefährliches Verfahren ist. Oft kann durch ein Echokardiogramm eine Herzkatheteruntersuchung vermieden werden. Mit Hilfe der Duplex-Technik mit gleichzeitiger Darstellung des B-Bildes und dopplertechnischer Flußmessung oder erst recht mit der farbkodierten Doppler-Technik lassen sich oft die Druckgradienten im Herzen oder die Shuntvolumina mit ausreichender Genauigkeit bestimmen. Vor allem in der Pädiatrie reicht oft die Echokardiographie zur Indikationsstellung für die Operation aus.

Auf die Echobefunde wird im einzelnen nicht eingegangen, da ihre Befundung in der Regel dem Spezialisten überlassen bleibt.

# Kongenitale Angiokardiopathien
## – Spezieller Teil –

Ch. Heun-Letsch

Im folgenden werden die häufigsten und für das Erwachsenenalter wichtigsten Angiokardiopathien abgehandelt.
1. Vorhofseptumdefekte
   - Vorhofseptumdefekt vom Sekundumtyp
   - Vorhofseptumdefekt vom Primustyp und kompletter Canalis atrioventricularis communis
   - Lutembacher-Syndrom
2. Ventrikelseptumdefekt
3. Aortenisthmusstenose
4. Ductus Botalli apertus
5. Obstruktionen im Bereich der Ein- und Ausflußbahn der Ventrikel
   - Pulmonalstenose
   - Mitralstenose
   - Aortenstenose
   - Ebstein-Anomalie
6. Fallotsche Trilogie und Fallotsche Tetralogie
7. Lungenvenentransposition
8. Bland-White-Garland-Syndrom
9. Endokardfibrose

## Vorhofseptumdefekte (ASD)

### Definition

Vorhofseptumdefekte sind Fehlbildungen, bei denen eine unvollständige Septierung zwischen den Vorhöfen vorliegt. Man unterscheidet den hochsitzenden ASD vom Sekundumtyp, den tiefsitzenden ASD vom Primumtyp, der auf einer früheren Stufe der Herzentwicklung entsteht und oft mit Fehlbildungen im Bereich der Ventilebene verbunden ist, und das Lutembacher-Syndrom, das eine Kombination von ASD und Mitralstenose darstellt.

### Epidemiologie

Die Vorhofseptumdefekte sind die Vitien mit der größten Bedeutung im Erwachsenenalter.

### Vorhofseptumdefekt vom Sekundumtyp

#### Definition

Der Sekundumtyp des Vorhofseptumdefekts umfaßt einen

---

**Kongenitale Angiokardiopathien**

Die einzelnen Vitien sind nach ihrer Bedeutung für das Erwachsenenalter aufgelistet.

1. Vorhofseptumdefekt
2. Ventrikelseptumdefekt
3. Aortenisthmusstenose
4. Ductus Botalli apertus
5. Stenosen
6. Fallotsche Tri- und Tetralogie
7. Lungenvenentransposition
8. Bland-White-Garland-Syndrom
9. Endokardfibrose

**Vorhofseptumdefekte (ASD)**

Definition

Fehlbildungen mit unvollständigem Septum zwischen den Vorhöfen

Der ASD gehört zu den häufigsten Vitien.

**ASD vom Sekundumtyp**

Definition

– zentralen Typ,
– Cava-inferior-Typ,
– Cava-superior- oder Sinus-venosus-Typ.

Die Cava-Typen können mit einer reitenden oder transponierten Cava superior oder inferior und sodann mit einer Zyanose einhergehen und sind oftmals mit einer partiellen Lungenvenentransposition verbunden.

## Epidemiologie

Der Vorhofseptumdefekt vom Sekundumtyp ist der häufigste unter den Vorhofseptumdefekten.

## Pathophysiologie

Der häufigere und unkompliziertere zentrale Typ beschränkt sich auf einen aurikulären, d. h. auf Vorhofebene stattfindenden Links-rechts-Shunt, der durch die Volumenbelastung des rechten Ventrikels und des kleinen Kreislaufes sowie die Dilatation der Herzhöhlen proximal und distal der normalen Pulmonal- und Trikuspidalklappen gekennzeichnet ist.
Das bedeutet, daß bei einem Vorhofseptumdefekt unter normalen Druckbedingungen arterielles Blut des linken Vorhofes in den rechten Vorhof geleitet wird. Die Links-rechts-Richtung des Shunts wird auf die stärkere Muskulatur und den höheren Druck des linken Vorhofes zurückgeführt.

*Volumenverhältnisse*

Der rechte Vorhof und damit auch der rechte Ventrikel erhalten ein zusätzliches Blutvolumen, das über den kleinen Kreislauf in den linken Vorhof zurückgeht und je nach Größe des Defektes und den nachfolgenden Druckveränderungen 3–30 Liter betragen kann.
Die Volumenbelastung des rechten Ventrikels hat zur Folge, daß der Ventrikel diastolisch überbelastet wird und systolisch ein größeres Volumen auszutreiben hat.

*Druckverhältnisse*

Da der Lungenkreislauf das zwei- bis dreifache Blutvolumen ohne wesentlichen Druckanstieg aufnehmen kann, steigen die Druckwerte in der Regel nur mäßig bis mittelstark an. Der rechtsventrikuläre Druck liegt um 25–50/2–10 mmHg, der Pulmonaldruck in gleicher Höhe um 10 mmHg tiefer.
Die pulmonale Volumenbelastung kann mit fortschreitendem Alter eine sekundäre Pulmonalsklerose verursachen und den rechtsventrikulären und den rechtsaurikulären Druck erhöhen. In einigen wenigen Fällen erreicht der rechtsaurikuläre Druck 100 mmHg.
Der aurikuläre Shunt kann dann abnehmen oder – besonders im terminalen Stadium der Krankheit – in einen Rechts-links-Shunt umschlagen (Eisenmenger-Reaktion, siehe oben).

## Pathologische Anatomie

Der anatomische Befund entspricht im Durchschnittsfall einer exzentrischen Hypertrophie des rechten Ventrikels mit einer Hypertrophie seiner Trabekel und sei-

---

ASD mit reitender oder transponierter V. cava, mit Fehlmündungen von Cava oder Lungenvenen

Epidemiologie

Der ASD vom Sekundumtyp ist der häufigste.

Pathophysiologie

In der Regel findet sich lediglich ein Links-rechts-Shunt auf Vorhofebene, der zu einer Volumenbelastung und damit zu einer Dilatation des rechten Herzens führt.

Das Shuntvolumen kann bis zu 30 Liter betragen.

Die Drücke im Lungenkreislauf steigen nur mäßig an.

Es kann jedoch zu einer sekundären Pulmonalsklerose mit erheblichem Druckanstieg kommen, sogar zur Shuntumkehr im Rahmen der Eisenmenger-Reaktion.

Pathologische Anatomie

Es kommt zur exzentrischen Hypertrophie, also zur Dilatation des rechner Cristae supraventriculares, einer Dilatation des rechten Vorhofes und einer Hypertrophie mit verschieden starker Dilatation des linken Vorhofes.

## Befunde

*Klinische Befunde*

Es kommt zu zunehmender Luftnot und Leistungsminderung, zu einem retrosternalen Druck, im Endstadium zunächst unter Belastung, dann auch in Ruhe zu Zyanose.

*Auskultation*

Als Folge eines erhöhten rechtsventrikulären Schlagvolumens entsteht ein Geräusch in Höhe der relativ zu engen, stenotischen Pulmonalklappe. Es ist ein funktionelles Geräusch als Folge einer organischen Veränderung, somit ein organofunktionelles Geräusch.
Der P.m. liegt im 2.–3. ICR links, die Lautstärke und die Dauer des Geräusches verhalten sich proportional zum Shuntvolumen und umgekehrt proportional zum Pulmonaldruck, mit dessen stärkerem Anstieg die Shuntgröße abnimmt. Der Stärkegrad variiert von 1/6–5/6.
Mit zunehmender diastolischer Füllung nimmt die Dauer der rechtsventrikulären Systole zu und überschreitet die gleichbleibende linksventrikuläre Systole um 0,05 Sekunden. In gleichem Maße entfernt sich die Pulmonalkomponente des zweiten Tones (II P) von der Aortenkomponente (II A) und verursacht eine Spaltung des zweiten Herztones, die im Exspirium und im Valsalva-Versuch bestehen bleibt und im Inspirium nicht oder nur mäßig zunimmt. Eine solche fixe Spaltung ist charakteristisch für den Vorhofseptumdefekt (Abb. 13)

*EKG*

Vorhofteil: Die p-Welle erscheint entweder als p-pulmonale oder – in etwa gleicher Häufigkeit – uncharakteristisch verändert, mäßig erweitert oder im Sinne einer bilateralen Vorhofvergrößerung als Summe eines p-pulmonale und p-mitrale verändert.
Die Richtung des Hauptvektors des Vorhofteiles (A P) bewegt sich zwischen +30° und +60°.

Kammerteil: Charakteristisch ist ein inkompletter Rechtsschenkelblock. Mit zunehmender Druckbelastung des rechten Ventrikels treten die Zeichen einer exzentrischen Rechtsherzhypertrophie klar hervor.
Durch Größenzunahme der gegen die rechte Herzbasis gerichteten Vektoren und durch den S-Verlust nimmt das terminale R in $V_1$ zu.
A QRS, die Hauptrichtung des Kammervektors, zeigt eine Tendenz zur Rechtsdrehung in fester Beziehung zum systolischen rechtsventrikulären Druck.

*Röntgen*

Die Röntgenaufnahme des Thorax zeigt Zeichen einer Rechtshypertrophie mit Querverbreiterung des Herzens, zunehmend prominentes Pulmonalsegment, zentrale Lungenstauung, bei zunehmendem pulmonalem Druck Rarefizierung der Gefäße in der Peripherie.

---

ten Herzens.

**Befunde**

Klinik

Klinisch finden sich Luftnot und Leistungsminderung.

Auskultation

Man hört das organofunktionelle Geräusch einer relativen Pulmonalstenose.

Der P.m. liegt im 2.–3. ICR links, die Stärke zwischen 1/6 und 5/6.

Es kommt zur fixen Spaltung des zweiten Herztones.

EKG

Im Vorhofteil erscheint ein p-pulmonale.

Im Kammerteil finden sich ein inkompletter Rechtsschenkelblock und Zeichen der Rechtsherzhypertrophie mit Vorliegen eines Rechtslagetyps.

Röntgen

Die Thoraxaufnahme zeigt eine Rechtshypertrophie mit Querverbreiterung des Herzens.

# Kongenitale Angiokardiopathien: Vorhofseptumdefekt

**Projektionsfelder und Punctum maximum**

Aortenklappe
Pulmonalklappe
Trikuspidalis
2. – 3. ICR
Mitralis

Neben dem P. m. der Auskultation sind die anatomischen Projektionsfelder eingezeichnet.

**Druckwerte**

Rechtes Herz
Pulmonalis
Linkes Herz
25 – 50/2 – 10 mmHg

**Geräusche**

a) **Kleiner Shunt**

Organofunktionelles Pulmonalsystolikum, enge fixe Zweispaltung von P II

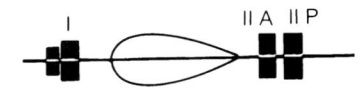

b) **Großer Shunt**

Stärkeres Systolikum im 2. ICR rechts, Pulmonaldehnungston (K), weite fixe Zweispaltung, diastolisches Intervallgeräusch einer relativen Trikuspidalstenose rechts parasternal

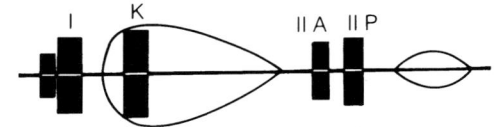

c) **Bei sekundärem pulmonalem Hochdruck**

Rechtsaurikulärer Galopp, mesosystolische Spindel, verstärktes P II und Graham-Steell-Geräusch

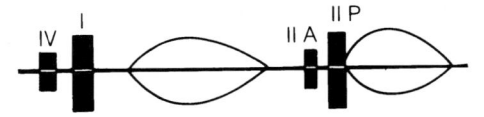

Abb. 13  Synopsis Vorhofseptumdefekt.

# Kongenitale Angiokardiopathien: Vorhofseptumdefekt

## Therapie

Es kommt nur die operative Korrektur in Frage. Wenn diese in den ersten Lebensjahren erfolgt, ist die Prognose im allgemeinen gut. In fortgeschrittenem Alter, wenn bereits eine pulmonale Drucksteigerung und eine fixierte Pulmonalsklerose eingetreten sind, bleibt die Leistungsfähigkeit eingeschränkt. Kleinere Defekte, die erst im mittleren Lebensalter zufällig, z. B. bei einer Echokardiographie, entdeckt werden, bedürfen oft keiner Therapie, da sie prognostisch bedeutungslos sein können.

> **Therapie**
>
> Die einzig erfolgversprechende therapeutische Möglichkeit ist die operative Korrektur, möglichst in den ersten Lebensjahren.

## Vorhofseptumdefekt vom Primumtyp

(Syn.: Canalis atrioventricularis communis incompletus und kompletter Canalis atrioventricularis communis)

> **ASD vom Primumtyp**

### Definition

Ein *inkompletter* Canalis atrioventricularis beschränkt sich als Ostium-primum-Persistenz auf einen tiefliegenden Vorhofseptumdefekt des Primumtpys, oder er schließt im nächsthöheren Grad Deformitäten der Mitralis und/oder Trikuspidalis ein.
Ein *kompletter* Canalis atrioventricularis geht zusätzlich mit einem Defekt des Septum membranaceum als oberem Anteil des Ventrikelseptums einher.

> **Definition**
>
> ASD mit komplettem bzw. inkomplettem Canalis atrioventricularis

### Epidemiologie

Der ASD vom Primumtyp ist seltener als der vom Sekundumtyp.

> **Epidemiologie**
>
> Der Primumtyp ist seltener.

### Pathophysiologie

Die ausbleibende Verschmelzung der Endokardwülste des embryonalen Canalis atrioventricularis communis verhindert die vollständige Vorhof- und Kammerseptierung und beläßt einen Defekt, der das Ostium primum und die Pars membranacea des Kammerseptums umfaßt. Deformierte, mitunter insuffiziente AV-Klappen durchkreuzen horizontal den vertikalen Defekt.
Die Mitralis ist häufiger betroffen als die Trikuspidalis.
Die Folgen sind ein paralleler Links-rechts-Shunt auf Vorhof- und Kammerebene und ein diagonaler Shunt von der linken Kammer zum rechten Vorhof.
Der Vorhofshunt verursacht eine diastolische Rechtsbelastung, der Kammershunt eine diastolische Linksbelastung. Die Entwicklung einer sekundären pulmonalen Hypertonie führt zu einer systolischen Rechts- und Linksbelastung und in extremen Fällen zur Umkehr des Kammershunts (s. Eisenmenger-Reaktion).

> **Pathophysiologie**
>
> Der ASD vom Primumtyp betrifft Vorhof- und Kammerseptum und bewirkt einen Shunt auf beiden Ebenen.
>
> Es kommt zunächst zur biventrikulären diastolischen, dann zur biventrikulären systolischen Belastung.

### Befunde

*Klinische Befunde*

Klinische Symptome sind Luftnot, Druck im Thoraxbereich, zunächst unter Belastung, letztlich auch Zyanose.

> **Befunde**
>
> **Klinik**
>
> Luftnot, im weiteren Verlauf Zyanose
> Septumdefekte vom Primumtyp finden sich gehäuft bei Trisomie 21.

Septumdefekte finden sich gehäuft bei mongoloider Idiotie (Trisomie 21, Down-Syndrom), und zwar in erster Linie hohe Kammerseptumdefekte, in zweiter Linie Vorhofseptumdefekte und schließlich auch komplette und inkomplette AV-Kanäle. Nicht selten besteht auch eine Trias aus Trisomie 21, Septumdefekt und kongenitaler Kardiomyopathie.

*Auskultation*

Die Auskultationsbefunde stimmen in der Regel mit denen des Sekundumdefektes überein. Es bestehen also ein Austreibungsgeräusch einer relativen Pulmonalstenose und eine fixe Zweispaltung. Das Geräusch einer relativen Trikuspidalstenose ist häufiger und stärker als beim Sekundumtyp.
Die akustische Diagnose eines Primumdefektes liegt nahe, wenn gleichzeitig über dem Apex das pansystolische Geräusch einer organischen Mitralinsuffizienz als Folge einer Fissur des vorderen Klappensegels besteht.
Ein weiteres pansystolisches Geräusch, jedoch mit mesokardialem Punctum maximum, das sowohl durch eine deformierte Trikuspidalklappe als auch durch einen begleitenden Kammerseptumdefekt entstehen kann, überlagert bei höherer Lautstärke das basale Systolikum der relativen Pulmonalstenose und den pulmonalen Anteil des zweiten Herztones (II P) und kann so zur Fehldiagnose eines ausschließlichen Kammerseptumdefektes führen.

*EKG*

Es findet sich ein überdrehter Rechts- oder überdrehter Linkstyp mit QRS-Komplex in I und negativen Kammerkomplexen in II und III.
A QRS $\geq +120°$ oder $\leq -90°$.
In den Brustwandableitungen finden sich ein verspätetes und hohes R rechtspräkordial und ein tiefes S linkspräkordial sowie ein mittleres bis hohes R linkspräkordial als Zeichen einer möglichen Linksvergrößerung.
Außerdem kann ein AV-Block ersten Grades vorliegen.

> **Merke:**
> Ein solches EKG in Gegenwart einer mongoloiden Idiotie kann als pathognomonisch für einen Vorhofseptumdefekt vom Primumtyp betrachtet werden.

*Röntgen*

Im Röntgenbild sieht man eine starke Querverbreiterung des Herzens als Ausdruck einer Rechtsherzhypertrophie, ein prominentes Pulmonalsegment, bei sekundärer pulmonaler Hypertonie rarefizierte Gefäße in der Peripherie.

*Herzkatheter*

Gesichert werden kann die Diagnose letztendlich mit dem Herzkatheter.

**Therapie und Prognose**

Es ist eine möglichst frühzeitige Operation anzustreben.
Die Prognose verschlechtert sich mit dem Ausprägungsgrad der bereits eingetretenen pulmonalen Hypertonie und mit dem Ausmaß des Defektes.

# Kongenitale Angiokardiopathien: Vorhofseptumdefekt

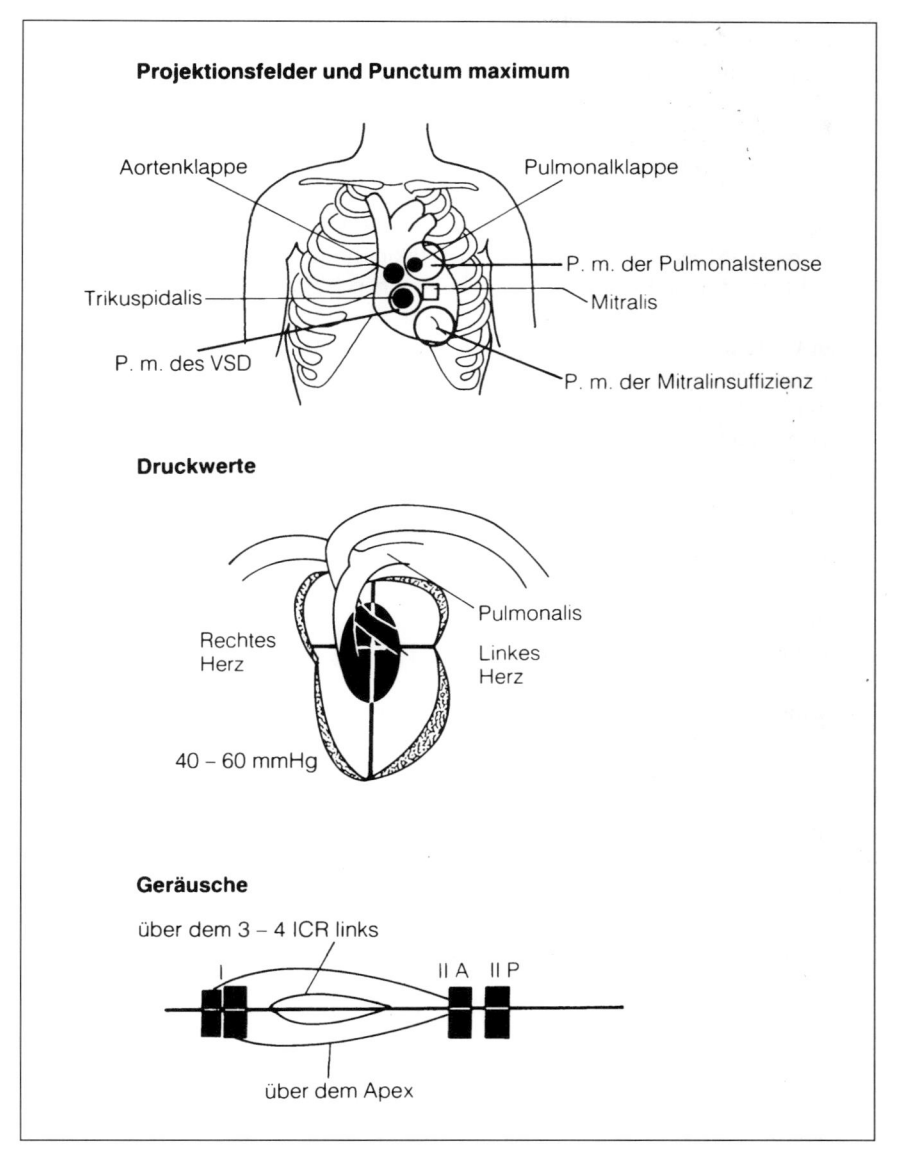

**Abb. 14** Synopsis Septum-primum-Defekt.

## Lutembacher-Syndrom

### Definition

Das Lutembacher-Syndrom entspricht einer Kombination eines Sekundumdefektes mit einer organischen, rheumatisch bedingten oder einer kongenitalen Mitralstenose.

### Pathophysiologie

Das nicht zufällige Zusammentreffen eines Vorhofseptumdefektes mit einer organischen Mitralstenose kann darauf zurückgeführt werden,
– daß eine kongenitale Mitralstenose mittels einer Druckerhöhung im linken Vorhof einen Vorhofseptumdefekt bewirkt oder

---

Lutembacher-Syndrom

Definition

Kombination von Sekundumdefekt und Mitralstenose

Pathophysiologie

Verschiedene Mechanismen des Zusammentreffens einer Mitralstenose und eines Vorhofseptumdefekts werden diskutiert.

– daß die Belastung durch einen Vorhofseptumdefekt die Anfälligkeit für eine rheumatische Mitralstenose erhöht oder
– daß die Septierung des Herzens zugunsten des rechten Herzens und auf Kosten des linken Herzens einschließlich der Mitralklappe vor sich geht.

Demgegenüber kann ein isolierter Vorhofseptumdefekt durch die Dilatation des linken Vorhofes eine funktionelle Mitralstenose verursachen, die von einem Lutembacher-Syndrom auskultatorisch nicht zu differenzieren ist. Der aurikuläre Links-rechts-Shunt eines Vorhofseptumdefektes nimmt durch die Druckerhöhung im linken Vorhof infolge der hinzugekommenen Mitralstenose an Volumen zu. So erhält auch das rechte Herz ein größeres Blutvolumen, unterliegt einer stärkeren Dilatation und entwickelt eine mäßige Hypertrophie. Der linke Ventrikel hingegen erhält ein vermindertes Volumen.

Die massive, passive Lungenstauung der Mitralstenose nimmt zugunsten einer aktiven Lungenstauung ab, wie sie dem Vorhofseptumdefekt entspricht. Diese ist proportional der Größe des Defektes. Der verminderte Durchstrom durch die Mitralklappe läßt die auskultatorischen Zeichen ihrer Stenosierung zurücktreten.

Die Kombination von Vorhofseptumdefekt mit rheumatischer Mitralinsuffizienz wird zuweilen auch als „falscher Lutembacher" bezeichnet.

## Epidemiologie

Das Lutembacher-Syndrom stellt eine eher seltene Untergruppe der häufigen Vorhofseptumdefekte dar.

## Befunde

*Klinische Befunde*

Die Klinik ist bei ähnlichen hämodynamischen Auswirkungen dem reinen Vorhofseptumdefekt vergleichbar, jedoch sind die Symptome meist ausgeprägter.

*Auskultation*

Neben dem akustischen Befund eines Vorhofseptumdefektes liegt ein diastolisches Intervallgeräusch in Höhe der Mitralklappe vor.

*EKG*

Auch beim EKG finden sich – bei analogen hämodynamischen Veränderungen – analoge elektrokardiographische Veränderungen, also
– p-Verbreiterung, AP ist nach links gedreht und nimmt häufig die Form eines p-mitrale an.
– A QRS ist mäßig bis stark nach rechts gedreht.
– Inkompletter Rechtsschenkelblock.
Vorhofflimmern und AV-Block ersten Grades treten beim Lutembacher-Syndrom häufiger als beim reinen Vorhofseptumdefekt auf.

## Therapie

Auch hier ist die Therapie der Wahl die Operation. Die Prognose richtet sich ganz analog zum Vorhofseptumdefekt nach der Ausprägung des Befundes und dem Grad der bereits eingetretenen Folgeerscheinungen.

---

Ein ASD kann auch eine relative Mitralstenose verursachen.

Die Mitralstenose verstärkt die Rechtsbelastung und führt zur passiven Lungenstauung.

Epidemiologie

Selten

Befunde

Klinik

Die Klinik ähnelt der des reinen ASD, die Symptome sind stärker.

Auskultation

Zusätzlich zum Befund des ASD diastolisches Intervallgeräusch

EKG

Wie beim ASD finden sich p-Verbreiterung, Rechtsdrehung der elektrischen Herzachse und inkompletter Rechtsschenkelblock.

Therapie

Auch hier kommt nur die Operation in Frage.

# Ventrikelseptumdefekte (VSD)

## Definition

Ventrikelseptumdefekte sind Defekte der Scheidewand der Herzkammern. Man kann 2 Gruppen unterscheiden:
1. In der Mehrzahl der Fälle betrifft der Defekt die Ausflußregion des Septums und damit das Septum membranaceum.
2. In der Minderzahl ist die Einflußregion betroffen. Die dann vorliegenden rein muskulären Defekte werden auch als Morbus Roger bezeichnet.

## Epidemiologie

Wie bereits im allgemeinen Teil erläutert, gehört der Ventrikelseptumdefekt zu den häufigsten Angiokardiopathien. Sie stehen nach den Vorhofseptumdefekten mit geringem Abstand an zweiter Stelle.

## Pathophysiologie

Die pathophysiologischen Veränderungen differieren je nach Ausprägung des Defektes sehr stark.
a) In Gegenwart lediglich kleiner Defekte, bei denen der normal hohe Druckgradient zwischen dem linken und rechten Ventrikel gewahrt bleibt, ist sowohl das Shuntvolumen als auch die Belastung des Herzens minimal.
Dies gilt erst recht für kleine muskuläre Defekte, die sich in der Kammersystole durch das Anspannen der Ventrikelmuskulatur noch verkleinern oder gar verschließen.
b) Anders sieht die Sache bei großen Defekten aus. Hier besteht eine Entwicklung, die von einer Volumenbelastung des kleinen Kreislaufes und des linken Ventrikels bei normalem pulmonalem Widerstand
– über eine Volumen- und Druckbelastung des rechten Ventrikels unter Abnahme des Shuntvolumens und der linksventrikulären Volumenbelastung bei steigendem Pulmonaldruck und reaktiver Hypertrophie der rechten Ausflußbahn,
– bis zu einer ausschließlichen Druckbelastung des rechten Ventrikels bei einer Druckangleichung oder einer Druckumkehr im Rahmen einer Eisenmenger-Reaktion führt.
Das Shuntvolumen wird also im wesentlichen durch den Widerstand im kleinen Kreislauf im Verhältnis zum großen Kreislauf bestimmt.

## Befunde

### Klinische Befunde

Klinisch zeigt sich zunächst eine eingeschränkte Leistungsfähigkeit, bei sich entwickelnder pulmonaler Hypertonie kommt es zur Zyanose, zunächst unter Belastung, dann auch in Ruhe.

### Auskultation

Das pansystolische Geräusch mit Punctum maximum im 3.–4. ICR links entsteht in Höhe des Defektes infolge der linksventrikulären systolischen Injektion eines parasitären Blutstrahles in den rechten Ventrikel bzw. in den Pulmonalkonus.

# Kongenitale Angiokardiopathien: Ventrikelseptumdefekt

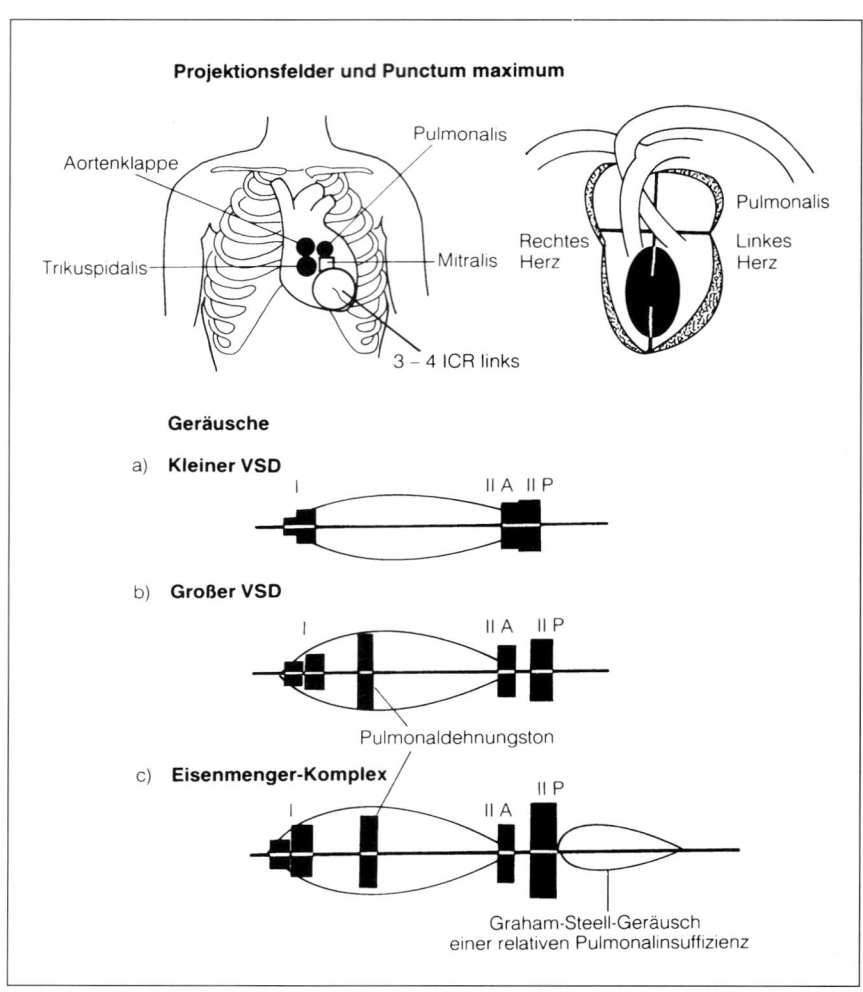

**Abb. 15 Synopsis Ventrikelseptumdefekt.**

mit P.m. im 3.–4. ICR links.

Bei kleinem offenbleibendem muskulärem Defekt wird ein kleines Shuntvolumen unter hoher Geschwindigkeit vom linken in den rechten Ventrikel getrieben, und es entsteht ein lautes, pansystolisches Preßstrahlgeräusch mit palpablem Schwirren. Wird der Defekt während der systolischen Kontraktion abgedichtet, verbleibt ein protosystolisches Geräusch, das mit einer Lautstärke unter 3/6 ein funktionelles Geräusch imitiert. Variationen je nach Größe und pulmonalem Druck siehe Abbildung 15.

EKG

*EKG*

Meist liegt ein Steiltyp mit Zeichen der biventrikulären Hypertrophie vor.

Das EKG-Bild des Ventrikelseptumdefektes, das infolge der variablen Hämodynamik in weiten Grenzen variiert, entspricht in der Regel einer bilateralen Kammervergrößerung und weicht in überwiegender Rechts- bis überwiegender Linksbelastung von diesem Grundtyp ab. Der Â QRS weist in der Mehrzahl der Fälle einer bilateralen Kammervergrößerung eine Lage um 90° auf.

Röntgen

*Röntgen*

Die Thoraxaufnahme zeigt ein quer- und längsvergrößertes Herz und eine aktive pulmonale Stauung.

Die Thoraxaufnahme zeigt eine Vergrößerung von Längsachse und Ventrikelbogen, eine Quer- und Längszunahme durch bilaterale Kammervergrößerung und eine aktive Lungenstauung.

### Herzkatheter

Letzte Sicherheit über Druckverhältnisse und Shuntvolumen gibt lediglich der Herzkatheter.

### Therapie

Auch hier bleibt als einzige therapeutische Möglichkeit die operative Intervention. Bei ausgeprägten Befunden kann zunächst im Säuglingsalter ein „Banding" des Pulmonalishauptstammes durchgeführt werden, das die Lunge bis zum günstigsten Operationszeitpunkt vor dem hohen Druck schützt. Die Operationsletalität beträgt 2–4 %, bei fortgeschrittener pulmonaler Hypertonie bis 10 %.

## Aortenisthmusstenose
## (Syn.: Coarctatio aortae)

### Definition

Die Begriffe Aortenisthmusstenose und Coarctatio aortae werden oft synonym verwendet. Das ist nicht ganz korrekt. Im engeren Sinne bezeichnet nämlich die *Aortenisthmusstenose* eine Stenose der Aorta im Bereich des Isthmus aortae d. h. in der Region zwischen der A. subclavia sinistra und dem Ligamentum Botalli, das dem obliterierten Ductus arteriosus Botalli entspricht, der im fetalen Kreislauf die Aufgabe hat, das Blut an der Lunge vorbeizuleiten.
Dagegen bezeichnet die *Coarctatio aortae* eine Stenosierung im Bereich der gesamten Aorta. Eine solche kann in seltenen Fällen sogar in der A. iliaca zu finden sein.
Ferner ist zu unterscheiden zwischen dem *infantilen Typ* mit der präduktalen Stenose und dem *Erwachsenentyp* mit der postduktalen Stenose. Der infantile Typ ist im Neugeborenenalter häufiger, wegen seiner ungünstigen Hämodynamik und seiner begleitenden Fehlbildungen, wie Ventrikelseptumdefekt u. a., hat er jedoch eine sehr schlechte Prognose, so daß der Erwachsenentyp mit seiner besseren Prognose im Kindes- und Erwachsenenalter überwiegt.

### Epidemiologie

Die Aortenisthmusstenose steht nach Vorhofseptumdefekt und Ventrikelseptumdefekt an dritter Stelle der angeborenen Herzfehler.

### Pathophysiologie

Die Hämodynamik der beiden Typen unterscheidet sich grundlegend. Beim infantilen Typ ist der Duktus in der Regel offen, und da im Gegensatz zur prästenotischen Hypertonie eine poststenotische Hypotonie besteht, deren Druckwerte unter denen der Pulmonalis liegen, entwickelt sich ein Rechts-links-Shunt. Das heißt, die untere Körperhälfte wird vom rechten Ventrikel mit desoxygeniertem Blut versorgt. Außerdem entwickelt sich eine pulmonale Hypertonie.
Auch beim Erwachsenentyp bestehen eine prästenotische Hypertonie, die durch die Widerstandsbelastung des linken Ventrikels entsteht, und eine poststenotische Hypotonie. Der Duktus ist jedoch in der Regel geschlossen, es besteht kein Shunt. Die Isthmusstenose trennt den großen Kreislauf in ein proximales brachiozepha-

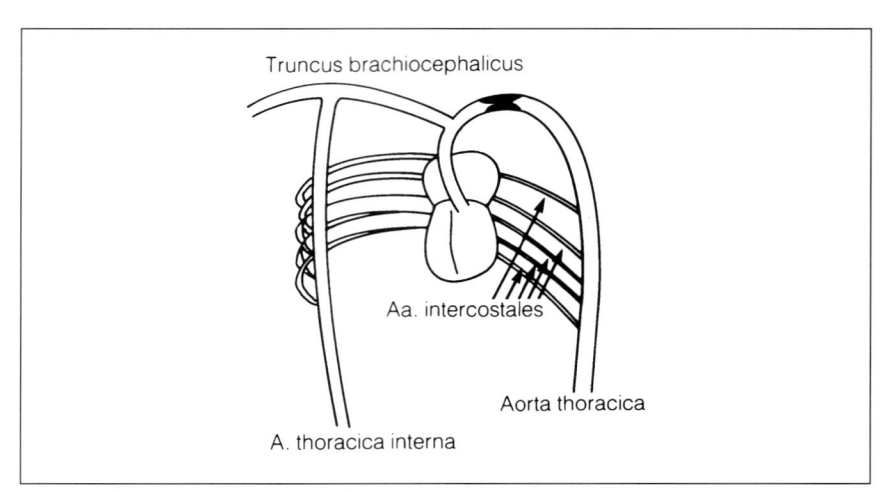

**Abb. 16** Kollateralkreislauf bei Aortenisthmusstenose (Blutfluß von der A. thoracica interna über die Interkostralarterien zur Aorta thoracica).

les Hochdruckgebiet und in ein distales Niederdruckgebiet. Sie wird durch einen arteriellen Kollateralkreislauf, nämlich die Interkostalgefäße, die A. mammaria interna und die transversalen Halsgefäße, überbrückt.

Der Grad der brachiozephalen Hypertonie hängt vom Grad der Stenose, der Überlebenszeit und der Entwicklung eines Kollateralkreislaufes ab.

Der brachiozephale Hochdruck kann in absoluten Werten bis in die Pubertät hinein normal bleiben, er ist jedoch im Vergleich mit den Werten der unteren Extremität erhöht. Die Druckdifferenzen treten klarer in Erscheinung, wenn mit dem Wachstum der Aorta die gleichbleibende Stenose relativ enger wird oder die Stenose einer weiteren Schrumpfung unterliegt.

Bei der Aortenisthmusstenose treten gehäuft Komplikationen auf, wie bakterielle Endokarditis, Ruptur der Aorta und kongenitale oder mykotische Aneurysmata, die die langsame Entwicklung einer Linksinsuffizienz vorzeitig unterbrechen. Durch die manchmal sehr ausgeprägte Hypertonie kommt es schon in jugendlichen Jahren zur Ausbildung einer Arteriosklerose mit ihren Folgeerscheinungen wie Koronarinsuffizienz und Hirnarteriensklerose mit konsekutiver Apoplexie oder Massenblutung.

## Pathologische Anatomie

Der Erwachsenentyp liegt meist als diaphragmaförmige, zirkumskripte Einschnürung vor, während der infantile Typ häufig als ausgedehnte Einengung proximal der A. subclavia auftritt.

Der linke Ventrikel reagiert auf die Widerstandsbelastung wie in Gegenwart einer arteriellen Hypertonie. Er kann jahrelang normal bleiben, allmählich hypertrophieren, in der Minderzahl der Fälle dilatieren und insuffizient werden. Poststenotisch entwickelt sich eine Dilatation der Aorta. Der Kollateralkreislauf führt im Bereich der Interkostalarterien zu Usuren des Rippenunterrandes (Abb. 16).

## Befunde

*Klinische Befunde*

Klinisch auffällig sind eine Leistungsverminderung, außerdem Hypertoniezeichen wie Kopfschmerzen, Kopfdruck, Schwindel.

# Kongenitale Angiokardiopathien: Aortenisthmusstenose

*Auskultation*

Das Geräusch entsteht durch die Düsenwirkung der Stenose, die den Blutstrahl poststenotisch aufwirbelt und poststenotische Dilatationen und Aneurysmen verursacht.
Als herzfernes Geräusch erscheint es mit seinem Beginn und Ende in bezug auf den Herzzyklus versetzt. Das Geräusch beginnt um 0,12 Sekunden oder mehr nach dem Beginn des ersten Tones und beschränkt sich mit einem meso- bis telesystolischen Maximum auf die Systole oder es reicht als transsystolisches Geräusch bis in die Proto- oder Mesodiastole.
Die Dauer und Stärke des Geräusches stehen in einer direkten Beziehung zum transstenotischen Druckgradienten und in einer indirekten zur Lumenweite der Stenose. Je höher der Druckgradient, desto anhaltender ist der Durchstrom vom Hoch- zum Niederdruckgebiet.
Eine mäßige Stenose läßt keine Geräusche aufkommen, bei mittlerer Stenose besteht nur ein systolischer Druckgradient und damit ein ausschließlich systolisches Geräusch. Mit zunehmendem Stenosegrad wird der Druckgradient höher und das Geräusch lauter und länger.
Bei enger Stenose mit einem Lumen von 2,5 mm oder weniger und einem systolischen und diastolischen positiven Druckgradienten entsteht ein kontinuierliches Geräusch. Bei extremer Stenose, die einer Atresie gleichkommt, verstummt das Geräusch.
Das extrakardiale Geräusch wird von seinem Entstehungsort fortgeleitet und erreicht die Körperoberfläche in der linken interskapulären Region unterhalb der Isthmusstenose und in der präkordialen Region vom 2.–4. ICR links.
Über den Kollateralgefäßen besteht in der Regel ein leises systolisches Geräusch, weniger oft auch ein transsystolisches Arteriensausen, ganz selten ein kontinuierliches Geräusch.

*EKG*

Entsprechend den Belastungsstadien des linken Ventrikels variiert das EKG vom Normbereich bis zur Linkshypertrophie und zum Linksblock und weniger häufig in verschiedenen Graden einer Koronarinsuffizienz von der Ischämie bis zum Myokardinfarkt. A QRS befindet sich im Normalbereich oder ist mäßig nach links gedreht. Unter den kongenitalen Kardioangiopathien tritt ein kompletter oder inkompletter Linksschenkelblock in erster Linie bei der Aortenisthmusstenose auf.

*Röntgen*

Die Thoraxaufnahme zeigt eine Linkshypertrophie, evtl. eine poststenotische Dilatation der Aorta, außerdem Rippenusuren.

**Therapie**

Operativ, evtl. nach medikamentöser Behandlung einer bestehenden Herzinsuffizienz.

---

Auskultation

Das stenosebedingte Systolikum ist mit freiem protosystolischem Intervall im 2.–4. ICR links und interskapulär zu hören.

Je höher der Druckgradient und je enger die Stenose, desto länger und lauter ist das Geräusch.

Im Extremfall entsteht ein systolisch-diastolisches Dauergeräusch.

EKG

Je nach Ausmaß der Stenose zeigt das EKG unterschiedliche Grade der Linkshypertrophie. Bei sich entwickelnder Gefäßsklerose finden sich Zeichen der Myokardischämie oder -nekrose.

Röntgen

Linkshypertrophie, Rippenusuren, poststenotische Dilatation

Therapie

Operativ

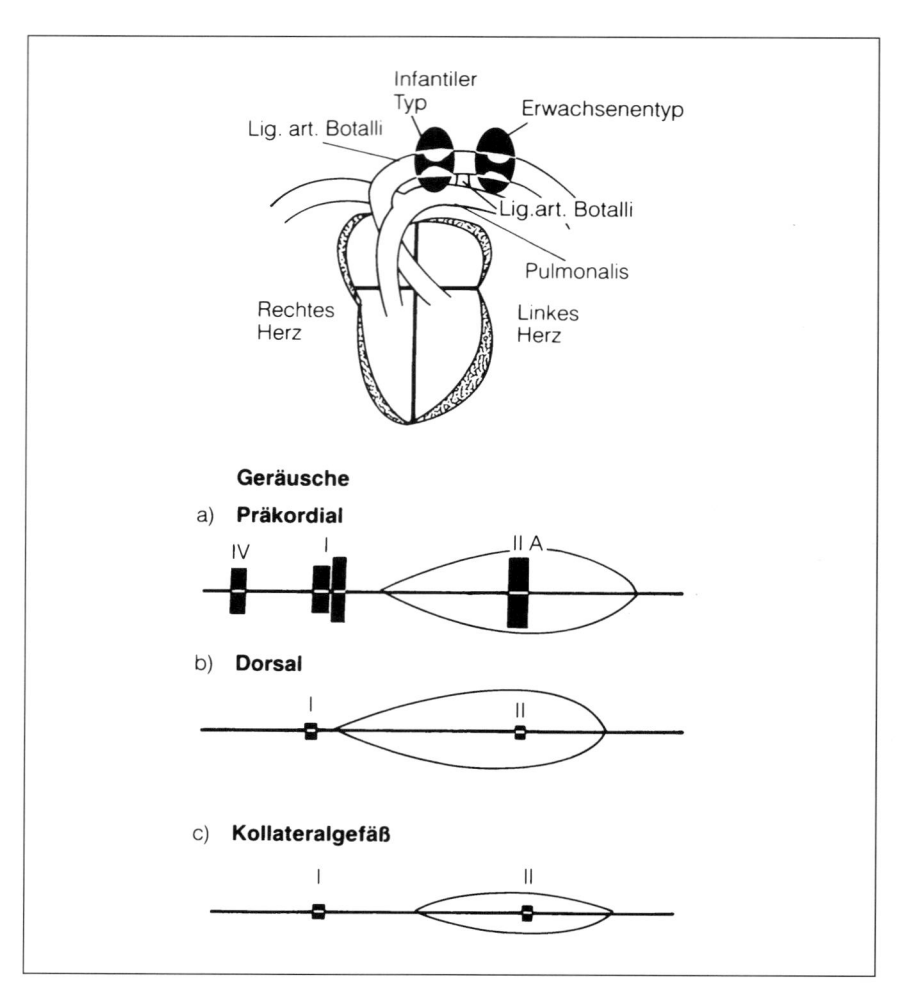

Abb. 17  Synopsis Aortenisthmusstenose.

# Ductus arteriosus Botalli apertus

### Definition

Unter einem Ductus arteriosus apertus versteht man die Persistenz der in der Fetalperiode notwendigen Verbindung von Pulmonalarterie und Aorta über die ersten Lebensmonate hinaus. In vielen Fällen – bei Frühgeborenen in bis zu 75 % – kommt es bis zum 4. Lebensmonat zu einem Spontanverschluß des bis dahin offenen Duktus.

### Epidemiologie

Der Ductus Botalli apertus macht 10 % der angeborenen Herzfehler aus.

### Pathophysiologie

Der Ductus arteriosus leitet sowohl vor der Geburt im Rechts-links-Shunt als auch – bei seiner Persistenz – nach der Geburt arterielles Blut in Richtung des Druckgefälles. Im fetalen Kreislauf fließt das Blut von der Plazenta kommend, wo es

---

Ductus arteriosus Botalli apertus

Definition

Persistenz der fetalen Verbindung zwischen Aorta und Pulmonalarterie

Epidemiologie

10 % der angeborenen Herzfehler.

Pathophysiologie

Im fetalen Kreislauf wird die Lunge über den Duktus umgangen.

# Kongenitale Angiokardiopathien: Ductus Botalli

oxygeniert wird, via Nabelgefäß, Ductus venosus Arantii (dem späteren Ligamentum teres hepatis), Cava inferior in das rechte Herz und wird über den Ductus arteriosus in die Aorta übergeleitet. In seiner physiologischen Funktion aortalisiert der Duktus den rechten Ventrikel.

In seiner parasitären Funktion nach der Geburt leitet der Duktus aortales Blut über den kleinen Kreislauf in das linke und damit volumenüberlastete Herz zurück und führt zu einer progressiven Kardiopathie.

Die Größe des Shuntvolumens hängt vom Druckgradienten zwischen Aorta und Pulmonalarterie und vom Durchmesser des Duktus ab und kann 5–20 l betragen. Ein enger Duktus beläßt einen höheren Druckgradienten zwischen Aorta und Pulmonalis und leitet ein kleines Blutvolumen in den Lungenkreislauf. Der rechte Ventrikel erfährt keine, der linke eine minimale bis mäßige diastolische Belastung. Ein weiter Duktus erhöht das Volumen des Lungenkreislaufes auf das zwei- bis siebenfache seiner Norm.

Eine Volumenerhöhung ohne pulmonalen Druckanstieg belastet den linken Ventrikel diastolisch. Eine Volumenerhöhung mit Druckanstieg belastet den rechten Ventrikel systolisch und den linken Ventrikel diastolisch. Da das pulmonale Strombett eine Volumenerhöhung bis zum dreifachen seiner Norm ohne Druckerhöhung erträgt, tritt eine solche erst ein, wenn die Volumenerhöhung darüber liegt oder zu einer Sklerose der Pulmonalgefäße führt. Mit zunehmendem Widerstand nimmt das Druckgefälle am Duktus ab und das Shuntvolumen wird kleiner. Der rechte Ventrikel wird zunehmend systolisch belastet, während der Rückfluß zum linken Herzen und damit dessen diastolische Belastung abnimmt.

In extremen Fällen schlägt der Druckgradient um, und die Pulmonalis injiziert im Rechts-links-Shunt venöses Blut in die absteigende Aorta. So entsteht das Bild eines umgekehrten Duktus mit aortalisiertem rechtem Ventrikel. Der ursprünglich parasitäre Duktus übernimmt die Rolle eines "Sicherheitsventiles" für den pulmonalen Hochdruck, bis das Herz einer Rechtsinsuffizienz erliegt.

## Pathologische Anatomie

Es findet sich eine zylindrische, trichterförmige oder fensterartige Verbindung zwischen der Ursprungsregion der linken Pulmonalarterie mit der Isthmusregion der Aorta distal der linken A. subclavia.

## Befunde

### Klinische Befunde

Klinisch finden sich Leistungsschwäche, Druck auf der Brust, zunehmende Dyspnoe und bei großem Leck mit entsprechend großem Shunt ein Pulsus celer et altus mit einem diastolischen Druck zwischen 55 und 0 mmHg.

### Auskultation

Es sind ein kontinuierliches Schwirren und ein Maschinengeräusch im 2. ICR links hörbar. Dieses Gibsonsche Geräusch entsteht durch die Strombahnverengung des Duktus, die Stromkreuzung des Duktusblutes und des Pulmonalblutes und den Anprall des Duktusblutes auf die seiner Mündungsstelle gegenüberliegende Wand. Als vaskuläres Geräusch ist es zeitlich gegenüber dem Herzzyklus verschoben. Bei einem hohen aortopulmonalen Druckgradienten setzt es früh ein und hält lange an.

---

Bei seinem pathologischen Offenbleiben nach der Geburt leitet er Blut aus der Aorta in die Pulmonalis, das dann via Lungenkreislauf in das linke Herz zurückfließt. Dadurch entsteht eine Volumenbelastung des linken Ventrikels.

Der Druck im Lungenkreislauf steigt und bewirkt eine Druckbelastung des rechten Ventrikels.

Das Shuntvolumen kann 5–20 l betragen.

Bei sich entwickelnder pulmonaler Hypertonie kann es zur Shuntumkehr kommen.

Pathologische Anatomie

Die Verbindung zwischen Aorta und Pulmonalis kann zylindrisch, trichter- oder fensterförmig sein.

Befunde

Klinik

Unspezifische Symptome bei Pulsus celer et altus

Auskultation

Typisch sind das kontinuierliche Schwirren und das Maschinengeräusch im 2. ICR links.

Als vaskuläres Geräusch ist es gegenüber dem Herzzyklus versetzt.

Je größer der Duktus und der Links-rechts-Shunt sind, desto tiefer liegt das Punctum maximum.

Die Lautstärke kann 4/6 bis 5/6 erreichen.

Die Lautstärke, die oftmals von Zyklus zu Zyklus schwankt, erreicht in der Regel 4/6 bis 5/6 in einem systolischen diskontinuierlichen oder kontinuierlichen Schwirren.

Bei einer sich entwickelnden pulmonalen Hypertonie nimmt die Linksbelastung ab, die Rechtsbelastung zu. Das typische Geräusch geht damit zurück.

Ein sich ausbildender sekundärer pulmonaler Hochdruck drosselt den Links-rechts-Shunt und läßt die Volumenbelastung des linken Herzens in dem Maße absinken, in dem die Druckbelastung des rechten Herzens ansteigt. In dieser Phase der aortopulmonalen Druckangleichung oder der Druckumkehr geht das Duktusgeräusch zurück, und die linkskardialen Geräusche werden von rechtskardialen abgelöst (Abb. 18).

## EKG

*EKG*

Bei einem unkomplizierten Duktus überwiegen im EKG die Zeichen der Linksbelastung; bei pulmonaler Hypertonie treten die Rechtsbelastungszeichen in den Vordergrund.

Bei einem unkomplizierten Duktus mit einem Pulmonaldruck bis 40 mmHg variiert das EKG vom Normalbereich und Grenzbereich bis zur manifesten Linksvergrößerung und in Einzelfällen bis zum kompletten Linksblock.
Der Grad der Linksdrehung von Â QRS steht in Beziehung zur Größe des Shuntvolumens; bei hohem Pulmonaldruck (> 80 mmHg) wird die Linksbelastung zunehmend von der progressiven Rechtsbelastung maskiert.

## Röntgen

*Röntgen*

Linkshypertrophie und aktive Lungenstauung

Die Thoraxaufnahme zeigt eine Linkshypertrophie und eine aktive Lungenstauung.

## Differentialdiagnose

**Differentialdiagnose**

Der Auskultationsbefund ist nicht eindeutig.
Es müssen mehrere Vitien ausgeschlossen werden.
Neben dem ähnlichen Auskultationsbefund liegt bei allen diesen Vitien eine ähnliche Hämodynamik vor, nämlich der aortopulmonale Shunt.

Differentialdiagnostisch kommen aufgrund des Geräuschbefundes einige kongenitale und erworbene Herzfehler in Frage, deren Abgrenzung zum Teil nur mittels des Herzkatheters und der Angiokardiographie gelingt. Sehr wichtig ist die Abgrenzung gegen die aortopulmonale Fistel, die meist etwas tiefer liegt und in Verbindung zur linken Pulmonalarterie häufiger eine überwiegende Linksbelastung verursacht. Eine proximale Aortopulmonalfistel mit einer Anastomose im Pulmonaltrunkus in der Nähe der Bifurkation ruft häufiger eine bilaterale bis überwiegend rechte Belastung hervor.
Ein Aortenseptumdefekt, der durch eine unvollständige Trennung von Aorta und Pulmonalis entsteht und als partieller Truncus arteriosus aufgefaßt werden kann, verbindet die beiden Gefäße dicht oberhalb ihrer Klappen und belastet beide Ventrikel. Diese äußerst seltene Fehlbildung läßt sich klinisch und elektrokardiographisch nicht vom Duktus differenzieren.

Der Duktus ist jedoch unter all den Herzfehlern mit diesem uneindeutigen Geräuschbefund am häufigsten.

Außerdem müssen differentialdiagnostisch eine arteriovenöse Koronarfistel und ein rupturiertes Aneurysma des Sinus Valsalvae aortae (Aorta – rechte Kammer, Aorta – rechter Vorhof) mit einbezogen werden.

## Therapie

**Therapie**

Die Operation ist immer indiziert, sofern noch kein stärkerer pulmonaler Hochdruck vorliegt.

Bei einer Sterblichkeit von ca. 50 % bis zum 30. Lebensjahr und einer Operationsletalität von ca. 1 % ist die Operation in der Regel indiziert, sobald der Duktus diagnostiziert ist, sofern nicht bereits eine sekundäre pulmonale Hypertonie vorliegt, wobei der Gefäßwiderstand des Lungenkreislaufes 70 % des Widerstandes des Systemkreislaufes übersteigt.

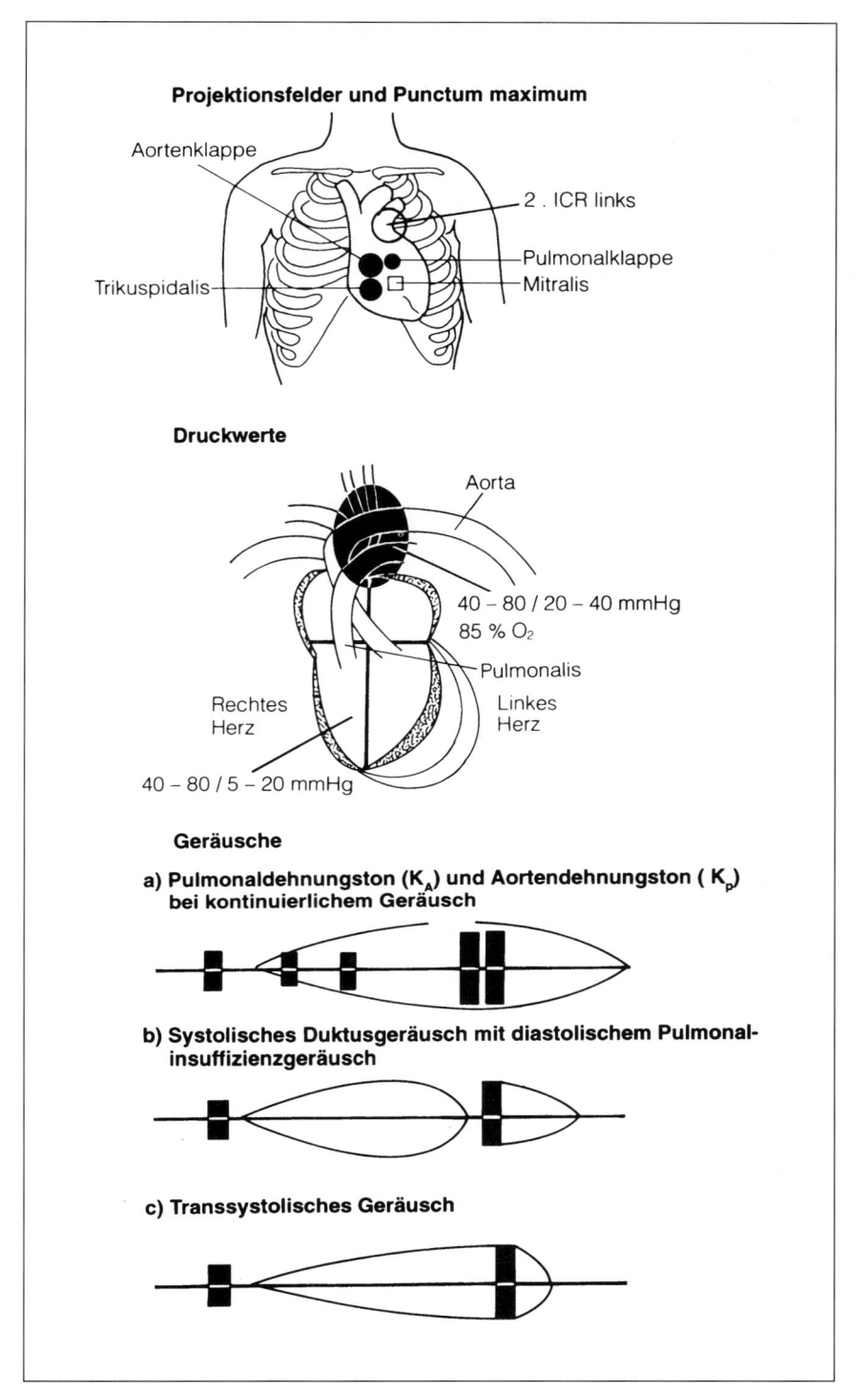

# Kongenitale Angiokardiopathien: Ductus Botalli

**Projektionsfelder und Punctum maximum**

- Aortenklappe
- 2. ICR links
- Pulmonalklappe
- Trikuspidalis
- Mitralis

**Druckwerte**

- Aorta
- 40 – 80 / 20 – 40 mmHg
- 85 % $O_2$
- Pulmonalis
- Rechtes Herz
- Linkes Herz
- 40 – 80 / 5 – 20 mmHg

**Geräusche**

a) Pulmonaldehnungston ($K_A$) und Aortendehnungston ($K_p$) bei kontinuierlichem Geräusch

b) Systolisches Duktusgeräusch mit diastolischem Pulmonalinsuffizienzgeräusch

c) Transsystolisches Geräusch

Abb. 18  Synopsis Ductus arteriosus Botalli apertus.

Neue therapeutische Gesichtspunkte ergeben sich aus den Prostaglandinen. So gelingt es mit Prostaglandin $E_1$, den Verschluß des Duktus aufzuhalten, was wichtig sein kann, wenn bei Vitien, wie z. B. der Pulmonalatresie oder der Aortenatresie, der Duktus lebensnotwendige Ausgleichfunktion hat. Andererseits kann versucht werden, den Verschluß des Duktus durch Prostaglandinsynthesehemmer, wie z. B. Indometacin, zu beschleunigen. Der therapeutische Effekt ist jedoch bei einer spontanen Verschlußrate von 75 % bis zum 4. Lebensmonat schwer abzuschätzen.

## Obstruktionen im Bereich der Ein- und Ausflußbahn der Ventrikel

### Definition

Obstruktionen sind hämodynamisch wirksame Verengungen im Bereich der Herzklappen und der sub- oder supravalvulären Herzabschnitte, die den Blutfluß vom Vorhof in den Ventrikel, vom Ventrikel in die Ausflußbahn oder in die jeweilige Arterie behindern.

### Epidemiologie

Die Obstruktionen machen insgesamt ca. 12 % der kongenitalen Angiokardiopathien aus. Die häufigste mit einem Anteil von 60 % ist die Pulmonalstenose, an zweiter Stelle folgt mit 30 % die Aortenstenose, dann mit 10 % die Mitralstenose, schließlich noch die Ebstein-Anomalie.

### Pulmonalstenose

#### Definition

Die Pulmonalstenose bezeichnet eine Verengung im Bereich der Pulmonalklappe, die entweder als *valvuläre Stenose* die Klappe selbst oder als *infundibuläre Stenose* die subvalvuläre Ausflußbahn betrifft.

#### Epidemiologie

Die Pulmonalstenose ist mit 8 % der kongenitalen Angiokardiopathien nicht selten.
Die valvuläre Stenose tritt entweder isoliert oder als Teil der Fallotschen Trilogie auf und ist mit einem aurikulären Rechts-links-Shunt vergesellschaftet.
Die infundibuläre Stenose dagegen tritt in der Regel im Rahmen der Fallotschen Tetralogie auf und ist dann mit einem Kammerseptumdefekt verbunden.

#### Pathophysiologie

Die Stenose führt, je nach Ausmaß, zu einer rechtsventrikulären Widerstandsbelastung. Der rechte Ventrikel antwortet mit einer Erhöhung des systolischen Druckes, der die höchsten bei kongenitalen Fehlbildungen zu beobachtenden Werte erreicht, die in extremen Fällen 200 und sogar 300 mmHg übersteigen. Distal der Stenose stürzt der Druck auf 7–20 mmHg ab.

# Kongenitale Angiokardiopathien: Pulmonalstenose

Der Grad der sich entwickelnden Rechtsherzhypertrophie hängt vom Grad des systolischen Hochdruckes ab. Da der Ventrikel in erster Linie hypertrophiert und nicht dilatiert, tritt eine Verkleinerung seines Lumens ein, was zu einer diastolischen Druckerhöhung und somit zu einer Belastung des rechten Vorhofes mit Hypertrophie und nachfolgender Dilatation führt. Eine Dilatation des rechten Ventrikels tritt erst terminal auf und ist ein Signum mali ominis.

*Der rechte Ventrikel hypertrophiert konzentrisch; eine Dilatation tritt erst präterminal auf.*

## Pathologische Anatomie

Bei der valvulären Stenose findet sich in den allermeisten Fällen eine kuppel- oder domförmig, seltener eine fibrotisch deformierte Klappe.
Die infundibuläre Stenose kann durch hypertrophische Muskelanteile der Ventrikelausflußbahn oder durch eine fibröse Membran bedingt sein.
Die zu beobachtende Rechtshypertrophie ist in erster Linie konzentrisch mit einer parietalen und septalen Ausdehnung.

*Pathologische Anatomie*

*Bei der valvulären Stenose finden sich deformierte Klappen, bei der infundibulären Stenose hypertrophische Muskelanteile.*

## Befunde

### Klinische Befunde

Man findet eine manchmal sehr ausgeprägte Wachstumsverzögerung, bei rechtsventrikulärer Ischämie anginöse Schmerzen bei Belastung.

*Befunde*

*Klinik*

*Kardialer Minderwuchs, mitunter pektanginöse Beschwerden.*

### Auskultation

Das Geräusch entsteht durch die Düsenwirkung der Stenose und ist der Prototyp eines systolischen Austreibungsgeräusches. Es beginnt als Intervallgeräusch nach der Öffnung der Pulmonalklappe, schwillt parallel zur rechtsventrikulären Druckkurve spindelförmig an und endet vor dem Pulmonalschlußton.
Die Kontur, die Dauer und die Lautstärke des Geräusches hängen vom Grad der Stenose und vom daraus resultierenden transvalvulären Druckgefälle ab. Bei leichteren Stenosen beginnt es bereits protosystolisch, bei schwereren verlagert sich der Beginn in die Telesystole.
Bei einer mäßigen Stenose ist das Geräuschmaximum, also der "Spindelbauch", proto-mesosystolisch, die Lautstärke 3/6, die Klangfarbe weich und das Geräusch endet vor der aortalen Komponente des zweiten Herztones II A.
Bei einer mittleren Stenose ist der Bauch meso-telesystolisch, die Lautstärke 4–5/6, die Klangfarbe rauh und das Geräusch endet mit oder nach II A.
Bei einer ausgeprägten Stenose ist der Spindelbauch telesystolisch, die Lautstärke 5–6/6, das Geräusch überschreitet mit seinem Decrescendo-Anteil II A, endet jedoch vor II P, das im Rahmen der Spaltung des zweiten Herztones nach II A liegt (Abb. 19).

*Auskultation*

*Es entsteht ein typisches systolisches Austreibungsgeräusch mit P.m. im 1.–2. ICR links.*
*Es ist ein Intervallgeräusch, dessen Beginn mit zunehmendem Schweregrad der Stenose von protosystolisch nach telesystolisch wandert.*

*Außerdem wird das Geräusch mit zunehmender Stenose lauter und rauher.*

### EKG

In Abhängigkeit vom rechtsventrikulären Druck zeigen sich folgende progressive Umwandlungen:
1. Spitz hohe p-Welle in II, III, $V_{1+2}$
2. Rechtsdrehung von A QRS
3. Hohe R-Zacken in den rechtspräkordialen Ableitungen
4. Verzögerung der rechtsventrikulären Repolarisation, die so weit gehen kann, daß T verbreitert und symmetrisch tief negativ sein kann.

*EKG*

*Entsprechend der Widerstandsbelastung des rechten Ventrikels zeigen sich Zeichen der Rechtshypertrophie.*

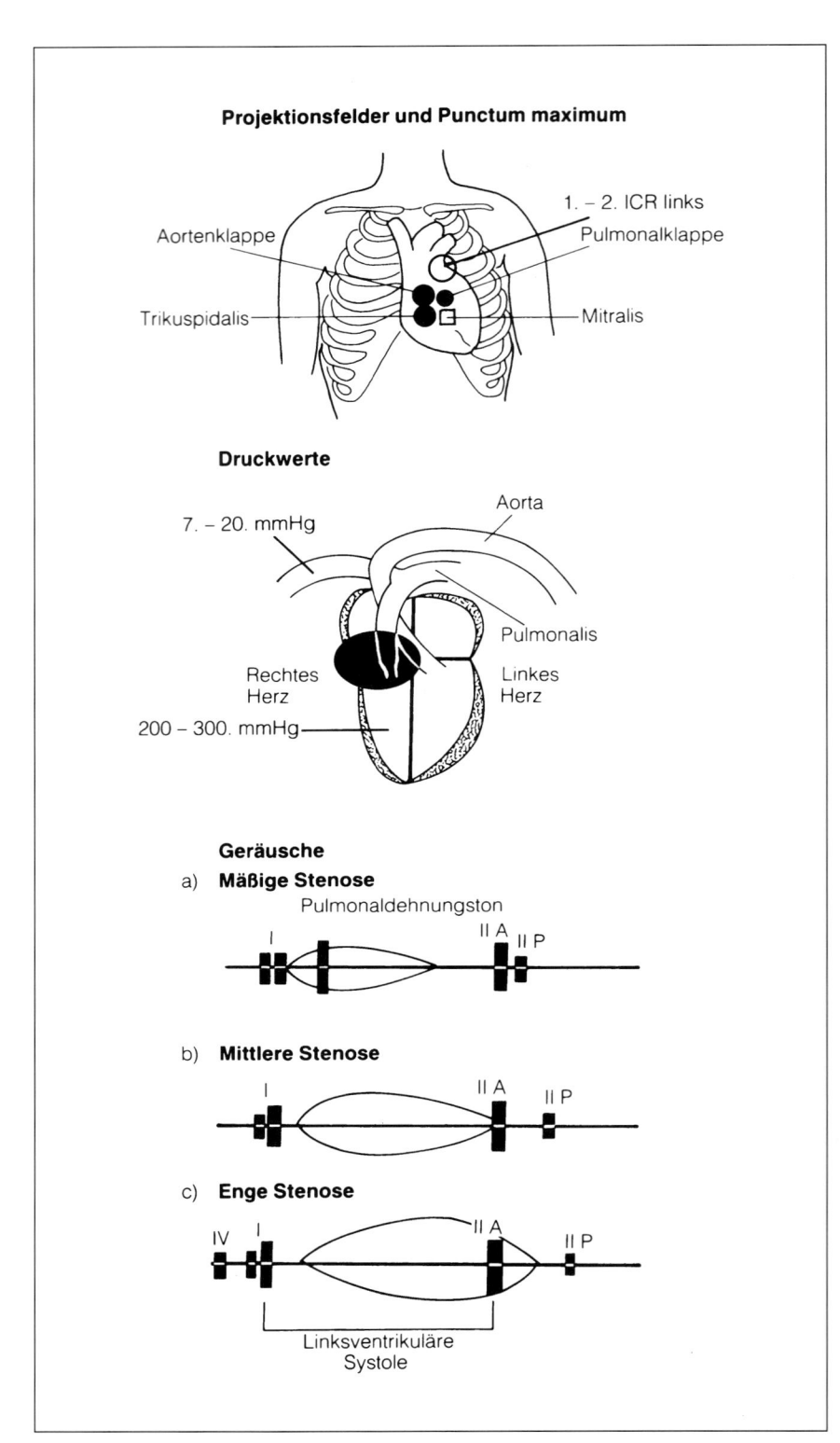

# Kongenitale Angiokardiopathien: Pulmonalstenose

**Projektionsfelder und Punctum maximum**

Aortenklappe
1. – 2. ICR links
Pulmonalklappe
Trikuspidalis
Mitralis

**Druckwerte**

7. – 20. mmHg
Aorta
Pulmonalis
Rechtes Herz
Linkes Herz
200 – 300. mmHg

**Geräusche**

a) **Mäßige Stenose**
Pulmonaldehnungston
I — II A — II P

b) **Mittlere Stenose**
I — II A — II P

c) **Enge Stenose**
IV — I — II A — II P
Linksventrikuläre Systole

Abb. 19  Synopsis Pulmonalstenose.

*Röntgen*

Die Thoraxaufnahme zeigt eine Rechtsherzhypertrophie.

**Therapie**

Bei einem Druckgradienten über 50 mmHg, bei dem die Lebenserwartung ohne Therapie 15–20 Jahre beträgt, ist die operative Korrektur angezeigt.

**Aortenstenose**

**Definition**

Als angeborene Aortenstenosen kommen vor:
1. Valvuläre Stenose
2. Subaortale membranöse Stenose der Ausflußbahn des linken Ventrikels
3. Subaortale muskuläre Stenose (auch idiopathische hypertrophische Subaortenstenose) der linken Ausflußbahn, die sich von den anderen Formen in erster Linie dadurch unterscheidet, daß sich das Lumen während der Systole verengt, und die in der Regel nosologisch zu den Kardiomyopathien gerechnet wird.
4. Supraaortale Stenose (vereinzelt)

**Epidemiologie**

Die Aortenstenosen liegen unter den Obstruktionen der Ausflußbahnen an zweiter Stelle.
Die valvuläre Stenose tritt entweder isoliert oder im Verbund mit einer Endokardfibroelastose auf und kann dann mit einer Mitralstenose einhergehen.
Die subaortale membranöse Stenose macht 20 % der Aortenstenosen aus.
Die subaortale muskuläre Stenose tritt familiär auf.

**Pathophysiologie**

Die Ausflußbahneinengung belastet bei allen Formen die systolische Kontraktionsleistung und führt zur Linkshypertrophie.

**Pathologische Anatomie**

Bei der valvulären Stenose findet sich eine kuppelförmige Deformität der Klappe oder eine bikuspidale, kalzifizierte Klappe.
Bei der membranösen Form liegt eine halbmondförmige Endokardverdickung oder ein fibröser Ring unterhalb der Aortenklappe vor.
Die muskuläre Form beruht auf einer asymmetrischen, insbesondere septalen Hypertrophie der Muskulatur im Bereich der Ausflußbahn.
Die supraaortale Form zeigt eine ring- oder halbmondförmige Konstriktion des Aortentrunkus oberhalb des Sinus Valsalvae.

## Befunde

*Klinische Befunde*

Klinisch steht die Leistungseinschränkung im Vordergrund, verbunden mit Luftnot und Druck hinter der Brust. Wichtig für die Diagnose ist außerdem der Pulsus parvus et tardus. Eventuell weisen synkopale Anfälle auf die vorher unbekannte Stenose hin.

*Auskultation*

Man hört ein mesosystolisches, spindelförmiges Geräusch, je nach Stärke der Stenose zeitliches Wandern von proto- bis telesystolisch. Das Punctum maximum liegt im 2. ICR rechts, also im Hauptaortenfokus, in dem auch ein Schwirren palpabel ist, und am rechten und linken Sternalrand mit Fortleitung in die Carotiden.

Das gleichzeitige Vorliegen eines Diastolikums spricht für eine Aorteninsuffizienz infolge einer poststenotischen Dilatation, dann liegt oft auch ein Aortendehnungston vor.

*EKG*

Im EKG findet man Zeichen der Linksherzhypertrophie mit Linksdrehung der Achse von A QRS und Zeichen der linksventrikulären Ischämie.

*Röntgen*

In der Thoraxaufnahme zeigen sich eine Linkshypertrophie und eine poststenotische Dilatation.

## Therapie

Bei einem Druckgradienten größer als 50 mmHg ist die operative Korrektur indiziert.

## Mitralstenose

### Definition

Die angeborene Mitralstenose als Strömungshindernis zwischen linkem Vorhof und linker Kammer läßt sich nur dann von der erworbenen Form differenzieren, wenn ein entsprechender Befund schon in früher Kindheit erhoben wurde.

### Epidemiologie

Im Gegensatz zur erworbenen Mitralstenose, die das häufigste erworbene Vitium darstellt, ist die angeborene Mitralstenose selten.

## Pathophysiologie

Die identischen pathophysiologischen Veränderungen werden bei der erworbenen Mitralstenose abgehandelt. Die dort beschriebenen Prozesse treten bei der angeborenen Mitralstenose oft frühzeitiger auf und sind meist stärker ausgeprägt.

*Pathophysiologie*

*Siehe erworbene Mitralstenose*

## Pathologische Anatomie

Man findet eine Verdickung und trichterförmige Verschmelzung der Segel.

*Pathologische Anatomie*

*Verdickte Mitralsegel*

## Befunde

*Klinische Befunde*

Siehe erworbene Mitralstenose.

*Auskultation*

Im Gegensatz zur erworbenen Mitralstenose ist der Auskultationsbefund oft uncharakteristisch, beschränkt sich mitunter auf ein apikales Systolikum. Weniger häufig besteht ein atriosystolisches oder mesodiastolisches Geräusch.
Der zweite Herzton ist in der Regel basal verstärkt und eng gespalten.

*EKG*

Im EKG zeigt sich bei der Druckbelastung des linken Vorhofes ein p-mitrale. Bei Rückstau bis zum rechten Herzen sind Zeichen der Rechtsherzhypertrophie erkennbar.

*Röntgen*

In der Thoraxaufnahme sieht man eine Rechtsherzhypertrophie und eine Mitralkonfiguration des Herzens.

*Befunde*

*Klinik*

*Siehe erworbene Mitralstenose.*

*Auskultation*

*Der Auskultationsbefund ist oft unspezifisch.*

*EKG*

*p-mitrale, evtl. Zeichen der Rechtsherzhypertrophie*

*Röntgen*

*Mitralkonfiguration und Rechtshypertrophie*

## Therapie

Auch hier kommt selbstverständlich nur die operative Korrektur in Frage.

*Therapie*

*operative Korrektur*

## Ebstein-Anomalie

### Definition

Die Ebstein-Anomalie ist charakterisiert durch die Verlagerung des Ansatzes des septalen, mitunter auch zusätzlich des posterioren Segels der Trikuspidalklappe in den rechten Ventrikel.

*Ebstein-Anomalie*

*Definition*

### Epidemiologie

Die Ebstein-Anomalie gehört zu den seltenen Fehlbildungen.

*Epidemiologie*

*Selten*

## Pathophysiologie und pathologische Anatomie

Die rechte Herzkammer wird in einen supravalvulären und einen infravalvulären Anteil aufgespalten. Der supravalvuläre Anteil wird funktionell Teil des rechten Vorhofes, in dem starke systolische Druckschwankungen auftreten. Rechter Vorhof und supravalvulärer Anteil des rechten Ventrikels bilden zusammen den "Ebstein-Vorhof". Der infravalvuläre Anteil bildet den Restventrikel.

Der Ebstein-Vorhof kontrahiert sich im Rahmen der Kammersystole, infolgedessen entsteht ein pendelndes Blutvolumen zwischen eigentlichem Vorhof und atrialisierter rechter Kammer. Außerdem kann es bei den hohen Drücken im rechten Vorhof zu einem Shunt in den linken Vorhof kommen. Zusätzlich kann eine Trikuspidalinsuffizienz oder -stenose vorhanden sein.

Der rechte Vorhof ist mit dem Pendelblut volumenbelastet und mit seiner Arbeit gegen den supravalvulären Anteil des rechten Ventrikels druckbelastet, weswegen er hypertrophiert und dilatiert.

## Befunde

*Klinische Befunde*

Durch den Rechts-links-Shunt besteht eine Zyanose.

*Auskultation*

Eine Ebstein-Anomalie kann aufgrund des Auskultationsbefundes angenommen werden, wenn bei einer vorliegenden Zyanose über der paraxiphoidalen Region ein normalfrequenter Dreier- oder Viererrhythmus zu hören ist.

*EKG*

Das typische EKG zeigt:
– Gigantische p-Wellen
– AV-Block 1. und 2. Grades
– Rechtsdrehung von A QRS, Rechtsschenkelblock und Linksverlagerung der Übergangszone bis $V_{5-6}$
– Manchmal ein WPW-Syndrom

*Röntgen*

Die Thoraxaufnahme zeigt ein vor allem rechtsvergrößertes Herz in charakteristischer Kugelform. Der linke Vorhof ist oft durch den linken Hauptbronchus geradlinig begrenzt.

## Therapie

Die Operation, die durch eine hohe Letalität belastet ist, sollte im späteren Kindesalter erfolgen.

# Fallotsche Tri- und Tetralogie

Wie bereits erwähnt, treten Fehlbildungen am Herzen häufiger gekoppelt auf. Besonders häufig vorkommende Kombinationen werden als eigenständige Krankheitsbilder angesehen.

Eine häufig auftretende Viererkombination wird als *Fallotsche Tetralogie*, eine seltenere Dreierkombination als *Fallotsche Trilogie* bezeichnet.

## Fallotsche Tetralogie

### Definition

Man versteht unter der Fallotschen Tetralogie das gemeinsame Auftreten eines
- hochsitzenden Kammerseptumdefektes vom membranösen Typ
- mit einer darüber reitenden, rechtsverlagerten (dextroponierten) Aorta,
- zusammen mit einer Pulmonalstenose vom infundibulären Typ
- und einem konsekutiven Rechts-links-Shunt mit Rechtshypertrophie.

Bei der Fallotschen Pentalogie, die als Erweiterung der Tetralogie anzusehen ist, liegt zusätzlich ein Rechts-links-Shunt auf Vorhofebene vor.

### Epidemiologie

Die Fallotsche Tetralogie ist das häufigste zyanotische Vitium jenseits des Säuglingsalters.

### Pathophysiologie

Der Grad der Dextroposition der Aorta variiert von geringfügigem Reiten, das lediglich funktionell im Sinne des Rechts-links-Shunts sein kann, über ein symmetrisches bis zu einem rechtsüberwiegenden Reiten. Eine extreme Dextroposition mit völligem Ursprung aus dem rechten Ventrikel entspricht einer Transposition der Aorta.

Die Pulmonalstenose ist in der Mehrzahl der Fälle stark ausgeprägt. Das hat zur Folge, daß der rechte Ventrikel den größten Anteil seines Auswurfvolumens in die dextroponierte Aorta und damit in den großen Kreislauf injiziert. Dieses Blutvolumen wird dem demzufolge „unterforderten" linken Ventrikel entzogen und dem rechten Ventrikel über den Körperkreislauf wieder zugeführt. Es tritt ein systolischer Druckausgleich zwischen Aorta, linkem Ventrikel und rechtem Ventrikel ein, dessen Druckbelastung nicht durch den Grad der Pulmonalstenose, sondern durch den peripheren Widerstand im Körperkreislauf bestimmt wird.

Der rechtsventrikuläre Druck liegt bei 90–120 mmHg systolisch und fällt distal der Stenose auf unter 15 mmHg ab. Der Druck im rechten Vorhof liegt mit 5–15 mmHg oberhalb der Norm und bedingt bei offenem Foramen oder zusätzlichem Vorhofseptumdefekt einen zusätzlichen Rechts-links-Shunt auf Vorhofebene, was dann als Fallotsche Pentalogie bezeichnet wird.

### Pathologische Anatomie

Der rechte Ventrikel ist hypertrophiert und dilatiert und überschreitet oftmals die Wanddicke des linken Ventrikels.

## Befunde

### Klinische Befunde

Es finden sich eine Zyanose seit der Geburt, Entwicklung von Trommelschlegelfingern und -zehen, Luftnot und Druck auf der Brust und hypoxisch bedingte zerebrale Krampfanfälle. Oftmals bestimmen thromboembolische Komplikationen das klinische Bild.
Typisch ist auch die Hockstellung, die den Druck im großen Kreislauf vergrößert und damit mehr Blut durch die Engstelle der Pulmonalstenose fließen läßt.

### Auskultation

Es entsteht ein Stenosegeräusch in Höhe der Infundibularstenose, das entsprechend seinem Charakter als Austreibunsgeräusch und dem frühen und steilen Druckanstieg in beiden Ventrikeln unmittelbar mit dem Abschluß des ersten Tones beginnt und spätestens zum Zeitpunkt der II-A-Komponente endet.
Mit Zunahme der Pulmonalstenose wird das Geräusch leiser, da das Blut dann zunehmend nicht mehr die Stenose passiert, sondern in die Aorta fließt.
Bei einer mäßigen Stenose hat das Geräusch eine Lautstärke von 5/6 und reicht spindelförmig bis zur Telesystole bzw. II-A-Komponente.
Bei einer mittleren Stenose beträgt die Lautstärke 4/6, und das Geräusch endet vor II A.
Bei einer extremen Stenose beschränkt sich das Geräusch mit einer Lautstärke von 2/6 auf die Protosystole (Abb. 20).

### EKG

Die anatomischen und hämodynamischen Faktoren lassen ein EKG entstehen, das durch eine Rechtsvergrößerung und Rechtsbelastung gekennzeichnet ist.

a) Vorhofteil: Die p-Welle hat mit oder ohne Spannungserhöhung eine spitzgotische Form und ist nicht oder nur mäßig verbreitet.
b) Kammerteil: Der Integralvektor der Kammererregung ist nach rechts vorn unten bis oben gegen die Basis des rechten Ventrikels gerichtet und projiziert sich in den rechtsthorakalen Ableitungen als QRS-Komplex, der gleichzeitig Erregungsverzögerung und Spannungszunahme ausweist.
$\triangle$ QRS beträgt bei einem überdrehten Rechtstyp im Mittel +150°. Der obere Umschlagspunkt liegt in den rechtspräkordialen Ableitungen gleichzeitig oder später als in den linkspräkordialen.

### Röntgen

Man sieht auf der Thoraxaufnahme das typische Holzschuhherz (Coeur en sabot). Bei verminderter Lungenperfusion ist das Pulmonalfenster hell und die Lungenfelder klar.

### Herzkatheter

Pathognomonisch ist im Herzkatheter die simultane Füllung von Aorta und Pulmonalis vom rechten Ventrikel aus.

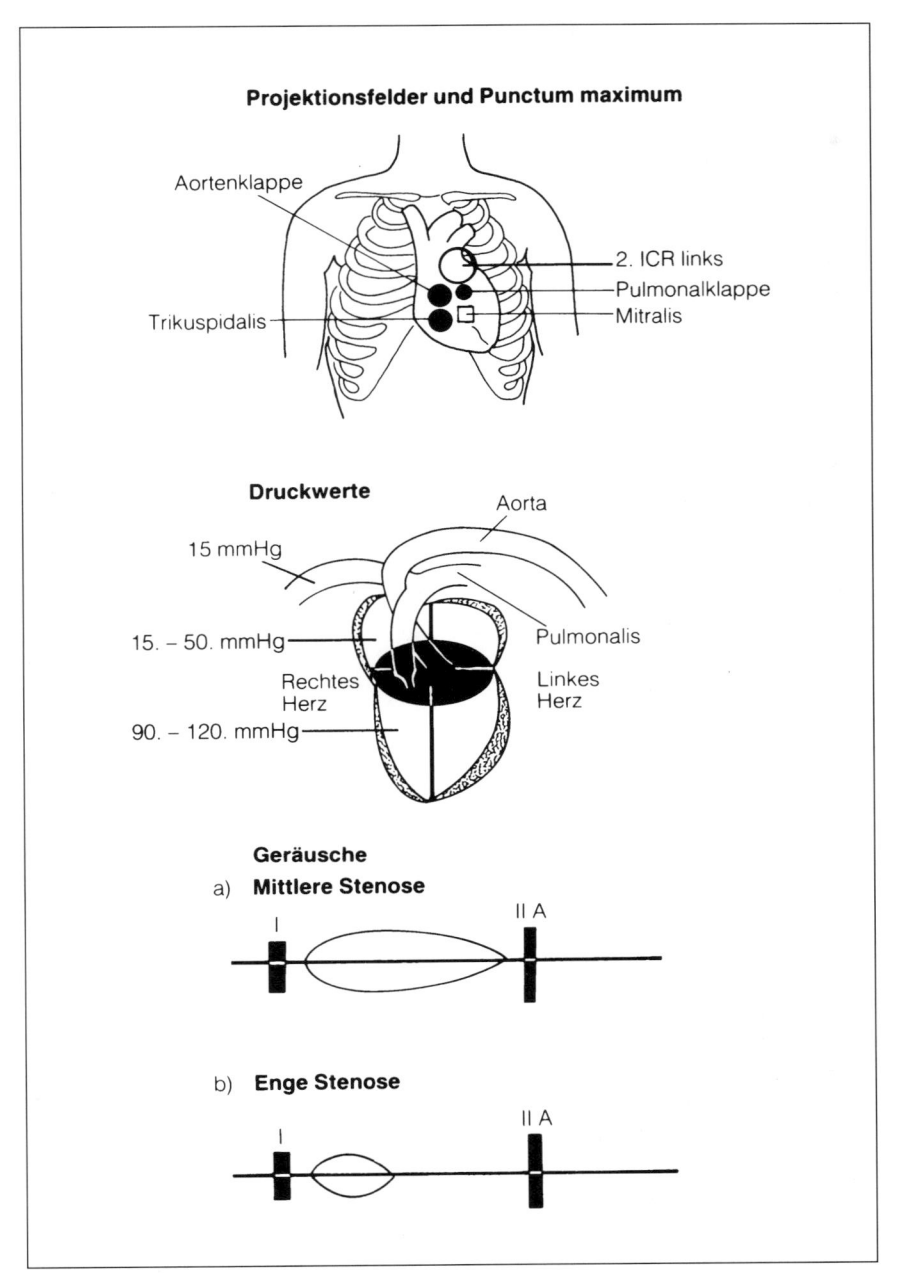

# Kongenitale Angiokardiopathien: Fallotsche Tri- und Tetralogie

**Abb. 20** Synopsis Fallotsche Tetralogie.

## Therapie

Trotz bei leichterer Ausprägung relativ guter Prognose (ohne Berücksichtigung der Säuglingssterblichkeit liegt die mittlere Überlebenszeit bei 20 Jahren) und der relativ hohen Operationsletalität von 10 % ist die frühzeitige operative Korrektur im 5. Lebensjahr anzustreben.
Palliativ, um die Zeit bis zur endgültigen Korrektur zu überbrücken, ist die Operation nach *Blalock* und *Taussig* möglich, d. h. die Anastomosierung von A. subclavia und A. pulmonalis zur Verbesserung der Lungenperfusion.

---

Therapie

Trotz relativ guter Prognose und relativ hoher Operationsletalität ist die Operation in der Regel indiziert.

## Fallotsche Trilogie

### Definition

Man versteht unter der Fallotschen Trilogie die Kombination von
- valvulärer Pulmonalstenose
- mit einem Vorhofdefekt vom Sekundumtyp
- und einem Links-rechts-Shunt auf Vorhofebene.

### Epidemiologie

Sie ist deutlich seltener als die Tetralogie.

### Pathophysiologie und pathologische Anatomie

Der rechte Ventrikel, der den Stenosewiderstand zu überwinden hat, antwortet mit einem Anstieg seines systolischen Druckes, was zur Hypertrophie und im terminalen Stadium zur Dilatation führt. Der rechte Vorhof dilatiert und hypertrophiert wegen des Shunts ebenfalls.

### Befunde

*Klinische Befunde*

Primär findet sich keine Zyanose; bei Belastung können pektanginöse Beschwerden auftreten.

*Auskultation*

Man hört ein mittelstarkes bis starkes pulmonales Austreibungsgeräusch, das mit Schwirren einhergehen kann, und eine fixe Zweispaltung, bei der II P kleiner ist als II A.

*EKG*

Das EKG zeigt spitz hohe p-Wellen in I und II, eine Rechtsdrehung von A QRS, eine Spannungszunahme von R in $V_{1-3}$ und eine Verzögerung der rechtsventrikulären Repolarisation.

*Röntgen*

Das Röntgenbild zeigt eine angehobene, gerundete Herzspitze, ein mäßig konvexes Mittelsegment und klare Lungenfelder.

### Therapie

Auch hier kommt nur die operative Korrektur zu einem frühen Zeitpunkt in Frage.

# Lungenvenentransposition

## Definition

Unter einer Lungenvenentransposition versteht man die anormale Mündung einer, mehrerer oder aller 4 Pulmonalvenen auf direktem oder indirektem Wege in den rechten Vorhof.

Bei einer *partiellen* Lungenvenentransposition sind häufiger die rechtsseitigen Pulmonalvenen oder auch nur eine Pulmonalvene betroffen. Sie kann isoliert oder wie alle Angiokardiopathien vergesellschaftet mit anderen Fehlbildungen vorkommen.

Bei der *kompletten* Transposition münden beide rechts- und linksseitigen Pulmonalvenen indirekt oder direkt in den rechten Vorhof. Sie erfordert zur Aufrechterhaltung des Kreislaufes einen Rechts-links-Shunt, der in der Regel durch ein offenes Foramen ovale auf Vorhofebene gewährleistet wird, seltener durch einen offenen Duktus oder durch einen ASD oder VSD.

## Epidemiologie

Die Lungenvenentransposition gehört zu den seltenen Vitien.

## Pathophysiologie

Der arteriovenöse Links-rechts-Shunt der Transposition verursacht ein vermehrtes Füllungsvolumen des rechten Vorhofes und des rechten Ventrikels. Bei der Fehlmündung einer Lungenvene ist die diastolische Rechtsbelastung unbedeutend, bei der Fehlmündung aller Lungenvenen maximal.

Der rechte Vorhof und der rechte Ventrikel unterliegen einer Volumenbelastung, und der Lungenkreislauf unterliegt einer aktiven Stauung durch das Überangebot der Lungenarterie und einer partiellen bis generellen passiven Stauung infolge des erschwerten Venenabflusses.

Die Hypervolämie geht mit einem mäßigen Druckanstieg einher, der bei längerer Überlebenszeit zu sekundären degenerativen Veränderungen der peripheren Lungengefäße und zu einer zunehmenden Widerstandsbelastung des rechten Ventrikels führen kann.

## Pathologische Anatomie

Die dystopen Mündungsstellen der Pulmonalvenen finden sich
- im Bereich der Vena cava superior und ihrer Zuflüsse sowie im Koronarsinus,
- in der Vorderwand des rechten Herzens,
- im Bereich der Vena cava inferior und ihrer Zuflüsse, insbesondere in der Pfortader.

## Befunde

*Klinische Befunde*

Klinisch findet sich meistens eine Zyanose, die progressiv ist und sich bei Anstrengung verstärkt.

## Auskultation

Bei der partiellen Transposition findet man keine Geräusche, auch kein Pulmonalsystolikum mit funktionellem Charakter.
Bei der kompletten Transposition finden sich Geräuscherscheinungen, die der Volumenbelastung und der konsekutiven Druckbelastung des rechten Herzens entsprechen, wie
– relative Pulmonalstenose,
– fixe Spaltung des zweiten Herztones,
– uncharakteristische Geräusche über dem Apex, dem Mesokard oder im Pulmonalfokus.

## EKG

Entsprechend der Rechtsbelastung findet sich eine Rechtsdrehung von A QRS.

## Röntgen

Die Thoraxaufnahme bringt bei der partiellen Transposition unter Umständen den Venenverlauf zur Darstellung. Bei der kompletten Transposition mit supradiaphragmaler Venenmündung kann der Tausig-Snellen-Albers-Typ, die „Achtfigur" oder die „Schneemannfigur" bestehen.

## Therapie

Bei der kompletten Transposition ist wegen der schlechten Prognose (Letalität 85 % bis zum 2. Lebensjahr) trotz des relativ hohen Operationsrisikos die operative Korrektur in der Regel indiziert.

# Bland-White-Garland-Syndrom

Hierbei handelt es sich um den Fehlabgang der linken Koronararterie aus der Arteria pulmonalis, wobei die rechte ordnungsgemäß aus der rechten entspringt. Bis zur Geburt ist die Koronarperfusion durch den hohen Druck im Pulmonalkreislauf ausreichend, nach der Geburt jedoch durch das physiologische Absinken desselben nicht mehr. Somit kommt es zur Myokardischämie mit Verdünnung und Vernarbung der entsprechenden Myokardanteile. Eine sekundäre Endokardfibrose ist die Regel.
Es entwickelt sich ein Links-rechts-Shunt via Kollateralen zwischen rechter und linker Koronararterie. Damit wird dem Myokard jedoch zusätzlich Blut entzogen. Somit besteht ein Therapieansatz in der Ligatur der fehlabgehenden Koronarie, ein anderer in der Reinsertion in die Aorta oder in der Anastomose mit einer Systemarterie oder einem Venenbypass.

## Endokardfibrose
## (Syn.: fetale endomyokardiale Fibroelastose)[1]

Dies ist eine angeborene Verdickung des Endokards vor allem des linken Ventrikels. Das Endokard ist undurchsichtig, verdickt, oft sind auch die Klappen, die Chordae tendineae oder sogar der linke Vorhof mit einbezogen.
Die Ursache ist unklar, zuweilen kommt sie familiär oder in Verbindung mit anderen Herzfehlern vor.
Klinisch kommt es zu Zeichen der kardialen Dekompensation im Säuglingsalter mit Gedeihstörungen, Zyanose beim Trinken. Geräuschphänomene sind inkonstant vorhanden, das EKG zeigt eine Linkshypertrophie, die Thoraxaufnahme eine deutliche Erweiterung des linken Vorhofes. Außerdem finden sich eine Stauungsleber und eine Stauungsmilz.
Therapeutisch besteht kaum eine Möglichkeit, die Kinder sterben oft innerhalb der ersten Lebenswochen.

---

[1] Siehe auch Kapitel „Erkrankungen des Endokards, S. 135

# Erworbene Herzklappenfehler
– Allgemeiner Teil –

Ch. Heun-Letsch

## Definition

Unter erworbenen Herzklappenfehlern versteht man im Unterschied zu den angeborenen Vitien Fehlfunktionen der Herzklappen, die erst im Laufe des Lebens auftreten. In selteneren Fällen findet man erworbene Herzfehler, die sich nicht nur auf Klappenfehlfunktionen beschränken, so z. B. durch Herzmuskelnekrosen im Rahmen eines Infarktes entstandene Septumdefekte.
Weiter unterscheidet man organische und relative Klappenfehler:
Bei den *organischen* Klappenfehlern liegt eine strukturelle, organische Klappenschädigung vor.
Bei den *relativen* Klappenfehlern ist zwar die Klappe strukturell intakt, wird jedoch durch andere kardiale Faktoren in ihrer Funktion beeinträchtigt. Diese „extravalvulären" Faktoren können eine relative Stenose oder eine relative Insuffizienz hervorrufen.
Die erworbenen Herzfehler generell mit den rheumatischen gleichzusetzen, ist nicht richtig. Lediglich für die Mitralfehler gilt noch die fast ausschließlich rheumatische Verursachung (s. Abschnitt „Ätiologie", S. 95).

## Epidemiologie

Zur Häufigkeit der erworbenen Herzfehler findet man unterschiedliche Angaben. In Reihenuntersuchungen wurde eine Prävalenz von 0,8–1,0 % gefunden, im Obduktionsgut findet sich in 2 % eine erworbene Mitralstenose, die den überwiegenden Anteil der erworbenen Herzklappenfehler ausmacht.
Die häufigste Anomalie, meist jedoch ohne Krankheitswert, mit einer Prävalenz von 0,5–20 %, hauptsächlich im Alter auftretend, ist der Mitralklappenprolaps, dem eine mukoide Degeneration der Klappensegel zugrunde liegt.
Bei rheumatischer Genese ist in 85–90 % der erworbenen Herzfehler die Mitralis betroffen, und zwar in 2/3 der Fälle isoliert, hauptsächlich in Form der Mitralstenose, in 1/3 der Fälle in Kombination mit einem Befall der Aortenklappe; in 10–15 % ist die Aortenklappe allein betroffen, in 1–3 % die Trikuspidalis. Der Befall der Pulmonalklappen stellt eine Rarität dar (Tab. 5).
Anders stellt sich die Verteilung bei Vitien dar, die aus einer subakuten bakteriellen Endokarditis heraus entstehen (Tab. 6). Noch anders ist die Verteilung nach der akuten bakteriellen oder fungoiden Valvulitis, wie sie bei Toxikomanen mit i.v. Drogenabusus entsteht. Hier handelt es sich ausnahmsweise um Rechtsherzschädigungen. Diese Klappenfehler manifestieren sich fast ausschließlich an der Trikuspidal- und Pulmonalklappe.
Aufgrund der Zunahme des durchschnittlichen Lebensalters in der Bevölkerung gewinnen die degenerativen Vitien mehr und mehr an Bedeutung; dabei handelt es sich meist um kombinierte Vitien von Mitralis und Aorta.

---

Erworbene Herzklappenfehler

Definition

Erworbene Herzfehler sind mit seltenen Ausnahmen Klappenfehler.

Bei organischen Klappenfehlern ist eine organische Klappenschädigung Ursache der gestörten Funktion, bei relativen Fehlern liegt die Ursache extravalvulär.

Epidemiologie

Die Prävalenz der erworbenen Herzfehler liegt zwischen 0,8 % (Reihenuntersuchung) und 2 % (Obduktionsgut).

Die häufigste Anomalie ist der Mitralklappenprolaps.
Rheumatische Herzfehler sind in erster Linie Mitralfehler, vor allem Stenosen. An zweiter Stelle folgen Aortenfehler, dann Trikuspidal- und Pulmonalfehler.

Subakute bakterielle Endokarditis betrifft v. a. die Aortenklappen.

Nach akuten bakteriellen Endokarditiden, wie sie infolge von i.v. Drogenabusus vorkommen, stehen Rechtsherzfehler im Vordergrund.

# Erworbene Herzklappenfehler

| | |
|---|---|
| 45–60 % | Isolierte Mitralfehler |
| 25–40 % | Doppelfehler von Mitralis und Aorta |
| 10–15 % | Isolierte Aortenfehler |
| 1– 3 % | Isolierte Trikuspidalfehler |

Tab. 5   Verteilung der erworbenen Herzfehler bei rheumatischer Genese.

| | |
|---|---|
| 30–50 % | Isolierte Aortenfehler |
| 30–50 % | Doppelfehler von Aorta und Mitralis |
| 0–15 % | Isolierte Mitralfehler |

Tab. 6   Verteilung der Herzfehler nach subakuter bakterieller Endokarditis.

## Ätiologie

90 % der Mitralfehler waren vor dem Anwachsen der degenerativen Vitien auf eine rheumatische Endokarditis zurückzuführen, 10 % auf eine bakterielle Endokarditis mit evtl. vorbestehender rheumatischer Klappenschädigung.
Beim rheumatischen Fieber kommt es in 90 % der Fälle zur Herzbeteiligung, 50 % der Kinder mit rheumatischem Fieber bekommen einen Herzfehler. Das Erkrankungsalter liegt zwischen 5 und 15 Jahren.
Dabei kommt es nach einer Infektion, meist nach einer Angina, mit ß-hämolysierenden Streptokokken der Gruppe A nach 1–2 Wochen zu einer Polyarthritis mit Organbeteiligung. Für die Auslösung der granulomatösen Entzündung sind das gruppenspezifische C-Polysaccharid und das M-Protein ausschlaggebend, die im Rahmen einer Kreuzallergisierung zur Immunantwort des Körpers auf eigenes Klappengewebe führen.
Das Manifestationsalter des Herzfehlers liegt bei 30–40 Jahren, oft 20 Jahre nach der akuten Endokarditis.

Bei der Aortenstenose werden in erster Linie Strömungsveränderungen aufgrund angeborener bikuspidaler Klappen mit nachfolgender Fibrosierung diskutiert.
Die Aorteninsuffizienz, die früher hauptsächlich auf die luetische Aneurysmabildung zurückgeführt wurde, sieht man heute hauptsächlich bei angeborenen Kollagenerkrankungen wie dem Marfan-Syndrom (Arachnodaktylie).
Eine immer größere Rolle beim Zustandekommen von Herzklappenfehlfunktionen, vor allem bei Insuffizienzen der Segelklappen, spielt die koronare Herzkrankheit mit dabei auftretenden Papillarmuskelnekrosen oder -insuffizienzen.
Außerdem können Klappenfehler im Rahmen von Endokarditiden bei Kollagenosen, hauptsächlich bei der Endokarditis *Libman-Sachs,* beim systemischen Lupus erythematodes, ferner bei Endokarditis parietalis fibroplastica *Löffler* auftreten.

## Pathologische Anatomie

Es kommt im Rahmen des rheumatischen Fiebers zu einer fibrinoiden Nekrose im Klappengrundgewebe mit warzenförmigen Auflagerungen und Plättchenthrombus am Schließungsrand der Klappe. Sodann folgen die lokale Wucherung von Histiozyten unter Bildung vom Aschoffschen Knötchen, später das Einsprossen von Granulationsgewebe vom Klappenansatzrand und die nachfolgende Einlagerung von Kalk und Lipoiden.

---

Ätiologie

Bei den Mitralfehlern sind 90 % auf eine rheumatische Genese zurückzuführen.

Das Erkrankungsalter des rheumatischen Fiebers liegt bei 5–15 Jahren, der Herzfehler, der bei 50 % der Erkrankten auftritt, manifestiert sich 20 Jahre später.

Das Klappengewebe wird durch eine Kreuzallergie mit einem Protein der Streptokokken geschädigt.

Bei anderen Klappenfehlern spielen ganz unterschiedliche Ursachen eine Rolle, wie z. B. angeborene Normvarianten und Erbleiden oder KHK und Kollagenosen.

Pathologische Anatomie

Die rheumatische Klappenschädigung bietet ein spezifisches pathoanatomisches Bild.

Durch Verwachsungen bzw. transversale Schrumpfung bildet sich eine Stenose; durch Verkürzung der Sehnenfäden bzw. sagittale Schrumpfung entsteht eine Insuffizienz.

## Pathophysiologie und Diagnostik

*Pathophysiologie und Diagnostik*

*Die pathologischen hämodynamischen Veränderungen entsprechen denen der analogen angeborenen Vitien.*

Die durch die Klappenschädigungen entstehenden pathophysiologischen Veränderungen sind in der Regel mit den bei den angeborenen Herzfehlern ablaufenden identisch, ebenso die Diagnostik.
Es muß erwähnt werden, daß ein rheumatisches Fieber in lediglich 50–60 % der Fälle anamnestisch eruierbar ist.

## Allgemeine Klinik

*Allgemeine Klinik*

*Der Schweregrad eines erworbenen Klappenfehlers wird durch das Ausmaß der Herzinsuffizienz bestimmt, die er bewirkt.*
*Die Herzinsuffizienz wird nach NYHA in 4 Grade eingeteilt.*

Die Schweregrade der erworbenen Herzfehler werden analog zu den Schweregraden der Herzinsuffizienz nach der Klassifikation der New York Heart Association eingeteilt, also in die Grade NYHA I–IV:
– Grad I   = Klinische Befunde ohne nennenswerte subjektive Beeinträchtigung
– Grad II  = Dyspnoe bei mittlerer Belastung
– Grad III = Dyspnoe bereits bei leichter Belastung
– Grad IV  = Ruhedyspnoe

## Therapie und Prognose

*Therapie und Prognose*

*Die konservative Therapie ist die der Herzinsuffizienz mit den 4 Medikamentengruppen Diuretika, Nitrate, Herzglykoside und ACE-Hemmer.*

*Bei Vorhofflimmern ist u. U. eine antiarrhythmische Therapie, vorzugsweise mit Digitalis, indiziert.*

Die konservative Therapie entspricht der bei Herzinsuffizienz und baut auf die 4 Säulen Diuretika, Nitrate, Glykoside und ACE-Hemmer auf. Bei den einzelnen Herzfehlern bestehen gewisse Sonderindikationen:
– So ist bei der Tachyarrhythmia absoluta bei Mitralstenose Digitalis Mittel der ersten Wahl.
– Bei Mitralinsuffizienz sind u. U. Vasodilatanzien wie Dihydralazin indiziert, die den Entleerungswiderstand verringern und damit die Auswurffraktion erhöhen.
– Bei Aortenstenose sind Diuretika nur mit großer Vorsicht einzusetzen, da sie durch Füllungsminderung des linken Ventrikels zu einer Verschlechterung der klinischen Situation führen können. ACE-Hemmer sind hier kontraindiziert.

*Bei jedem Patienten mit erworbenem Klappenfehler oder angeborenem Vitium sollte bei operativen Eingriffen, bei denen es zur Bakteriämie kommen kann, eine Endokarditisprophylaxe durchgeführt werden.*

*Endokarditisprophylaxe:* Nach der Empfehlung der American Heart Association sollte jeder Patient mit angeborenem oder erworbenem Herzvitium und jeder Träger künstlicher Herzklappen sowie jeder, bei dem eine Endokarditis abgelaufen ist, bei jedem zahnärztlichen Eingriff, bei Eingriffen am oberen Respirationstrakt, bei urologischen Eingriffen, bei Darmoperationen, Endoskopien und Abszeßöffnungen eine Endokarditisprophylaxe erhalten. Die übliche orale Penicillin- oder Ampicillinprophylaxe bietet keinen 100%igen Schutz, so daß man in kritischen Fällen eine i.v. Prophylaxe mit Penicillin plus Streptomycin oder Ampicillin plus Gentamicin erwägen sollte.

*Die Operationsindikation wird durch den Grad der Herzinsuffizienz bestimmt. Sie sollte bei Grad III (NYHA) erfolgen. Bei Grad IV steigt die Op-Letalität stark an.*

Die *Operationsindikation* richtet sich im allgemeinen nach dem Schweregrad des Herzklappenfehlers. Im Stadium III und IV ist die Operation in der Regel indiziert, wobei jedoch im Stadium IV die Operationsletalität unverhältnismäßig ansteigt (auf bis zu 25 % im Gegensatz zu 2–8 % im Stadium III). Allerdings besteht im Stadium IV bei konservativer Therapie nur eine mittlere 5-Jahres-Überlebenszeit von 20–40 %.

Durch die Operation mit Klappenersatz verbessert sich der Schweregrad um mindestens 1–2 Stufen. Unter den operativen Verfahren kommen der rekonstruktive Eingriff und der Klappenersatz in Frage. Der Klappenersatz hat im allgemeinen eine etwas höhere Letalität, dabei aber eine günstigere Prognose. Grundsätzlich kommen künstliche Herzklappen verschiedenster Bauart und „Bioprothesen" aus Schweineherzen zum Einsatz. Nach der Implantation von Kunstprothesen muß lebenslang antikoaguliert werden.

> Es werden der rekonstruktive Eingriff (mit geringerer Letalität und schlechterer Langzeitprognose) und der Klappenersatz (mit höherer Letalität und besserer Langzeitprognose) durchgeführt.

# Erworbene Herzklappenfehler
## – Spezieller Teil –

Ch. Heun-Letsch

*Einteilung der erworbenen Herzfehler nach ihrer Häufigkeit*

Nach ihrer Häufigkeit werden die erworbenen Herzfehler aufgeteilt in:
1. Mitralklappenfehler
   - Mitralstenose
     a) organische
     b) relative
   - Organische (und relative) Mitralinsuffizienz
   - Doppelte Mitralklappenfehler
   - Mitralklappenprolaps
2. Aortenklappenfehler
   - Aortenstenose
     a) organische
     b) relative
   - Aorteninsuffizienz
     a) organische
     b) relative
   - Doppelte Aortenklappenfehler
3. Trikuspidalklappenfehler
   - Trikuspidalstenose
     a) organische
     b) relative
   - Trikuspidalinsuffizienz
     a) organische
     b) relative
   - Doppelte Trikuspidalklappenfehler
4. Pulmonalklappenfehler
   - Pulmonalstenose
     a) organische
     b) relative
   - Pulmonalinsuffizienz
     a) organische
     b) relative
5. Mehrklappenfehler

## Mitralklappenfehler

### Organische Mitralstenose

**Definition**

Eine Mitralstenose liegt vor, wenn sich die Öffnungsfläche der Mitralklappe, die normalerweise 4–6 cm$^2$ mißt, auf 1,5 cm$^2$ in leichten Fällen, auf 1,0 cm$^2$ in mittelschweren Fällen und auf $\leq$ 1,0 cm$^2$ in schweren Fällen vermindert.

# Erworbene Herzklappenfehler: Mitralstenose

## Ätiologie und Pathophysiologie

Zur Ätiologie siehe S. 95.

Bei der Mitralstenose, die eine mechanische Barriere zwischen linkem Vorhof und linker Kammer bildet, treten hämodynamische Auswirkungen ab einer Öffnungsfläche von $\leq 1{,}1$ cm$^2$ auf. Sie bestehen zunächst aus einer Druckerhöhung im linken Vorhof, weiterhin aus einer Fortpflanzung des erhöhten Druckes stromaufwärts in das Lungenstrombett. Es entsteht ein passiver pulmonaler Hochdruck mit einem Mitteldruck von 22 mmHg (normal 10 mmHg), bei höhergradigen Stenosen sogar von 40 mmHg.
Der transvalvuläre Druckgradient von normalerweise 0 mmHg steigt auf 5–30 mmHg an.
Der entsprechend erhöhte Austreibungswiderstand des Vorhofes führt zur Hypertrophie, der Volumenstau zur Dilatation des linken Vorhofes.
Der erhöhte pulmonale Kapillardruck führt über eine Engerstellung der Arteriolen und eine nachfolgende organische arteriosklerotische Veränderung zur weiteren Druckbelastung des rechten Ventrikels. Der rechtsventrikuläre Druck steigt von normal 30/10 auf 40–100/20–50 mmHg. Das hat eine Rechtshypertrophie, später eine Rechtsinsuffizienz zur Folge, die zum Blutstau vor dem rechten Herzen und damit zum erhöhten Druck im rechten Vorhof führt, der ebenfalls hypertrophiert und dilatiert.

## Befunde

### Klinische Befunde

Durch die Vorhofdilatation entsteht in vielen Fällen ein Vorhofflimmern mit unregelmäßiger Überleitung auf die Kammern, eine Arrhythmia absoluta.
Im flimmernden Vorhof, speziell im linken Herzohr, bilden sich häufig Thromben, die zu thromboembolischen Ereignissen führen können.
Der pulmonale Blutstau begünstigt das Angehen von Brochitiden (Stauungsbronchitis). Außerdem kann es zu kleinen Blutungen kommen, die sich als Hämoptysen manifestieren. Durch die verminderte kardiale Förderleistung entsteht eine erhöhte periphere Sauerstoffextraktion aus dem Blut (AVD O$_2$), eine periphere Zyanose. Im Verbund mit dem erhöhten zentralvenösen Druck bilden sich die typischen „Mitralbäckchen" mit einer bläulich-roten hyperämischen Haut über den Jochbeinen aus.
Klinisch-chemisch findet sich eine Polyglobulie als Reaktion auf die erhöhte AVD O$_2$.

### Auskultation

Die Mitralstenose erzeugt einen charakteristischen Auskultationsbefund, der als Durozies-Rhythmus (*P. L. Durozies,* frz. Arzt, 1826–1897) bezeichnet wird. Er weist folgende Kennzeichen auf:
– Präsystolisches Crescendo-Geräusch
– Akzentuierter (paukender) erster Herzton
– Mitralöffnungston (MÖT)
– Diastolisches Rollen

Das *präsystolische Crescendogeräusch* ist ein atriosystolisches Geräusch. Es ist damit an die Vorhofsystole und ihr elektrisches Korrelat der p-Welle gebunden und verschwindet mit dem Auftreten eines Vorhofflimmerns. Wegen des unmit-

---

**Ätiologie und Pathophysiologie**

Ätiologie vgl. S. 95.

Die Druckerhöhung, die durch das Strömungshindernis entsteht, pflanzt sich über den linken Vorhof in die Lungenstrombahn fort. Der pulmonale Mitteldruck steigt von 10 mmHg auf 15–22 (–40) mmHg an.

Der transvalvuläre Druckgradient steigt von 0 auf 5–30 mmHg an.
Der linke Vorhof dilatiert und hypertrophiert.
Rechter Ventrikel und auch rechter Vorhof werden durch den Rückstau und zusätzlich durch die nachfolgenden arteriosklerotischen Veränderungen der Lungenstrombahn belastet. Das rechte Herz dilatiert, hypertrophiert und wird insuffizient.

**Befunde**

**Klinik**

In vielen Fällen entsteht eine Arrhythmia absoluta.
Häufig bilden sich dadurch Thromben, die zu Embolien führen können.
Bronchitiden und Hämoptysen können vorliegen.
Die vermehrte Sauerstoffausschöpfung führt zur peripheren Zyanose mit den typischen Mitralbäckchen. Klinisch-chemisch liegt eine Polyglobulie vor.

**Auskultation**

Der Auskultationsbefund der Mitralstenose wird als Durozies-Rhythmus bezeichnet. Er besteht aus präsystolischem Crescendo, akzentuiertem I. Herzton, Mitralöffnungston und diastolischem Rollen.

Das präsystolische Crescendo ist ein atriosystolisches Geräusch. Bei Vorhofflimmern ist es nicht zu hören.

telbar anschließenden ersten Herztones wird das Geräusch als präsystolisch und nicht, was von der zeitlichen Einordnung richtiger wäre, als telediastolisch bezeichnet.

Es beginnt zeitlich nach Abschluß der p-Welle und schwillt bis zum ersten Ton an, bei dessen Einsetzen es schlagartig abbricht. Es ist in der Regel lauter und höherfrequenter als das später zu beschreibende Diastolikum.

Der *verstärkte I. Herzton* ist ein verstärkter Mitralschlußton, der aufgrund der morphologisch veränderten Klappen und der veränderten Hämodynamik mit verminderter, verspäteter Kammerfüllung verspätet, verkürzt, verstärkt und höherfrequent als sonst ist. Damit ist die sog. Umformungszeit (Abstand Q bis Mitralkomponente von I) verlängert.

Der *Mitralöffnungston*, der normalerweise als niederfrequenter Anteil des zweiten Herztones 0,06 s nach dessen Beginn nicht hörbar ist, ist bei der Mitralstenose mit schnipsendem Charakter in einer Frequenz von 70–250 Hz hörbar und oft auch fühlbar.

Er ist manchmal das erste, bei Vorhofflimmern oft das einzige akustische Zeichen der Mitralstenose. Er tritt recht zuverlässig auf, nämlich in 70–90 % der Fälle, kann jedoch bei besonders engen Stenosen fehlen. Deshalb muß nach ihm gesucht werden – zunächst in Rückenlage, besonders in der Exspiration, dann auch in der Linksseitenlage, und zwar im Bereich der Herzspitze.

Bei hohem Druckgradient zwischen Vorhof und Kammer, also bei enger Stenose, beträgt der Abstand vom Beginn der aortalen Komponente des zweiten Herztones (II A) bis zum Beginn des MÖT ≤ 0,07 s, bei geringer ausgeprägter Stenose mit geringerem Druckgradienten öffnet sich die Mitralklappe etwas später; der II-A-MÖT-Abstand beträgt ≥ 0,08 s. Das heißt, bei schwerer Stenose ist der Abstand kürzer.

Entstehungsmechanismus: Die teilweise verschmolzenen, verdickten und verhärteten Klappen ermöglichen kein freies Klappenspiel. Statt dessen kommt es zum kuppelförmigen Ausstülpen der Klappen einmal in den Vorhof (in der Systole) und in den Ventrikel (in der Diastole). Das abrupte jeweilige Ende dieses Schwingungsvorganges macht sich in Tonerscheinungen bemerkbar, nämlich als verstärkter I. Herzton und als MÖT.

Anschließend an den MÖT, also als Intervallgeräusch in bezug auf II, tritt das protodiastolische, rollende Intervallgeräusch auf.

Im Gegensatz zum atriosystolischen Präsystolikum ist dieses ein passives Füllungsgeräusch, das durch den atrioventrikulären Druckgradienten entsteht. Es ist rollend, oft von tastbarem Schwirren begleitet, leiser und von tieferer Frequenz als dieses.

Außerdem kann der pulmonale Anteil des zweiten Herztones II P bei sich entwickelnder pulmonaler Hypertonie lauter werden als der aortale Anteil II A (Skoda-Zeichen) (Abb. 21). Mit zunehmender Rechtsinsuffizienz kann er jedoch wieder leiser werden.

Bei der pulmonalen Hypertonie mit Dilatation des Pulmonaltrunkus kann es zu einer relativen Pulmonalinsuffizienz kommen, die als diastolisches Sofortgeräusch im Anschluß an II P zu hören ist (Graham-Steell-Geräusch).

*EKG*

Da die EKG-Veränderungen mit der Druckerhöhung im kleinen Kreislauf progressiv sind, findet man in 50 % der Fälle nur minimale Veränderungen.

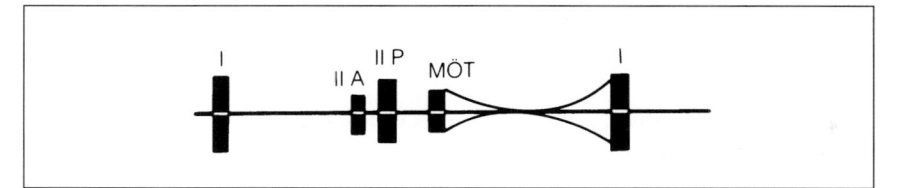

**Abb. 21** Herztöne und -geräusche bei Mitralstenose.

*Vorhofteil:* Durch die Druckbelastung des linken Vorhofes entsteht das „p-mitrale", das in Ableitung I doppelgipflig und verbreitert, in $V_{1+2}$ wechselsinnig und verbreitert ist. Sobald eine Druckerhöhung im pulmonalen Strombett eintritt, verändert sich das EKG auch im Sinne eines p-pulmonale, so daß das p-biatriale resultiert.
Der belastete linke Vorhof ist häufig Sitz endomyokarditischer Prozesse, die zur weiteren Verbreiterung, Aufsplitterung oder Kerbung des p-mitrale führen. Über eine „präfibrillatorische Instabilität" geht das p-mitrale schließlich in Vorhofflimmern über.

*Kammerteil:* Mit der Entwicklung einer pulmonalen Hypertonie zeichnen sich Veränderungen im Sinne einer Rechtsherzhypertrophie ab. Die elektrische Herzachse dreht sich über den Steiltyp zum Rechtstyp oder gar überdrehten Rechtstyp – A QRS liegt bei +80 bis +90° oder darüber. In Ableitung I liegt ein RS- bis rS-Typ vor, in den rechtspräkordialen Brustwandableitungen nehmen als Ausdruck der Rechtsbelastung die R-Höhe zu und die S-Tiefe ab. Als Folge der Hypertrophie können auch rechtsschenkelblockartige Erscheinungsbilder auftreten, auch T-Negativierungen von $V_1$ bis $V_5$ sind möglich.

*Röntgen*

Die Thoraxaufnahme zeigt die Mitralkonfiguration des Herzens mit Vergrößerung des linken Vorhofes, Erweiterung der Pulmonalarterien, Hypertrophie und Dilatation des rechten Ventrikels; dadurch entsteht eine verstrichene Herztaille mit vorspringendem Pulmonal- und Vorhofbogen. In 40 % der Fälle ist ein verkalkter Mitralring zu sehen. Es besteht eine massive passive Lungenstauung.

*Echokardiographie und Herzkatheter*

Das Echokardiogramm stellt eine wichtige diagnostische Maßnahme zur Beobachtung der Mitralklappenränder dar.
Bei der Herzkatheteruntersuchung ist der Druckgradient zwischen linkem Vorhof und Kammer diagnostisch wegweisend. Außerdem kann der erhöhte Druck im linken Vorhof auch indirekt als „PC(W)P" (pulmonary capillary [wedge]pressure = pulmonalkapillärer Verschlußdruck) gemessen werden. Dieser Druck, der registriert wird, wenn die Katheterspitze das kapilläre Strombett erreicht und der Katheter das präkapilläre Gefäß verschließt, beträgt normalerweise 12 mmHg, bei der Mitralstenose ist er ≥ 20 mmHg.

## Prognose

Die 5-Jahres-Überlebensrate nach der Diagnosestellung beträgt bei medikamentöser Therapie 60–70 %, nach Eintritt einer Rechtsinsuffizienz nur noch 20 %. Die Operation verbessert die Prognose.

---

I und wechselsinnig in $V_{1+2}$ bzw. als Vorhofflimmern) und durch die Rechtsbelastung auf.

Es liegt ein Rechtslagetyp vor.
In den Brustwandableitungen sieht man R-Überhöhungen oder schenkelblockartige Aufsplitterungen rechtspräkordial.

Röntgen

Neben der Vergrößerung des linken Vorhofes, der Rechtshypertrophie und -dilatation sowie der Lungenstauung ist in 40 % der verkalkte Mitralring zu sehen.

Herzecho und Herzkatheter

Im Echo kann man die Klappenränder beurteilen.
Im Herzkatheter ist der Druckgradient zwischen linkem Vorhof und linker Kammer diagnostisch wegweisend.
Der Druck im linken Vorhof kann auch als pulmonalkapillärer Verschlußdruck gemessen werden.

Prognose

Nach Eintritt einer Rechtsinsuffizienz beträgt die 5-Jahres-Überlebensrate 20 %.

> **Merke:**
> Eine absolute Arrhythmie im mittleren Lebensalter sollte neben einer Hyperthyreose immer an eine Mitralstenose denken lassen.

## Relative Mitralstenose

### Definition

Eine relative Mitralstenose liegt vor, wenn das normal weite Mitralostium im Verhältnis zum durchfließenden Blutvolumen zu eng wird. Es kommt zu Turbulenzen und damit zu diastolischen Geräuschbildungen über dem Apex cordis.

### Ätiologie und Pathophysiologie

Für die relative Mitralstenose gibt es im wesentlichen 4 Ursachen:

*1. Kongenitale Angiokardiopathien*
Bei den Patienten, die aufgrund eines überhöhten Volumenangebotes an den linken Vorhof einen erhöhten Mitraldurchfluß aufweisen, kann neben dem eigentlichen Geräuschbefund das apikale Diastolikum einer relativen Mitralstenose vorliegen. Im wesentlichen sind dies Kammerseptumdefekt und Ductus Botalli apertus. Beim Vorhofseptumdefekt steht in der Regel das Diastolikum einer relativen Trikuspidalstenose im Vordergrund.

*2. Mitralinsuffizienz*
Bei der Mitralinsuffizienz kommt es durch das Pendelblutvolumen zwischen Vorhof und Kammer zum gesteigerten Mitraldurchfluß. Hier geht das Diastolikum nicht wie bei der organischen Mitralstenose aus dem MÖT, sondern aus einem pathologischen II. Herzton, dem Ventrikelfüllungston, hervor.

*3. Endokarditis*
Bei der Endokarditis kann als Ausdruck einer akuten Valvulitis mit Klappenödem ein weiches, diastolisches Intervallgeräusch einer relativen Mitralstenose entstehen. Dieses Geräusch wird als Carey-Coombs-Geräusch bezeichnet (Carey Coombs, engl. Arzt, 1897–1932).

*4. Aorteninsuffizienz*
Bei der Aorteninsuffizienz tritt gelegentlich ein tiefes, rumpelndes meso- bis präsystolisches Geräusch über dem Apex auf. Es entsteht durch die Behinderung der Mitralöffnung durch das Refluxblut aus der Aorta. Dieses Geräusch wird als Austin-Flint-Geräusch bezeichnet (Austin Flint, am. Physiologe, 1812–1886).

### Diagnostik

Die Diagnose basiert auf der Erkennung der zugrundeliegenden Kardiopathie. Alle genannten Ursachen der relativen Stenose gehen mit einer Linksdilatation einher, die für die organische Stenose untypisch ist. Außerdem fehlen in der Regel die übrigen auskultatorischen Charakteristika wie verstärkter erster Herzton, verlängertes Q-Intervall und verstärkte II-P-Komponente.

## Mitralinsuffizienz (organische und relative)

### Definition

Eine Mitralinsuffizienz liegt vor, wenn es durch den unzulänglichen Verschluß der Mitralklappe während der Kammersystole zum Rückfluß von Blut von der linken Kammer in den linken Vorhof kommt.
Formen der Mitralinsuffizienz, die nicht durch unmittelbare Schädigung der Klappen entstehen, sondern auf Papillarmuskelinsuffizienz (z. B. bei KHK, Sehnenfadenriß, Linksdilatation u. ä.) zurückzuführen sind, werden als *relative* Mitralinsuffizienz bezeichnet, solche aufgrund von Klappenschäden als *organische*.

### Ätiologie und Pathophysiologie

In der Literatur werden etwa 70 Krankheitsbilder genannt, die mit einer Mitralinsuffizienz einhergehen können. Neben dem bei den Mitralfehlern führenden rheumatischen Fieber sind dies vor allem Krankheitsbilder, die
– mit einer Dilatation des linken Ventrikels einhergehen (Linksinsuffizienz bei Hypertonie oder koronarer Herzkrankheit, Aorteninsuffizienz oder Kardiomyopathien) oder die
– zu einer Schädigung der Papillarmuskeln bzw. der Sehnenfäden führen (KHK, bakterielle Endokarditis, Trauma).
Auch infolge einer Kommissurotomie bei Mitralstenose kann eine Mitralinsuffizienz auftreten.

Aufgrund der Insuffizienz hat der linke Ventrikel zwei parallele Auswurfwege. Entscheidend dafür, welcher Anteil in die Aorta und welcher in den Vorhof ausgeworfen wird, ist der jeweilige Widerstand des Auswurfweges, d. h. einerseits peripherer Widerstand und andererseits Ausmaß der Insuffizienz.
Ferner ist der ungestörte Kontraktionsablauf im linken Ventrikel von Bedeutung, da durch ihn das Blut in der Regel in Richtung der physiologischen Ausflußbahn gelenkt wird.
Das enddiastolische Volumen, das normalerweise ca. 130 ml (70 ml/m²KO) beträgt, kann auf das Doppelte erhöht sein. Bei einer Ejektionsfraktion von 60–70 % beträgt das Ejektionsvolumen ca. 170 ml, von denen bei einer leichten Insuffizienz ca. 30 %, bei einer schweren über 50 % regurgitiert werden. Steigt das enddiastolische Volumen auf $\geq 200$ ml/m² an, sinkt die Ejektionsfraktion und es tritt eine Herzinsuffizienz ein.
Der systolische Druck des linken Ventrikels liegt unterhalb der Norm, da sich sein gesamter Auswurfwiderstand durch die beiden Auswurfbahnen verringert. Durch seinen erhöhten diastolischen Füllungsgrad dilatiert und hypertrophiert er trotz Erhöhung der Ejektionsfraktion.
Zusätzlich durch das Pendelblut belastet, dilatiert und hypertrophiert der linke Vorhof, wobei die Drücke bis zum Dreifachen der Norm ansteigen. Der erhöhte Druck pflanzt sich über die Lungenstrombahn und den rechten Ventrikel in den rechten Vorhof fort, was zu einer Hypertrophie, Dilatation und letztendlich auch Insuffizienz dieser Herzabschnitte führt. Dieser Prozeß ist jedoch im Vergleich zur Mitralstenose verzögert, da der vergrößerte linke Vorhof als Puffer wirkt und den Lungenkreislauf vor allzu hohen Drücken schützt.

---

Mitralinsuffizienz

Definition

Schlußunfähigkeit der Mitralklappen

Ätiologie und Pathophysiologie

Bei der organischen Insuffizienz spielt die rheumatische Verursachung die größte Rolle,

bei der relativen sind es Linksdilatation und Schädigungen der Papillarmuskeln bzw. Sehnenfäden.

Der linke Ventrikel hat zwei getrennte Auswurfwege. Für die Verteilung des Auswurfvolumens sind der periphere Widerstand und das Ausmaß der Insuffizienz entscheidend.

Bei einer mittleren Insuffizienz beträgt das Regurgitationsvolumen 30–40 ml (40 % des Schlagvolumens).

Durch die diastolische Belastung dilatiert und hypertrophiert der linke Ventrikel,

ebenso der linke Vorhof, der durch das Pendelblut belastet wird.

Der erhöhte Druck im linken Vorhof pflanzt sich via Lungenstrombahn auf das rechte Herz fort, das ebenfalls hypertrophiert und dilatiert.

Im Vergleich zur Mitralstenose ist dieser Prozeß jedoch verzögert

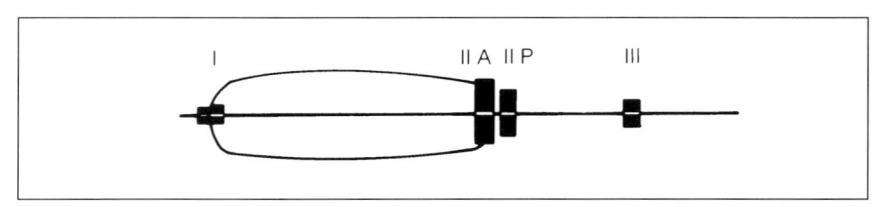

**Abb. 22 Herztöne und -geräusche bei Mitralinsuffizienz.**

## Befunde

### Klinische Befunde

Eine rheumatische oder aus anderen Gründen langsam entstandene Mitralinsuffizienz ist kein statischer Befund, sie ist vielmehr als „Morbus mitralis" zu verstehen, der sich in jahre- oder jahrzehntelanger Entwicklung entweder als überwiegende, zunehmende Insuffizienz oder als doppelter Mitralklappenfehler mit hinzukommender oder gar überwiegender Mitralstenose herausbildet. In zunehmendem Maße entwickeln sich Luftnot, Druck hinter dem Brustbein und Leistungseinschränkungen.

Bei der akuten, durch Trauma, Ischämie oder Entzündung entstandenen Insuffizienz fehlen die Adaptationsmechanismen, die zu ihrer Entstehung Zeit brauchen. Es resultiert eine akute Lungenstauung, evtl. sogar ein Lungenödem.

### Auskultation

Die Mitralinsuffizienz ist durch ein kammersystolisches Rückflußgeräusch gekennzeichnet. Dieses entsteht durch den Refluxstrahl, der durch das relativ enge Mitralleck in den erweiterten linken Vorhof getrieben wird und an dessen Hinterwand anprallt.

Normalerweise werden am Herzen die isovolumetrische Anspannungszeit und die isotonische Austreibungszeit unterschieden. Erstere entfällt bei der Mitralinsuffizienz, da gleich mit dem Beginn der Anspannung der Ventrikelmuskulatur Blut retrograd in den Vorhof regurgitiert wird. Das Geräusch ist also ein Sofortgeräusch, das unmittelbar aus dem ersten Ton hervorgeht, oder es überlagert als pansystolisches Decrescendogeräusch den ersten Herzton. Das P.m. liegt apikal bis exoapikal und wandert bei entsprechender Dilatation des linken Ventrikels mit der Herzspitze nach außen und unten.

Die Lautstärke ist 3–5/6, anfangs jedoch oft nur 1–2/6, was die Diagnose erschwert, da hier oft die Abgrenzung gegen ein funktionelles Geräusch schwerfällt. Das Geräusch der Mitralinsuffizienz wird in Linksseitenlage und bei postexspiratorischem Atemanhalten lauter.

Fast regelmäßig läßt sich in mittelschweren und schweren Fällen ein dritter Herzton nachweisen (III), der 0,12–0,14 s nach dem zweiten Herzton auftritt (Abb. 22). Er entsteht durch die wuchtige Ventrikelfüllung und ist vom Charakter her ein tiefer, dumpfer Ton.

### EKG

Das EKG zeigt bei Mitralinsuffizienz eine große Variationsbreite:
In leichten Fällen ist keine Abweichung vom Normalbild zu erwarten.
In schwereren Fällen kann ein p-mitrale, im Verlauf auch ein Vorhofflimmern auftreten. Es liegt eine Linksdrehung von A QRS im Sinne eines Linkstyps vor; bei längerem Verlauf mit erhöhtem pulmonalem Druck kommt auch eine biventrikuläre Hypertrophie vor. Manchmal finden sich Erregungsrückbildungsstörungen mit diskordant negativem T in $V_4$ bis $V_6$.

# Erworbene Herzklappenfehler: doppelte Mitralfehler

*Röntgen*

Linker Ventrikel und linker Vorhof sind dilatiert. Bei Rückstau in den kleinen Kreislauf ist die Lungenzeichnung verstärkt. Außerdem besteht eine zusätzliche Rechtshypertrophie.

*Herzkatheter und Echokardiographie*

Angiographisch kann man das Ausmaß der Regurgitation abschätzen.
Im Echokardiogramm läßt sich die Vergrößerung des linken Vorhofes und Ventrikels ausmessen. Bei rheumatischer Genese sind verdickte Klappen nachweisbar, bei anderer Genese sind sie zart.

## Therapie und Prognose

Die mittlere Lebenserwartung beträgt 30–40 Jahre, vom rheumatischen Fieber ab gerechnet, 3–4 Jahre nach einer Dekompensation.
Die Operation verbessert die Prognose, allerdings wird oft der günstigste Zeitpunkt überschritten, da sich die Symptome langsam entwickeln. Die Operation im Stadium NYHA IV hat wegen der bereits eingetretenen Myokardschäden infolge der Dilatation eine deutlich schlechtere Prognose als im Stadium III.

## Doppelte Mitralklappenfehler

### Definition

Bei gleichzeitigem Vorliegen von Mitralstenose und Mitralinsuffizienz spricht man von einem doppelten Mitralklappenfehler.

### Pathophysiologie

Bei rheumatischer Genese des Mitralklappenfehlers liegt in den meisten Fällen ein Doppelfehler vor, wobei jedoch in der Regel klinisch nur einer der beiden Fehler in Erscheinung tritt. Durch Verwachsungen und transversale Schrumpfung (im typischen Falle des aortalen Segels) entsteht eine Stenose; durch sagittale Schrumpfung und Verkürzung der Sehnenfäden (vor allem des muralen Segels) kommt es zur Insuffizienz. Die degenerativen Vitien treten ebenfalls als Doppelfehler in Erscheinung.

### Befunde

*Klinische Befunde*

Klinisch fällt die sich entwickelnde Herzinsuffizienz auf, evtl. verbunden mit Stauungsbronchitiden, Hämoptysen, peripherer Zyanose, Vorhofflimmern mit thromboembolischen Ereignissen.

*Auskultation*

In der Regel weist ein doppelter Mitralfehler die Auskultationszeichen beider Fehler auf, wobei der hämodynamisch überwiegende Fehler auch auskultatorisch überwiegt.

Im Verlauf der Mitralinsuffizienz werden deren Pansystolikum und III. Herzton lauter, der I. Ton, MÖT und Präsystolikum des Stenoseanteiles leiser und das Protodiastolikum tritt später auf. Umgekehrt gilt das eben genannte für die Mitralstenose.

Anzunehmen ist ein doppelter Mitralfehler, wenn neben einem lauten pansystolischen Geräusch ein MÖT, ein frühzeitiges diastolisches Rollen oder ein präsystolisches Geräusch vorliegen. Ist lediglich der I. Ton akzentuiert, kann die Mitralstenose nur vermutet werden.

Auch bei der Kombination einer Mitralstenose mit einer Aortenstenose oder einer Trikuspidalinsuffizienz treten systolisch-diastolische Geräusche auf, die differentialdiagnostisch vom doppelten Mitralfehler unterschieden werden müssen.

*EKG*

In der Regel spricht eine Rechtshypertrophie für eine Mitralstenose und eine Linkshypertrophie für eine Mitralinsuffizienz. P-mitrale und Vorhofflimmern sind beiden Formen eigen. Meist liegt eine biventrikuläre Hypertrophie vor, die im EKG deutlich sichtbar oder auch kaum faßbar sein kann, da sich bei ihr die vergrößerten Vektoren der beiden Kammern neutralisieren können.
Meist sind die Hypertrophiezeichen des an Muskelmasse überwiegenden linken Ventrikels deutlicher. Eine Rechtshypertrophie ist dann anzunehmen, wenn bei niedrigem S ein relativ hohes R in $V_2$ mit diskordant negativem T und außerdem ein Steil- bis Rechtstyp vorliegen. Zudem kann eine PQ-Verlängerung zu finden sein, die Ausdruck eines aktiven karditischen Prozesses ist oder als Residuum eines solchen noch jahrelang persistiert.

*Röntgen*

Auf der Thoraxaufnahme sieht man eine Querverbreiterung des Herzens durch überwiegende Rechtsvergrößerung bei überwiegendem Stenoseanteil bzw. durch Linksvergrößerung bei überwiegendem Insuffizienzanteil. Möglich ist eine Luxation der Speiseröhre nach rechts hinten durch Vergrößerung des linken Vorhofes. Es bestehen eine massive Lungenstauung und evtl. ein prominentes Pulmonalsegment.

*Herzkatheter und Echokardiographie*

Durch diese beiden Untersuchungsverfahren können der Stenose- und Insuffizienzanteil sowie deren jeweiliges Ausmaß exakt bestimmt werden.

**Therapie und Prognose**

**Mitralklappenprolaps (MKP)**

Synonyme: Click-Syndrom, Barlow-Syndrom, Floppy-valve-syndrome, ballooning of the mitral valve, Papillarmuskeldysfunktion, Click-murmur-syndrome.

**Definition**

Dieses Syndrom ist charakterisiert durch eine Störung der Mitralklappenbewegung während der Ventrikelsystole infolge von Veränderungen der Klappen oder

# Erworbene Herzklappenfehler: Mitralklappenprolaps

des Halteapparates, durch die es zu einem spät-, meso- oder holosystolischen Vorwölben eines oder beider Mitralsegel in den linken Vorhof kommt.

Es werden ein primärer, idiopathischer und ein sekundärer Mitralklappenprolaps unterschieden. Beim primären MKP – die Mehrzahl der Fälle – bleibt die Ursache unklar, beim Zustandekommen des sekundären MKP können u. a. folgende Leiden beteiligt sein: KHK, Myokarditis, kongestive Kardiomyopathie, Lupus erythematodes, Marfan- und Ehlers-Danlos-Syndrom.

## Epidemiologie

Die Angaben zur Häufigkeit des MKP schwanken in der Literatur sehr stark: von 1 % in der Bevölkerung über 6 % bei jungen Frauen bis zu 20 % bei über 70jährigen. Das starke Schwanken ist durch die unterschiedliche Bewertung und Gewichtung des echokardiographisch festgestellten Balloonings, des auskultatorischen Befundes des systolischen Clicks und der klinischen Symptomatik wie Palpitationen, Dyspnoe, leichte Ermüdbarkeit, Schmerzen mit Angina-pectoris-Charakter u. ä. zu erklären. Familiäre Häufungen weisen auf eine genetische Komponente hin.

## Pathologische Anatomie

Bei diesem Syndrom beobachtet man verschiedene pathologisch-anatomische Veränderungen. Die myxomatöse Degeneration der Klappe wie auch des Klappenapparates ist eines der wesentlichen Charakteristika. Ferner werden eine Dilatation des Klappenringes oder überlange oder auch gerissene Sehnenfäden beobachtet.

## Pathophysiologie

Der ventrikelsystolische Druck wölbt die Klappensegel in den Vorhof, ohne daß es zur Klappeninsuffizienz kommt. Der MKP kann jedoch in eine Mitralinsuffizienz übergehen.
Über das Zustandekommen der klinischen Symptome, d. h. Rhythmusstörungen und EKG-Veränderungen, die bei einem Teil der Betroffenen auftreten und teilweise recht ausgeprägt sind, besteht bisher keine einheitliche Meinung.

## Befunde

*Klinische Befunde*

Die klinischen Befunde sind, obwohl manchmal sehr ausgeprägt, von funktionellen Beschwerden schlecht zu unterscheiden:
– Palpitationen
– Pektanginöse Beschwerden oder Thoraxschmerzen
– Luftnot bei Belastung etc.

*Auskultation*

Der Auskultationsbefund ist wegweisend: ein im ersten Drittel der Systole, etwa 0,14 s nach dem I. Herzton auftretender Click, also ein hochfrequenter Zusatzton.

---

den linken Vorhof.

**Epidemiologie**

Je nach Untersuchungsmethode und Gewichtung der Befunde schwanken die Angaben zur Prävalenz zwischen 1 und 6 %.

**Pathologische Anatomie**

Charakteristisch ist die myxomatöse Degeneration der Klappen oder des Klappenhalteapparates.

**Pathophysiologie**

Durch den systolischen Druck wölben sich die Segel in den Vorhof.
Ein Übergang in die Insuffizienz ist möglich.
Die klinische Symptomatik wird unterschiedlich erklärt.

**Befunde**

**Klinik**

Die z. T. ausgeprägten Beschwerden ähneln funktionellen Störungen.

**Auskultation**

Typisch ist ein hochfrequenter Zusatzton (Click) im ersten Drittel der

## EKG

EKG-Veränderungen fehlen oft. Sie treten im Langzeit-EKG in 70 % der Fälle auf und entsprechen dann der klinischen Symptomatik: Arrhythmien in Form von paroxysmalen Sinustachykardien bzw. Sinusknotendysfunktionen mit Bradykardien. Auch Verzögerungen der AV-Überleitung kommen vor, das WPW-Syndrom liegt überzufällig häufig vor, ebenso Fälle von plötzlichem Herztod als Arrhythmie-Folge.

## Echokardiographie

Diese Diagnose ist eine Domäne der Echokardiographie, bei der die Mitralsegel beobachtet werden können.

## Therapie und Prognose

Die symptomlosen oder -armen Patienten, die zumeist der „idiopathischen" Gruppe zugehören, bedürfen keiner Therapie. Sie sollten lediglich über die Harmlosigkeit dieser Besonderheit aufgeklärt werden.
Bei den symptomatischen Fällen bedarf es u. U. der antiarrhythmischen Therapie oder einer Behandlung, die das evtl. zugrundeliegende Leiden (KHK o. ä.) günstig beeinflußt.
Zur Erkennung des möglichen Überganges in eine Insuffizienz bedarf es regelmäßiger Kontrollen.
Die Prognose ist in der Regel gut.

# Aortenklappenfehler

## Aortenstenose (organische und relative)

### Definition

Eine Verengung des durchflossenen Lumens der Aortenklappe wird als organische Aortenstenose bezeichnet.
Von einer relativen Aortenstenose spricht man, wenn es aufgrund einer Dilatation der Aorta bei Aortensklerose, Atheromatose, Hypertonie, Aortitis luica bzw. Aneurysma oder durch ein erhöhtes linksventrikuläres Schlagvolumen bei kongenitalen Vitien mit Rechts-links-Shunt wie Fallotscher Tetralogie, Pulmonal- oder Trikuspidalatresie zur Turbulenzbildung in der Aortenklappe kommt.

### Epidemiologie

Unter den Aortenfehlern, die die zweithäufigsten erworbenen Herzfehler sind, stehen die Stenosen an erster Stelle.

# Erworbene Herzklappenfehler: Aortenstenose

## Ätiologie und Pathophysiologie

Für die *organische* Aortenstenose kommen im wesentlichen 3 Ursachen in Frage, wobei die dritte immer größere Bedeutung erlangt:

1. Die rheumatische Valvulitis führt zu einer Verschmelzung der Kommissuren, zu einer Verdickung, Fibrose und Kalzifizierung der Taschenklappen und des Klappenringes.
2. Kongenital bikuspidale oder kuppelförmig deformierte Klappen führen im Laufe des Lebens wegen der ungünstigeren Hämodynamik zur Kalzifizierung der Klappen und damit zur erworbenen Stenose aus kongenitaler Ursache.
3. Sklerotische Prozesse können im Rahmen einer allgemeinen Arteriosklerose auf die Aortenklappen übergreifen und zur Behinderung des systolischen Auswurfes mit Turbulenzbildung führen.

Zu den Ursachen der *relativen* Stenose siehe unter „Definition".

Die Aortenstenose ist der Prototyp einer Widerstandsbelastung, auf die der linke Ventrikel mit einem systolischen Druckanstieg und einer konzentrischen Hypertrophie antwortet. Hämodynamische Folgen treten ein, wenn die Öffnungsfläche von normalerweise 3 cm$^2$ auf 0,8 cm$^2$ reduziert wird. Die Hypertrophie umfaßt in gleicher Weise freie Wand und Kammerseptum. Die Massenzunahme kann mehr als 500, manchmal sogar mehr als 700 g betragen.
Das Schlagvolumen wird durch Erhöhung des transvalvulären Druckgradienten aufrecht erhalten. Er beträgt normalerweise wenige mmHg. Bei der Stenose kann er auf 50–100 mmHg ansteigen, so daß der linksventrikuläre Druck 200 (–300) mmHg und der Aortendruck 100 mmHg beträgt.
Der ventrikuläre Auswurf wird auch bei kompensiertem Ventrikel durch den Klappenschluß unterbrochen, so daß ein vermehrtes diastolisches Volumen verbleibt, das die stärkere Kontraktion hervorruft.

Kann die Stenose nicht mehr durch den erhöhten Druckgradienten kompensiert werden, gesellt sich eine relative Mitralinsuffizienz hinzu oder wird das Myokard des linken Ventrikels insuffizient, steigt der diastolische Druck und der Ventrikel dilatiert.

Stromaufwärts steigen der linke Vorhofdruck und der Pulmonaldruck an und belasten den rechten Ventrikel, der hypertrophiert und dilatiert.
Es gibt 3 Ursachen für eine erhebliche Myokardhypoxie:
1. Da sich die Zahl der Myokardfasern nicht erhöht, sondern die einzelne Faser hypertrophiert, aber nach wie vor von einer Kapillare versorgt wird, kommt es zur Unterversorgung der Fasern bei relativer Koronarinsuffizienz.
2. Der Perfusionsdruck in den Koronarien sinkt, da die Ostien poststenotisch liegen.
3. Der benötigte Eröffnungsdruck der Kapillaren steigt bei steigender ventrikulärer Wandspannung und erhöhtem diastolischem Druck.

## Befunde

### Klinische Befunde

Lange Zeit besteht Beschwerdefreiheit. Bei nachlassender Funktion des linken Ventrikels treten zunehmend Luftnot und Druck hinter dem Sternum auf, mitunter Schwindelerscheinungen und Synkopen bei Belastung als Ausdruck einer ze-

---

**Ätiologie und Pathophysiologie**

Die organische Aortenstenose kann 3 Ursachen haben:

1. Rheumatische Valvulitis

2. Kongenital bikuspidale Klappen mit frühzeitiger Sklerosierung wegen der ungünstigen Hämodynamik

3. Arteriosklerotische Prozesse an den Klappen

Durch die Widerstandsbelastung kommt es zur konzentrischen Hypertrophie des linken Ventrikels mit einer Gewichtszunahme von manchmal mehr als 500 g.

Bei 0,8 cm$^2$ Öffnungsfläche kann ein ausreichendes Schlagvolumen nur noch durch Erhöhung des transvalvulären Druckgradienten von normal wenigen mmHg auf 50–100 mmHg erzielt werden, wobei linksventrikuläre Drücke von 200 (–300) mmHg auftreten.
Sobald sich die Ejektionsfraktion stenosebedingt verringert, kommt es zusätzlich zu diastolischer Belastung des linken Ventrikels mit nachfolgender Dilatation.
Der erhöhte Druck steigt stromaufwärts bis zum rechten Ventrikel.
Durch die Hypertrophie, die erhöhte Wandspannung und den verminderten Perfusionsdruck entsteht eine Myokardhypoxie.

**Befunde**

**Klinik**

Neben Luftnot und pektanginösen Schmerzen treten Schwindelerscheinungen und Synkopen auf.

a) Mäßige Aortenstenose

b) Starke Aortenstenose

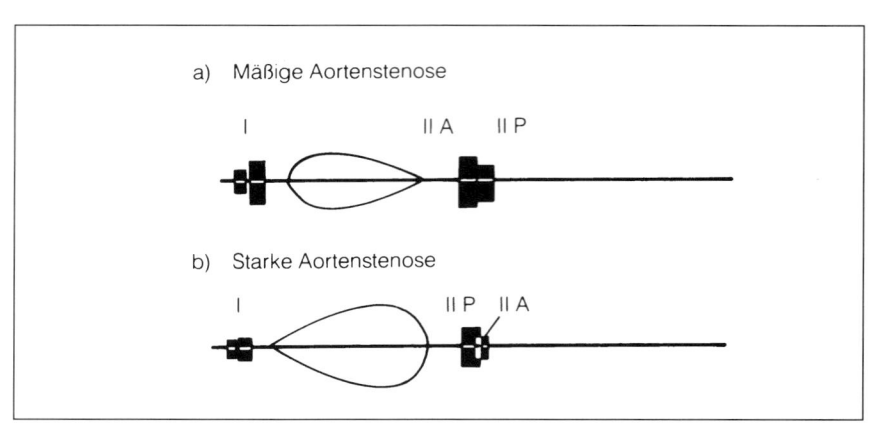

**Abb. 23  Herztöne und -geräusche bei Aortenstenose.**

rebralen Hypoxie. Außerdem findet man Rhythmusstörungen und eine echte Angina pectoris bei Belastung.
Typisch ist ein Pulsus tardus et parvus mit einer Verminderung des systolischen Druckes und der Amplitude mit einem Radialispuls, der bis 0,2 (statt normalerweise 0,07–0,1) s nach dem Spitzenstoß auftritt, sowie eine Karotispulskurve mit verminderter Amplitude, trägem Anstieg, Anakrotie mit Hahnenkammphänomen durch Geräuschüberlagerung.

*Auskultation*

Das kammersystolische Austreibungsgeräusch entsteht durch die Düsenwirkung der Stenose. Als Gefäßgeräusch beginnt es 0,03 s nach dem abgeschwächten I. Herzton und endet mit einem telesystolischen freien Intervall vor der aortalen Komponente des II. Herztones.
Das Geräusch ist spindelförmig, der Spindelbauch verlagert sich bei zunehmender Stenose als Ausdruck des verlangsamten Druckanstieges von der Proto- über die Meso- bis zur Telesystole (Abb. 23). Gleichzeitig nimmt die Lautstärke von 3/6–4/6 auf 6/6 zu. Das Geräusch ist scharf, rauh und schabend und geht ab einer Lautstärke von 4/6 mit einem tastbaren Schwirren einher.
Das P. m., das in den Anfangsstadien der Stenose im akzessorischen Aortenfokus oder sogar über der Spitze liegen kann, konzentriert sich mit zunehmendem Stenosegrad mehr und mehr auf den Hauptaortenfokus und wird, bei entsprechender Lautstärke, in das Jugulum, die Karotiden, Schläfenarterien, Schultern, Ellenbogen, in den Rücken und in die abdominale Aorta fortgeleitet.
Der II. Herzton kann paradox gespalten sein. Außerdem kann ein präsystolischer Extraton (IV. HT) auftreten, der durch eine verstärkte Vorhofkontraktion bedingt ist, und ein Ejektion-Click, der dem I. Herzton im Abstand von 0,03–0,06 s folgt und durch die abrupte Beendigung der Vorwärtsbewegung der verdickten Klappen und ihre Fixierung in „Dom-Stellung" zustande kommt.
Das organofunktionelle Geräusch der relativen Stenose beginnt früher, schwillt frühzeitiger an und ist in der Regel mit seiner Geräuschspindel protosystolisch lokalisiert.

*EKG*

Zwischen Stenosegrad und EKG besteht keine feste Beziehung. Mit zunehmender Stenose und zunehmenden hämodynamischen Veränderungen und anatomischen Folgen setzt eine Kette von EKG-Veränderungen ein, die einen Anhaltspunkt für die Indikation bzw. Kontraindikation zur chirurgischen Intervention bilden können.

---

Typisch ist der Pulsus parvus et tardus.

Auskultation

Die Düsenwirkung der Stenose bewirkt ein kammersystolisches Austreibungsgeräusch.
Es ist spindelförmig, beginnt 0,03 s nach dem abgeschwächten I. Herzton und endet vor der II-A-Komponente. Mit zunehmender Stenose verlagert es sich weiter in die Telesystole und nimmt an Lautstärke bis 6/6 zu.
Es ist schabend und von einem tastbaren Schwirren begleitet.
Das P. m. liegt anfangs im akzessorischen, später im Hauptaortenfokus.

Der II. Herzton kann paradox gespalten sein.

Die Geräuschspindel des organofunktionellen Geräusches der relativen Stenose liegt protosystolisch.

EKG

Bei einer konzentrischen Hypertrophie nimmt die QRS-Spannung ohne Drehung der elektrischen Herzachse zu, erst bei einer Dilatation entsteht ein Linkslagetyp..

# Erworbene Herzklappenfehler: Aortenstenose

Bei Herausbildung einer konzentrischen Linkshypertrophie nimmt die QRS-Spannung ohne A-QRS-Drehung zu. Bei einer Dilatation kommt es zum Auftreten eines Linkstyps. Vor allem bei Überschreitung des kritischen Herzgewichtes treten Zeichen der Ischämie und der disseminierten Läsionen auf mit diskordant negativem T in $V_4$ bis $V_6$.

*Röntgen*

In der Phase der Kompensation mit konzentrisch vergrößertem linkem Ventrikel erscheint das Herz nicht wesentlich vergrößert. Mit weiterem Fortschreiten kommen dann eine poststenotisch dilatierte Aorta (in 30 %), Klappenverkalkungen (in bis zu 80 %), schließlich eine Dilatation des linken Ventrikels, des linken Vorhofes, eine Lungenstauung und eine Dilatation des rechten Herzens zur Darstellung.

*Herzkatheter und Echokardiographie*

Im Echokardiogramm lassen sich die verdickten Klappen darstellen, mit dem Herzkatheter kann der Druckgradient gemessen werden.

## Therapie und Prognose

Nach einer Laufzeit von 30–40 Jahren treten Symptome wie Angina pectoris sowie EKG-Veränderungen ein. Die Überlebenszeit beträgt nach Auftreten der Angina pectoris im Mittel 5 Jahre, nach den ersten synkopalen Ereignissen 3 Jahre, nach der ersten Dekompensation 1–2 Jahre. Die Operation verbessert die Prognose.

## Aorteninsuffizienz (organische und relative)

### Definition

Eine Aorteninsuffizienz liegt dann vor, wenn eine Schlußunfähigkeit der Aortenklappen besteht.
Ist die Schlußunfähigkeit durch einen Schaden der Klappen verursacht, spricht man von einer organischen Insuffizienz. Sind die Klappen jedoch anatomisch normal und ist die Schlußunfähigkeit durch eine Dilatation des Klappenringes verursacht, liegt eine relative Aorteninsuffizienz vor.

### Epidemiologie

Unter den Aortenfehlern, die bei den erworbenen Herzfehlern an zweiter Stelle stehen, ist die Insuffizienz seltener als die Stenose.

### Ätiologie

Während noch in den 60er Jahren davon auszugehen war, daß 80 % der erworbenen, organischen Aorteninsuffizienzen eine rheumatische Genese hatten, besagen heutige Statistiken, daß nur noch bei 30 % eine rheumatische Verursachung vorliegt. Die verbleibenden 70 % sind zurückzuführen auf:
– Bakterielle Endokarditiden

---

*Marginalien:*

Außerdem treten Zeichen der hypoxischen Myokardläsionen auf.

Röntgen

In 80 % sind Aortenklappenverkalkungen, in 30 % eine poststenotisch dilatierte Aorta zu sehen.
Bei Dekompensation kommen Linksdilatation, Lungenstauung und Rechtsdilatation zur Darstellung.

Herzkatheter und Herzecho

Im Echo kann man die Herzklappen sehen, mit dem Katheter den Druckgradienten messen.

Therapie und Prognose

Die Dekompensation wird nur 1–2 Jahre überlebt.

Die Operation verbessert die Prognose.

Aorteninsuffizienz

Definition

Schlußunfähigkeit der Aortenklappen

Epidemiologie

Ätiologie

Heute kann man nur noch in 30 % der Fälle von einer rheumatischen Genese ausgehen.
Die verbleibenden 70 % verteilen sich auf bakterielle Endokarditiden,

- Kongenital bikuspidale Klappen mit frühzeitigen degenerativen Veränderungen
- Klappenruptur aufgrund von Trauma oder zystischer Medianekrose
- Klappensklerose bei alten Menschen
- Rheumatoide Aortitis bei M. Reiter oder M. Bechterew

Die relativen Insuffizienzen, die früher in der Mehrzahl der Fälle auf eine Mesaortitis luica zurückzuführen waren, sind heute zu finden bei:
- Hypertension mit diastolischen Werten ≥ 120 mmHg
- Dilatation, Ektasie oder Aneurysma der Aorta bei
  - Medionecrosis cystica idiopathica Erdheim-Gsell
  - Aortensklerose
  - Aneurysma dissecans aortae
  - Marfan-Syndrom, Ehlers-Danlos-Syndrom
- Akuter Myokarditis

**Pathophysiologie**

Aufgrund der Schlußunfähigkeit der Aortenklappe strömt aortales Blut während der Diastole in die linke Kammer zurück, die damit eine diastolische Volumenbelastung erfährt und nach dem Frank-Starling-Gesetz ein erhöhtes Schlagvolumen in einer verlängerten Austreibungszeit auswirft.
Die Größe des Rückflusses hängt von der Größe der diastolischen Öffnungsfläche und dem diastolischen transvalvulären Druckgradienten ab. Das Rückflußvolumen kann bis zu 70 % des Schlagvolumens betragen, bei einem Schlagvolumen von bis zu 30 l/min also 20 l/min.
Der Rückstrom beginnt frühdiastolisch mit dem unvollkommenen Aortenklappenschluß und hält während der verlängerten Diastole an.
Solange das Herz kompensiert ist, bleiben diastolischer Ventrikeldruck, Vorhofdruck und Pulmonaldruck normal, bei markanter Dilatation des linken Ventrikels mit nachfolgender Hypertrophie vor allem der Einflußbahn.
Im Lauf der Dekompensation verringert sich durch muskuläre Dysfunktion die Ejektionsfraktion, der diastolische Ventrikeldruck steigt, es kommt, zumal wenn eine begleitende Mitralinsuffizienz entstanden ist, zur Fortpflanzung des erhöhten Druckes nach stromaufwärts.
Das Herzgewicht steigt bis auf das Dreifache der Norm. Man spricht von „Cor bovinum".
Durch das Absinken des diastolischen Aortendruckes kommt es zur Verminderung des koronaren Perfusionsdruckes.

**Befunde**

*Klinische Befunde*

Auffällig ist der hohe systolische bei gleichzeitig niedrigem diastolischem Blutdruck (z. B. 170/50 mmHg) in Verbindung mit einem Pulsus celer et altus. Die Patienten sind eher fahlblaß, unter Umständen lassen sich Quinkesche Pulsationen im Kapillargebiet (z. B. an Fingernägeln oder an der Stirnhaut nach Erzeugung eines Erythems, vor allem jedoch im Fundus) beobachten.
Zuweilen findet sich auch das Mussetsche Zeichen, ein pulssynchrones Kopfnicken (zuerst beobachtet bei dem frz. Dichter Musset, 1810–1857).
Der Herzspitzenstoß ist breitrund und „drängt sich wie ein Ei in den palpierenden Handteller".

---

sklerosierende Prozesse und rheumatoide Aortitis bei M. Reiter und M. Bechterew (selten).

Die relativen Insuffizienzen sind auf Hypertension, Dilatation, Aneurysmata der Aorta und auf akute Myokarditiden zurückzuführen.

Pathophysiologie

Der linke Ventrikel erfährt durch das Refluxblut eine diastolische Belastung und beantwortet diese mit einer Erhöhung seines Schlagvolumens. Die Größe des Refluxes kann bei einem Schlagvolumen von 30 l/min bis zu 20 l/min betragen.

Bei der Dekompensation kommt es zur Erhöhung des diastolischen Ventrikeldruckes und zu dessen Fortpflanzung stromaufwärts.
Das „Cor bovinum" der Aortenklappeninsuffizienz kann das Dreifache des normalen Gewichtes erreichen.

Befunde

Klinik

Auffällig ist der Pulsus celer et altus. Bisweilen lassen sich der Quinkesche Kapillarpuls und das Mussetsche Kopfnicken beobachten.

# Erworbene Herzklappenfehler: Aortenstenose

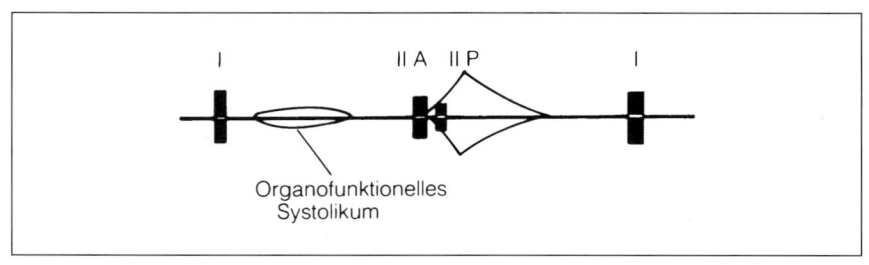

**Abb. 24** Herztöne und -geräusche bei Aorteninsuffizienz.

*Auskultation*

Der Rückfluß des Blutes verursacht ein kammerdiastolisches Rückflußgeräusch mit P. m. im akzessorischen Aortenfokus, das als Sofortgeräusch aus dem oft abgeschwächten II-A-Anteil hervorgeht. Es hat einen kurzen Crescendo-Anteil, erreicht zum Zeitpunkt von II P sein Maximum und verklingt in einem Descrescendo proto- bis mesosystolisch bei mäßigen Insuffizienzen, holosystolisch bei ausgeprägten (Abb. 24).

Das Geräusch ist hochfrequent, weich hauchend und in einer Lautstärke von 1/6–3/6, selten 5/6–6/6 am sitzenden, vornübergebeugten Patienten am besten zu hören.

Aufgrund des großen Pendelvolumens ist in vielen Fällen auch das Systolikum einer relativen Aorten*stenose* hörbar.

Durch den diastolischen Rückfluß durch die Aortenklappe wird das aortennahe septale Mitralsegel in seiner Bewegungsfreiheit beschränkt, so daß eine relative Mitralstenose mit dem nach Austin Flint (am. Arzt, New York, 1812–1886) genannten Geräusch auftritt. Es ist tief, rumpelnd, mesodiastolisch bis präsystolisch am Apex hörbar. Es ist schwer vom Geräusch der Aorteninsuffizienz zu unterscheiden, das sich in seinen niedrigfrequenten Anteilen ebenfalls bis in den Apex fortpflanzen kann, jedoch direkt aus dem II. Ton hervorgeht.

Über der Femoralarterie ist manchmal ein systolisch-diastolisches Geräusch zu hören, dessen diastolischer Anteil die auch noch in der Femoralarterie stattfindende Stromumkehr nachweist.

*EKG*

Das EKG bei Aorteninsuffizienz variiert vom Normalbereich bis zur extremen Linksbelastung und Koronarinsuffizienz. Zunächst entsteht eine konzentrische Linkshypertrophie mit Linksdrehung der Achse von QRS. Im Rahmen der eintretenden Dilatation Verspätung des OUP (= oberer Umschlagpunkt = Beginn der endgültigen Negativitätsbewegung [BEN] = intrinsic deflection) sowohl durch langsamen R-Anstieg als auch durch kleine Q-Verbreiterung.

*Röntgen*

Es bestehen statistische Beziehungen zwischen dem Ausmaß des diastolischen Rückflusses und der Größe des linken Ventrikels. Die aszendierende Aorta ist verbreitert, der Aortenknopf prominent.

*Herzkatheter und Echokardiographie*

Der Herzkatheter ermöglicht die Bestimmung von intrakavitären Drücken und die Messung des Refluxvolumens.

---

Auskultation

Das kammerdiastolische Rückflußgeräusch hat einen kurzen Crescendo-Anteil, ein Maximum bei II P und einen proto- bis holodiastolischen Decrescendo-Anteil in einer mittleren Lautstärke. Es ist am sitzenden Patienten am besten zu hören.

Zusätzlich kann eine relative Aortenstenose hörbar sein.

Das Austin-Flint-Geräusch entsteht bei einer relativen Mitralstenose durch die Behinderung des Klappenspieles durch das Refluxblut.

EKG

Es zeigen sich Zeichen der Linkshypertrophie und -dilatation sowie der Koronarinsuffizienz.

Röntgen

Je ausgeprägter die Insuffizienz, desto größer ist der linke Ventrikel.

Herzkatheter und Herzecho

Mit dem Herzkatheter läßt sich das Refluxvolumen bestimmen.

Echokardiographisch lassen sich während des diastolischen Rückstromes Flatterbewegungen am Mitralsegel oder im Bereich des Kammerseptums nachweisen, deren Ausprägung von der Intensität des Rückstromes abhängt. Diastolische Flatterbewegungen der Aortenklappen sind selten nachzuweisen, wenn sie jedoch erscheinen, sind sie von hoher Spezifität. Ferner sind Verdickungen und Vegetationen der Klappen oder ein begleitendes Aneurysma feststellbar.

**Therapie und Prognose**

Patienten im Stadium I und II haben eine kaum verringerte Lebenserwartung, im Stadium IV beträgt sie nur noch 2 Jahre.
Schweregrad III bedeutet eine dringliche OP-Indikation bei einer OP-Letalität von 5–10 %. Im Stadium IV liegt sie deutlich höher und die Erfolgsquote und Langzeitprognose sind wesentlich schlechter.

**Doppelte Aortenklappenfehler**

**Definition**

Liegen gleichzeitig eine Aorteninsuffizienz und eine Aortenstenose vor, spricht man von einem doppelten Aortenfehler.

**Ätiologie und Pathophysiologie**

Vor allem die rheumatische Schädigung, die zu einer transversalen und sagittalen Schrumpfung der Klappen führt, bewirkt oft eine Stenose und Insuffizienz mit stark wechselnden Anteilen, d. h. von der überwiegenden Stenose bis zur überwiegenden Insuffizienz.
Das durch die Insuffizienz vermehrte Blutvolumen muß gegen einen erhöhten Widerstand ausgetrieben werden. Der linke Ventrikel unterliegt einer systolischen Druck- und einer diastolischen Volumenbelastung und dilatiert und hypertrophiert.

**Befunde**

*Klinische Befunde*

Einerseits bestehen Zeichen der myokardialen Insuffizienz, andererseits stehen Angina pectoris und Synkopen im Vordergrund.

*Auskultation*

Im Regelfall eines doppelten Aortenfehlers bestehen im Aortenfokus ein systolisches Austreibungsgeräusch, das kranialwärts fortgeleitet wird, und ein diastolisches Sofortgeräusch, das kaudalwärts fortgeleitet wird. Die beiden Geräusche sind als echtes Doppelgeräusch durch eine kurze, vor der II-A-Komponente eintretende Pause getrennt, während die Richtung des Blutstromes umschlägt. Der akustische Eindruck ist der eines Sägegeräusches, das sich entsprechend dem zweistufigen Geräusch einer Handsäge aus einem fauchenden – systolischen – und einem hauchenden – diastolischen – Hin und Her zusammensetzt. Der Geräuschanteil der Stenose erhält durch die relative Stenose bei erhöhtem Schlagvolumen der Insuffizienz eine weitere Verstärkung.

Differentialdiagnostisch müssen bei ähnlichem Auskultationsbefund der Duktus und der Ventrikelseptumdefekt mit gleichzeitiger Aorten- oder Pulmonalinsuffizienz abgegrenzt werden.

*EKG*

Linkshypertrophie, bis zum Linksschenkelblock, AV-Überleitungsstörungen, später biventrikuläre Hypertrophie.

*Röntgen*

Linkshypertrophie.

**Therapie und Prognose**

Die doppelten Aortenfehler haben eine recht günstige postoperative Prognose, vielleicht deshalb, weil sie recht früh klinisch auffällig werden und so einer frühen Operation zugeführt werden können.

# Trikuspidalklappenfehler

## Trikuspidalstenose (organische und relative)

### Definition

Eine organische Einengung der Öffnungsfläche der Trikuspidalklappe wird als organische Stenose, eine relative Enge in bezug auf das durchströmende Volumen als relative Trikuspidalstenose bezeichnet.

### Epidemiologie, Ätiologie und Pathophysiologie

Im Gegensatz zu allen anderen Klappenfehlern ist die relative Stenose häufiger als die organische.
Die seltene *organische* Trikuspidalstenose ist
a) rheumatischen Ursprungs und dann mit einem Mitral- oder Aortenfehler kombiniert oder
b) die Folge eines Lupus erythematodes oder von Lebermetastasen eines Karzinoids mit Klappenfibrose und häufig auch Mitbeteiligung der Pulmonalklappen oder auch
c) Folge einer akuten bakteriellen Endokarditis aufgrund von i.v.-Drogenabusus.

Die häufigere *relative* Stenose entsteht durch Dilatation der Kavitäten ober- und unterhalb der Klappe oder durch ein gesteigertes trikuspidales Durchflußvolumen. Die Ursachen hierfür sind:
a) eine rechtsventrikuläre Druckbelastung bei pulmonaler Hypertonie durch Mitralstenose u. a. oder
b) eine Volumenbelastung durch Vorhofseptumdefekt, Pulmonalvenentransposition oder bei Trikuspidalinsuffizienz oder
c) Arrhythmien und Überleitungsstörungen, wenn sie die Phasen der aktiven und passiven Kammerfüllung zur Überlagerung bringen.

---

EKG

Röntgen

Therapie und Prognose

Die Doppelfehler der Aorta haben eine günstige postoperative Prognose.

Trikuspidalklappenfehler

Trikuspidalstenose

Definition

Verengung der Trikuspidalöffnungsfläche

Epidemiologie, Pathophysiologie

Die relative Stenose ist häufiger als die organische.

Außer im Rahmen von rheumatischen Mehrklappenfehlern tritt die organische Stenose beim Lupus erythematodes, beim Karzinoid und nach der akuten bakteriellen Endokarditis auf.

Die relative Stenose tritt bei einer Dilatation des rechten Vorhofes und der rechten Kammer sowie bei einem erhöhten Durchflußvolumen auf.
Dies kann verursacht sein durch pulmonale Hypertonie, z. B. infolge einer Mitralstenose, bei angeborenen Herzfehlern und bei Rhythmusstörungen.

## Befunde

*Klinische Befunde*

Während sich die Klinik der relativen Stenose in der Regel nach der Grundkrankheit richtet, fallen bei der organischen Stenose gestaute Jugularvenen und eine Leistungseinschränkung durch Rechtsinsuffizienz auf.

*Auskultation*

Der Geräuschbefund der organischen Trikuspidalstenose ist analog zu dem der organischen Mitralstenose: Er besteht aus einem (physiologischerweise unhörbaren) TÖT, der analog zum MÖT entsteht, einem aus diesem hervorgehenden Protodiastolikum und einem atriosystolisch verursachten Präsystolikum. Das II-P-TÖT-Intervall überschreitet 0,09 s nicht.
Durch die verstärkte Vorhoffüllung während der Inspiration und während der ersten Schläge in der postinspiratorischen Apnoe nimmt das Geräusch während dieser Atemphasen zu. Diese Erscheinung steht im Gegensatz zu der Mitralstenose und wird Rivero-Zeichen genannt.
Das P. m. liegt im 3.–4. ICR links und wandert mit zunehmender Dilatation des rechten Vorhofes nach mesokardial bis apikal.
Der I-Anteil kann verstärkt sein und zur Spaltung von I führen. Er ist dann als Trikuspidalschlußton in der paraxiphoidalen Region mit positivem Rivero-Zeichen am besten hörbar.
Das organofunktionelle Geräusch der relativen Stenose beschränkt sich in der Regel auf das Präsystolikum während der schnellen Kammerfüllung und weist ein positives Rivero-Zeichen auf.

*EKG*

Das EKG weist bei der organischen Stenose eine Vergrößerung des rechten Vorhof-p-pulmonale in II, III, $V_{1+2}$ auf, und zwar ohne gleichzeitige rechtsventrikuläre Hypertrophie. Diese kann jedoch bei Vorhofflimmern auftreten.
Bei der relativen Stenose richtet es sich nach der Grunderkrankung.

*Röntgen*

Massive Vergrößerung des rechten Vorhofes bei kleiner A. pulmonalis im Falle der isolierten organischen Stenose; im Falle der relativen Stenose stehen die röntgenologischen Zeichen der zugrundeliegenden Kardiopathie im Vordergrund.

*Herzkatheter und Echokardiographie*

Die Trikuspidalklappensegel sind im Echokardiogramm schlechter zu beurteilen als die Mitralsegel.
Die Diagnose kann lediglich durch Nachweis eines diastolischen Druckgradienten über der Trikuspidalis bei der Herzkatheteruntersuchung gesichert werden.

## Therapie und Prognose

Auch hier spielt das kombinierte Auftreten mit Linksherzfehlern eine große Rolle. Therapie und Prognose werden in erster Linie von den gleichzeitig vorliegenden Mitral- oder Aortenfehlern bzw. von der zugrundeliegenden Kardiopathie bestimmt.

# Erworbene Herzklappenfehler: Trikuspidalinsuffizienz

## Trikuspidalinsuffizienz (organische und relative)

### Definition

Eine Trikuspidalinsuffizienz liegt vor, wenn es zum kammersystolischen Rückfluß von Blut aus dem rechten Ventrikel in den rechten Vorhof kommt.
Von einer organischen Insuffizienz spricht man, wenn dies aufgrund einer Schädigung der Klappen selbst geschieht, von einer relativen, wenn die Klappen selbst intakt sind, es aber aufgrund eines gedehnten Klappenringes oder eines erhöhten Druckes im rechten Ventrikel zum Reflux kommt.

### Epidemiologie

Die Trikuspidalinsuffizienz ist insgesamt selten, die relative Insuffizienz ist wesentlich häufiger als die organische.

### Ätiologie und Pathophysiologie

Die Trikuspidalinsuffizienz tritt entweder als *organische* Form auf
a) aufgrund einer rheumatischen Schädigung, sie ist dann vergesellschaftet mit einem Mitral- oder Aortenfehler;
b) seltener ist sie bakteriell-endokarditischen Ursprunges oder
c) Folge eines metastasierenden Karzinoides (selten).
Als *relative* Insuffizienz ist sie entweder Folge einer Dilatation des Klappenringes aufgrund einer Dilatation des rechten Ventrikels oder Resultat einer mangelhaften Abdichtung bei erhöhtem rechtsventrikulärem Druck. Dies kann vorliegen bei
a) linksseitigen Kardiopathien mit konsekutiver pulmonaler Hypertonie (in erster Linie Mitralstenose);
b) bei pulmonaler Hypertonie aufgrund von Pneumopathien (Emphysem), vor allem bei Rechtsinsuffizienz;
c) aufgrund angeborener Herzfehler mit Links-rechts-Shunt oder aufgrund primärer Endokardfibroelastose.
Infolge des relativ niedrigen Druckes sind die hämodynamischen Folgen der isolierten organischen Insuffizienz gering. Bei der durch Klappenringerweiterung ausgelösten Form bei Rechtsinsuffizienz stehen die hämodynamischen Folgen der Grundkrankheit im Vordergrund, werden jedoch durch die Klappeninsuffizienz noch verstärkt, so daß es zu Aszitesbildung, Lebervergrößerung und Ödemen kommen kann.

### Befunde

*Klinische Befunde*

Man findet gestaute Jugularvenen, eine vergrößerte Leber, evtl. mit Bilirubinerhöhung, palpable Pulsationen im Epigastrium, je nach Ausprägung auch periphere Ödeme.

*Auskultation*

Das Systolikum beginnt als pansystolisches Rückflußgeräusch mit der Trikuspidalkomponente des I. Tones (I T) vor der Semilunarklappenöffnung und verläuft rasternal, oder bei einer weiteren Dilatation des rechten Vorhofes noch weiter links bis zum Apex. Seine Lautstärke beträgt maximal 4/6.

Ein Jugularispuls mit einer positiven systolischen Welle unterstützt die Diagnose der Trikuspidalinsuffizienz. Das organofunktionelle Geräusch der relativen Insuffizienz hat die gleichen Charakteristika, ist jedoch bei mäßiger Ausprägung nur während der Exspiration hörbar.

EKG

Vorhofflimmern und Rechtshypertrophie

Röntgen

Man sieht eine starke Herzvergrößerung durch die Rechtshypertrophie.

Herzkatheter und Herzecho

Es können Drücke und Regurgitationsvolumen gemessen werden. Im Echo kann man Klappenkalk sehen.

Therapie und Prognose

Bei der relativen Insuffizienz richten sie sich nach dem Grundleiden, bei der organischen werden sie durch die begleitenden Klappenfehler bestimmt.

Pulmonalklappenfehler

Pulmonalstenose

Definition

Verengung des Pulmonalostiums

in Plateauform bis zur Pulmonalkomponente des II. Tones (II P), oder es klingt in einem Decrescendo bis zur Meso- oder Telesystole ab, oder es schwillt in einem Crescendo gegen den II P an.
Das P. m. liegt im 4.–5. ICR links parasternal, über dem Mesokard oder bei stärkerer Dilatation des rechten Vorhofes lateral bis zur MCL oder gar über dem Apex, der dann vom rechten Ventrikel gebildet wird.
Die Klangfarbe des Geräusches entspricht einer Mitralinsuffizienz und nähert sich bei höherer Lautstärke, die 4/6 erreichen kann, der des Ventrikelseptumdefektes.
Ein Jugularispuls mit einer positiven systolischen Welle anstatt eines systolischen Kollapses, eine systolische Leberpulsation und eine systolische Propulsion der Xiphoidregion mit einer gleichzeitigen Retraktion der Herzspitze unterstützen die Interpretation des Geräusches.
Das organofunktionelle Geräusch einer relativen Insuffizienz hat die gleichen Charakteristika wie das organische Geräusch, mit der Einschränkung, daß es bei mäßiger Insuffizienz nur im Exspirium hörbar ist und bei Rekompensation des rechten Ventrikels zurückgeht.

*EKG*

Es zeigen sich immer Vorhofflimmern und Zeichen der Rechtshypertrophie. Bei den häufigen kombinierten Vitien stehen oft die Zeichen der anderen Ventildefekte im Vordergrund.

*Röntgen*

Röntgenologisch imponiert eine starke Herzvergrößerung durch Dilatation von rechtem Ventrikel und Vorhof.

*Herzkatheter und Echokardiographie*

Während bei der Herzkatheteruntersuchung Regurgitationsvolumen und Druck im rechten Vorhof bestimmt werden können, sind im Herzecho evtl. verdickte und verkalkte Klappen zu sehen.

**Therapie und Prognose**

Die relative Insuffizienz bedarf natürlich – sofern möglich – einer Therapie des zugrundeliegenden pulmonalen oder linkskardialen Leidens.
Bei der organischen Insuffizienz ist die Prognose nach Operation trotz einer Operationsletalität bei den häufig kombinierten Vitien von 15–20 % besser als bei konservativer Therapie.

## Pulmonalklappenfehler

### Pulmonalstenose (organische und relative)

**Definition**

Analog zur Aortenstenose bezeichnet die *organische* Stenose die absolute Verengung des Pulmonalostiums, die *relative* Stenose das im Verhältnis zum Durchflußvolumen oder zur Weite der Kavitäten proximal und distal der Klappe zu enge Ostium.

# Erworbene Herzklappenfehler: Pulmonalstenose

**Epidemiologie, Ätiologie und Pathophysiologie**

Die isolierte Pulmonalstenose wird äußerst selten erworben, in der Regel ist sie kongenital.
Eine rheumatische Valvulitis verursacht so gut wie nie eine Schädigung der Pulmonalklappen, und wenn, dann ist sie mit der Schädigung anderer Klappen verbunden. Der häufigere, aber dennoch seltene Befall bei subakuter bakterieller Endokarditis wurde bereits erwähnt.
Selten ist auch die Pulmonalstenose infolge eines Karzinoids, dessen Produkt, im Falle von Lebermetastasen das Serotonin, das Herz durchströmt.
Die relative Stenose ist häufiger als die organische. Eine strukturell normale Pulmonalklappe wirkt sich als Stenose aus, wenn das rechtsventrikuläre Schlagvolumen bei normalem pulmonalem Druck erhöht ist oder es infolge einer pulmonalen Druckerhöhung zur Dilatation der Herzhöhlen proximal und distal der Pulmonalklappe kommt.
Das Schlagvolumen kann erhöht sein bei:
– Kongenitalen Angiokardiopathien mit Links-rechts-Shunt
– Hyperthyreose
– Anämien und körperlicher Belastung
Der pulmonale Widerstand kann erhöht sein bei:
– Mitralstenose
– Cor pulmonale chronicum et acutum
– Linksinsuffizienz

Weitere Ursachen sind die myokarditische Dilatation des rechten Ventrikels, die Kompression der Pulmonalarterie durch ein Aortenaneurysma und die Kyphoskoliose.

**Befunde**

*Klinische Befunde*

Das klinische Bild entspricht einer Luftnot bei Belastung. Im Spätstadium finden sich auch periphere Zeichen der Rechtsinsuffizienz.

*Auskultation*

Der Auskultationsbefund der organischen Pulmonalstenose ist identisch mit dem der kongenitalen Pulmonalstenose.
Eine relative Pulmonalstenose verursacht ein organofunktionelles Austreibungsgeräusch, das nach dem I. Ton beginnt, eine proto- bis mesosystolische Spindel bildet und bei einer Lautstärke von max. 3/6 nicht oder nur mäßig zur Klavikula fortgeleitet wird.
Ein abgeschwächter II. Ton spricht eher für eine organische Stenose, ein verstärkter II. Ton eher für einen pulmonalen Hochdruck mit relativer Stenose.

*EKG*

Rechtshypertrophie.

*Herzkatheter und Echokardiographie*

Bei den häufig vorliegenden Mehrklappenfehlern kann die endgültige Diagnose oft nur mit Hilfe dieser Verfahren gestellt werden.

---

**Epidemiologie, Pathophysiologie**

Eine erworbene organische Pulmonalstenose ist in der Regel Teil eines Mehrklappenfehlers.
Die häufigere relative Stenose tritt bei einer relativen Enge gegenüber den erweiterten Herzhöhlen proximal und distal der Klappe oder bei einem erhöhten Durchflußvolumen auf.
Ersteres kommt vor bei pulmonaler Hypertonie,
letzteres bei angeborenen Vitien mit Links-rechts-Shunt, Hyperthyreose und Anämie.

**Befunde**

Klinik

Belastungsinsuffizienz, periphere Zeichen der Rechtsinsuffizienz

Auskultation

Der Auskultationsbefund der organischen Stenose entspricht dem der angeborenen Pulmonalstenose. Das spindelförmige Geräusch einer relativen Stenose erreicht eine Lautstärke von 3/6.
Ein verstärkter II. Ton spricht für eine relative Stenose.

EKG

Rechtshypertrophie

Herzecho und Herzkatheter
Die häufig vorliegenden Mehrklappenfehler können nur mit dem Herzkatheter diagnostiziert werden.

## Therapie und Prognose

Auch hier gilt, daß die Operationsletalität bei Mehrklappenfehlern relativ hoch ist. Prognose und Therapie der relativen Stenose richten sich nach dem pulmonalen, kardialen oder sonstigen Grundleiden.

## Pulmonalinsuffizienz (organische und relative)

### Definition

Eine Schlußunfähigkeit der Pulmonalklappen infolge einer Schädigung der Klappe selbst wird als organische, als Folge extravalvulärer Ursachen als relative Insuffizienz bezeichnet.

### Epidemiologie

Auch hier gilt wieder, daß die isolierte Insuffizienz eine Rarität ist; wenn sie auftritt, dann entweder im Rahmen von Mehrklappenfehlern oder infolge einer subakuten bakteriellen, auch gonorrhoischen Endokarditis. Sie ist etwas häufiger als die isolierte erworbene Stenose.
Die relative Insuffizienz ist häufiger als die organische.

### Ätiologie und Pathophysiologie

Die Ursachen der seltenen organischen Pulmonalinsuffizienz wurden bereits genannt. Da der diastolische Druckgradient von der Pulmonalarterie zum rechten Ventrikel relativ gering ist, ist auch das Pendelblut relativ klein.
Die relative Insuffizienz ist in der Regel Folge einer pulmonalen Hypertonie, die den Klappenring dynamisch oder anatomisch dilatiert. Die pulmonale Hypertonie beruht meist auf
– einer Mitralstenose,
– kongenitalen Angiokardiopathien mit Links-rechts-Shunt,
– einer Linksinsuffizienz (seltener),
– einem Cor pulmonale acutum oder chronicum, einer pulmonalen Fibrose oder einer Kyphoskoliose.
Hier sind infolge der pulmonalen Hypertonie der Druckgradient und das Pendelblutvolumen höher.

### Befunde

*Klinische Befunde*

Das klinische Bild wird in der Regel vom Grundleiden (Mitralstenose, pulmonales Leiden) oder den begleitenden Ventildefekten des linken Herzens bestimmt. Bei der seltenen isolierten Form kommt es zur zunehmenden Luftnot bei selten auftretender Rechtsinsuffizienz und deren peripheren Anzeichen.

*Auskultation*

Das organische Insuffizienzgeräusch sowie das organofunktionelle Graham-Steell-Geräusch überschreiten als hochfrequente Sofortgeräusche im allgemeinen nicht 3/6 und klingen nach einem Decrescendo proto- bis mesodiastolisch ab. Bei einem höheren Insuffizienzgrad können sie auch holodiastolisch andauern, bei geringer Insuffizienz ein freies Intervall nach dem Ende des II. Tones lassen. Das P. m. liegt im 2.–3. ICR links.

Das organische Geräusch geht im Gegensatz zum organofunktionellen in der Regel aus einer abgeschwächten II-P-Komponente hervor.

*EKG*

Im EKG finden sich, sofern nicht von den elektrokardiographischen Zeichen des begleitenden Linksherzvitiums überlagert, Zeichen der rechtsventrikulären Hypertrophie mit Erregungsausbreitungsstörungen bis zum Rechtsschenkelblock.

### Herzkatheter und Echokardiographie

Echokardiographisch lassen sich die Erweiterung des rechten Ventrikels, die abnorme Septumbewegung, die Flatterbewegung der Trikuspidalsegel und die Erweiterung der Pulmonalarterie erkennen; im Doppler läßt sich der Rückstrom sichtbar machen.

Bei der Druckmessung in der Pulmonalarterie ergibt sich eine große Druckamplitude.

### Therapie und Prognose

Bei der relativen Insuffizienz erübrigt sich nach Beseitigung der Grundkrankheit (z. B. Mitralstenose) eine weitere Therapie.

Bei der organischen Insuffizienz wird selten eine operative Intervention notwendig.

## Mehrklappenfehler

Man muß einerseits Doppelfehler einer Klappe und andererseits Mehrklappenfehler unterscheiden. Doppelfehler liegen in den meisten Fällen der rheumatisch bedingten Vitien vor, wobei jedoch des öfteren eine Komponente deutlich führt. In etwa der Hälfte der rheumatischen Klappenfehler sind mehrere Klappen gleichzeitig betroffen.

Die häufigsten Kombinationen sind:
– Mitro-Aortenfehler
– Mitro-Trikuspidalfehler
– Mitro-Aorten-Trikuspidalfehler

Manche Kombinationen können sich in ihrer hämodynamischen Wirkung und akustischen Erfaßbarkeit abschwächen, wie z. B. Mitralstenose und Aortenstenose. Hier passiert durch das verminderte linksventrikuläre Füllungsvolumen infolge der Mitralstenose weniger Blut die stenosierte Aortenklappe, was deren Stenosierung auskultatorisch und hämodynamisch zurücktreten läßt.

Umgekehrt verhält es sich z. B. bei der Kombination einer Mitralinsuffizienz mit einer Aortenstenose: Durch den erhöhten Austreibungswiderstand erhöht sich das Regurgitationsvolumen.

---

Graham-Steell-Geräusch der relativen Stenose aus einem abgeschwächten II. Ton hervor.
Beide überschreiten i.d.R. nicht 3/6., klingen proto- bis mesosystolisch ab, und ihr P. m. liegt im 2.–3. ICR links.

EKG

Zeichen der Rechtshypertrophie bis zum Rechtsschenkelblock

Herzkatheter und Herzecho

Im Echo lassen sich abnorme Septumbewegungen und Flattern der Segel sichtbar machen, mit dem Herzkatheter kann man das Refluxvolumen und die Druckamplitude in der Pulmonalarterie messen.

Therapie und Prognose

Bei der relativen Insuffizienz je nach Grundleiden, bei der isolierten organischen Insuffizienz wird selten eine Operation notwendig.

Mehrklappenfehler

Bei Doppelfehlern liegen Stenose und Insuffizienz einer Klappe gleichzeitig vor, bei Mehrklappenfehlern sind, so etwa bei der Hälfte der rheumatischen Fehler, mehrere Klappen betroffen.

Kombinationen von Klappenfehlern können sich in ihrer hämodynamischen Wirkung verstärken oder abschwächen.

| | |
|---|---|
| Die Diagnose wird durch die Herzkatheteruntersuchung gestellt. | Die Vermutung eines Mehrklappen- oder eines Doppelfehlers kann in der Regel auskultatorisch erhoben werden, die endgültige Diagnose mit Abschätzung des Anteils der einzelnen Fehler ermöglichen nur die Echokardiographie und die Herzkatheteruntersuchung. |
| Die Operationsletalität ist deutlich erhöht. | Das Stellen der Operationsindikation ist wegen der bei Mehrklappenfehlern deutlich erhöhten Letalität (z. B. bestenfalls 10 % bei Mitro-Aortenfehlern) sehr erschwert. |

# Erkrankungen des Endokards

A. Dienerowitz

## Definition und Übersicht

Unter dem Begriff Endokarderkrankungen versteht man Krankheitsprozesse, die sich am Endokard abspielen, vor allem am Endokard des Klappenapparates und am Klappenapparat selbst, aber auch am muralen (parietalen) Endokard. Es handelt sich dabei um ätiologisch, pathogenetisch und klinisch unterschiedliche Erkrankungen.

Einteilung der Endokarderkrankungen nach der Ätiologie:

1. Rheumatische Endokarditis
2. Infektiöse Endokarditis
3. Abakterielle Endokarditis
4. Endokardfibrosen (restriktive Kardiomyopathien)

Dabei betreffen 1.–3. in erster Linie den Klappenapparat, 4. vorwiegend das murale Endokard.

## Rheumatische Endokarditis

### Definition

Die rheumatische Endokarditis ist die klinisch wichtigste Erscheinungsform des akuten rheumatischen Fiebers, das im Anschluß an eine Infektion des Nasen-Rachen-Raumes mit ß-hämolysierenden Streptokokken der Gruppe A auftritt. Das rheumatische Fieber betrifft als entzündliche Systemerkrankung Herz, Gelenke, Niere, Haut und Subkutangewebe. Am Herzen selbst befällt es als Pankarditis alle Wandschichten (Endo-, Myo- und Perikard), wird aber in der Prognose vom Verlauf der Endokarditis bestimmt.

### Epidemiologie

Das rheumatische Fieber ist überwiegend eine Erkrankung von Kindern und Jugendlichen (5.–15. LJ, selten bis 45. LJ) ohne Geschlechtspräferenz. Die Inzidenz nach unbehandelten Streptokokkeninfekten wird mit 0,2–3 % angegeben und ist durch die Antibiotikatherapie weiter rückläufig. Schätzungsweise 50 % der Patienten mit rheumatischem Fieber entwickeln eine Karditis, die jedoch oft asymptomatisch verläuft.

### Ätiologie

Der rheumatischen Karditis geht ein Streptokokkeninfekt 10–20 Tage voraus (s. o.). Auslösend für die Endokarditis ist ein immunologisches Geschehen, bei

# Erkrankungen des Endokards: rheumatische Endokarditis

voraus.
Auslösend ist ein immunologisches Geschehen.

dem der Körper Antikörper gegen Bestandteile der Streptokokkenmembran bildet, welche immunologisch mit einem Gewebsantigen des Sarkolemms des Herzmuskels kreuzreagieren. Aus diesem Grund sind in 95 % Antikörper gegen Streptokokkenbestandteile vorhanden.

Als zusätzliche disponierende Faktoren gelten Unterernährung, familiäre Häufung, mangelnde Hygiene etc.

## Pathologie

Der durch die Antikörper in Gang gesetzte Prozeß befällt vor allem das Endothel der Mitralklappen.

Der durch die Antikörper in Gang gesetzte Prozeß befällt vor allem das Endothel der Mitralklappen und des linken Vorhofes und verursacht den Einstrom von Plasma sowie die fibrinoide Verquellung des Bindegewebes, was zusammen mit einer Fibrin- und Thrombozytenablagerung zum Bild kleiner Wärzchen führt (= Endocarditis verrucosa rheumatica). An diesen Wärzchen lagern sich zusätzlich noch Thromben ab.

Im Stadium der narbigen Abheilung ergeben sich eine Klappenschrumpfung (→ Insuffizienz) bzw. Verhärtung und Verkalkung (→ Stenose). Klinisch und funktionell imponiert zumeist die Stenose.

Neben der Mitralklappe (50–70 %) kann auch die Aortenklappe (20 %) beteiligt sein, ganz selten auch die Trikuspidal- oder (fast nie) die Pulmonalklappe.

## Klinisches Bild

Es existiert kein isoliertes Leitsymptom des rheumatischen Fiebers. Häufig sind eine „wandernde" Polyarthritis und Hautveränderungen.

Es existiert kein isoliertes Leitsymptom des rheumatischen Fiebers. Meist ist das Allgemeinbefinden reduziert, oft bestehen Fieber zwischen 38 und 39° C, Kopfschmerzen, Schwitzen, Abgeschlagenheit und – bei Kindern – Spielunlust.

Bei etwa 75 % der Patienten sind Gelenkaffektionen im Sinne einer akuten „wandernden" Polyarthritis zu beobachten, die die großen Gelenke mit asymmetrischem Befall bevorzugt. In ca. 10 % der Fälle treten Hautveränderungen auf, insbesondere als Erythema marginatum (Erythema anulare rheumaticum) oder als Erythema nodosum. Ferner können sich subkutane Rheumaknoten bilden (bei 5 % der Patienten, an den Streckseiten der Extremitäten).

> **Merke:**
> Auch bei vorliegender Herzbeteiligung können die kardialen Symptome fehlen oder uncharakteristisch bzw. flüchtig sein.

Klinische Hinweise

Klinische Hinweise können sein:

– Neu aufgetretenes Systolikum (Mitralinsuffizienz)
– Präkordiales Reiben bei begleitender Perikarditis
– Thoraxschmerzen
– Persistierende Tachykardie
– Rhythmusstörungen
– Insuffizienzzeichen bei Myokarditis

Seltenere Symptome sind Pleuraschmerz bei Begleitpleuritis oder Zeichen einer Glomerulonephritis.

# Erkrankungen des Endokards: rheumatische Endokarditis

> **Merke:**
> Da sich der Klappenfehler im Laufe der Jahre entwickelt, ist der Auskultationsbefund im akuten Stadium oft diskret und von funktionellen Geräuschen kaum unterscheidbar.

Die Chorea minor als neurologische Erscheinungsform des rheumatischen Fiebers tritt in weniger als 5 % als Spätmanifestation auf und klingt nach Wochen oder Monaten ohne Dauerschäden wieder ab.

## Befunde

*EKG*

Hier zeigen sich oft ein verlängertes PQ-Intervall sowie ST-T-Veränderungen, evtl. auch Extrasystolen oder Überleitungsstörungen bis hin zum AV-Block III. Grades.

*Röntgen*

Typisch ist eine mäßige Herzvergrößerung vor allem des linken Ventrikels und Vorhofes. Dabei weist eine rasche Vergrößerung auf einen entzündlichen Perikarderguß hin, während eine länger bestehende Vergrößerung mit Stauungszeichen auf eine Dilatation bei rheumatischer Myokarditis hindeutet.

*Labor*

Es finden sich unspezifische Entzündungszeichen in Form einer stark erhöhten BKS, eine Leukozytose sowie eine leichte, normochrome, normozytäre Anämie. Das C-reaktive Protein ist deutlich positiv.
Bei 95 % der Patienten lassen sich im Frühstadium ein erhöhter Antistreptolysin-O-Titer und/oder ein erhöhter Antihyaluronidase- oder Antistreptokinase-Titer nachweisen, die Ausdruck der Immunreaktion gegen Streptokokken sind. Wegen der Durchseuchung der Bevölkerung mit Streptokokken gelten erst Titer > 250 IE, bei Kindern > 330 IE als beweisend.

*Histologie*

Myokardbiopsien können bei der rheumatischen Karditis Aschoffsche Knötchen nachweisen, die als pathognomonisch gelten.

*Echokardiographie*

Hier ist vor allem auf Klappenauflagerungen zu achten, auch auf neu aufgetretene Herzfehler. Die Unterscheidung zur bakteriellen Endokarditis ist nicht einfach.

## Diagnose und Differentialdiagnose

Aufgrund der diffusen, nicht pathognomonischen Symptomatik ist die Diagnose des rheumatischen Fiebers nicht leicht zu stellen. Eine Hilfestellung bieten die sog. Jones-Kriterien, die die Symptome in Haupt- und Nebenkriterien aufteilen. Die Diagnose gilt als gesichert bei Vorliegen von

1 Haupt- und 2 Nebenkriterien oder
2 Hauptkriterien.

*Hauptkriterien sind:*
- Karditis
- Polyarthritis
- Chorea minor
- Subkutane Knötchen
- Erythema marginatum

*Nebenkriterien sind:*
- Fieber
- Artralgien
- BSG und CRP erhöht
- Verlängerung von PQ im EKG
- Rheumatische Anamnese

*Zusätzliche Kriterien sind:*
- Erhöhte Antistreptolysintiter
- ß-hämolysierende Streptokokken im Rachenabstrich
- Vorausgegangener Scharlach

> **Merke:**
> Das wichtigste Kriterium der rheumatischen Klappenerkrankung ist das Auftreten eines organischen Herzgeräusches.

Bei der Differentialdiagnose der rheumatischen Endokarditis steht die bakterielle Endokarditis an erster Stelle (pos. Blutkulturen), sodann folgen der systemische Lupus erythematodes sowie Virus-Myokarditiden. Im Kindes- und Jugendalter muß das Still-Syndrom ausgeschlossen werden, das ebenfalls mit einer Perimyokarditis einhergehen kann.

## Therapie

Nach Sicherung der Diagnose ist auch bei negativen Rachenabstrichen Penicillin das Mittel der Wahl, und zwar mit 1 Mio. IE i.m. oder i.v. über 10 Tage, anschließend oral weiter mit 3 x 400 000 IE pro Tag; bei Vorliegen einer Allergie 4 x 250 mg Erythromycin pro Tag.
Zur Entzündungsbehandlung kommen Salicylate zum Einsatz, beim Erwachsenen 8 g/d ASS für 4 Wochen, dann weiter mit 3–4 g/d für weitere 4 Wochen. Bei der Behandlung der schweren rheumatischen Karditis werden oft Steroide den Salicylaten vorgezogen, obwohl deren Überlegenheit bis jetzt nicht zweifelsfrei nachgewiesen ist. Dosierung: 1–2 mg/kgKG, nach 4–6 Wochen langsame Dosisreduktion.
Durch konsequente Rezidivprophylaxe (Benzathin-Penicillin 1,2 Mio. IE i.m. alle 4 Wochen) können Rückfälle, die zumeist mit einer schweren Karditis einhergehen, vermieden werden. Eine orale Therapie mit 3 x 400 000 IE Penicillin V oder 2 x 250 mg Erythromycin bietet nicht die gleiche Sicherheit. Die Prophylaxe muß für 5 Jahre durchgeführt werden.

# Erkrankungen des Endokards: infektiöse Endokarditis

**Verlauf und Prognose**

> **Merke:**
> Das rheumatische Fieber leckt an den Gelenken und beißt ins Herz.

Die Prognose des rheumatischen Fiebers wird im wesentlichen vom Verlauf der Endokarditis bestimmt. Wenn es gelingt, den Krankheitsprozeß noch im Stadium der Exsudation durch Penicillintherapie zu erfassen, ist die Prognose heute im allgemeinen günstig. Letale Verläufe sieht man noch in ca. 1 % der Fälle. Bei rund 30 % kommt es trotz konsequenter Therapie zu einem Klappenfehler. Die Spätprognose hängt von der hämodynamischen Auswirkung des jeweiligen Fehlers ab.

## Infektiöse Endokarditis

### Definition

Die infektiöse Endokarditis ist eine meist bakteriell bedingte Entzündung der Herzklappen und des parietalen Endokards, die zumeist auf dem Boden einer vorbestehenden Herzschädigung (kongenital oder erworben) im Rahmen einer Bakteriämie oder Septikämie entsteht. Sie verläuft je nach Erregerspektrum und individueller Abwehrlage akut oder protrahiert und führt unbehandelt fast immer zum Tode.
Bei den vorwiegend das rechte Herz betreffenden Endokarditiden der i.v.-Drogenabhängigen wird auch das ansonsten gesunde Herz befallen. Hier treten auch vermehrt Pilze als Erreger auf.

### Epidemiologie

Die Häufigkeit der infektiösen Endokarditis wird mit 0,3–3 % der hospitalisierten Patienten angegeben. Männer sind etwas häufiger betroffen als Frauen. Das Durchschnittsalter der Patienten liegt bei 47 Jahren.
In Europa liegt in 40–60 % ein bekannter rheumatischer Klappendefekt zugrunde; entsprechend ist die Mitralis am häufigsten betroffen, an zweiter Stelle folgt die Aortenklappe. In den USA ändert sich dieses Verhältnis zur Zeit zugunsten der i.v.-Drogenabhängigen mit vorwiegendem Befall der Trikuspidalis.
Bei 7–16 % der Patienten bildet ein kongenitaler Herzfehler (Ventrikelseptumdefekt, M. Fallot u. a.) den Boden für eine spätere infektiöse Endokarditis, bisweilen auch ein Mitralklappenprolaps.

### Ätiologie

Als ätiologisches Agens kommt praktisch jeder Erreger in Frage, am häufigsten aber lassen sich nachweisen:

1. Nichthämolysierende Streptokokken (S. viridans) in ca. 60 % der Endokarditiden, besonders bei den subakuten Formen
2. Enterokokken in 10–15 %
3. Staphylokokken in 10–30 % (besonders akute Verläufe)

Insgesamt ist die Häufigkeit der S.-viridans-Endokarditiden rückläufig, während Endokarditiden durch Staphylokokken, gramnegative Keime (E. coli, Pseudomonas aeruginosa) und seltenere Erreger (Pilze) zunehmen. Diese Verschiebung des Keimspektrums läßt sich zum einen erklären durch den zunehmenden Einsatz prothetischer Materialien (Venenkatheter, Endoprothesen, Schrittmacher), zum anderen durch die Selektion resistenter Stämme infolge der weitverbreiteten Antibiotikatherapie. Bei der Rechtsherzendokarditis der Drogenabhängigen scheint das rechte Herz ein erster Filter für die Verunreinigungen der injizierten Substanzen zu sein.

## Pathogenese

Folgende Hypothese gilt als weitgehend gesichert: Bei vorgeschädigten Herzklappen kommt es im Grenzbereich zwischen hohem und niedrigem Druck zu Wirbelbildungen im Blutstrom. Durch eine dadurch bedingte verminderte Perfusion der Intima und sekundäre Preßstrahleffekte wird das Endothel geschädigt. Über der Läsion lagern sich Thrombozyten und Fibrin ab, die ihrerseits einen Nährboden für Keimbesiedlungen bei rezidivierenden Bakteriämien bilden.
Als Folge diagnostischer (Rektoskopie, Zystoskopie) oder therapeutischer Eingriffe (Zahnextraktion, Tonsillektomie) kommt es zu Bakteriämien, die bei disponierten Patienten zur Keimabsiedlung im Bereich der Herzklappen führen können. Bakteriämien treten auf bei:

– Zahnextraktion in 60–90 %
– Zahnärztlichen Manipulationen in 35–85 %
– Tonsillektomie in 30–40 %
– Transurethralen Resektionen in 10–60 %

Diese Bakteriämien dauern in der Regel nur wenige Minuten.

Als prädisponierende Faktoren gelten:

– Infekte: Zähne, Abszesse, Dekubitus
– Geschwächte Immunabwehr: Diabetes mellitus, Drogenabusus, Alkoholismus, Neoplasien, immunsuppressive Therapie

Durch Entzündungsprozesse und bakterielle Toxine kommt es dann zu einer zunehmenden Klappendestruktion. Die weichen, vornehmlich aus Thrombozyten, Fibrin und Bakterien bestehenden Thromben können durch Anlagerungen weiter wachsen und Ausgangsort für (septische) Embolien sein.

## Klinisches Bild

Der klinische Verlauf kennt eine subakute Verlaufsform (Endokarditis lenta, meist durch S. viridans) und eine akute Form (zumeist durch Staphylokokken). Das Krankheitsbild der subakuten Endokarditis ist zumeist uncharakteristisch: Fieber, Schwäche, Inappetenz, Gewichtsverlust, Schweißneigung, Arthralgien, Splenomegalie. In ca. 50 % der Fälle treten petechiale Blutungen, Osler-Knötchen an Finger- oder Zehenspitzen oder Janeway-Läsionen (hämorrhagische Läsionen an Fußsohlen und Handflächen) auf.

# Erkrankungen des Endokards: infektiöse Endokarditis

> **Merke:**
> Bei folgenden 3 Symptomen muß an eine Endokarditis gedacht werden:
> – Fieber
> – Anämie
> – Herzgeräusch

Ein Herzgeräusch ist in 90 % der Fälle nachweisbar. Wegen oft vorbestehender Vitien ist ein Geräuschwandel von entscheidender Bedeutung; bei zunehmender Klappendestruktion überwiegt die Insuffizienzkomponente. Bei der körperlichen Untersuchung finden sich weitere kardiale Insuffizienzzeichen, Tachykardien und eine Splenomegalie.

Die akute bakterielle Endokarditis hat zumeist eine kurze Anamnese und geht mit einer schweren Beeinträchtigung des Allgemeinbefindens bis hin zu septischen Schockzuständen einher. Bei der akuten Form dominieren vom klinischen Bild Herzinsuffizienzzeichen.

Bedeutsam für die Prognose und für den Verlauf sind die im Rahmen der Endokarditis auftretenden Komplikationen:

– Kardiale Komplikationen: Durch zunehmende Klappendestruktionen kommt es zur kardialen Dekompensation.
– Embolien: Insbesondere Hirnembolien sind von erheblicher klinischer Bedeutung, periphere Embolien sind seltener.
– Renale Komplikationen: Niereninfarkte als Folge von Mikroembolien, Glomerulonephritiden vom Typ der Immunkomplex-GN, Löhleinsche Herdnephritis als septische Metastasen.
– Infektiöse Komplikationen: Allgemeine Sepsis oder septische Metastasen in verschiedenen Organen.

## Befunde

*Labor*

Die BKS ist stark erhöht.

> **Merke:**
> Eine normale BKS schließt eine Endokarditis praktisch aus!

Ferner liegen eine normochrome, normozytäre Anämie sowie eine mäßige Leukozytose vor. Die Eiweißelektrophorese zeigt eine verminderte Albuminfraktion bei gleichzeitiger Erhöhung der Alpha-2-Globuline und der Gammaglobuline. Oft finden sich Kryoglobuline und zirkulierende Immunkomplexe; die Wassermannsche Reaktion ist oft positiv. In rund 50 % der Fälle liegen passager bis zur Ausheilung positive Rheumafaktoren vor.

> **Merke:**
> Entscheidend für die Diagnostik ist der Erregernachweis in Blutkulturen (Tab. 7).

| | | |
|---|---|---|
| Sepsis mit intermittierendem Fieber | 1. Tag: | 1–2 Entnahmen vor Therapiebeginn, frühzeitig im Fieberanstieg, 2 Entnahmen am Ende von Antibiotika-Dosierungsintervallen |
| | 2. Tag: | 2 Entnahmen am Ende von Antibiotika-Dosierungsintervallen |
| Fieberzustand mit Continua | 1. Tag: | 2–3 Entnahmen, in mindestens einstündigem Abstand, möglichst 2 davon vor Therapiebeginn |
| | 2. Tag: | 2–3 Entnahmen, in mindestens einstündigem Abstand bzw. am Ende von Antibiotika-Dosierungsintervallen |
| Verdacht auf Endokarditis | 1. Tag: | Mindestens 3 Entnahmen vor Therapiebeginn, wenn möglich zu Beginn des Fieberanstieges |
| | 2. Tag: | Mindestens 3 Entnahmen, bei therapierefraktären Formen am Ende von Dosierungsintervallen |
| Sepsis bei Neugeborenen und Säuglingen | 1. und 2. Tag: | Je 1–2 Entnahmen vor Therapiebeginn, sonst am Ende von Dosierungsintervallen |
| Verdacht auf Fungämie | 1. und 2. Tag: | Je 2–3 Entnahmen, z. T. aus der Arterie, ggf. bei beginnender Fieberphase und vor Therapiebeginn bzw. am Ende von Dosierungsintervallen |

Tab. 7 Empfehlungen zu Häufigkeit und Zeitpunkt von Blutentnahmen bei Sepsis (DGHM).

*Echokardiographie*

Bei ungefähr 80 % aller Patienten können mit der zweidimensionalen Echokardiographie Vegetationen an den betroffenen Herzklappen festgestellt werden, mit der transösophagealen Echokardiographie sogar bei 90 %. Zusammen mit den klinischen Zeichen der Sepsis läßt sich bei positivem echokardiographischem Befund die Diagnose stellen. Der Nachweis von Vegetationen unter 2 mm Größe kann dem Echo jedoch entgehen, insbesondere bei stark verkalkten, fibrosierten Klappen.

Im Unterschied zu degenerativen Klappenveränderungen sitzen die eher weichen Vegetationen den Klappen auf, oft mit einem schmalen Stiel. Deswegen lassen sich oft bizarre Flatterbewegungen finden. Komplikationen wie zunehmende Klappenzerstörung, Abriß der Chordae oder Ventrikeldilatation können im Echo sicher erkannt werden und Anlaß zum frühen operativen Klappenersatz geben.

## Diagnose und Differentialdiagnose

Bei voll ausgeprägtem klinischem Bild der infektiösen Endokarditis (Fieber, Herzgeräusch, BKS-Erhöhung) ist die Diagnose nicht schwer zu stellen. Diagnostisch beweisend ist erstens der Nachweis von Klappenvegetationen im Echokardiogramm und zweitens der Erregernachweis in der Blutkultur, der es notwendig macht, daß bei akuten Krankheitsbildern der Therapiebeginn bis zur Abnahme von mindestens 4 Kulturen aufgeschoben wird.

Differentialdiagnostisch kommt das akute rheumatische Fieber in Betracht, bei subakuten Verläufen der systemische Lupus erythematodes visceralis, ferner eine nichtrheumatische Myokarditis oder Virusperikarditiden. Bei der in der letzten Zeit häufigeren Endokarditis der Pulmonal- oder Trikuspidalklappe bei i.v.-Drogenabusus und HIV-Positiven stehen oft pulmonale oder pleurale Symptome im Vordergrund, die die Diagnose verschleiern.

### Therapie

Nach Abnahme mehrerer Blutkulturen kann mit der antibiotischen Therapie begonnen werden, wobei bei der subakuten Form auf die Erregeridentifizierung gewartet werden kann. Die Auswahl des Antibiotikums richtet sich nach dem nachgewiesenen oder wahrscheinlichsten Erreger und berücksichtigt nachgewiesene oder natürliche Resistenzen (Tab. 8).

> **Merke:**
> Bei unbekanntem Erreger erfolgt die antibiotische Therapie wie bei Streptokokken-Endokarditis. Die Mindestbehandlungsdauer beträgt 4–6 Wochen.

Der Therapieerfolg ist an der raschen Entfieberung, dem Rückgang der Entzündungszeichen im Blut und der Rückbildung der thrombotischen Klappenauflagerungen zu sehen.

> **Cave:**
> Keine Steroide oder Antikoagulanzien verwenden! Es besteht Gefahr der Klappenperforation und Blutungsgefahr aufgrund der hohen Penicillindosen.

Bei zunehmenden Klappendestruktionen, pendelnden Vegetationen, rezidivierenden Embolien oder schwerer Herzinsuffizienz ist im floriden Stadium eine Klappenersatzoperation indiziert. Die postoperative Letalität lag in den letzten Jahren nur noch bei rund 10 %.

### Prophylaxe

Tabelle 9 zeigt Möglichkeiten zur Prophylaxe der bakteriellen Endokarditis.

### Verlauf und Prognose

Vor der Antibiotika-Ära war die Prognose der bakteriellen Endokarditis zumeist infaust. Heute überleben ca. 70 % der Patienten, wobei die individuelle Prognose vom Ausmaß der Herzvorschädigung, von der Abwehrlage und vom Lebensalter, ferner von der Erregervirulenz und dessen Antibiotikaempfindlichkeit sowie vom Zeitpunkt des Therapiebeginns abhängt.
Prognostisch ungünstig sind Endokarditiden auf Klappenprothesen, Infektionen mit gramnegativen Keimen und Pilzen sowie große flottierende Vegetationen mit rezidivierenden Embolien. Die häufigste Todesursache stellt die kardiale Dekompensation infolge fortgeschrittener Klappendestruktion dar.

## Abakterielle Endokarditiden

Hierunter versteht man eine Gruppe von Endokarditiden, die klinisch wie eine bakterielle Endokarditis ablaufen können, bei denen aber weder in der Kultur noch in den Klappenauflagerungen Erreger nachgewiesen werden können.

# Erkrankungen des Endokards: abakterielle Endokarditiden

| Keim | Mittel der 1. Wahl | Zeit und Dosis | Alternative | Zeit und Dosis | Dauer |
|---|---|---|---|---|---|
| Penicillin-sensible Streptokokken (S. viridans) + Non-Enterokokken | Penicillin G | 12–16 M i.v. tägl. 6 Dosis-Int. | Vancomycin | 2 g i.v. tägl. 4 Dosis-Int. | 4 Wochen |
| Penicillin-resistente Streptokokken (relativ) (Pneumokokken, β-hämolysierende S.) | Penicillin G + Streptomycin | 20–30 M i.v. tägl. 6 Dosis-Int. 7,5 mg/kg KG i.m. tägl. 2 Dosis-Int. | Vancomycin | 2 g i.v. tägl. 4 Dosis-Int. | 4 Wochen |
| Enterokokken (S. faecalis, S. faecium) | Penicillin G + Gentamicin | 20-30 M i.v. tägl. 6 Dosis-Int. 3–5 mg/kg KG tägl. 3 Dosis-Int. | Vancomycin + Gentamicin | 2 g i.v. tägl. 4 Dosis-Int. 3–5 mg/kg KG tägl. 3 Dosis-Int. | 4–6 Wochen |
| Gramnegative Stäbchen Haemophilus Aktinobazillen (noch kein Standard!) | Ampicillin + Gentamicin | 8–12 g i.v. tägl. 6 Dosis-Int. 3–5 mg/kg KG tägl. 3 Dosis-Int. | Cephalosporine der III. Generation | | |
| Staphylococcus aureus (ø Penicillinase) | Oxacillin | 12 g i.v. tägl. 6 Dosis-Int. | Vancomycin | 2 g i.v. tägl. 4 Dosis-Int. | 4–6 Wochen |
| Staphylococcus aureus (Penicillinase) Oxacillin-resistent | Vancomycin | 2 g i.v. tägl. 4 Dosis-Int. | / | / | 4–6 Wochen |
| Staphylococcus epidermitis (hohe Resistenz) ↓ Prothesenbefall | Vancomycin + Gentamicin + Rifampicin | 2 g i.v. tägl. 4 Dosis-Int. 1 mg/kg KG i.m. tägl. 3 Dosis-Int. 300 mg. p.o. 3 x tägl. | nephrotoxisch ototoxisch | → | 6 Wochen 2 Wochen 6 Wochen |
| Corynebacterium diphtheriae ↓ Prothesenbefall | Penicillin G + Gentamicin | 20 M i.v. tägl. 4 Dosis-Int. 1,3 mg/kg KG tägl. 3 Dosis-Int. | Vancomycin | 2 g i.v. tägl. 4 Dosis-Int. | 6 Wochen |

Tab. 8 Fortsetzung siehe nächste Seite

# Erkrankungen des Endokards: Endokardfibrosen

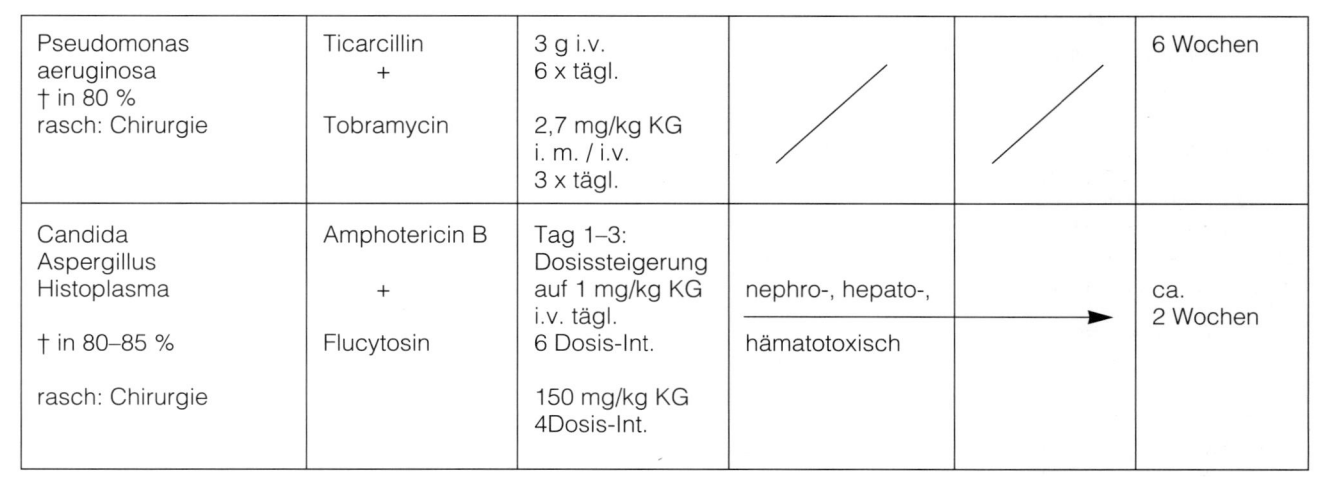

| | | | | | |
|---|---|---|---|---|---|
| Pseudomonas aeruginosa<br>† in 80 %<br>rasch: Chirurgie | Ticarcillin<br>+<br>Tobramycin | 3 g i.v.<br>6 x tägl.<br>2,7 mg/kg KG<br>i. m. / i.v.<br>3 x tägl. | / | / | 6 Wochen |
| Candida<br>Aspergillus<br>Histoplasma<br>† in 80–85 %<br>rasch: Chirurgie | Amphotericin B<br>+<br>Flucytosin | Tag 1–3:<br>Dosissteigerung<br>auf 1 mg/kg KG<br>i.v. tägl.<br>6 Dosis-Int.<br>150 mg/kg KG<br>4 Dosis-Int. | nephro-, hepato-,<br>hämatotoxisch | → | ca.<br>2 Wochen |

Tab. 8 Empfohlene Therapieschemata bei infektiöser Endokarditis.

### Endocarditis verrucosa simplex
(Syn.: kachektische E., marantische E., abakterielle thrombotische E.)

Diese Form tritt bei schweren, konsumierenden Erkrankungen (Tumoren, TBC, Pneumonien) auf und führt nicht zu einer hämodynamisch bedeutsamen Einschränkung der Klappenfunktion. Die warzenförmigen Auflagerungen an der Mitral- oder Aortenklappe sind meist größer als die bei der rheumatischen Endokarditis.
Meistens handelt es sich um einen Zufallsbefund, wenn nicht rezidivierende Embolien (oft zum Tode führende Hirnembolien) im Vordergrund stehen.

### Endokarditis beim systemischen Lupus erythematodes (SLE)
(Syn.: Libmann-Sacks-Endokarditis)

Die aus Fibrin und Thrombozyten bestehenden wärzchenförmigen Auflagerungen der Libmann-Sacks-Endokarditis sind besonders auf dem Klappengrund der Mitral- und Trikuspidalklappe zu finden. Häufig sieht man verklumpte Kernreste in den Läsionen, welche den Einschlüssen der LE-Zellen entsprechen. Zur Klappenzerstörung oder zu Embolien kommt es nicht.

## Endokardfibrosen

Pathologisch-anatomisch sind die Endokardfibrosen durch eine bindegewebige Verdickung des Endokards charakterisiert.

### Endocarditis parietalis fibroplastica (Löffler) und Endomyokardfibrose

**Definition**

Bei der Endocarditis parietalis fibroplastica handelt es sich wie bei der in Afrika auftretenden Endomyokardfibrose um eine zunehmende Fibrosierung des Endokards der beiden Herzkammern, häufig unter Einbeziehung des Klappenapparates.

---

*Marginalien:*

Endocarditis verrucosa simplex

Diese Form tritt bei konsumierenden Erkrankungen auf.

Endokarditis beim systemischen Lupus erythematodes (SLE)

Zur Klappenzerstörung oder zu Embolien kommt es bei der Libmann-Sacks-Endokarditis nicht.

Endokardfibrosen

Definition

Endocarditis parietalis fibroplastica (Löffler) und Endomyokardfibrose

Definition

Fibrosierung des Endokards in beiden Ventrikeln

| Indikationen bei mäßigem Risiko: | Indikationen bei erhöhtem Risiko: |
|---|---|
| – Alle angeborenen und erworbenen Herzklappenfehler<br>– Mitralklappenprolaps mit Insuffizienzkomponente<br>– Hypertrophisch obstruktive Kardiomyopathie<br>– Angeborene Herzfehler (inkl. Ductus apertus, mit Kunststoff-patch korrigierte Fehler)<br>– Ausnahme: Vorhofseptumdefekt vom Sekundumtyp | – Prothetischer Klappenersatz<br>– Z.n. bakterieller Endokarditis |

| Eingriff | Mäßiges Risiko | Erhöhtes Risiko | Zeit* |
|---|---|---|---|
| 1. Zahnbehandlungen, Tonsillektomie, Bronchoskopie (starr) | 3 g Amoxycillin p.o. oder i.v. | 3 g Amoxycillin p.o., i.v.<br>+ 80 mg Tobramycin i.v.<br>1,5 g Amoxycillin | vorher<br><br>nachher |
| Bei Penicillinallergie | 1,0 g Erythromycin p.o. | 1 g Vancomycin-HCl über 30–60 min p.i.<br>+ 80 mg Tobramycin i.v. | vorher |
|  | 0,5 g Erythromycin p.o. | 1 g Vancomycin-HCl p.i. | nachher |
| 2. Chirurgische Eingriffe an Kolon, Gallenblase, Urogenitaltrakt, Zystoskopie, Endoskopie mit Biopsie, Sklerosierung | 3 g Amoxycillin p.o. oder i.v.<br>+ 80 mg Tobramycin i.v.,<br><br>1,5 g Amoxycillin p.o. oder i.v. | 3 g Amoxycillin i.v.<br>+ 80 mg Tobramycin i.v.<br><br>1,5 g Amoxycillin i.v.<br>+ 80 mg Tobramycin i.v. | vorher<br><br><br>nachher |
| Bei Penicillinallergie | 1 g Vancomycin-HCl p.i.<br>+ 80 mg Tobramycin i.v. | 1 g Vancomycin-HCl p.i.<br>+ 80 mg Tobramycin i.v.<br>1 g Vancomycin-HCl p.i.<br>+ 80 mg Tobramycin i.v. | vorher<br><br>nachher |
| 3. Hautabszesse | 2 g Flucloxacillin p.o., evtl. 1 g i.v. (z. B. Staphylex) | 1 g Flucloxacillin i.v.<br>1 g Flucloxacillin i.v. | vorher<br>nachher |
| Bei Penicillinallergie | 1 g Vancomycin-HCl p.i. | 1 g Vancomycin-HCl p.i.<br>1 g Vancomycin-HCl p.i. | vorher<br>nachher |
| 4. Fiberbronchoskopie, Endoskopie ohne Biopsie, Blasenkatheter, Geburt, Einlegen IUP | Keine Prophylaxe erforderlich | 3 g Amoxycillin p.o., i.v.<br>+ 80 mg Tobramycin i.v.<br>bei Penicillinallergie:<br>1 g Vancomycin-HCl p.i. | vorher<br><br><br>vorher |
| Herzkatheter |  | Keine Prophylaxe erforderlich |  |

*Medikamentengabe vor Eingriff: peroral 1 Stunde vorher, parenteral 30 min vorher
Medikamentengabe nach Eingriff: peroral 6 Stunden nachher, parenteral 8 Stunden nachher

Cave: 1. Orale Antikoagulanzientherapie darf nicht ersatzlos unterbrochen werden (z. B. bei Zahnbehandlungen, Biopsien), sondern bedarf einer Umstellung auf parenterale Antikoagulation.
2. Keine i.m.-Spritzen bei antikoagulierten Patienten!

Tab. 9  Prophylaxe der bakteriellen Endokarditis. Bei den Vorschlägen bitte individuelle Kontraindikationen beachten.

# Erkrankungen des Endokards: Endokardfibrosen

## Epidemiologie und Ätiologie

Die in den tropischen Zonen häufigere Endomyokardfibrose wird auf Ernährungsfaktoren (wie z. B. reichliche Serotoninzufuhr durch häufigen Verzehr von Bananen) und auf Infektionen zurückgeführt. Die mit einer Bluteosinophilie einhergehende Löfflersche Endokarditis kommt auch in den gemäßigten Breiten vor, ist jedoch selten.

## Pathologie

Pathologisch beginnt die Löfflersche Endokarditis mit einer eosinophilen Myokarditis mit nachfolgender Bindegewebsproliferation des Endokards und ausgedehnter wandständiger Thrombenbildung. Im Endstadium findet man eine ausgeprägte Endomyokardfibrose ohne akute Entzündungszeichen.

## Pathophysiologie

Hämodynamisch wird durch die Endokardverdickung der beiden Herzkammern die diastolische Füllung behindert, es kommt zu einer Compliance-Störung.

## Klinisches Bild

Klinisch findet man neben einer ausgeprägten Eosinophilie eine BKS-Erhöhung, zusätzlich Zeichen der Rechts- und Linksinsuffizienz, bei ausgedehnten parietalen Thromben auch periphere Embolien.
Die mehr chronisch verlaufende Endomyokardfibrose geht mit einer langsam progredienten Rechts- und Linksinsuffizienz einher.

## Befunde

Röntgenologisch findet sich eine Kardiomegalie, echokardiographisch eine Obliteration der Ventrikel, die Compliance-Störung sowie parietale Thromben. Das EKG ist unspezifisch.

## Therapie und Verlauf

Im Vordergund steht die symptomatische Therapie der Herzinsuffizienz. Ein zusätzlicher Versuch mit Steroiden oder Immunsuppressiva kann ein Fortschreiten der Erkrankung nicht verhindern, Bei der Endomyokardfibrose kommen die Endokarddekortikation und der Klappenersatz in Frage.
Beide Erkrankungen haben eine infauste Prognose und sind durch eine therapierefraktäre Herzinsuffizienz terminiert.

## Konnatale Endokardfibroelastose

Eine ätiologisch unklare diffuse Verdickung der Endokards kleidet als derbe, grauweiße Platte die ganze, meist linke Herzhöhle aus. Die Kinder versterben zumeist im ersten Lebensjahr an einer progredienten Herzinsuffizienz.

Endokardfibrose im Rahmen eines Karzinoidsyndroms

Serotonin aus Lebermetastasen bewirkt Endokardfibrose und Rechtsinsuffizienz.

## Endokardfibrose im Rahmen eines Karzinoidsyndroms

Das Serotonin aus den Lebermetastasen der meist im Dünndarm lokalisierten Karzinoide führt am rechten Herzen zu einer Endokardfibrose, die typischerweise zu einer Pulmonalstenose und Trikuspidalinsuffizienz führt.
Therapeutisch kommt die Entfernung des Primärtumors und der Lebermetastasen in Frage.

# Erkrankungen des Myokards

A. Dienerowitz

## Definition und Einteilung

Unter Kardiomyopathien (abgekürzt CM) versteht man eine Gruppe von Herzmuskelerkrankungen, für die eine myokardiale Dysfunktion charakteristisch ist, welche nicht durch eine koronare Herzkrankheit, einen Herzklappenfehler oder einen Hypertonus bedingt ist. Bei Verdacht auf eine CM müssen deshalb zunächst die oben genannten häufigsten Ursachen einer Myokardinsuffizienz ausgeschlossen werden, bevor die Diagnose einer CM gestellt werden kann.
Aus diesem Grunde ist es verwirrend, wenn in der Klinik der Begriff einer „ischämischen Kardiomyopathie" verwendet wird; auch wenn das klinische Bild einer durch eine KHK bedingten Myokardinsuffizienz dem einer dilatativen CM sehr ähneln kann. Es sollten, insbesondere im Hinblick auf die Ätiologie, genau definierte Krankheitsbegriffe nicht miteinander vermengt werden.

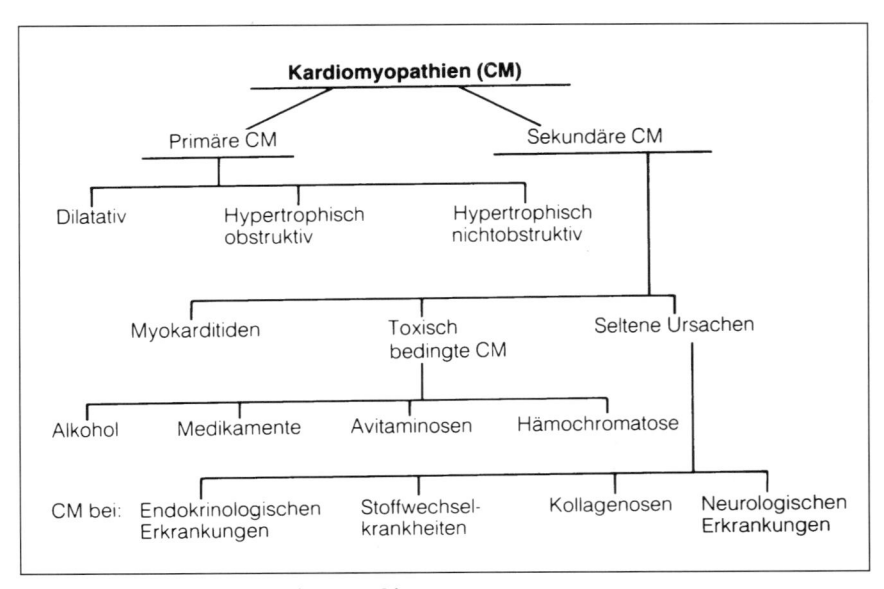

Die Einteilung der Kardiomyopathien erfolgt zum einen nach ätiologischen, zum anderen nach hämodynamischen Kriterien. Bei der Gruppe der *primären* CM ist bis dato die Funktionsstörung des Myokards ätiologisch unklar, die Gruppe der *sekundären* CM teilt sich nach den verschiedenen bekannten Ursachen in Untergruppen auf. Eine Übersicht gibt Abbildung 25.
Die rein ätiologische Unterteilung der sekundären CM überschneidet sich mit den nach hämodynamischen Kriterien gegliederten primären CM. So können insbesondere toxische Myokardschäden (z. B. durch Alkohol, Zytostatika) klinische Bilder wie bei der dilatativen CM verursachen, auch wenn sie sich von dieser in Verlauf und Prognose unterscheiden.

**Definition**

Herzmuskelerkrankungen, die nicht durch KHK, Klappenfehler oder Hypertonie bedingt sind.

Die Kardiomyopathien werden in die ätiologisch unklaren primären CM und in die sekundären CM mit bekannter Ursache eingeteilt.

**Abb. 25** Einteilung der Kardiomyopathien.

- Kardiomyopathien (CM)
  - Primäre CM
    - Dilatativ
    - Hypertrophisch obstruktiv
    - Hypertrophisch nichtobstruktiv
  - Sekundäre CM
    - Myokarditiden
    - Toxisch bedingte CM
      - Alkohol
      - Medikamente
    - Seltene Ursachen
      - Avitaminosen
      - Hämochromatose
    - CM bei: Endokrinologischen Erkrankungen, Stoffwechselkrankheiten, Kollagenosen, Neurologischen Erkrankungen

# Erkrankungen des Myokards

| | Dilatativ (DCM) | Hypertrophisch obstruktiv (HOCM) | Hypertrophisch nicht obstruktiv (HNCM) |
|---|---|---|---|
| Morphologie | Dilatation sämtlicher Herzhöhlen | Massive Hypertrophie der Kammerwände und des Septums — Asymmetrische Septumhypertrophie mit subaortaler Einengung der Ausflußbahn | Massive Hypertrophie der Kammerwände und des Septums — Gleichmäßige Hypertrophie aller Wandabschnitte, Septum im Spitzenbereich betroffen |
| Herzkammervolumen | ↑↑ | Normal oder ↓ | Normal oder ↓ |
| Muskelmasse | ↑ | ↑↑ | ↑↑ |
| Auswurffraktion | ↓↓ | Normal oder ↑ | Normal oder ↑ |
| Ventrikulärer Füllungsdruck | ↑ | Normal oder ↑ | Normal oder ↑ |
| Zusatzbefunde: | Relative Mitralinsuffizienz möglich. Häufig intrakavitäre Thromben | Intraventrikulärer Druckgradient | Relative Mitralinsuffizienz häufig |
| | | Keine Entwicklung einer Dilatation bei zunehmender Dekompensation | |

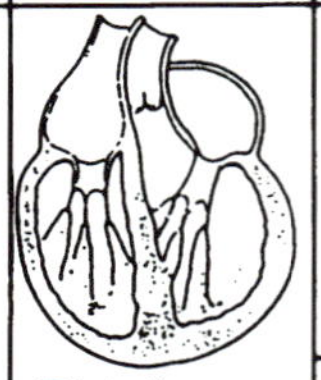

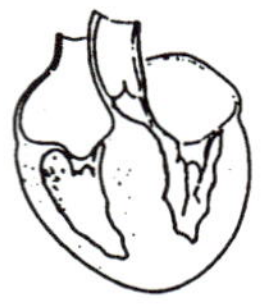

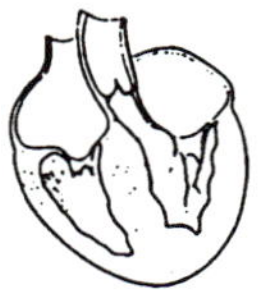

**Abb. 26** Kennzeichen der primären Kardiomyopathien.

## Primäre Kardiomyopathien

### Systematik

Die primären CM werden entsprechend ihrer Hämodynamik in die dilatative (DCM) und die hypertrophischen Kardiomyopathien eingeteilt. Letztere werden je nachdem, ob eine Ausflußbahnobstruktion vorliegt oder nicht, in die hypertrophische obstruktive CM (HOCM) und die hypertrophische nichtobstruktive CM (HNCM) untergliedert (Abb. 26).

Häufig findet man in dieser Gruppe noch die sogenannten „restriktiven CM" (im amerikanischen Schrifttum auch „obliterative CM" genannt). Hierbei handelt es sich jedoch primär um Endokarderkrankungen, insbesondere um verschiedene Formen der Endokardfibrose (s. deshalb Kapitel „Abakterielle Endokarditiden").

---

Primäre Kardiomyopathien

Systematik

Entsprechend ihrer Hämodynamik wird die dilatative CM von den hypertrophischen CM unterschieden.

# Dilatative Kardiomyopathie (DCM)

## Definition

Die DCM geht mit einer unklaren Dilatation sämtlicher Herzhöhlen und einer diffus verminderten myokardialen Kontraktilität einher. Hieraus ergibt sich die für die Erkrankung charakteristische Kardiomegalie mit verminderter Auswurfleistung, erhöhten enddiastolischen Volumina und zunehmender biventrikulärer Insuffizienz.
Die früher vor allem im englischen Sprachgebrauch übliche Bezeichnung „congestive CM" (congestion = Stauung) ist weitgehend durch dilatativ ersetzt worden, da einerseits zu Beginn der Erkrankung noch keine Stauungszeichen vorliegen müssen und andererseits auch bei der hypertrophischen CM Stauungszeichen bestehen können.

## Epidemiologie

Das mittlere Erkrankungsalter liegt bei 40 Jahren, die CM kann jedoch in jedem Lebensalter auftreten. Männer sind deutlich bevorzugt. Absolute Häufigkeitszahlen sind schwer erhältlich, da die Erkrankung bei röntgenmorphologisch noch normal großem Herzen lange Zeit unerkannt bleibt. Unter den Kardiomyopathien ist die DCM die häufigste Form.

## Ätiologie

Ein entscheidendes ätiologisches Agens ist noch nicht gefunden worden; in der Mehrzahl der Fälle ist die Genese unklar. In Betracht gezogen werden zurückliegende Virusinfekte, autoimmunologische Phänomene, bei einem kleinen Teil der Patienten auch eine genetische Disposition. Speicherkrankheiten (z. B. Amyloidose), Noxen wie Alkohol und bestimmte Medikamente können zur Entwicklung einer DCM führen (siehe sekundäre CM).

## Pathologie und Pathophysiologie

Durch die Dilatation sämtlicher Herzhöhlen ist das Herzgewicht stets erhöht bei meist normaler Dicke der Ventrikelwand und des Septums. Wichtig ist der häufige Befund intrakavitärer, wandständiger Thromben und der Befund von weiten Koronararterien.
Histologisch finden sich meist eine diffuse interstitielle Fibrose und stellenweise auch Rundzellinfiltrate, welche eine Reaktion auf untergegangene Herzmuskelzellen darstellen. Elektronenmikroskopisch zeigen sich ausgeprägte degenerative Veränderungen der Myofibrillen und der Mitochondrien. Es gibt allerdings kein für die DCM typisches Bild; einige der oben beschriebenen histologischen Phänomene treten auch bei anderen Myokarderkrankungen auf.
Pathophysiologisch kommt es durch die zunehmende myokardiale Kontraktionsstörung und der damit verbundenen Dilatation der Ventrikel zu einer Erhöhung des enddiastolischen Volumens und zu einer Verminderung der Auswurffraktion (vgl. Abb. 26). Klinisch steht dann „Low-output-failure", das Vorwärtsversagen des linken Ventrikels, im Vordergrund.

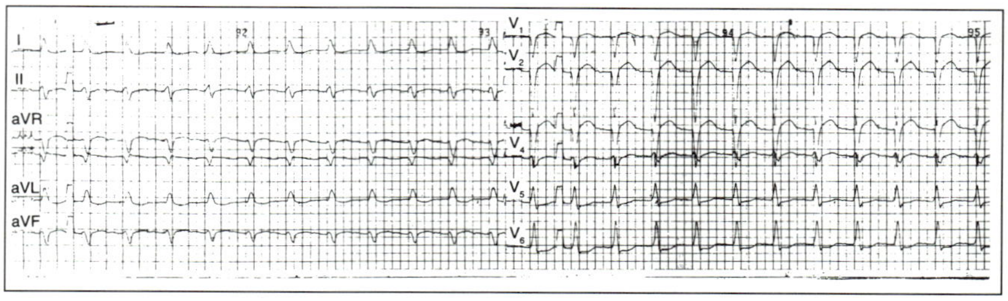

**Abb. 27** Linksschenkelblock bei dilatativer Kardiomyopathie.

## Klinisches Bild

Klinisch finden sich alle Zeichen einer Links- und Rechtsherzinsuffizienz, wobei zu Beginn der Erkrankung eine allgemeine Müdigkeit und Belastungsdyspnoe im Vordergrund stehen. Lungenstauung und Lungenödem sind nicht so häufig wie angenommen, wahrscheinlich wegen der gleichzeitig vorliegenden Rechtsherzinsuffizienz. Subjektiv werden weiterhin Schwindel und Palpationen beklagt (weisen auf tachykarde Rhythmusstörungen hin) sowie pektangiforme Beschwerden, die jedoch nitrorefraktär sind und längere Zeit anhalten. Systemische und pulmonale Embolien, ausgehend von intrakavitären Thromben, können erste Krankheitssymptome sein.
Bei der körperlichen Untersuchung zeigen sich je nach Schweregrad der Erkrankung eine Ruhe- oder Belastungsdyspnoe, periphere Ödeme, eine Hepatomegalie, über beiden Lungenflügeln basal feuchte Rasselgeräusche und ein nach lateral verlagerter Herzspitzenstoß. Auskultatorisch finden sich in den meisten Fällen ein III. Herzton und ein leises Pansystolikum über Erb und der Herzspitze als Ausdruck einer relativen Mitralinsuffizienz. (Bei kardialer Befundbesserung kann dieses wieder verschwinden.)

## Befunde

### EKG

Diagnostisch richtungsweisend ist ein typischer Linksschenkelblock, der bei ca. 40 % der Patienten auftritt (Abb. 27). Ebenso häufig finden sich Hypertrophiezeichen mit entsprechenden Kammerendteilveränderungen. Im Langzeit-EKG zeigen sich oft ein intermittierend einfallendes Vorhofflimmern, ventrikuläre Extrasystolen und Kammertachykardien.

### Röntgen

Typisch sind eine massive Kardiomegalie mit links- und rechtsverbreitertem Herzen, z.T. Pleuraergüsse und Lungenstauungszeichen.
Im Frühstadium der DCM kann das Röntgenbild noch normal sein, obgleich schon eine Dilatation vorliegt.

### Echokardiographie

Es zeigen sich hier nicht nur die linksventrikuläre Dilatation, sondern auch die vergrößerten Durchmesser des rechten Ventrikels und der Vorhöfe. Man sieht eine stark eingeschränkte Beweglichkeit der freien Wand und des Septums. Weitere Methoden zur Erfassung der myokardialen Dysfunktion sind die Myokardszintigraphie und die Radionuklidangiographie.

---

**Klinisches Bild**

Am Anfang stehen eine zunehmende Müdigkeit und Belastungsdyspnoe. Zusätzlich können pektangiforme Beschwerden und Thromboembolien auftreten.

Bei zunehmender Dekompensation finden sich alle Zeichen einer Links- und Rechtsherzinsuffizienz, zusätzlich eventuell eine relative Mitralinsuffizienz.

**Befunde**

**EKG**

Ein Linksschenkelblockbild, Hypertrophiezeichen und Rhythmusstörungen sind im EKG häufig.

**Röntgen**

Röntgenologisch zeigt sich die Kardiomegalie mit Stauungszeichen.

**Echokardiographie**

Echokardiographisch sieht man die stark eingeschränkte Beweglichkeit von Ventrikelwand und Septum sowie die Dilatation sämtlicher Herzhöhlen.

# Erkrankungen des Myokards: DCM

| Differentialdiagnose | Unterscheidungskriterien zur DCM |
|---|---|
| Koronare Herzkrankheit mit stummen Infarkten | Stenosen der Herzkranzgefäße in der Koronarangiographie |
| Dekompensiertes Hypertonie-Herz | Anamnestisch erhöhte RR-Werte, hauptsächlicher Befall des linken Ventrikels |
| Akute Myokarditis | Kurze Beschwerdedauer, entsprechende Anitkörpertiter im Serum, eventuell positiver Biopsiebefund |
| Hypertrophische Kardiomyopathien | Verdickung der freien Ventrikelwand und des Septums |
| Dekompensiertes Vitium cordis | Anamnese, Auskultationsbefund, Echo- und Ventrikulographie |

**Tab. 10** Differentialdiagnosen der dilatativen Kardiomyopathie.

*Koronarangiographie*

Es finden sich über die Norm erweiterte Herzkranzgefäße ohne stenotische Plaquebildungen, was zum Ausschluß einer möglichen KHK dient. Im Ventrikulogramm zeigen sich die erhöhten enddiastolischen Volumina mit der erniedrigten Auswurffraktion; eine begleitende Mitralinsuffizienz kann ebenfalls dargestellt werden.

Koronarangiographie

Der Befund von weiten Koronararterien dient zum Ausschluß einer KHK; eine begleitende Mitralinsuffizienz zeigt sich im Ventrikulogramm.

*Myokardbiopsie*

Die hierbei gewonnene Histologie ist für die DCM zwar nicht beweisend, jedoch insbesondere im Frühstadium diagnostisch richtungsweisend. Selten kann bei kurzem Krankheitsverlauf eine Myokarditis nachgewiesen werden; ansonsten zeigen sich Myokardbeteiligungen bei Systemerkrankungen, welche zum Bild einer DCM führen (z. B. Amyloidose, Hämochromatose).

Myokardbiopsie

Diagnostisch richtungsweisend, v. a. im Frühstadium

## Diagnose und Differentialdiagnose

Entscheidend für die Diagnose ist die Kardiomegalie, die auf einer diffusen Kontraktionsstörung sowohl des linken als auch des rechten Ventrikels beruht und sich durch eine Dilatation sämtlicher Herzhöhlen auszeichnet. Echokardiographisch und angiographisch kann dies am besten dargestellt und gegen die wichtigsten Differentialdiagnosen, wie die hypertrophischen CM und die koronare Herzkrankheit, abgegrenzt werden (Tab. 10). Letztere kann über stumm abgelaufene Infarkte ebenfalls zu diffusen Kontraktilitätsstörungen führen.

Diagnose und Differentialdiagnose

Bei einer durch eine Dilatation sämtlicher Herzhöhlen bedingten Kardiomyopathie muß an eine DCM gedacht und vor allem gegen eine koronare Herzkrankheit abgegrenzt werden.

## Therapie

Im Vordergrund steht die medikamentöse Behandlung der kardialen Insuffizienz, wobei die Wichtigkeit der körperlichen Schonung zusätzlich betont werden muß. Besonders bei schweren Fällen konnten nach ein- bis zweijähriger Bettruhe dramatische Besserungen erzielt werden.

Therapie

Neben der unerläßlichen körperlichen Schonung kommen Digitalispräparate, Diuretika in höheren Dosen und ACE-Hemmer zum Einsatz.

142　　　　　　　　　　　　　　　　　　　　　　Erkrankungen des Myokards: HOCM

1. Digitalispräparate sind vor allem bei Fällen mit Vorhofflimmern die Medikamente der ersten Wahl. Zusätzlich werden Diuretika, meistens Schleifendiuretika wie
2. Furosemid, in oft hoher Dosierung eingesetzt. Als drittes Therapeutikum kommen die 3. ACE-Hemmer zum Einsatz, welche einen dauerhaften stark vasodilatatorischen Effekt haben. Zur Vorlastsenkung können 4. Nitrate gegeben werden. Kommt es trotz dieser Kombination zur erneuten Dekompensation, hat sich der Einsatz der intravenös applizierbaren, positiv inotrop wirkenden Substanzen Dopamin und Dobutamin bewährt. Weitere Möglichkeiten ergeben sich durch neue Substanzen wie Amrinon, Enoximon oder Milrinon, welche eine starke positiv inotrope Wirkung aufweisen, deren Langzeitwirkung jedoch noch untersucht wird.
5. Zur Vermeidung von ventrikulären Arrhythmien sind der Kalium- und Magnesiumspiegel im oberen Normbereich zu halten. Höhergradige Rhythmusstörungen
6. müssen antiarrhythmisch behandelt werden (Cave: negativ inotrope Wirkung der Antiarrhythmika).
7. Wichtig ist ferner eine Antikoagulanzientherapie zur Vermeidung von Embolien, da bei fast 50 % der Patienten ventrikuläre Thromben gefunden werden.

*Bei Befundverschlechterung können Dopamin und Dobutamin i.v. gegeben werden.*

*Oft sind Antiarrhythmika erforderlich.*
*Eine Antikoagulation zur Thromboembolieprophylaxe ist notwendig.*

### Verlauf und Prognose

Bei den meisten Patienten zeigt die Erkrankung einen relativ raschen progredienten Verlauf; die 5-Jahres-Überlebensrate liegt nur bei ca. 30 %. Stabile Verläufe und Remissionen finden sich bei älteren Patienten mit weniger stark erniedrigter Auswurfrate und geringeren morphologischen Veränderungen im Biopsat. Jüngere Patienten zeigen dagegen oft einen progredienten Verlauf, so daß hier bei einem Lebensalter unter 55 Jahren und fehlenden Kontraindikationen als Ultima ratio an eine Herztransplantation gedacht werden muß, mit der die Patienten eine 5-Jahres-Überlebensrate von 50–70 % haben.
Die meisten Kranken versterben im Verlauf einer erneuten kardialen Dekompensation. Bei 20–30 % kommt es als Folge von Rhythmusstörungen zum plötzlichen Herztod. Ein geringer Prozentsatz verstirbt an den Folgen einer Embolie.

*Die DCM zeigt meist einen progredienten Verlauf, besonders bei jüngeren Patienten. Bei diesen kommt eine Herztransplantation als Ultima ratio in Betracht.*

*Die häufigste Todesursache ist die irreversible kardiale Dekompensation, ferner maligne Rhythmusstörungen oder fulminante Embolien.*

## Hypertrophische obstruktive Kardiomyopathie (HOCM)

### Definition

Die HOCM ist eine ätiologisch unklare Herzmuskelerkrankung, welche mit einer ausgeprägten Hypertrophie der Ventrikelmuskulatur und einer Obstruktion der linksventrikulären Ausflußbahn einhergeht.
Von der Verdickung ist selten die gesamte Herzmuskulatur befallen; durch die überwiegende Verdickung des Septums gegenüber der freien Ventrikelwand wird auch der Ausdruck der asymmetrischen Septumhypertrophie mit Obstruktion verwandt. Die frühere Bezeichnung „idiopathische hypertrophische Subaortenstenose" (IHSS) ist nicht mehr üblich.

*Ausgeprägte Hypertrophie der Ventrikelmuskulatur plus Obstruktion des linksventrikulären Ausflußtrakts*

### Epidemiologie

Betroffen sind meist jüngere Männer zwischen dem 20. und 40. Lebensjahr; die HOCM kann jedoch in jedem Lebensalter auftreten. Aufgrund einer hohen Dunkelziffer und gelegentlich lebenslangen symptomlosen Verläufen kann über die absolute Häufigkeit wenig ausgesagt werden. Die HOCM kommt öfter vor als die hypertrophische CM ohne Obstruktion.

*Die Erkrankung tritt hauptsächlich bei jüngeren Männern zwischen dem 20. und 40. Lebensjahr auf.*

# Erkrankungen des Myokards: HOCM

## Ätiologie

Eine positive Familienanamnese findet sich bei 20 % der Patienten, so daß eine genetisch bedingte Fehlanordnung der Herzmuskelzellen diskutiert wird, welche durch gegenläufige Kontraktionsvorgänge dann den Hypertrophieprozeß auslöst. Weiterhin werden neurogene Ursachen, z. B. in Form von adrenergen Fehlinnervationen diskutiert. Hierfür spricht z. B. die Kombination der Friedreichschen Heredoataxie mit einer HOCM.

## Pathologie und Pathophysiologie

Die Verdickung des Myokards betrifft hauptsächlich das Ventrikelseptum in seinen basisnahen Anteilen, wodurch das Ventrikelvolumen verkleinert wird. Durch die massive Hypertrophie können Herzgewichte von 1 000 g erreicht werden. Histologisch finden sich abnorm verzweigte Myokardfasern, welche die normale parallele Anordnung vermissen lassen. Weitere Merkmale sind hypertrophierte Herzmuskelzellen, eine interstitielle Fibrose und Intimaverdickungen der kleinen Arterien.
Bedingt durch die massive Hypertrophie ist die diastolische Dehnbarkeit vermindert (diastolischer Compliancefehler) und der enddiastolische Füllungsdruck erhöht. Die Obstruktion in der Ausflußbahn wird einerseits durch die in der Systole stattfindende Annäherung zwischen dem hypertrophierten Septum und der Hinterwand erklärt, andererseits soll die Ausflußbahn auch durch die systolische Vorwölbung des vorderen Mitralsegels (SAM = systolic anterior motion, siehe unter „Echobefund") eingeengt sein. Durch die prästenotische Druckbelastung während der Systole kommt es kompensatorisch zur weiteren Hypertrophie des Myokards.

## Klinisches Bild

Im Vordergrund stehen untypische, größtenteils belastungsabhängige Herzschmerzen, welche im Gegensatz zu echten Angina-pectoris-Anfällen nitrorefraktär sind. Zunehmende Belastungsdyspnoe, Herzstolpern und Synkopen können hinzutreten. Zeichen einer schweren Linksherzinsuffizienz finden sich eher selten.
Bedingt durch die Ausflußbahnobstruktion läßt sich links parasternal ein vom I. Herzton abgesetztes, spindelförmiges Systolikum auskultieren. Typischerweise nimmt dieser Geräuschbefund unter Belastung an Intensität zu. Palpatorisch findet sich ein hebender und z. T. verbreiterter Herzspitzenstoß.

## Befunde

### EKG

Die häufigsten Veränderungen sind Zeichen der Links-, seltener der Rechtsherzhypertrophie, pathologische Q-Zacken sowie Kammerendteilveränderungen. Tachykarde Rhythmusstörungen werden durch Langzeit-EKG-Untersuchungen gehäuft gefunden; ebenso kann es zum prognostisch ungünstigen Auftreten von Vorhofflimmern kommen.

---

**Ätiologie**

Bei 20 % der Patienten besteht eine genetische Disposition. Ferner werden neurogene Ursachen diskutiert.

**Pathologie und Pathophysiologie**

Durch die Verdickung hauptsächlich des Kammerseptums kommt es zu verkleinerten Ventrikelvolumina.

Durch die Hypertrophie entsteht ein diastolischer Compliancefehler mit erhöhten Füllungsdrücken.
Die Obstruktion der Ausflußbahn bedingt eine weitere Druckbelastung des hypertrophischen Ventrikels.

**Klinisches Bild**

Belastungsabhängige nitrorefraktäre Herzschmerzen, Belastungsdyspnoe und Synkopen können auftreten.

Zu tasten ist ein hebender Herzspitzenstoß, zu hören ein spindelförmiges Systolikum.

**Befunde**

EKG

Es finden sich Hypertrophiezeichen und tachykarde Rhythmusstörungen.

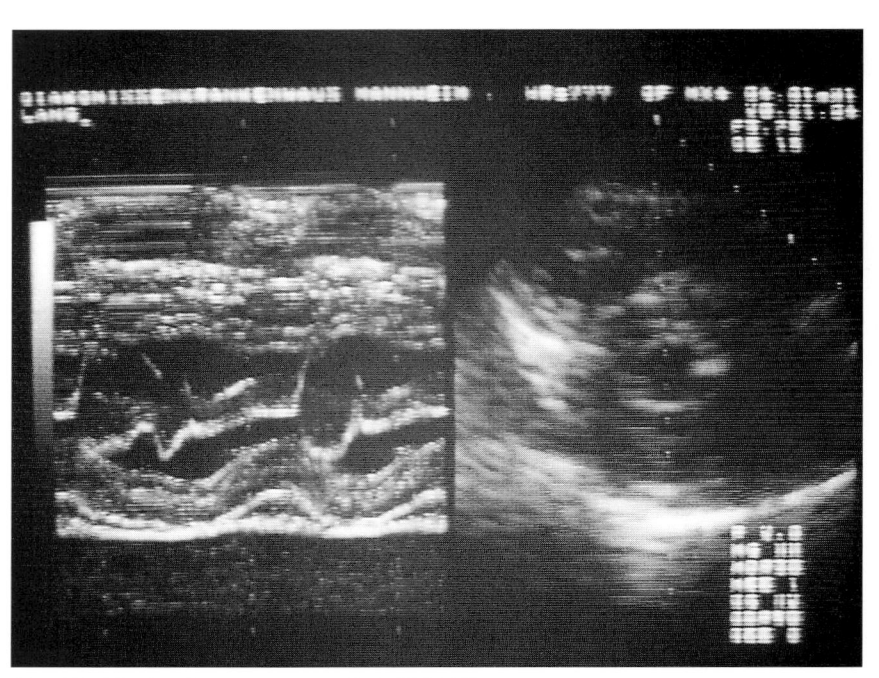

**Abb. 28** Massive Septumhypertrophie bei HOCM.

*Röntgen*

Röntgen

Stauungszeichen erst bei fortgeschrittener Erkrankung

Bis auf eine Linksbetonung des Herzens finden sich meist keine typischen röntgenologischen Veränderungen; Stauungszeichen sieht man erst bei weiterer Progredienz. Im Gegensatz zu den Aortenstenosen zeigt die Aorta keine poststenotische Dilatation (Differentialdiagnose).

*Echokardiographie*

Echokardiographie

Hier zeigen sich die asymmetrische Septumhypertrophie, die Einengung der Ausflußbahn sowie die SAM des vorderen Mitralsegels.

Typisch für die HOCM ist die meist asymmetrische Septumhypertrophie (Quotient von Septum- zu Hinterwand größer 1,3), die Bewegungsarmut des Septums, die Einengung der linksventrikulären Ausflußbahn und die Vorwölbung des vorderen Mitralsegels zu Beginn der Systole auf das Septum zu (SAM = systolic anterior motion). Abbildung 28 zeigt die massive Hypertrophie und das dadurch verkleinerte Ventrikelkavum.

*Herzkatheter*

Herzkatheter

Im Herzkatheter kann der charakteristische Druckgradient der Ausflußbahn gemessen werden.

Die wichtigsten Befunde der invasiven Diagnostik sind der erhöhte enddiastolische Druck im linken Ventrikel und der zwischen diesem und der Ausflußbahn zu messende charakteristische Druckgradient, der abhängig von der Kontraktionskraft Werte bis zu 200 mmHg erreichen kann. In der Angiographie sieht man die meist eher kleine Ventrikelhöhle mit der Einschnürung im Ausflußbereich und den weitlumigen Koronararterien.

*Myokardbiopsie*

Myokardbiopsie

In der Biopsie finden sich bizarr verzweigte und hypertrophe Muskelfasern mit einem Anteil > 5 %.

Die bizarren Verzweigungen der Myokardfasern, die vornehmlich im Septumbereich zu finden sind, und die starke Hypertrophie der Muskelfasern sind nicht spezifisch für die HOCM. Die meisten Patienten weisen jedoch einen quantitativen Anteil von größer 5 % an fehlgeordneten Fasern auf, was für die Erkrankung typisch ist.

# Erkrankungen des Myokards: HNCM

| Diagnose | Unterscheidungsmerkmal zur HOCM |
|---|---|
| HNCM (Hypertrophische nichtobstruktive CM) | Fehlende Obstruktion der Ausflußbahn, kein intraventrikulärer Druckgradient, kein ausgeprägter SAM |
| Hypertonieherz | Meist konzentrische Hypertrophie der Ventrikelwände, fehlendes Systolikum, kein SAM |
| Valvuläre Aortenstenose | Kalk in Aortenklappenposition, poststenotische Dilatation der Aorta ascendens |
| Pulmonalstenose | Kein SAM, ausgeprägtere Zeichen der Rechtsbelastung in EKG und Echo |
| Mitralinsuffizienz | Mittels Echo leicht abgrenzbar, kann bei der HOCM begleitend vorkommen |
| Ventrikelseptumdefekt | Keine Ausflußbahnobstruktion, kein SAM |

Tab. 11  Differentialdiagnose der HOCM.

## Diagnose und Differentialdiagnose

Auch wenn einem die unspezifische Beschwerdesymptomatik im Stich läßt, so ist der Befund des rauhen spindelförmigen Systolikums, welches nicht fortgeleitet wird, richtungsweisend. Entsprechende EKG-Veränderungen, der Befund des zweidimensionalen Echos (ASH, SAM, verengte Ausflußbahn) können die Diagnose dann weitergehend sichern und die HOCM gegenüber der nichtobstruktiven hypertrophischen CM abgrenzen. Weitere Differentialdiagnosen, welche insbesondere aufgrund des Geräuschbefundes in Frage kommen, sind in Tabelle 11 aufgeführt.

> **Merke:**
> Bei weitgehend unauffälligem Auskultationsbefund in Ruhe, was für eine nur leichtgradige Obstruktion spricht, sollten Auskultation, Phonokardiogramm und Echokardiographie nach Provokationstest durchgeführt werden. Liegt eine HOCM vor, verstärkt sich die Obstruktion und damit das Systolikum unter Belastung.

## Therapie

Positiv inotrop wirkende Substanzen (wie z. B. Digitalis-Präparate) sind kontraindiziert, da sie durch die Kontraktilitätssteigerung die Obstruktion verstärken. Ebenso kommt es durch Vorlastsenkung zu einem erhöhten Druckgradienten (z. B. bei Nitraten).
Neben der körperlichen Schonung stehen zur konservativen Therapie Betablocker und Kalziumantagonisten (vor allem Verapamil) zur Verfügung; beide mindern die systolische Druckbelastung des linken Ventrikels durch Reduktion der Obstruktion. Unter Verapamil-Dauerbehandlung nehmen das Herzvolumen und die

---

Diagnose und Differentialdiagnose

Der Auskultationsbefund, die EKG-Veränderungen und der Befund der verengten Ausflußbahn sowie der asymmetrischen Septumhypertrophie im Echo können die Diagnose häufig sichern.

Therapie

Positiv inotrope Substanzen sind kontraindiziert.

Zur konservativen Therapie werden als Mittel der ersten Wahl Kalziumantagonisten, vor allem Verapamil, sowie Betablocker eingesetzt. Hier-

Herzmuskelmasse deutlich ab. Nebenwirkungen treten im Vergleich zur hochdosierten Betablockertherapie seltener auf, weswegen Verapamil als Mittel der ersten Wahl angesehen wird.

Höhergradige Rhythmusstörungen müssen wie bei der DCM antiarrhythmisch behandelt werden. Die Indikation zur chirurgischen Intervention richtet sich nach der klinischen Beschwerdesymptomatik. Bei den Beschwerdegraden NYHA III und IV, bei denen durch die konservative Therapie keine anhaltende Besserung zu erzielen ist, führt die transaortale Myektomie und/oder Myotomie zu einer deutlichen klinischen Besserung.

### Verlauf und Prognose

Häufig sind stationäre Verläufe bzw. nur langsam progrediente Verläufe. Die Krankheit weist eine jährliche Mortalität um 5 % auf; in der Gruppe der unter 60jährigen Patienten ist sie deutlich höher (bis zu 13 %) als bei älteren Patienten, bei welchen die Hypertrophie oft nicht so stark ausgeprägt ist.

Eine häufige Todesursache sind therapierefraktäre polymorphe ventrikuläre Tachykardien. Das Bild einer dekompensierten Linksherzinsuffizienz entwickelt sich eher selten.

## Hypertrophische nichtobstruktive Kardiomyopathie (HNCM)

### Definition

Die HNCM ist durch eine ätiologisch unklare Hypertrophie der Ventrikelmuskulatur bei fehlendem intraventrikulärem Druckgradienten definiert.

Der hin und wieder verwendete Begriff der „asymmetrischen Septumhypertrophie ohne Obstruktion" ist insofern unkorrekt, als einige Fälle der HNCM mit einer ausgeprägten Verdickung der Hinterwand einhergehen und nicht mit einer Septumhypertrophie.

### Epidemiologie

Die deutlich seltener als die HOCM diagnostizierte HNCM tritt im mittleren Lebensalter (30–50 Jahre) hauptsächlich bei Männern auf und zeigt in bis zu 15 % der Fälle eine familiäre Häufung.

### Ätiologie

Hinsichtlich des zugrundeliegenden Defekts, welcher den Hypertrophieprozeß auslöst, werden ähnliche Hypothesen wie bei der HOCM genannt. Aufgrund der familiären Häufung kommt einem genetischen Faktor eine wichtige Rolle zu. Hormonelle Ursachen werden diskutiert, da es z. B. beim Krankheitsbild der Akromegalie häufig zur Entwicklung einer Myokardhypertrophie kommt. Neueste Untersuchungen vermuten in einem abnorm erhöhten Kalziumtransport den der Hypertrophie zugrundeliegenden Defekt.

# Erkrankungen des Myokards: HNCM

## Pathologie und Pathophysiologie

Die Hypertrophie des Myokards betrifft nicht nur das Septum, sondern kann alle Wandanteile konzentrisch erfassen. Hierdurch ist das Kavum des linken Ventrikels (seltener das des rechten) deutlich verkleinert und das Herzgewicht stets erhöht. Histologisch zeigen sich wie bei der HOCM abnorm verzweigte hypertrophierte Muskelfasern, welche im Gegensatz zu dieser nicht nur im Septum, sondern auch in der freien Wand des linken Ventrikels ausgeprägt zu finden sind. Durch die Hypertrophie ist das enddiastolische Volumen verkleinert, die Austreibungsfraktion meist kompensatorisch erhöht, um bei gleicher Herzfrequenz ein normales Herzminutenvolumen aufrecht zu erhalten. Wie bei der HOCM findet sich auch hier ein diastolischer Compliancefehler, welcher einen erhöhten enddiastolischen Druck bedingt. Wegen der fehlenden Ausflußbahnobstruktion ist der systolische Druck unverändert, ein systolischer Druckgradient wird nicht gemessen.

## Klinisches Bild

Meist beginnen die Beschwerden mit einer Belastungsdyspnoe, untypischen pektanginösen Beschwerden und Herzstolpern als Ausdruck zugrundeliegender ventrikulärer Arrhythmien. Später können Synkopen hinzutreten.
Bei der Auskultation findet sich nur selten ein leises Systolikum, der übrige körperliche Untersuchungsbefund ist in den Anfangsstadien der Erkrankung unauffällig.

## Befunde

### EKG

Typische, wenngleich nicht beweisende Veränderungen sind gleichschenklig negative T-Wellen in den linkspräkordialen Ableitungen ($V_4$ bis $V_6$). Ferner finden sich Linksherzhypertrophiezeichen und pathologische Q-Zacken. Mehr als die Hälfte der Patienten weist ventrikuläre Arrhythmien im Langzeit-EKG auf.

### Röntgen

Da es sich bei der HNCM nicht um eine Dilatation der Herzkammern handelt, zeigt sich das Herz in der Thoraxübersichtsaufnahme meist noch normal groß. Erst in späteren Stadien finden sich Insuffizienzzeichen, wie z. B. Lungenstauung.

### Echokardiographie

Es findet sich häufig wie bei der HOCM eine asymmetrische Septumhypertrophie, in vielen Fällen ist jedoch auch die Hinterwand des linken Ventrikels deutlich oder sogar stärker verdickt. Eine Obstruktion der Ausflußbahn kann durch das Echo ausgeschlossen werden.

### Herzkatheter

Invasiv läßt sich bei erhöhtem enddiastolischem linksventrikulärem Druck kein systolischer Druckgradient in der Ausflußbahn wie bei der HOCM messen. Im Ventrikulogramm findet sich infolge der Myokardhypertrophie eine trichterför-

---

**Pathologie und Pathophysiologie**

Durch eine konzentrische Hypertrophie aller Wandanteile ist das Kavum des linken Ventrikels deutlich verkleinert, das Herzgewicht erhöht.

Es finden sich eine erhöhte Austreibungsfraktion, ein diastolischer Compliancefehler, jedoch kein Druckgradient in der Ausflußbahn.

**Klinisches Bild**

Belastungsdyspnoe und Herzstolpern stehen im Vordergrund, die körperliche Untersuchung ist meist unauffällig.

**Befunde**

**EKG**

Charakteristische gleichschenklig negative T-Wellen und Linkshypertrophiezeichen fallen auf.

**Röntgen**

Im Thoraxröntgenbild finden sich erst spät kardiale Insuffizienzzeichen.

**Echokardiographie**

Mit der Echokardiographie lassen sich die Myokardhypertrophie und die fehlende Obstruktion der Ausflußbahn nachweisen.

**Herzkatheter**

Im Ventrikulogramm zeigt sich die Einengung der Ventrikelhöhle.

mige Einengung der Spitzenregion, was im fortgeschrittenen Stadium zu einer signifikanten Größenabnahme der Ventrikelhöhle führt.

*Myokardbiopsie*

Sie dient insbesondere zum Ausschluß von Speicherkrankheiten (z. B. Amyloidose, Hämochromatose). Der unspezifische Befund mit hypertrophierten Herzmuskelfasern und Fehlanordnung derselben unterscheidet sich von der HOCM dadurch, daß die Veränderungen nicht auf das Septum beschränkt sind, sondern auch in der freien Wand beider Ventrikel vorkommen.

## Diagnose und Differentialdiagnose

Die wichtigste Differentialdiagnose ist, wie oben schon mehrfach erwähnt, die HOCM, von der sich die HNCM durch den fehlenden Druckgradienten in der linken Ausflußbahn in Ruhe und auch unter Provokation wesentlich unterscheidet. Die zur Diagnose der HNCM führenden Merkmale sind:

1. Ätiologisch unklare Septumhypertrophie plus Hypertrophie der freien Wand des linken und eventuell des rechten Ventrikels
2. Durch 1. bedingte Verkleinerung des Ventrikelvolumens, insbesondere der Spitzenregion
3. Fehlender Druckgradient bei nichtverengter linksventrikulärer Ausflußbahn
4. Fehlender oder nur geringer SAM im Echo
5. Pathologisches EKG mit gleichschenklig negativen T-Wellen linkspräkordial
6. Befund der Myokardbiopsie

Gegenüber der HNCM sind ferner das Hypertonikerherz (Anamnese, RR-Werte, EKG), eine Herzbeteiligung bei Speicherkrankheiten (Myokardbiopsie) und das Sportlerherz (kein verkleinertes Ventrikelkavum, nur gering ausgeprägte ASH) abzugrenzen.

## Therapie

Mittel der Wahl sind wie bei der HOCM Kalziumantagonisten, wobei mit Verapamil in Dosen bis zu 480 mg/d die meisten Erfahrungen gesammelt wurden und bei den meisten Patienten eine anhaltende Besserung erzielt werden konnte. Der Befund eines abnorm erhöhten Kalziumtransports durch entsprechende Kalziumkanäle bei Patienten mit hypertrophischer Kardiomyopathie erklärt die gute Wirksamkeit der Kalziumantagonisten.

Die durch regelmäßig durchzuführende Langzeit-EKG-Untersuchungen festgestellten Rhythmusstörungen müssen antiarrhythmisch therapiert werden. Bei Auftreten von Vorhofflimmern sollte zur Vermeidung von Embolien antikoaguliert werden.
Eine chirurgische Therapie wie bei der HOCM in verzweifelten Fällen gibt es bei der nichtobstruktiven Form nicht.

## Verlauf und Prognose

Die Erkrankung hat einen langsamen und oft über viele Jahre hinweg stabilen Verlauf. Nur in einem geringen Prozentsatz kommt es zu einem plötzlichen Herz-

# Erkrankungen des Myokards: sekundäre Kardiomyopathien

| Analog der primären CM: | Dilatativ | Hypertrophisch | Restriktiv (s. u. Endokard) |
|---|---|---|---|
| Sekundäre CM bei: | – Myokarditiden (viral, parasitär)<br>– Alkohol<br>– Medikamente (Adriamycin)<br>– Muskeldystrophie Duchenne<br>– Glykogenspeicherkrankheiten | – Friedreichsche Heredoataxie<br>– Neurofibromatose<br>– Glykogenspeicherkrankheiten<br>– M. Fabry<br>– Akromegalie<br>– Hypothyreose | – Amyloidose<br>– Sklerodermie<br>– M. Whipple<br>– Karzinoid<br>– Sarkoidose<br>– Löfflersche Erkrankung |

**Tab. 12** Hämodynamik und Klinik der sekundären Kardiomyopathien.

tod, wobei hier meist maligne Rhythmusstörungen zugrunde liegen. Komplikationen können durch das Auftreten von arteriellen Embolien entstehen.

> **Merke:**
> Aufgrund der oft geringen Beschwerdesymptomatik und der langsamen Progredienz wird die HNCM oft nicht oder erst retrospektiv erkannt. Deshalb lassen sich über Häufigkeit und Verlauf keine exakten Aussagen machen.

## Sekundäre Kardiomyopathien

### Systematik

In vielen Fällen bleibt die Suche nach einer Ursache der diagnostizierten Herzmuskelerkrankung ohne Erfolg, so daß sie der Gruppe der primären Kardiomyopathien zugeordnet werden muß. Eine sekundäre (spezifische) Kardiomyopathie kann hingegen viele Ursachen haben und tritt häufig als Begleiterscheinung anderer Grundkrankheiten auf.

Sekundäre Kardiomyopathien können folgendermaßen entstehen:

- Infektiös (Viren, Mykobakterien, Rickettsien, Parasiten)
- Medikamentös-toxisch (Alkohol, Kokain, Medikamente wie Zytostatika oder Antidepressiva)
- Infiltrativ (Hämochromatose, Amyloidose, Speicherkrankheiten, Sarkoidose)
- Endokrin (Akromegalie, Thyreotoxikose, Myxödem)
- Neuromuskulär (Muskeldystrophie Typ Duchenne, Friedreichsche Ataxie)

Die klinische Bedeutung der ätiologischen Ursachen liegt darin, daß bei einer spezifischen Herz-Muskel-Erkrankung eventuell ein spezieller Therapieansatz abgeleitet werden kann. Die sekundären Kardiomyopathien können klinisch und hämodynamisch eine der primären Kardiomyopathien imitieren (Tab. 12).

| Viren | Bakterien | Pilze | Protozoen | Helminthen |
|---|---|---|---|---|
| Coxsackie Typ A und B<br>ECHO<br>Influenza<br>Varizella<br>Poliomyelitis<br>Hepatitis<br>Zytomegalie<br>Herpes<br>Epstein-Barr<br>HIV | Corynebacterium<br>diphtheriae<br>Salmonellen<br>Mykobakterien<br>Meningokokken<br>Clostridien<br>Leptospiren<br>Rickettsien<br>Chlamydien<br>Borrelien | Candida<br>Aspergillus<br>Actinomyces<br>Blastomyces<br>Cryptococcus | Trypanosomen (Chagas-Krankheit)<br>Toxoplasmose-Erreger<br>Plasmodien (Malaria) | Echinokokken<br>Trichinen |

Tab. 13 Die häufigsten Erreger einer Myokarditis.

## Infektiöse Myokarditis

### Definition

Unter einer Myokarditis versteht man einen entzündlichen Prozeß, der bei jeder Infektionskrankheit unabhängig vom Erreger den Herzmuskel mit befallen kann. Der entzündliche Prozeß, welcher akut oder chronisch verlaufen kann, ergreift dabei die Muskelzellen, das Interstitium, die Gefäße und/oder das Perikard.

### Epidemiologie

Klinisch wird die Diagnose der Myokarditis sicherlich zu häufig gestellt, weswegen verläßliche Zahlen über Häufigkeitsangaben nicht existieren. Histologisch bzw. autoptisch finden sich in 3–6 % der Fälle entzündliche Infiltrate. Bei Männern tritt die Erkrankung häufiger auf.

### Ätiologie

Beinahe jedes infektiöse Agens kann eine Entzündung des Myokards auslösen, jedoch ist das Auftreten einer Myokarditis von vielen Faktoren abhängig, wie z. B. Begleiterkrankungen (Tumorkrankheiten), Abwehrlage des Patienten (TBC), Therapiemaßnahmen (Zytostase), Erregervirulenz etc. Die häufigsten Erreger einer Myokarditis zeigt Tabelle 13.

### Pathologie und Pathogenese

Bei einem an Myokarditis verstorbenen Patienten kann das Herz makroskopisch unauffällig, aber auch dilatiert oder hypertrophiert sein. Histologisch werden gewöhnlich interstitielle Infiltrate und Exsudate beobachtet, zusätzlich zeigen sich fokale oder diffuse Zellinfiltrate mit einer Myozytolyse und Nekrosen der Myokardzellen. Nur sehr selten finden sich spezifische Veränderungen, wie z. B. Granulome bei der Sarkoidose.

Neben der direkten infektiösen Genese der Myokarditis werden bei Virusmyokarditiden auch immunpathogenetische Mechanismen diskutiert, welche über eine Störung der Lymphozytenfunktion zu einer autoimmunbedingten Myokarditis führen. Durch diesen Immunmechanismus besteht auch die Möglichkeit, daß eine Virusmyokarditis in eine dilatative Kardiomyopathie übergeht.

# Erkrankungen des Myokards: infektiöse Myokarditis

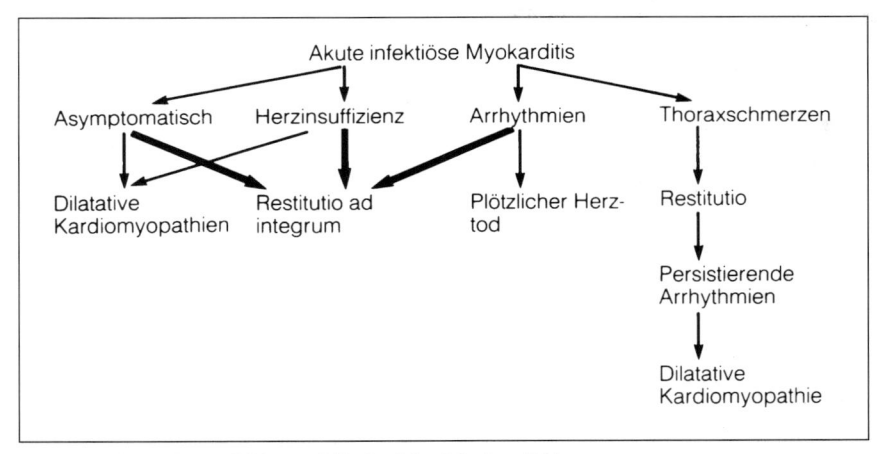

**Abb. 29** Erscheinungsbilder und Verlauf der Myokarditiden.

## Klinisches Bild

Von einem vollkommen asymptomatischen Verlauf bis hin zu einem progredienten Herzversagen kann eine Myokarditis alle Erscheinungsbilder annehmen. Die klinischen Beschwerden der Patienten hängen dabei nicht nur vom Ausmaß des Myokardbefalls ab, sondern auch von der Lokalisation der entzündlichen Infiltrate. Unspezifische Symptome sind Müdigkeit, Dyspnoe, Palpitationen, Thoraxschmerzen (insbesondere bei begleitender Perikarditis), Fieber und Tachykardien. In schweren Fällen treten höhergradige Rhythmusstörungen und Zeichen der Herzinsuffizienz hinzu. Bei fehlenden kardialen Insuffizienzzeichen findet sich bei der Auskultation lediglich ein unspezifisches Systolikum über der Herzspitze. Mögliche Erscheinungsformen der Myokarditis zeigt Abbildung 29.

## Befunde

### Labor

Je nach ätiologischem Agens (Bakterien, Viren) können Blutbildveränderungen vorkommen (Leukozytose, Linksverschiebung). Häufig ist die BKS beschleunigt. Der direkte Erregernachweis im Blut, Stuhl oder auch in einem begleitenden Perikarderguß kann beweisend sein. Titeranstiege von Virusantikörpern im Blut sind richtungsweisend.

### EKG

Spezifische Befunde gibt es nicht, passagere EKG-Veränderungen im Rahmen von Infekten sind kein Beweis für eine myokardiale Beteiligung! Meist finden sich jedoch richtungsweisende ST-T-Undulationen oder alleinige T-Wellen- Veränderungen bis hin zur Negativierung. Wechselnde PQ-Veränderungen (z. B. AV-Block I. Grades) und polytope VES sind relativ typisch. Selten führt ein totaler AV-Block zum plötzlichen Herztod bei einer Myokarditis (Abb. 30).

### Röntgen

Wichtige Hinweise für einen diffusen Befall des Myokards sind Herzgrößenveränderungen und Lungenstauungszeichen. Die mit $^{67}$Gallium oder $^{99}$Technetium durchgeführte Myokardszintigraphie deckt entzündliche und nekrotisch veränderte Myokardbezirke auf.

---

**Klinisches Bild**

Vom asymptomatischen Verlauf über Dyspnoe, Fieber, Tachykardien bis hin zum progredienten Herzversagen gibt es alle Erscheinungsbilder.

**Befunde**

**Labor**

Der direkte Erregernachweis sichert die Diagnose.

**EKG**

Im EKG finden sich richtungsweisende ST-Strecken und T-Wellen-Veränderungen, wechselnde PQ-Zeiten und polytope VES.

**Röntgen**

Röntgenologisch zeigen sich kardiale Insuffizienzzeichen.

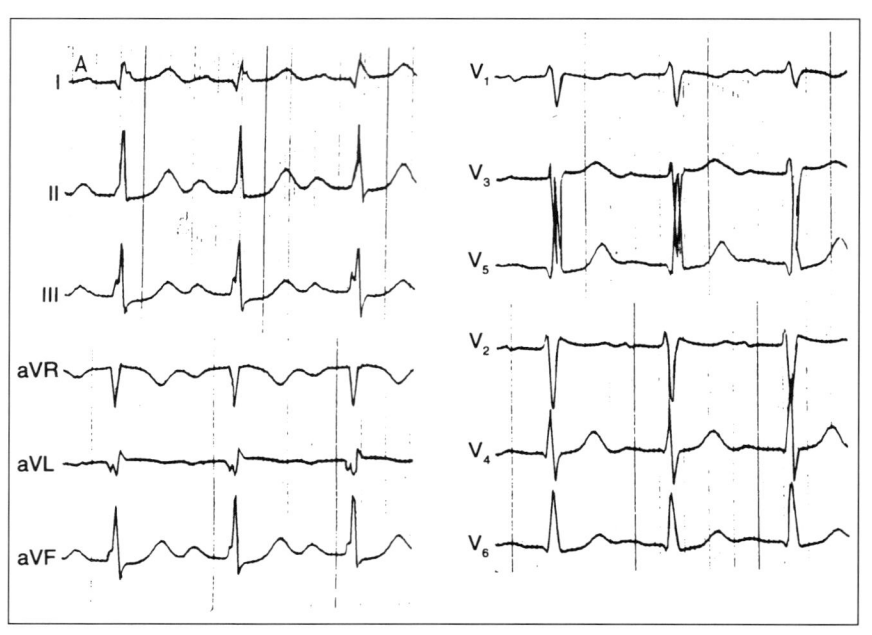

**Abb. 30  EKG bei Myokarditis.**

*Myokardbiopsie*

Das Ausmaß der entzündlichen Veränderungen sagt wenig über das klinische Schwerebild der Erkrankung aus (siehe oben). Nur bei diffusem Befall ist mit einer höheren Trefferquote zu rechnen. Auch die Isolierung von Viruspartikeln aus dem Myokard ist selbst bei schweren Verläufen nur selten möglich. Dies und die oft nur unspezifischen histologischen Veränderungen haben die Bedeutung der Biopsie zurückgedrängt.

### Diagnose und Differentialdiagnose

Die Diagnose der Myokarditis bleibt schwierig, ihre Verbindung zur primären DCM unsicher und ihre Therapie größtenteils unbefriedigend.
Aufgrund des häufigen asymptomatischen Verlaufs werden viele Fälle nicht erkannt, andererseits wird klinisch bei fieberhaften Infekten und begleitenden EKG-Veränderungen die Diagnose zu häufig gestellt. Bei zuvor kardial unauffälligen Patienten, die im Rahmen einer Infektion komplexe Rhythmusstörungen oder eine zunehmende Herzinsuffizienz mit Dilatation der Kammern entwickeln, liegt der Verdacht auf eine Myokarditis nahe. Der entsprechende Erregernachweis, Anstieg des Antikörpertiters oder eine positive Myokardbiopsie können den Verdacht bestätigen.
Differentialdiagnostisch muß stets an eine schon vorher bestehende CM gedacht werden, welche im Rahmen des Fiebers zu einer kardialen Dekompensation führt. Eine ischämisch bedingte Herzmuskelschwäche läßt sich durch die Koronarangiographie nachweisen. In seltenen Fällen muß die Myokarditis klinisch gegenüber der KHK bzw. dem akuten Myokardinfarkt abgegrenzt werden.

### Therapie

Die Maßnahmen sind meist nur unterstützend (z. B. Bettruhe!) und richten sich nach den vorherrschenden systemischen Manifestationen der Infektionen. Kar-

---

Myokardbiopsie

Im Biopsat können entzündliche Infiltrate gesehen werden, jedoch ergibt sich nur bei diffusem Befall eine höhere Trefferquote.

Diagnose und Differentialdiagnose

Die schwierige Diagnose kann am besten bei zuvor kardial gesunden Patienten gestellt werden, welche im Rahmen eines Infekts Rhythmusstörungen und Insuffizienzzeichen entwickeln.

Differentialdiagnostisch müssen eine vorher bestehende DCM oder KHK abgegrenzt werden.

Therapie

Meist erfolgt nur eine symptomatische Therapie; Insuffizienzzeichen

# Erkrankungen des Myokards: infektiöse Myokarditis

diale Insuffizienzzeichen müssen hauptsächlich diuretisch behandelt werden. Die auftretenden, oftmals passageren Rhythmusstörungen müssen überwacht und gegebenenfalls antiarrhythmisch behandelt werden. Hierbei sind Betablocker aufgrund ihrer negativen inotropen Wirkung kontraindiziert.

In der akuten Phase sollen ebenso keine Kortikosteroide und nichtsteroidalen Antiphlogistika gegeben werden, sie verstärken Gewebsnekrosen und beeinträchtigen die Myokardfunktion. Nur ein kleiner Teil der Patienten mit bioptisch gesicherter Myokarditis scheint von einer immunsuppressiven Therapie (z. B. Prednison und Azathioprin zu profitieren. Neuere Therapieansätze sind Virustatika (z. B. Gonciclovir bei Zytomegalie-Infektion), der Einsatz von monoklonalen Antikörpern sowie von humanem Leukozyten-Interferon.

*werden diuretisch behandelt, Betablocker und Kortikosteroide sind weitgehend kontraindiziert.*

*Neuerdings kommen auch Virustatika und monoklonale Antikörper zum Einsatz.*

## Verlauf und Prognose

Meist zeigen sich ein unkomplizierter Verlauf und eine Restitutio ad integrum. Beim Auftreten von kardialen Insuffizienzzeichen findet sich häufiger ein Übergang in eine DCM mit entsprechend schlechter Prognose. Plötzliche Todesfälle sind oft auf einen totalen AV-Block oder auf das Auftreten von Kammerflimmern zurückzuführen. Bei ungefähr 80 % der Patienten hat sich die kardiale Funktion nach 5 Monaten jedoch wieder normalisiert.

*Verlauf und Prognose*

*Meist erfolgt eine Restitutio ad integrum. Die Entwicklung einer DCM geht mit einer schlechten Prognose einher.*
*Todesfälle durch schwere Rhythmusstörungen können auftreten.*

## Besondere Verlaufsformen der Myokarditis

### Viral bedingte Myokarditiden

Viruserkrankungen sind die häufigsten Ursachen von Myokarditiden; diese treten mehrere Wochen nach der Erstinfektion auf, was eine immunologische Genese der Erkrankung wahrscheinlich macht.

Die wichtigsten Erreger sind Coxsackie-Viren der Gruppe A und B, welche im Säuglingsalter zu einer diffusen, oft letal verlaufenden Myokarditis führen können. Im Erwachsenenalter weisen diese Infektionen jedoch eine hohe Selbstheilungsrate auf und gehen nur in einzelnen Fällen in eine DCM über.

Mitursächlich für die Mortalität bei Influenza-Erkrankungen ist eine bei ungefähr 30 % der Patienten zu findende aktive Myokarditis, die zu einer biventrikulären Dilatation führen kann. Die mit subendokardialen und subepikardialen Hämorrhagien einhergehende Myokarditis tritt in der ersten oder zweiten Woche der Erkrankung auf.

Weitere, vor allem im Kindesalter wichtige Myokarditiserreger sind Poliomyelitis-, Mumps- und Zytomegalie-Viren.

*Besondere Verlaufsformen*

*Viral bedingte Myokarditiden*

*Sie stellen die größte Gruppe der Myokarditiden.*

*Coxsackie-Viren sind sowohl im Säuglings- als auch im Erwachsenenalter die wichtigsten Erreger.*

*Die Myokarditis bei Influenza-Erkrankungen geht mit typischen Hämorrhagien einher und tritt bei 30 % der Patienten auf.*

### HIV-Kardiomyopathie

Bei mehr als der Hälfte der obduzierten AIDS-Patienten fand sich eine Myokarditis, welche nur zum Teil auf die begleitenden opportunistischen Infektionen (virale oder bakterielle Genese, Pilze, Protozoen) zurückzuführen war. Die bioptisch gefundene, meist fokale, lymphozytäre Myokarditis führt über eine Minderung der linksventrikulären Kontraktilität zu einer zunehmenden biventrikulären Dilatation. Diese DCM wird als direkte kardiale Komplikation der HIV-Infektion angesehen. Selten stellt die Myokarditis die Erstmanifestation der AIDS-Erkrankung dar.

*HIV-Kardiomyopathie*

*Bei mehr als 50 % der AIDS-Patienten findet sich eine lymphozytäre Myokarditis, die zu einer biventrikulären Dilatation des Herzens führt.*

## Bakteriell bedingte Myokarditiden

Im Rahmen von septischen Prozessen kommt es häufig zu herdförmigen Infiltraten im Myokard, die klinische Symptomatik wird jedoch meist von der Grundkrankheit bestimmt. Bei der durch die Impfung zurückgegangenen Diphterie stellt jedoch die Myokarditis eine schwere, oft zum Tode führende Komplikation dar. Hierbei wird der Herzmuskelschaden durch ein von den Bakterien produziertes Toxin ausgelöst, das die Proteinsynthese inhibiert. Kardiomegalie, Stauungszeichen und persistierende EKG-Veränderungen bis hin zum totalen AV-Block können die Folge sein. Therapeutisch ist die frühzeitige Gabe von Antitoxin notwendig.

Im Rahmen von Salmonellen-Infektionen können sich myokardiale Abszesse entwickeln, welche im Falle der Ruptur eine fatale Herzbeuteltamponade hervorrufen. Bei der Tuberkulose kommt ein Befall des Myokards nur sehr selten vor und verläuft klinisch fast stets inapparent. Häufiger sind interstitielle Infiltrate im Rahmen des durch Leptospiren hervorgerufenen Morbus Weil, welcher durch Befall des Reizleitungssystems meist mit komplexen Rhythmusstörungen ohne ausgeprägtere Zeichen einer Herzinsuffizienz einhergeht.

## Durch Pilze hervorgerufene Myokarditiden

Kardiale Pilzinfektionen treten meist bei Patienten mit maligner Grundkrankheit auf oder bei Patienten, die mittels Chemo-, Steroid- oder Radiotherapie behandelt werden. Weitere prädisponierende Faktoren sind i.v.-Drogenabusus, HIV-Infektion und Herzoperationen. Die häufigsten Erreger sind Aspergillus, Kryptokokken und Candida.

Sie können nur schwer isoliert werden, oft wird die Diagnose einer Pilzmyokarditis daher bei diesen multimorbiden Patienten zu spät gestellt. Die parenterale, hochdosierte Gabe von Antimykotika (z. B. Amphotericin B) kann bei rechtzeitigem Beginn eine deutliche Verbesserung bringen.

## Durch Protozoen hervorgerufene Myokarditiden

Hierbei ist als erstes die in Südamerika weitverbreitete Chagas-Krankheit (Erreger: Trypanosoma cruzi) zu erwähnen, welche eine akute, latente und chronische Phase aufweist. Etwa 20 Jahre nach Primärinfektion entwickeln 30 % der Betroffenen die chronische Chagas-Krankheit, welche, bedingt durch eine ausgedehnte fibrinöse Myokarditis, mit einer Dilatation sämtlicher Herzhöhlen, mit Herzspitzenaneurysmata, intrakavitären Thromben, Rechtsschenkelblock und Arrhythmie einhergehen kann. Die Patienten versterben an der progredienten Herzinsuffizienz, an thromboembolischen Komplikationen oder am plötzlichen Herztod infolge ventrikulärer Arrhythmien.

Im Rahmen einer Toxoplasmose bei maligner Grunderkrankung oder HIV-Infektion kann es zu Myokarditis kommen, die mit einer Hypertrophie des Myokards und endokardialen Thromben einhergeht. Begleitend tritt eine Perikarditis auf. Klinisch stehen die zunehmende Herzinsuffizienz und Rhythmusstörungen im Vordergrund.

## Durch Echinokokken bedingte Kardiomyopathie

Selten kommt es bei einer Inokulation mit Echinococcus granulosus zu einer Herzbeteiligung. Die myokardialen Zysten, meist im linken Ventrikel gelegen, können degenerieren, verkalken oder rupturieren, wobei sie dann je nach Lage eine akute Perikarditis oder eine systemische Embolie verursachen können. Zum Teil sind die Zysten schon auf der Thoraxübersichtsaufnahme zu erkennen, ansonsten können sie durch die Echokardiographie und Computertomographie diagnostiziert werden.

## Medikamentös-toxische Kardiomyopathien

### Definition

Zu der Gruppe der medikamentös-toxischen Kardiomyopathien werden spezifische Herzmuskelerkrankungen gezählt, die durch eine große Gruppe von Noxen bedingt sind und über unterschiedliche Pathomechanismen im Rahmen von unerwünschten Nebenwirkungen entstehen.
Der Myokardschaden in dieser Gruppe kann akut auftreten und vorübergehend sein, aber auch zu chronischen Veränderungen bis zur Entwicklung einer DCM führen. Das Ausmaß der Schädigung ist oft von der Dosis der entsprechenden Noxe abhängig.

### Epidemiologie

Erst in letzter Zeit finden die kardialen Nebenwirkungen von Medikamenten und anderen Noxen zunehmende Beachtung, vor allem infolge der häufigeren Zytostatikatherapie. Von zahlreichen Medikamenten und chemischen Substanzen sind kardiotoxische Nebenwirkungen bekannt; oft handelt es sich um Einzelbeobachtungen und im Tiermodell schwer zu reproduzierende Wirkungen, so daß über die Häufigkeit ihres Auftretens keine genaueren Aussagen gemacht werden können. Im Rahmen von schwereren Grundkrankheiten bleiben Myokardschäden zudem oftmals unerkannt.

### Ätiologie und Pathogenese

Als Agens kommt eine ganze Reihe von chemischen Substanzen in Betracht, wie z. B. Blei, Arsen, Kokain, Antimon, Quecksilber, Lithium, Emetin etc. In vielen Fällen besteht keine Klarheit über den genauen Wirkungsmechanismus; es wird meist eine direkte Myokardtoxizität in Abhängigkeit von der Dosis angenommen. In der großen Gruppe der kardiotoxisch wirkenden Medikamente sind unterschiedliche Pathomechanismen der Myokardschädigung festgestellt worden (Tab. 14).
Die in Tabelle 14 beschriebenen Wirkungsmechanismen, die meist über Membranpermeabilitätsänderungen laufen, führen alle zu einer Abnahme insbesondere der linksventrikulären Kontraktilität, zu einer verminderten Auswurffraktion und, je nach Pathogenese, zu einer vorübergehenden Myokardinsuffizienz (bei Formen der Hypersensivitätsmyokarditis) oder zu chronischen Myokardschäden (z. B. bei Zytostatika).

Bei der alkoholischen Kardiomyopathie, die oft gemeinsam mit der proximal betonten alkoholischen Myopathie auftritt, spielt allein die über Jahre hinweg konsumierte Alkoholmenge die entscheidende Rolle. Andere Faktoren scheiden als Risiken aus; die zur Auslösung der Erkrankung erforderliche Alkoholmenge ist jedoch noch nicht bekannt. Pathologisch und klinisch verläuft die alkoholische Herzkrankheit wie die dilatative Kardiomyopathie.

1. **Allergisch-hyperergische Wirkung (Hypersensitivitäts-Myokarditis)**
   - Penicillin
   - Sulfonamide
   - α-Methyl-Dopa
   - Phenylbutazon
   - Tetrazykline
   - Indometacin
   - Isoniazid
   - Hydrochlorothiazid

2. **Toxische Wirkung auf das Reizbildungs- und Reizleitungssystem**
   - Trizyklische Antidepressiva
   - Tetrazyklische Antidepressiva
   - Neuroleptika
   - Phenothiazine
   - Lithium

3. **DNS-Synthesehemmung, Bildung von freien Radikalen an den Membranen der Myokardzellen, Hemmung der K+/Na+-ATPase**
   - Zytostatika
     - Anthracycline (Adriamycin, Doxorubicin, Daunorubicin)
     - 5-Fluorouracil
     - Vincristin
     - Cyclophosphamid

4. **Erhöhung der myokardialen Membranpermeabilität, Kalziumüberladung der Myokardzellen („Katecholaminmyokarditis")**
   - Katecholamine
     (Dopamin, Dobutrex, Adrenalin)
   - Fenoterol
   - Minoxidil
   - Alkohol?
     (zusätzliche Verminderung des cAMP)

Tab. 14   Pathomechanismen der medikamentös-toxischen Myokardschäden.

## Pathologie

Im allgemeinen findet sich bei schwerer Schädigung eine biventrikuläre Dilatation, seltener das Bild einer linksventrikulären Hypertrophie. Histologisch sind insbesondere bei der Katecholamin-Kardiomyopathie fokale Nekrosen nachweisbar, welche von sekundären Entzündungsherden umgeben sind und anschließend in eine zunehmende Fibrosierung mit Verlust an Myozyten übergehen. Bei den allergisch bedingten Formen zeigen sich charakteristischerweise eosinophilenreiche zelluläre Infiltrate, häufig mit einer Bluteosinophilie einhergehend. Bei der Adriamycin-Kardiomyopathie sieht man ein interstitielles Ödem, Vakuolisierung der Myozyten und eine recht typische Größenzunahme der Mitochondrien.

## Klinisches Bild

Die allergisch-hyperergischen Formen verlaufen unter dem Bild einer Myokarditis, die sich nach Absetzung des auslösenden Medikamentes meist vollständig zurückbildet. Symptome der allergisch-hyperergischen Myokarditis sind:

1. EKG-Veränderungen
   - Tachykardien
   - Schenkelblockbilder
   - ST-Strecken- und T-Wellen-Veränderungen
2. Erhöhte Herzenzyme (CK-MB)
3. Transiente Kardiomegalie und Stauungszeichen
4. Ventrikuläre Rhythmusstörungen
5. Plötzlicher Herztod

Die verschiedenen Antidepressiva und Neuroleptika zeigen aufgrund ihrer arrhythmogenen Wirkung hauptsächlich EKG-Veränderungen bis hin zum Kammerflimmern. Eine dilatative Kardiomyopathie wurde bei diesen Medikamenten nur selten beobachtet.

---

**Pathologie**

Häufig findet man eine biventrikuläre Dilatation, seltener Hypertrophiezeichen. Bei der allergischen Form sieht man eosinophile zelluläre Infiltrate, bei der Adriamycin-CM ein interstitielles Ödem und Veränderungen der Mitochondrien.

**Klinisches Bild**

Die Symptome umfassen EKG-Veränderungen, erhöhte Herzenzyme, Kardiomegalie, Stauungszeichen.

Antidepressiva bewirken klinisch vor allem Rhythmusstörungen.

# Erkrankungen des Myokards: medikamentös-toxische Kardiomyopathien

Ab einer Gesamtdosis von 500 mg/m² führt das Zytostatikum Adriamycin in hoher Rate zu einer oft letal verlaufenden DCM. Von dieser Spätreaktion wird eine akute, vorübergehende Toxizität in Form von Tachykardie, Rhythmusstörungen und Stauungszeichen unterschieden.
Die Klinik der übrigen medikamentös-toxischen Herzmuskelerkrankungen ist uncharakteristisch. Sie weisen meist die gleichen Symptome und Befunde wie die primäre DCM auf.

*Adriamycin das Bild einer DCM mit häufig letalem Verlauf.*

*Meist ist die Klinik unspezifisch unter dem Bild einer DCM.*

## Befunde

Im *EKG* zeigen sich oft zuerst Veränderungen, die auf toxische Nebenwirkungen oder Überdosierung (z. B. bei trizyklischen Antidepressiva, Lithium) hinweisen. Schenkelblockbilder, Arrhythmien, ST-Streckensenkungen und T-Wellen-Abflachungen können auftreten.
Die *Echokardiographie* kann hypo- oder akinetische Myokardbezirke nachweisen, ebenso läßt sich eine beginnende Dilatation der Ventrikel feststellen.
Mit der *Myokardbiopsie* lassen sich schon frühzeitig schwere Veränderungen feststellen und andere Myokarderkrankungen (z. B. Speicherkrankheiten) abgrenzen.

*Befunde*

*EKG-Veränderungen*

*Echo: hypo- und akinetische Myokardbezirke*
*Die Myokardbiopsie ermöglicht die frühzeitige Diagnose.*

## Diagnose und Differentialdiagnose

An die kardiotoxischen Wirkungen vieler Medikamente und chemischer Substanzen überhaupt zu denken, ist der erste Schritt zur Diagnose. So kann hinter der Verschlechterung einer Herzkrankheit eine Katecholamin-induzierte Kardiomyopathie stehen, die ein Absetzen dieser Medikamente erfordert. Bei zuvor Herzgesunden läßt sich eine neu aufgetretene kardiale Symptomatik sicherer auf eine bestimmte Noxe zurückführen, deren Absetzen dann auch zum Abklingen der Symptome führt.
Bei längerem Verlauf und bei älteren Patienten muß eine andere zugrundeliegende Myokarderkrankung ausgeschlossen werden, z. B. eine Myokardinsuffizienz auf dem Boden der koronaren Herzkrankheit, eine Speicherkrankheit, eine primäre DCM oder HOCM. Meist gelingt dies nur mittels invasiver Maßnahmen wie Herzkatheter und Myokardbiopsie.

*Diagnose und Differentialdiagnose*

*Daran zu denken, ist der erste Schritt zur Diagnose.*

*Nach Absetzen der Noxe muß eine Besserung der klinischen Symptomatik auftreten. Bei längerem Verlauf muß eine zugrundeliegende CM ausgeschlossen werden (DCM, HOCM, Speicherkrankheiten).*

## Therapie

Nach Erkennen der verursachenden Noxe muß diese so früh wie möglich abgesetzt werden, um irreversible Myokardschäden (zunehmende Fibrosierung und Verlust an Myozyten) zu vermeiden. Die Symptome der zunehmenden Myokardinsuffizienz müssen entsprechend behandelt werden. Verapamil als Kalziumantagonist scheint bei der alkoholischen Kardiomyopathie und bei der Katecholamin-induzierten Kardiomyopathie erfolgversprechend. Bei der Zytostatika-induzierten CM hat es enttäuscht.

*Therapie*

*Rechtzeitiges Absetzen der Noxe und ggf. Therapie der Herzinsuffizienz stehen an erster Stelle. Verapamil zeigt Erfolge bei der alkoholischen Kardiomyopathie.*

## Verlauf und Prognose

Wie oben schon erwähnt, sind die allergisch-hyperergischen kardialen Reaktionen auf bestimmte Arzneien meist vorübergehender Natur und hinterlassen keine bleibenden Schäden. Bei den chemischen Noxen, bei Alkohol und bei den genannten Zytostatika entwickelt sich häufig eine DCM mit bekannter schlechter Prognose. Dies kann nur durch frühzeitiges Absetzen der Noxe verhindert werden.

*Verlauf und Prognose*

*Die allergisch-hyperergischen Formen heilen meist folgenlos aus. Noxen wie Alkohol und Zytostatika führen am häufigsten zu einer DCM.*

## Infiltrative sekundäre Kardiomyopathien

*Infiltrative sekundäre CM*

*Im Rahmen von generalisierten Erkrankungen kann es zur Bildung von Infiltraten und Ablagerungen im Myokard kommen, so bei der Sarkoidose oder der Amyloidose. Es entsteht ein diastolischer Compliancefehler mit Einschränkung der linksventrikulären Funktion.*

Im Rahmen von mehreren generalisierten Erkrankungen kommt es zu Ablagerungen von Stoffwechselprodukten in den Myokardzellen und zu diffusen Infiltraten im Myokard beider Ventrikel. So bilden sich im Rahmen der Sarkoidose bei ca. 1/4 der Patienten granulomatöse Infiltrate insbesondere im Ventrikelseptum; bei der sekundären systemischen Amyloidose, seltener bei der primären, kommt es durch Amyloideinlagerung zu einer Verdickung des Myokards, was wie bei der Sarkoidose einen diastolischen Compliancefehler bedingt. Durch die reduzierte systolische linksventrikuläre Funktion entwickeln sich allmählich die Zeichen der Herzinsuffizienz. Eine kausale Therapie ist nicht bekannt.

*Die bei jungen Patienten auftretende Riesenzell-Myokarditis geht mit einer Versteifung der Ventrikel und muralen Thromben einher.*

Pathophysiologisch ebenfalls mit einem diastolischen Compliancefehler aufgrund einer Versteifung der Ventrikelwände und zusätzlich muralen Thromben (analog den Endokardfibrosen) geht die Riesenzell-Myokarditis einher. Diese bei jungen Patienten oft letal verlaufende Kardiomyopathie weist Infiltrate von Riesenzellen und nekrotische Areale auf. Genese und Therapie sind noch unklar.

## Myokardbeteiligung bei systemischen Stoffwechselerkrankungen

*Systemische Stoffwechseldefekte*

*Ablagerungen von Glykogen und Mukopolysacchariden führen zu einer DCM, ebenso die Eisenspeicherkrankheit.*

Im Rahmen der verschiedenen Glykogen-Speicherkrankheiten und der Mukopolysaccharidosen kommt es zu Ablagerungen von Glykogen und Mukopolysacchariden vornehmlich im Myokard, aber auch im Endokard und in der Intima der Koronarien. Im Gegensatz zu den infiltrativen Veränderungen entwickelt sich bei diesen Erkrankungen meist eine DCM mit Zeichen der schweren Linksherzinsuffizienz.

Ebenso führt die idiopathische Hämochromatose (Eisenspeicherkrankheit) durch die massive Eisenablagerung in den Myokardzellen zum klinischen Bild einer DCM. Der Morbus Fabry hingegen, eine Störung des Lipidstoffwechsels, bedingt durch Ablagerungen eine Hypertrophie der Ventrikelmuskulatur und damit das Bild einer HCM.

## Myokardschäden bei endokrinologischen Erkrankungen

*Endokrinologische Erkrankungen*

*Bei einem Phäochromozytom tritt eine Katecholamin-CM auf, ebenfalls bei Akromegalie oder bei Dopamin-/Dobutamin-Therapie.*

Über die Katecholamin-induzierte CM wurde weiter oben schon gesprochen. Sie tritt im Rahmen eines Phäochromozytoms, bedingt durch die hohen Spiegel von Adrenalin und Noradrenalin, auf. Durch den hohen Output von STH bei der Akromegalie kommt es auch zu einer Myokardhypertrophie mit Zeichen einer HOCM. Die kardialen Veränderungen bei der Hyperthyreose (Tachykardien, Rhythmusstörungen) sind benigner Natur und gut therapierbar. In seltenen Fällen entwickelt sich bei einer unerkannt gebliebenen Hypothyreose eine HCM.

## Kardiomyopathien bei neurologischen Erkrankungen

*Neurologische Erkrankungen*

*Neuromuskuläre Erkrankungen können mit einer hypertrophischen oder dilatativen CM einhergehen, so z. B. die Friedreichsche Heredoataxie.*

Verschiedene neuromuskuläre Erkrankungen weisen eine kardiale Symptomatik in Form von Herzinsuffizienzzeichen und Rhythmusstörungen auf. Zum Teil werden gemeinsame neurogene Ursachen diskutiert, z. B. in Form einer adrenergen Fehlinnervation. So geht die Friedreichsche Heredoataxie häufig mit einer HCM mit oder ohne Obstruktion einher, die progressive Muskeldystrophie vom Typ Duchenne mit einer prognostisch schlechten DCM. Die myotone Dystrophie (Curschmann-Steinert) sowie die progressive spinale Muskelatrophie vom Typ Kugelberg-Welander zeigen häufig Rhythmus- und Leitungsstörungen, meist jedoch keinen Übergang in eine Kardiomyopathie

# Erkrankungen des Perikards

A. Dienerowitz

## Definition und Einteilung

Das mit einer Serosa überzogene Perikard umgibt mit einem viszeralen und parietalen Blatt das Herz als bindegewebige Kapsel, wodurch es die Lagekonstanz, die Abgrenzung und die reibungsarme Bewegung des Herzens ermöglicht.
Unter einer Perikarderkrankung versteht man eine Affektion des Herzbeutels, dessen beide Blätter isoliert oder sekundär im Rahmen anderer Grundkrankheiten entzündlich verändert sein können. Je nach Verlauf und Ausprägung unterscheidet man die akute Perikarditis von der chronischen Perikarditis, die chronische Perikarditis mit Kompression des Herzens von solchen Perikarditiden, die ohne Kompressionserscheinungen verlaufen (Abb. 31).

## Akute Perikarditis

### Definition

Der Herzbeutel kann isoliert oder wie andere seröse Häute des Organismus bei Systemerkrankungen entzündlich verändert sein. Durch die Entzündung der Serosa kann es entweder zu einer trockenen fibrinösen Perikarditis oder zu einer exsudativen Form mit serösem Perikarderguß kommen. Akute Perikarditiden können folgenlos abheilen oder in eine chronische Perikarditis übergehen.

> **Merke:**
> Die Perikarditis ist oft nur ein klinisches Symptom einer anderen Grundkrankheit, weshalb die Diagnose einer Perikarditis eine differenziertere Ursachensuche auslösen muß.

### Epidemiologie

Da die akute Perikarditis häufig von der Grundkrankheit verdeckt wird oder subklinisch verläuft, ist die klinische Häufigkeit von 0,5–1 % sicher zu niedrig. Im Obduktionsgut findet man in 5 % der Fälle entzündliche Perikardveränderungen.

### Ätiologie

Ätiologisch kommt eine Vielzahl von Faktoren als Auslöser in Betracht, wobei in den letzten Jahren die Liste seltener Ursachen und ungewöhnlicher Erreger, insbesondere bei Patienten mit Immundefekten, immer länger wird. Mögliche Ursachen akuter Perikarditiden sind:

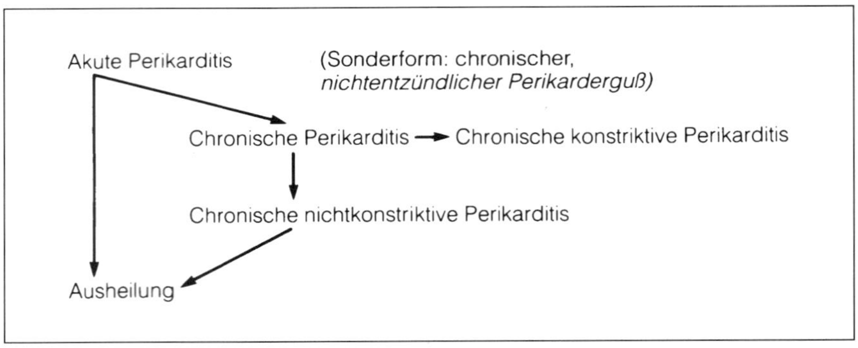

# Erkrankungen des Perikards: akute Perikarditis

```
Akute Perikarditis      (Sonderform: chronischer,
                         nichtentzündlicher Perikarderguß)

           Chronische Perikarditis ──▶ Chronische konstriktive Perikarditis

           Chronische nichtkonstriktive Perikarditis

Ausheilung
```

**Abb. 31** Einteilung der Perikarderkrankungen.

1. Idiopathische Perikarditis
2. Virusperikarditis
3. Bakterielle Perikarditiden
4. Tuberkulöse Perikarditis
5. Perikarditiden bei Kollagenosen
6. Urämische Perikarditis
7. Perikarditis bei Myokardinfarkt
8. Postmyokardinfarkt-Perikarditis
9. Postkardiotomie-Perikarditis
10. Tumoröse Perikarditis
11. Strahleninduzierte Perikarditis

## Pathophysiologie

Pathophysiologie

Es entsteht entweder eine Fibrinabsonderung oder ein serofibrinöser Erguß.
Ein größerer Erguß behindert die Ventrikelfüllung, wodurch das Schlagvolumen sinkt.

Eine schnelle Ergußbildung kann zu schwerer Schocksymptomatik führen: Herztamponade.

Der kapillare Spalt zwischen dem viszeralen und parietalen Blatt des Perikards enthält normalerweise 20–50 ml seröse Flüssigkeit. Je nach Auslöser der akuten Perikarditis kommt es zu einer beschränkten Fibrinabsonderung oder zu einem serofibrinösen oder serosanguinolentem Erguß. Bei einem Flüssigkeitsvolumen von mehreren 100 ml steigt der intraperikardiale Druck und führt zu einer Behinderung der diastolischen Ventrikelfüllung. Hierdurch sinken das Schlagvolumen, der arterielle Blutdruck und die Ventrikelkapazität.
Eine schnelle Flüssigkeitszunahme (z. B. Blutung in den Herzbeutel, akute exsudative Perikarditis) kann schon bei Mengen ab 200 ml zu einem Abfall des Herzminutenvolumens und zu einer schweren Schocksymptomatik führen (*Herztamponade*). Bei chronischen Verläufen können oft große Exsudatmengen (1–3 l) ohne erhebliche HMV-Einbuße toleriert werden (Kompensationsmechanismen: periphere Vasokonstriktion, Tachykardie, vermehrte $O_2$-Ausschöpfung).

## Klinisches Bild

Klinisches Bild

Typischer, atemabhängiger retrosternaler Schmerz mit Dyspnoe und Allgemeinsymptomen.

In 90 % der Fälle kann man das Perikardreiben auskultieren, bei großem Erguß findet man eine Abschwächung der Herztöne.

Ein spezifisches Symptom ist der z. T. lage- und atemabhängige Retrosternalschmerz. Zusätzlich wird über thorakale Beklemmungs- und Angstgefühle, Dyspnoe (bei größeren Ergüssen) und unspezifische Allgemeinsymptome (Abgeschlagenheit, Fieber, Schweißneigung) geklagt.
Bei der trockenen Form der akuten Perikarditis imponiert als klinisches Leitsymptom in 90 % der Fälle auskultatorisch das Perikardreiben, ein kratzendes, hochfrequentes, in Systole und Diastole vorhandenes Geräusch, welches bei Ergußbildung wieder verschwinden kann. Bei größeren Ergüssen vergrößert sich die Herzdämpfung nach links, der Spitzenstoß ist abgeschwächt, die Herztöne werden leise.

# Erkrankungen des Perikards: akute Perikarditis

Beim Anstieg des intraperikardialen Drucks auf über 20 mmHg kommt es wegen der ineffektiven Ventrikelfüllung zum klinischen Bild der Herztamponade mit Blutdruckabfall, Tachykardie, peripherer Vasokonstriktion und dem richtungsweisenden Pulsus paradoxus (Abfall des systolischen Blutdrucks von 10–20 mmHg bei Inspiration wegen der fehlenden venösen Füllungserleichterung).

*Die Herztamponade zeigt sich in einer Schocksymptomatik und im Pulsus paradoxus.*

## Befunde

### EKG

Erst bei Übergreifen der Entzündung auf subepikardiale Schichten des Myokards kommt es zu phasenhaften EKG-Veränderungen. Am Anfang besteht eine ST-Überhöhung in den Extremitäten- und zum Teil auch Brustwandableitungen, welche nach Rückgang der ST-Strecke in die Isoelektrische in eine T-Negativierung als Residualzustand münden kann. Der QRS-Komplex ist nicht verändert (Differentialdiagnose zum Myokardinfarkt!). Eine Niederspannung tritt nur bei größerer Exsudatbildung auf.

*Im EKG zeigen sich ST-Überhöhungen, die in eine T-Negativierung münden können.*

### Echokardiographie

Sicher und schnell können durch die nichtinvasive Untersuchung Perikardergüsse ab 50 ml nachgewiesen werden (echofreier Raum zwischen parietalem Perikard und Ventrikelwand). Echodichte Strukturen im Erguß geben Hinweise auf die Genese (fibrinöse oder tumoröse Perikarditiden).

*Im Echokardiogramm können Perikardergüsse ab 50 ml nachgewiesen werden.*

### Röntgen

Ab einer Ergußmenge von 300 ml verändert sich die Herzsilhouette (verstrichene Herztaille, Bocksbeutel- oder Dreiecksform des Herzens). Die Lungenhili verschwinden hinter dem breiten Herzschatten, es findet sich keine Lungenstauung.

*Größere Ergüsse führen im Röntgen zu einem breiten Herzschatten ohne Lungenstauungszeichen.*

### Invasive Verfahren

Sie dienen hauptsächlich der exakten Erfassung hämodynamischer Veränderungen (höherer Füllungsdruck in den Vorhöfen und erhöhter enddiastolischer Druck in den Ventrikeln), spielen aber neben der Echokardiographie und der Computertomographie nur eine untergeordnete Rolle bei der Perikarditis.

*Sie spielen eine untergeordnete Rolle.*

## Diagnose und Differentialdiagnose

Die akute Perikarditis imponiert durch den typischerweise lageabhängigen thorakalen Schmerz, die EKG-Veränderungen sowie durch den Ergußnachweis in der Echokardiographie (Abb. 32).
Differentialdiagnostisch kommt eine Rechtsherzinsuffizienz oder eine tumoröse Einflußstauung in Frage. Ein Herzinfarkt zeigt im EKG zusätzlich QRS-Veränderungen, die begleitende Perikarditis tritt erst 2–3 Tage nach dem Schmerzereignis auf. Ist kein Grundleiden bekannt, müssen umfangreiche Untersuchungen zum Ausschluß von Virusinfektionen, Kollagenosen und einer Tuberkulose durchgeführt werden. Der Perikarderguß muß bakteriologisch, serologisch und zytologisch untersucht werden.

*Leitsymptome*

*Rechtsherzinsuffizienz und Myokardinfarkt können durch die unterschiedlichen EKG-Veränderungen abgegrenzt werden.*

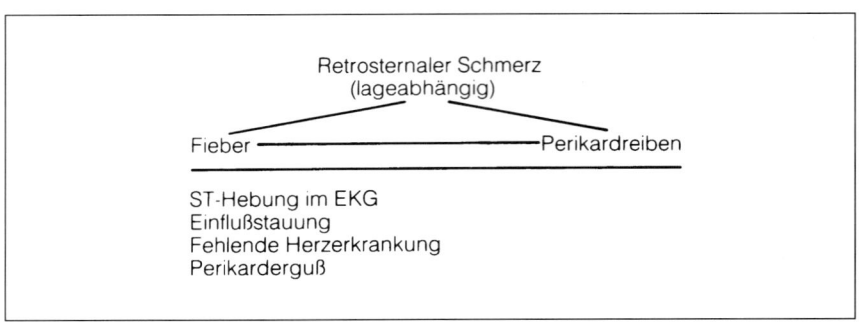

```
              Retrosternaler Schmerz
                  (lageabhängig)

  Fieber ─────────────────── Perikardreiben

  ST-Hebung im EKG
  Einflußstauung
  Fehlende Herzerkrankung
  Perikarderguß
```

**Abb. 32  Leitsymptome der Perikarditis.**

## Therapie

Das therapeutische Vorgehen hat 2 Ziele:
a) die Therapie des Grundleidens
b) die symptomatische Behandlung.

Zur antientzündlichen Therapie und zur Schmerzbekämpfung erfolgt Antiphlogistikagabe, bei rezidivierenden Verläufen und bei Kollagenkrankheiten auch Steroide. Zur Entlastung bei zunehmender Einflußstauung und Herzbeuteltamponade wird akut die Punktion des Herzbeutels durchgeführt, ansonsten die Dauerdrainage oder die operative Perikardfensterung bzw. Perikardektomie.

## Verlauf und Prognose

Der Verlauf hängt von der Ätiologie und der Grundkrankheit ab, meist heilt die akute Perikarditis folgenlos aus. Es kann jedoch auch zu einer Obliteration der Perikardblätter und nach Monaten bis Jahren zu einer Konstriktion kommen. Bei fortbestehender Grundkrankheit (Kollagenosen, Niereninsuffizienz, Tuberkulose etc.) entwickeln sich chronische Verlaufsformen mit und ohne Ergußbildung.

## Idiopathische Perikarditis

Der wahrscheinlich häufigsten Form der akuten Perikarditis können ein Virusinfekt, allergische oder immunologische Mechanismen zugrunde liegen. Häufig geht Wochen vorher ein Infekt der oberen Luftwege voraus, so daß auch autoimmunologische Prozesse diskutiert werden.

Neben dem akuten Beginn und dem Fieber zeigt die Erkrankung folgende Symptome:

- Retrosternalschmerz
- Perikardreiben
- EKG-Veränderung
- BKS-Beschleunigung
- Leukozytose mit Linksverschiebung
- Pleurabeteiligung
- Begleitpankreatitis
- Serofibrinöse Ergüsse

Meist findet sich ein benigner Verlauf; unter symptomatischer Therapie mit Bettruhe und Analgetika kommt es zur Ausheilung. Seltener entwickelt sich bei rezidivierenden Verläufen eine chronische konstriktive Perikarditis (ca. 1/3 aller Fälle).

---

*Marginalien:*

**Therapie**

Die symptomatische Therapie erfolgt mit Antiphlogistika, evtl. auch mit Steroiden.
Bei der Herztamponade muß notfalls punktiert werden.

**Verlauf und Prognose**

Nur selten kommt es zu chronischen Verläufen. In der Regel heilt eine akute Perikarditis folgenlos aus.

**Idiopathische Perikarditis**

Hier können Virusinfekte oder autoimmunologische Prozesse zugrunde liegen. Neben Fieber und akutem Verlauf sieht man unterschiedliche Symptome.

Therapeutische Maßnahmen sind Bettruhe und Analgetika.

# Erkrankungen des Perikards: akute Perikarditis

## Virusperikarditis

Als Erreger kommen besonders Coxsackie-Viren vom Typ B und Echo-Viren vom Typ A in Frage, die eine ausgeprägte Herzaffinität haben. Begleitperikarditiden werden aber auch bei anderen Erkrankungen viraler Genese (Grippe, Mumps, Pfeiffersches Drüsenfieber, Röteln) beobachtet. Symptomatik und Therapie entsprechen der der idiopathischen Perikarditis, die Abgrenzung ist schwierig und nur serologisch möglich.

In hohem Prozentsatz findet sich eine Perikardbeteiligung im Rahmen einer HIV-Infektion, wobei es hier häufiger zu einer ausgedehnten Ergußbildung kommt. Bei AIDS-Patienten wurden allerdings auch Tuberkelbakterien, atypische Mykobakterien und Zytomegalieviren als Perikarditiserreger isoliert.

## Bakterielle Perikarditis

Durch die weitverbreitete Anwendung der Antibiotika ist die Zahl der eitrigen Perikarditiden seltener geworden. Die häufigsten Erreger sind Staphylokokken, Streptokokken, Pneumokokken und Haemophilus influenzae, welche auf hämatogenem oder direktem Wege, von einem benachbarten lokalen Fokus aus, das Perikard infizieren. Bei Risikopatienten kommen auch seltenere Erreger wie Meningokokken, Coxiellen, Klebsiellen oder Salmonellen vor.

Neben der gezielten antibiotischen Therapie nach Erregernachweis (im Erguß oder im Blut) ist oftmals eine frühzeitige Perikardiozentese notwendig, um den purulenten Erguß abzulassen und eine Konstriktion zu verhindern.

Neben Bakterien können auch Pilze (insbesondere bei immunsupprimierten Patienten), z. B. Candida, Aspergillus, eine akute Perikarditis verursachen, die häufig zur Konstriktion neigt. Ein Perikardbefall ist auch bei parasitären Erkrankungen (Amoeben, Echinokokken, Toxoplasmose) möglich. Entscheidend ist der Erregernachweis (kulturell und serologisch!). Durch eine gezielte medikamentöse Therapie (Antimykotika, Metronidazol) ist die Prognose meist günstig.

## Tuberkulöse Perikarditis

Durch den Rückgang der Tuberkulose bedingt sind nur noch ca. 2 % aller Perikarditiden tuberkulöser Genese. Neben der hämatogenen Aussaat ist die direkte Ausbreitung – ausgehend von befallenen Hilus-Lymphknoten – am häufigsten. Meist verläuft die Erkrankung als chronische Entzündung mit großem serös-hämorrhagischem Perikarderguß, welcher häufig gekammert ist, käsige Nekrosen beinhaltet und zur Verschwielung neigt.

Therapie der Wahl ist eine Viererkombination wie bei anderen frischen Tuberkulosen; die zusätzliche Gabe von Prednisolon reduziert die Sterblichkeit bei der tuberkulösen Perikarditis.

## Perikarditiden bei Kollagenosen

Im Rahmen der rheumatischen Herzerkrankung kommt es fast immer zu einer oftmals klinisch stummen Perikarditis, die zu Verklebungen des Herzbeutels führt. Bei schweren Verlaufsformen des rheumatischen Fiebers kann sie durch die Schmerzanamnese, das Perikardreiben und die typischen EKG-Veränderungen diagnostiziert werden.

In bis zu 30 % der Fälle eines systemischen Lupus erythematodes tritt eine rezidivierende serofibrinöse Perikarditis auf. Seltener werden fibrinöse Perikarditi-

---

**Virusperikarditis**

Virusperikarditiden werden häufig durch Coxsackie- und Echo-Viren ausgelöst.

Seltenere Perikarditiserreger finden sich bei AIDS-Patienten, so z. B. Mykobakterien und Zytomegalievirus.

**Bakterielle Perikarditis**

Keime wie Staphylo-, Strepto- und Pneumokokken können auf hämatogenem oder direktem Weg das Perikard infizieren.

Trotz Antibiotika ist oft eine Perikardiozentese notwendig.

Auch Pilze und Parasiten können das Perikard befallen.

**Tuberkulöse Perikarditis**

Die tuberkulöse Perikarditis verläuft zumeist chronisch mit serös-blutigem Erguß, der zur Verschwielung neigt.

Therapie mit Viererkombination

**Perikarditiden bei Kollagenosen**

Serofibrinöse Perikarditiden treten bei bis zu 30 % der Lupus-erythematodes-Patienten auf, seltener bei Patienten mit cP, Sklerodermie u. ä.

den als Komplikation bei anderen Kollagenosen, wie der chronischen Polyarthritis, dem Morbus Bechterew, der Sklerodermie oder der Panarteritis nodosa beschrieben.

### Urämische Perikarditis

Bei Patienten mit chronischem Nierenversagen tritt in 20–30 % der Fälle eine serofibrinöse, zum Teil hämorrhagische Perikarditis mit größeren Perikardergüssen auf. Unter strenger Bilanzierung und effektiver Dialysebehandlung kann sich die Perikarditis zurückbilden. Es besteht jedoch eine ausgeprägte Rezidivneigung.

### Perikarditis bei Myokardinfarkt

Bei transmuralen Infarkten treten bei 20–30 % der Patienten in der ersten Woche Entzündungsherde (sog. Pericarditis epistenocardiaca) auf, die auskultatorisch das Perikardreiben verursachen, subjektiv aber vom Infarktschmerz verdeckt bleiben. Eine spezielle Therapie ist nicht erforderlich. Therapeutisch kommen Antiphlogistika (bisweilen auch Steroide) zum Einsatz.

### Postmyokardinfarkt- und Postkardiotomie-Syndrom

Im Gegensatz zur Infarktperikarditis tritt das sog. Dressler-Syndrom erst 2–7 Wochen nach Infarktereignis bei ca. 20 % der Fälle auf; es äußert sich in Perikardreiben, Fieber, retrosternalem Schmerz, Leukozytose sowie Perikardergüssen. Differentialdiagnostisch kommt ein Reinfarkt in Betracht. Große Studien konnten zeigen, daß die davon betroffenen Infarktpatienten eine höhere Mortalität aufweisen.

Ebenfalls auf autoimmunologischen Prozessen soll das in ca. 20 % der Fälle auftretende Postkardiotomie-Syndrom beruhen. Wie beim Dressler-Syndrom treten auch hier hohe Antikörpertiter gegen Myokardgewebe auf.

Die beiden klinisch identischen Syndrome werden antiphlogistisch, eventuell zusätzlich mit Steroiden, behandelt.

> **Cave:**
> Bei größeren Ergußmengen keine Antikoagulanzientherapie!

## Chronische nichtkonstriktive Perikarditis

### Definition

Jede entzündliche Perikarderkrankung, die länger als 3 Monate dauert, wird als chronisch bezeichnet. Unter einer chronischen nichtkonstriktiven Perikarditis versteht man eine rezidivierende Entzündung ohne Kompression oder Verschwielung der Perikardblätter; persistierende Perikardergüsse bleiben hierbei ohne hämodynamische Auswirkungen.

Bei der strengen Unterscheidung zwischen chronisch konstriktiv und nichtkonstriktiv bleiben viele Übergangsformen unberücksichtigt, d. h., daß auch die nichtkonstriktive Perikarditis mit der Zeit zu einer hämodynamisch wirksamen Kompression führen kann.

---

*Marginalien:*

**Urämische Perikarditis**
Bei 20–30 % der Patienten mit Nierenversagen kommt es zu häufig rezidivierenden Perikarditiden.

**Perikarditis bei Myokardinfarkt**
In der ersten Woche nach Infarkt kann eine meist harmlose Pericarditis epistenocardiaca auftreten.

**Postmyokardinfarkt- und Postkardiotomie-Syndrom**
Das Dressler-Syndrom tritt 2–7 Wochen nach Infarkt oder Operation auf und geht mit einer erhöhten Mortalität der Patienten einher.

Therapie mit Antiphlogistika und evtl. Steroiden

Chron. nichtkonstriktive Perikarditis

Definition

Rezidivierende Entzündung der Perikardblätter

# Krankheiten des Perikards: chronische nichtkonstriktive Perikarditis

## Epidemiologie

Da die meisten akuten Perikarditiden ausheilen, ist die Inzidenz der chronischen Perikarditis noch niedriger. Durch die steigende Zahl chronischer Systemerkrankungen (Kollagenosen, Stoffwechselkrankheiten, Tumoren) wird vor allem im Sektionsgut eine Zunahme chronischer Perikarderkrankungen verzeichnet.

## Ätiologie und Pathologie

Persistierende Grundkrankheiten (chronische Niereninsuffizienz, Kollagenosen, Tuberkulose) stehen als Auslöser einer chronischen, nichtkonstriktiven Perikarditis im Vordergrund. Bis auf Pilzinfektionen des Perikards heilen die übrigen infektiösen Perikarditiden meist aus. Inwieweit bei chronischem idiopathischem Erguß eine infektiöse Genese vorliegt, ist noch unklar. Die Ursachen der chronischen nichtkonstriktiven Perikarditis in der Reihenfolge ihrer Bedeutung sind:

1. Chronisch idiopathischer Perikarderguß
2. Urämische Perikarditis
3. Neoplastische Perikarditis
4. Perikarditis bei Kollagenosen
5. Tuberkulöse Perikarditis
6. Strahleneinwirkungen auf das Herz
7. Cholesterin-Perikarditis
8. Chyloperikard
9. Pilzinfektion des Perikards

Pathologisch-anatomisch finden sich persistierende fibrinöse Entzündungen mit teilweiser Verklebung der Perikardblätter und kleinen Ergußmengen (z. B. bei Kollagenosen). Andere Formen (z. B. tuberkulöse Perikarditis, urämische Perikarditis) gehen mit größeren Ergüssen und geringerer Verdickung der Perikardblätter einher, ohne daß es zu einer Steigerung des intraperikardialen Drucks kommt.
Bei der Cholesterin-Perikarditis finden sich Cholesterinkristalle im Erguß (evtl. nach vorausgegangenen Blutungen), welche über eine Fremdkörperreaktion die chronische Entzündung unterhalten. Beim Chyloperikard weist der Erguß einen abnorm hohen Fettgehalt auf (Lymphabflußstörung bei malignen Tumoren?). Hierbei stehen entzündliche Veränderungen im Hintergrund, wie auch beim chronisch-idiopathischen Erguß, worunter diejenigen Exsudate zu verstehen sind, deren Genese unklar bleibt.

## Klinisches Bild

Aufgrund der fehlenden Kompression sind die klinischen Symptome rar, meist stehen Beschwerden seitens der Grundkrankheit im Vordergrund. Retrosternale Schmerzen, unproduktiver Reizhusten und Perikardreiben können auftreten. Bei größeren Ergüssen kommt es zur Verbreiterung der Herzdämpfung und zur Abschwächung der Herztöne und des Herzspitzenstoßes.

## Befunde

Neben unspezifischen EKG-Veränderungen findet sich im Röntgenbild des Thorax ein breitbasig aufsitzendes Herz ohne Zeichen der Lungenstauung. Mit Hilfe der Echokardiographie (oder auch CT) lassen sich bereits kleinere Perikardergüsse nachweisen. Die im Unterschied zur chronisch-konstriktiven Perikarditis wenig veränderte Hämodynamik kann mit der Herzkatheterisierung nachgewiesen werden.

**Diagnose und Differentialdiagnose**

Bei fehlendem Perikarderguß muß sich die Diagnose im Rahmen einer chronisch-fibrinösen Entzündung auf das Perikardreiben und eventuelle EKG-Veränderungen stützen. Mittels Röntgen und Echo können Perikardergüsse nachgewiesen werden, die bei fehlender Grundkrankheit einer weiteren Abklärung (ggf. bis zur Perikardbiopsie bei Verdacht auf neoplastische Perikarditis) bedürfen.
Von der chronisch-konstriktiven Perikarditis kann die Erkrankung schon klinisch durch die fehlenden Kompressionserscheinungen abgegrenzt werden. Bei unklaren Befunden ermöglicht erst eine invasive Diagnostik die Differenzierung zu den Kardiomyopathien und zur koronaren Herzerkrankung.

**Therapie**

Analog zur akuten Perikarditis steht auch hier die Behandlung der Grundkrankheit an erster Stelle. Als nächstes kommen Antiphlogistika und Steroide zum Einsatz. Bei nachlaufenden Ergüssen ist eine Perikarddrainage, bei Cholesterin-Perikarditis und Chyloperikard ist eine Perikardektomie erforderlich.

**Verlauf und Prognose**

Der Verlauf ist sehr unterschiedlich und wird von der Grundkrankheit bestimmt. Komplikationen können durch intermittierend starke Ergußbildungen mit Symptomen der Tamponade auftreten; dies vor allem bei der neoplastischen Perikarditis. Im weiteren Verlauf kann es auch zur Konstriktion kommen (z. B. bei der Cholesterin-Perikarditis), was eine operative Therapie notwendig macht.

## Chronische konstriktive Perikarditis

**Definition**

Bei der konstriktiven Perikarditis handelt es sich um eine Herzbeutelentzündung, die durch narbige Konstriktion des Perikards zu hämodynamischen Störungen führt. Die chronische konstriktive Perikarditis ist durch chronische Ergüsse, zunehmende Verschwielung und durch zusätzliche Kalkeinlagerung charakterisiert.

**Epidemiologie**

Die Häufigkeit liegt nur bei etwa 1 ‰; aufgrund des Rückgangs der Tuberkulose als häufigster Ursache ist die Inzidenz weiter am Sinken. Die Diagnose wird am häufigsten im 4. Lebensjahrzehnt und bei Männern öfters als bei Frauen gestellt.

# Krankheiten des Perikards: chronische konstriktive Perikarditis

## Ätiologie

Die konstriktive Perikarditis wurde früher hauptsächlich als Folgezustand einer tuberkulösen Perikarditis beobachtet. Durch die Zunahme herzchirurgischer Verfahren steht heute einerseits die postoperative Perikardfibrose im Vordergrund, andererseits auch die chronisch-konstriktive Perikarditis als Spätschaden einer Strahlentherapie im Thoraxbereich. In einem Beobachtungszeitraum von 5 Jahren wurde diese Perikarderkrankung bei immerhin 9–12 % bestrahlter Hodgkin-Patienten festgestellt. Nach herzchirurgischen Eingriffen ist die Häufigkeit mit ca. 0,5 % deutlich niedriger.

Insgesamt können alle im Abschnitt „Akute Perikarditis" genannten Ursachen zu einer konstriktiven Perikarditis führen, wobei bakterielle, neoplastische Perikarditiden und Blutungen ins Perikard an vorderster Stelle stehen. Nach ihrer Häufigkeit geordnet, finden sich folgende Ursachen:

1. Tuberkulose
2. Strahleneinwirkung
3. Kardiochirurgische Eingriffe
4. Bakterielle Perikarditiden
5. Pilzerkrankungen
6. Neoplastische Perikarditiden
7. Hämoperikard
8. Cholesterin-Perikarditis
9. Chronisches Nierenversagen
10. Kollagenosen

> **Merke:**
> In ungefähr der Hälfte aller Fälle bleibt die Genese ungeklärt!

### Ätiologie (Randnotiz)
Sie tritt nach herzchirurgischen Eingriffen und nach einer Strahlentherapie auf.

## Pathologie und Pathophysiologie

Die eingeschränkte Dehnbarkeit und die zunehmende Verdickung der Perikardblätter werden durch 3 Mechanismen verursacht:

1. Adhäsionen des Perikards an umgebende Strukturen (= Accretio)
2. Verklebung der beiden Perikardblätter (= Concretio)
3. Verschwielung und zunehmende narbige Schrumpfung (= Constrictio)

Durch die in ca. 30 % der Fälle auftretende Verkalkung der Schwiele entsteht das Bild des Panzerherzens. Nebeneinander können Schwiele, persistierende Ergüsse und käsige Herde bei Tb bestehen; auf Dauer kommt es durch die Kompression zur Myokardatrophie.

Pathophysiologisch stehen die diastolische Füllungsbehinderung und die eingeschränkte diastolische Dehnbarkeit im Vordergrund. Hierdurch kommt es zu einem verkleinerten Auswurfvolumen, zur Abnahme des systolischen Blutdruckwertes und zur kompensatorischen Tachykardie. Auf die Dauer entwickelt sich, bedingt durch den venösen Rückstau, eine schwere Einflußstauung vor dem rechten Herzen.

### Pathologie und Pathophysiologie (Randnotiz)
Über Adhäsionen und Verklebungen der Perikardblätter kommt es zur Verschwielung und zunehmenden Schrumpfung.

Durch die Kompression kommt es zu verkleinertem Auswurfvolumen, kompensatorischer Tachykardie und zu einer schweren Einflußstauung.

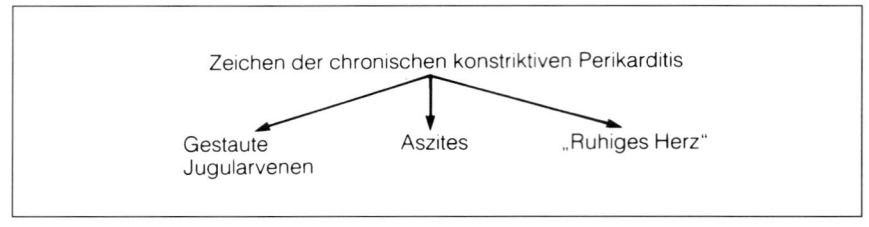

```
           Zeichen der chronischen konstriktiven Perikarditis

   Gestaute              Aszites              „Ruhiges Herz"
   Jugularvenen
```

**Abb. 33 Becksche Trias.**

## Klinisches Bild

Die Patienten klagen über eine geringe Belastbarkeit, Schwindelerscheinungen, zunehmenden Bauchumfang, periphere Ödeme und Inappetenz. Wegen der fehlenden Linksherzinsuffizienz tritt die Dyspnoe in den Hintergrund. Bei der klinischen Untersuchung ist die Becksche Trias richtungsweisend (Abb. 33).

Beim objektiven Herzbefund fehlt der Spitzenstoß; die Dämpfung ist nicht verbreitert, durch einen protodiastolischen Zusatzton (Perikardton) fällt auskultatorisch ein Galopprhythmus auf. Der Puls ist durch die reduzierte RR-Amplitude klein und schnell, bei ausgeprägter Konstriktion tastet man den klassischen Pulsus paradoxus.

Das führende Symptom des Aszites wird durch eine posthepatische portale Hypertension ausgelöst und geht oft ohne periphere Ödeme einher (Ascites praecox). Die Stauungsleber zeigt auf die Dauer eine gestörte Syntheseleistung mit Bilirubin- und Transaminasen-Anstieg, Gerinnungsstörungen und verminderter Albuminkonzentration.

## Befunde

### EKG

Spezifische Veränderungen gibt es nicht, auffällig sind diskordante negative T-Wellen in den Ableitungen I. und II. sowie den Brustwandableitungen und eine bei zunehmender Myokardatrophie auftretende Niederspannung.

### Röntgen

Eine typische Herzkonfiguration gibt es nicht, aufgrund der Konstriktion kann die Herzgröße kleiner als normal sein. Verkalkungen können bei ca. 50 % der Fälle in Form von Platten, Spangen oder Schalen nachgewiesen werden. Am besten lassen sich Ausmaß und Lokalisation der Perikardschwielen im Computertomogramm darstellen.

### Echokardiographie

Eine Verbreiterung der epi-perikardialen Reflexzone weist auf Perikardschwielen hin. Verkalkungen zeigen breite, dichte Reflexbänder. Abgekapselte Ergüsse können im B-Bild gut dargestellt werden, ebenso die eher kleinen Ventrikel und die beiden dilatierten Vorhöfe. Auffällig sind die leichtgradigen Pendelbewegungen des Ventrikelseptums (wegen Druckausgleich!) und der frühdiastolische Stopp der Ventrikelfüllung.

# Krankheiten des Perikards: chronischer nichtentzündlicher Perikarderguß

*Herzkatheter*

Durch Messung der hämodynamischen Parameter erfolgt die Abgrenzung zur myogenen Herzinsuffizienz. Bei der konstriktiven Perikarditis fällt der frühdiastolische Druck auf Normalwerte ab, um dann rasch erhöhte Drücke von bis zu 40 mmHg zu erreichen (früh- oder protodiastolischer Dip). Zusätzlich finden sich eine verminderte Ventrikelkapazität und ein erniedrigtes Auswurfvolumen.

## Diagnose und Differentialdiagnose

Bei fehlendem Hinweis auf einen Herzklappenfehler, eine KHK oder Hypertonie sowie auf ein Cor pulmonale läßt sich die Diagnose klinisch (Becksche Trias!) und apparativ (Echo, Herzkatheter) sichern. Andere Ursachen einer Rechtsherzinsuffizienz (Trikuspidalstenose) und eine primäre Leberzirrhose müssen ausgeschlossen werden. Gegenüber Endokardfibrosen und Kardiomyopathien kann die chronische konstriktive Perikarditis durch die fehlende Herzvergrößerung und Kontraktilitätsstörung des linken Ventrikels abgegrenzt werden.

## Therapie

Bei mäßiger Kompression (erhöhter Venendruck bis 150 mm $H_2O$) kann eine konservative Therapie mittels Diuretika erfolgen (Spironolacton, Furosemid). Digitalis-Präparate werden nur bei Vorhofflimmern eingesetzt (es liegt kein muskuläres Versagen des Herzens vor!).
Bei deutlich reduzierter Leistungsfähigkeit und steigendem Venendruck müssen die Schwielen und Kalkplatten im Bereich der Ventrikel und Vorhöfe mittels Perikardektomie operativ entfernt werden. Durch die frühzeitige Diagnosestellung konnte die perioperative Letalität auf wenige Prozent gesenkt werden.

## Verlauf und Prognose

Die rein konservative Therapie kann die schweren stauungsbedingten Schäden an Leber und Nieren oft nicht aufhalten. Eine nachhaltige Besserung durch die Perikardektomie wird in bis zu 80 % der Fälle erreicht, wobei sich nach mehreren Monaten die Hämodynamik und Leberfunktion wieder normalisieren können. Ebenso kann sich die eingetretene Myokardatrophie zurückbilden.

# Chronischer nichtentzündlicher Perikarderguß

Im Zuge von zumeist schweren Grunderkrankungen (Herzinsuffizienz, Hypalbuminämie bei nephrotischem Syndrom, Myxödem, schweren Anämien) können sich nichtentzündliche Perikardergüsse entwickeln. Sie können bis zu mehreren Litern Flüssigkeit (meist Transsudate) beinhalten, führen aber aufgrund struktureller Umbauprozesse des Perikards praktisch nie zur Herzbeuteltamponade.
Das klinische Bild ist dementsprechend eher diskret und wird durch die Grundkrankheit bestimmt. Perikardreiben und EKG-Veränderungen fehlen. Das wichtigste Symptom ist die Herzvergrößerung mit einer Verkleinerung der Pulsamplitude bei fehlender Lungenstauung.
Die Diagnose läßt sich mittels Echokardiographie oder Computertomographie stellen.

> Entzündliche Perikardergüsse müssen abgegrenzt werden.
> Die Besserung der Grundkrankheit führt meist zur Resorption.

Differentialdiagnostisch muß an eine echte myogene Herzvergrößerung sowie an die ätiologisch vielfältigen entzündlichen Perikardergüsse gedacht werden.

Bei Besserung des Grundleidens kommt es meist auch zur Resorption des Perikardergusses, so daß die Ergußpunktion oder eine Perikardfensterung nur in seltenen Fällen nötig sind.

# Herztumoren

A. Dienerowitz

## Definition

Herztumoren sind *primäre*, meist vom Bindegewebe des Myokards, seltener von den Myozyten ausgehende Tumoren unterschiedlicher Histologie, welche hauptsächlich im linken Vorhof, aber auch in allen anderen Herzkammern vorkommen können.
*Sekundäre* Herztumoren, d. h. Metastasen extrakardialer Tumoren, werden aufgrund ähnlicher klinischer Symptome in diesem Kapitel zusammen mit den primären Tumoren besprochen.

## Epidemiologie

Primäre Herztumoren sind insgesamt sehr selten und weisen eine Inzidenz in verschiedenen Sektionsserien zwischen 0,002 und 0,3 % auf. Die Inzidenz von metastatischen Absiedlungen ist mit ca. 0,5 % höher. Bis zur Entwicklung der Angiographie und schließlich der Echokardiographie wurde die Diagnose beinahe ausschließlich post mortem gestellt; durch die genannten Verfahren wird ein hoher Prozentsatz heute auch bei asymptomatischem Verlauf ante mortem erkannt. Das mittlere Erkrankungsalter liegt um 50 Jahre, bei den benignen Tumoren ist das weibliche Geschlecht mit 3 : 1 deutlich häufiger betroffen, bei den malignen gibt es keine Geschlechtspräferenz. Familiäre Häufungen werden bei dem häufigsten benignen Tumor, dem Myxom, beschrieben.

## Pathologie und Pathophysiologie

75 % der primären Tumoren sind benigne; die Myxome stellen mit 30–50 % die größte Gruppe. Diese pathologisch einem organisierten Thrombus ähnelnden, polypoid wachsenden Tumoren liegen meist im linken Vorhof in der Nähe der Fossa ovalis. Dadurch, daß sie meist gestielt sind, können sie in die Mitralöffnung prolabieren und eine Mitralstenose imitieren. Die subendokardial wachsenden Angiome und Fibrome sind klein und meist asymptomatisch. Die Rhabdomyome sind die häufigsten kardialen Tumoren bei Kleinkindern und verursachen in 50 % der Fälle je nach ihrer Größe kardiale Symptome.
In der Gruppe der malignen Herztumoren (25 %) herrschen die vom Mesenchym ausgehenden Sarkome vor (Angiosarkome, Rhabdomyosarkome, Fibrosarkome etc.), die im Gegensatz zu den Myxomen hauptsächlich im rechten Vorhof lokalisiert sind, diffus das Myokard infiltrieren und intrakavitär wachsen sowie Fernmetastasen setzen können.
Ebenso wie die im Myokard oder Perikard gelegenen Metastasen extrakardialer Tumoren (Bronchial-, Mammakarzinom, Malignes Melanom, Lymphome) gehen die primären malignen Tumoren häufig mit einem hämorrhagischen Pleuraerguß einher.

| Linker Vorhof | Rechter Vorhof |
|---|---|
| Prolaps in Mitralöffnung → Mitralstenose (seltener Insuffizienz) → Dyspnoe → Lungenödem → Hämoptysen (Symptome oft lageabhängig) | Rechtsherzinsuffizienz → periphere Ödeme, Aszites, Hepatomegalie (Trikuspidalstenose und/oder -insuffizienz) → Lungenembolien → pulmonale Hypertension |
| Häufigster Tumor: Myxom | Häufigster Tumor: Sarkom |
| **Linke Kammer** | **Rechte Kammer** |
| Tumor oft intramural lokalisiert, asymptomatischer Verlauf Leitungsstörungen und Arrhythmien möglich Intrakavitär gelegener Tumor → Obstruktion der Ausflußbahn → Synkopen, Linksherzinsuffizienz | Obstruktion des Kavums und der rechten Ausflußbahn → Rechtsherzinsuffizienz → Synkopen, plötzlicher Herztod Tumorembolien in die Pulmonalarterien → pulmonale Hypertension → sekundäres Cor pulmonale |

Tab. 15 Herztumoren: Lokalisation und klinische Symptome.

Die Symptomatik der Tumoren korreliert mit deren Lokalisation.

Die durch die Tumoren hervorgerufenen Symptome korrelieren weniger mit ihrer unterschiedlichen Histologie als mit ihrer genauen Lokalisation. So lassen sich pathophysiologisch die Hauptsymptome entsprechend der Lage in einer der vier Herzkavitäten erklären (Tab. 15).

## Klinisches Bild

Klinisches Bild

Häufig sind Fieber, Arthralgien, Kachexie und Tumorembolien. Rhythmusstörungen bis zum Kammerflimmern treten auf. Es kann sich eine Kardiomyopathie entwickeln.

Aufgrund der unterschiedlichen Lokalisation und Histologie findet sich eine weite, unspezifische klinische Symptomatik. An Allgemeinsymptomen treten Fieber, Arthralgien, Raynaud-Phänomen, Kachexie und vom oft weichen, intrakavitär gelegenen Tumor (vor allem Myxom) ausgehende periphere und zentrale Embolien auf. Es finden sich Rhythmusstörungen, die zu einem totalen AV-Block oder zum Kammerflimmern führen können. Die Beeinträchtigung der Ventrikelfunktion kann zum Bild einer dilatativen, hypertrophischen oder restriktiven Kardiomyopathie führen. Spezifischere Symptome entsprechen der Tumorlokalisation (vgl. Tab. 15).

## Befunde

Befunde

Die 2-D-Echokardiographie gibt Auskunft über Größe und Lage der Tumoren.

Durch die zweidimensionale Echokardiographie können die Tumoren hinsichtlich ihrer Größe, Wandadhärenz und Mobilität gut beurteilt werden. Mit der Doppler-Echosonographie lassen sich die hämodynamischen Konsequenzen einer durch Tumoren bedingten valvulären Stenose oder Insuffizienz abschätzen. Durch die Computertomographie und die Kernspintomographie erübrigt sich präoperativ oft die invasive Angiographie, welche jedoch über die intrakavitären Füllungsdefekte und die Koronargefäße zusätzliche Informationen liefert.

Typische EKG- und Röntgenveränderungen fehlen.

Charakteristische EKG- oder Röntgenveränderungen gibt es nicht. Laborchemisch fallen oft eine erhöhte BKS, Leukozytose, Hypergammaglobulinämie, Thrombozytose oder -penie und Anämie auf.

| Linker Vorhof | Rechter Vorhof |
|---|---|
| Rheumatisch bedingter Mitralklappenfehler | Rheumatisch bedingter Trikuspidalklappenfehler |
| Pulmonale Hypertonie | Pulmonale Hypertonie |
| Zerebrale Durchblutungsstörungen (TIA) | Lungenembolien |
| | Konstriktive Perikarditis |
| **Linke Kammer** | **Rechte Kammer** |
| Aortenstenose | Pulmonalstenose |
| Hypertrophe Kardiomyopathie | Lungenembolien |
| Wandständiger Thrombus | Pulmonale Hypertonie |

Tab. 16 Differentialdiagnose der Herztumoren entsprechend ihrer unterschiedlichen Lokalisation.

## Diagnose und Differentialdiagnose

Heutzutage stellen die Herztumoren und hierbei die Myxome als häufigster Typ meist eine durch die Echokardiographie gestellte Zufallsdiagnose dar; vor Einführung der Angiographie blieb diese Diagnose dem Pathologen vorbehalten. Auch bei mit kardialen Symptomen oder Allgemeinerscheinungen einhergehenden Tumoren kann die Diagnose klinisch nicht gestellt werden, sondern erst durch den Echobefund oder das Ergebnis der weiterführenden Diagnostik (CT, NMR, Angiographie). Über die exakte Abgrenzung und Dignität des Tumors gibt erst die Operation Aufklärung.

Aufgrund der zum Teil schweren Allgemeinsymptome (Fieber, Anämie, Kachexie, rezidivierende Embolien) ergibt sich ein weites Spektrum an Differentialdiagnosen (z. B. Endokarditis, Panarteriitis nodosa, Lupus erythematodes). Je nach Lokalisation des Tumors lassen die dadurch bedingten kardialen Symptome an andere Herzkrankheiten denken (Tab. 16).

> **Merke:**
> Hinweise auf einen malignen Herztumor (primärer und sekundärer Genese) sind Sitz des Tumors in der rechten Herzseite (rechter Vorhof), schnelles Wachstum, Thoraxschmerzen, hämorrhagischer Pleuraerguß und Invasion des Mediastinums.

## Therapie

Die Therapie der Wahl bei benignen Tumoren ist die Operation, welche in den meisten Fällen möglich ist und eine komplette Heilung bedeutet. Komplikationen können durch perioperativ ausgelöste Tumorembolien entstehen. Eine chirurgische Therapie der primären und sekundären malignen Tumoren ist ineffektiv. Die Kombination von Chemo- und Radiotherapie kann hier die Überlebenszeit verlängern.

## Verlauf und Prognose

Bei den benignen Tumoren, hauptsächlich bei den Myxomen, die 3/4 der Fälle dieser Gruppe darstellen, bedeutet die Operation eine komplette Heilung, was

| | |
|---|---|
| kompletten Heilung. | Verlaufsbeobachtungen von 10–15 Jahren gezeigt haben. In 1–5 % der Fälle kommt es zu einem Rezidiv bzw. zum Auftreten eines zweiten kardialen Myxoms. Aus diesem Grund ist eine echokardiographische Kontrolle der operierten Patienten indiziert. |
| Die Patienten mit malignen Tumoren leben selten länger als 2 Jahre und versterben an der progredienten Herzinsuffizienz. | Die malignen Tumoren haben trotz verschiedener Kombinationstherapien selten Überlebensraten von mehr als 2 Jahren. Nach Beginn der klinischen Symptome tritt der Tod infolge des raschen Wachstums der Sarkome meist innerhalb weniger Wochen ein. Die Patienten versterben meist an der progredienten therapierefraktären Herzinsuffizienz, seltener an den in 75 % der Fälle vorhandenen Fernmetastasen. |

# Herztraumen

A. Dienerowitz

Bei der ständig wachsenden Zahl von Verkehrs-, Arbeits- und Sportunfällen sowie Schuß- und Stichverletzungen gewinnen auch traumatische Herzschädigungen zunehmend an Bedeutung. Ferner entstehen Myokardschäden durch physikalische Noxen wie Hitze, Unterkühlung, Elektrizität und radioaktive Strahlung. Als betroffene kardiale Strukturen kommen in Frage: Perikard, Myokard, Koronargefäße sowie der Klappenapparat und die großen Gefäße (Tab. 17).

Die Diagnostik der physikalischen Herzschädigungen muß insbesondere bei den stumpfen und penetrierenden Traumen rasch erfolgen, d. h. mit möglichst schnell verfügbarem Instrumentarium. Hierzu eignet sich insbesondere die *Echokardiographie* (Erkennen von Perikardergüssen, Verletzungen des Klappenapparates etc.); das *Röntgenbild* zeigt zusätzliche Verletzungen (Pneumothorax und gegebenenfalls bei Blutungen eine Verbreiterung des Mediastinalschattens); im *EKG* finden sich von Rhythmusstörungen bis zu Infarktzeichen vielfache Veränderungen. Weiterführende Untersuchungen erfolgen dann mittels CT und Angiographie.

## Klinik der stumpfen Verletzungen (Contusio cordis)

Am häufigsten entstehen stumpfe Herztraumen durch den Aufprall des Brustkorbes auf das Steuerrad bei einem Autounfall. Ätiologisch kommen aber auch Sportunfälle, Bergwerksunfälle oder eine externe Herzmassage in Betracht. Es besteht eine deutliche Diskrepanz zwischen den geringen äußeren Verletzungszeichen und der Schwere der Herzschädigung, insbesondere bei vorgeschädigtem Herzen.

Je nach geschädigter Struktur unterscheidet man:

a) *Perikard:* Bei Schädigung des Perikards entwickelt sich oft eine traumatische Perikarditis, evtl. ein begleitender Perikarderguß mit oder ohne Tamponade.

b) *Myokard:* Je nach Schwere der Verletzung sind kleine myokardiale Blutungen bis zu großen Nekrosen zu beobachten; bei Myokardrupturen (ggf. Intervall von 3–5 Tagen posttraumatisch durch Ausbildung einer Nekrose!) kann es zur letalen Herzbeuteltamponade kommen.
Die Contusio cordis, die besonders Herzvorderwand und das Kammerseptum betrifft, ist die häufigste Herzverletzung überhaupt. Klinisch weist die Contusio cordis meist Rhythmus- und Leitungsstörungen auf, vorübergehend kann es zu Zeichen einer Herzinsuffizienz kommen.

c) *Klappen:* Bei Traumen an den Herzklappen werden zumeist partielle oder vollständige Abrisse der betreffenden Klappen (besonders Aorten- und Trikuspidalklappe) beobachtet, die zur Ausbildung von kardialen Insuffizienzzeichen führen. Durch rechtzeitigen chirurgischen Klappenersatz ist hierbei die Prognose günstig.

> **Perikard**
> – Traumatische Perikarditis
> – Fibrinöse Perikarditis
> – Konstriktive Perikarditis
> – Perikarderguß
> – Perikardtamponade
>
> **Myokard**
> – Subendokardiale Ekchymosen
> – Kontusionen (mit Ödembildung und Muskelfasernekrosen)
> – Transmurale Nekrose (analog der akuten Myokardischämie)
> – Myokardruptur
> – Aneurysmabildung
> – Thrombosen und systemische Embolien
> – Rhythmusstörungen
> – Ventrikeldilatation mit Zeichen der Herzinsuffizienz
>
> **Klappenapparat**
> – Ruptur von Semilunarklappen (vor allem Aortenklappe)
> – Ruptur von Atrioventrikularklappen (vor allem Trikuspidalklappe)
> – Ruptur oder Nekrosen von Papillarmuskeln
>
> **Gefäße**
> – Koronarverschluß durch sekundäre Thrombenbildung
> – Dissektion von Koronararterien
> – Aortenruptur
> – Aortendissektion
> – Aneurysmabildung

Tab. 17  Bei Thoraxtraumen betroffene kardiale Strukturen und deren Verletzungsmöglichkeiten.

*Die Aortenruptur ist die häufigste Verletzung der großen Gefäße.*

d) *Gefäße:* Verletzungen der Herzkranzgefäße können durch sekundäre Thrombenbildung zu traumatischen Infarkten führen. Bei Verletzungen der großen Gefäße handelt es sich am häufigsten um eine Aortenruptur (Thorax- und Rückenschmerzen als Leitsymptom!). Durch das meist zweizeitige Ereignis kann oft eine rechtzeitige chirurgische Therapie erfolgen.

*Procedere bei Verdacht auf stumpfes Thoraxtrauma und Contusio cordis*

In der Klinik hat sich das in Abbildung 34 gezeigte Vorgehen bei Patienten mit stumpfen Thoraxverletzungen und Verdacht auf eine Myokardläsion im Sinne einer Contusio cordis bewährt; mit dem aufgeführten Schema lassen sich auch übertriebene invasive diagnostische Maßnahmen vermeiden.

## Klinik der penetrierenden Verletzungen

*Penetrierende Verletzungen*

Bei dieser Gruppe traumatischer Herzschädigungen handelt es sich fast immer um die Folge von Schuß- oder Stichverletzungen, die besonders häufig den der vorderen Thoraxwand anliegenden rechten Ventrikel betreffen. Auch im Rahmen diagnostischer oder therapeutischer Eingriffe (Venenkatheter, Sternalpunktionen, Herzkatheteruntersuchungen) kann es zu Perforationen des rechten Vorhofes und Ventrikels mit nachfolgender Tamponade kommen.

*Der überwiegende Anteil von Schuß- und Stichverletzungen betrifft den rechten Ventrikel, der auch bei diagnostischen Eingriffen perforiert werden kann.*

Das klinische Bild wird durch das Bild einer akuten Herzinsuffizienz und der Schocksymptomatik (je nach Ausmaß der Blutung) bestimmt. Nur ein rascher chirurgischer Eingriff kann hierbei therapeutisch helfen.

*Meist entwickelt sich eine akute Schocksymptomatik, bei der sofort operiert werden muß.*

# Herztraumen

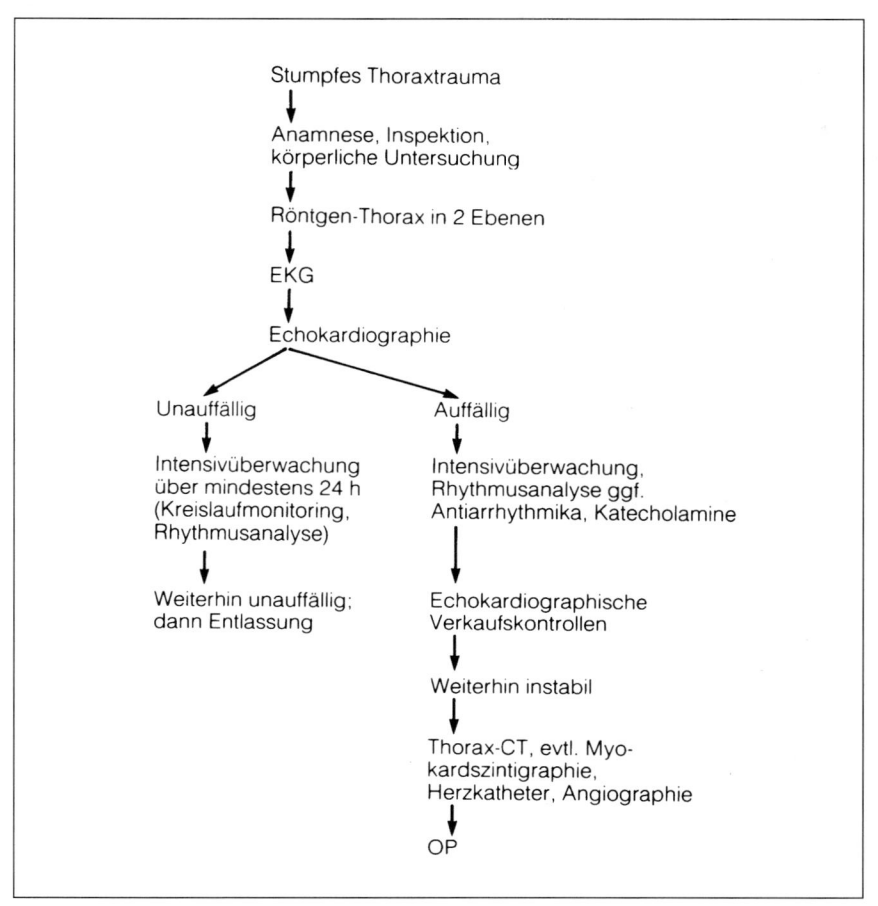

```
Stumpfes Thoraxtrauma
        ↓
Anamnese, Inspektion,
körperliche Untersuchung
        ↓
Röntgen-Thorax in 2 Ebenen
        ↓
EKG
        ↓
Echokardiographie
     ↙        ↘
Unauffällig    Auffällig
    ↓             ↓
Intensivüberwachung   Intensivüberwachung,
über mindestens 24 h  Rhythmusanalyse ggf.
(Kreislaufmonitoring, Antiarrhythmika, Katecholamine
Rhythmusanalyse)
    ↓             ↓
Weiterhin unauffällig;  Echokardiographische
dann Entlassung         Verkaufskontrollen
                         ↓
                    Weiterhin instabil
                         ↓
                    Thorax-CT, evtl. Myo-
                    kardszintigraphie,
                    Herzkatheter, Angiographie
                         ↓
                         OP
```

**Abb. 34  Empfohlenes Procedere beim stumpfen Thoraxtrauma.**

## Verletzungen durch Elektrizität

Die schädigenden Effekte des elektrischen Stroms beruhen auf der elektrischen Reizung erregbarer Membranen und der thermischen Wirkung des Stroms. In Abhängigkeit von der Stromart (Gleich-, Wechselstrom), der Spannung (Nieder-, Hochspannung), der Stromstärke und der Einwirkzeit resultieren unterschiedliche Schädigungen.
Am Myokard können je nach Stromstärke akute Rhythmusstörungen bis hin zum Kammerflimmern auftreten; zusätzlich kann es neben äußeren Verbrennungen auch zu inneren Verkochungen der Muskulatur kommen. Ein Myokardinfarkt im Zusammenhang mit einem elektrischen Unfall ist jedoch seltener. Die betroffenen Patienten müssen mehrere Tage intensiv elektrokardiographisch überwacht werden.

## Thermische Schädigungen des Herzens

Im Rahmen eines Hitzschlags, der durch ein Versagen der Thermoregulation und durch ZNS-Dysfunktionen bedingt ist, kann es zu einer Dilatation des rechten Herzens und zu subendokardialen Hämorrhagien kommen. Klinisch steht ein Blutdruckabfall bis zum Schock im Vordergrund; Rhythmusstörungen fehlen meist, ST-Strecken-Veränderungen sind noch Monate danach zu beobachten.

---

Verletzungen durch Elektrizität

Durch die elektrische Reizung des Myokards kommt es je nach Stromstärke zu Rhythmusstörungen bis hin zum Kammerflimmern.

Thermische Herzschädigungen

Im Rahmen eines Hitzschlags kommt es zur Dilatation des rechten Herzens mit Entwicklung einer Schocksymptomatik.

Ähnliche myokardiale Veränderungen treten im Rahmen einer länger anhaltenden Hypothermie auf. Durch die Hämokonzentration und den Kreislaufkollaps kommt es hierbei zusätzlich zu Mikroinfarkten und vermehrten Fetteinlagerungen.

## Herzschäden durch ionisierende Strahlen

Ionisierende Strahlen

Ionisierende Strahlen können im Rahmen einer Radiotherapie, seltener bei einem Strahlenunfall, in Abhängigkeit von der Strahlendosis und dem Strahlungsfeld zu akuten und/oder chronischen kardialen Nebenwirkungen führen. Hierzu zählen eine Perikarditis mit Perikarderguß, fibröse Intimaverdickungen der Koronarien mit konsekutivem Myokardinfarkt sowie eine Myokardfibrose. Nur eine Minderheit der radiotherapierten Patienten zeigt klinisch signifikante kardiale Symptome, meist in Form einer akuten Perikarditis und einer linksventrikulären Funktionseinschränkung. Therapie der Wahl ist die frühzeitige Gabe von Kortikosteroiden und Antiphlogistika.

Ionisierende Strahlen können zu einer Perikarditis führen, zu fibrösen Koronarstenosen sowie zu einer Myokardfibrose.

Eine frühzeitige Therapie mit Kortikosteroiden sowie Antiphlogistika ist indiziert.

# Koronare Herzkrankheit

Ch. Heun-Letsch

## Definition

Der Begriff KHK ist eine Übersetzung des amerikanischen Begriffes CHD (= coronar heart disease) und entspricht dem, was man früher als ischämische oder chronische Herzkrankheit bezeichnete. Das Krankheitsbild umfaßt all die Erscheinungen, die durch eine Mangelversorgung des Myokards mit Nährstoffen, vor allem mit Sauerstoff, aufgrund von Veränderungen der Koronararterien entstehen. Bei den zugrundeliegenden Veränderungen der Koronararterien handelt es sich in erster Linie (d. h. in ca. 95 % der Fälle) um Lumeneinengungen bis hin zu Verschlüssen aufgrund arteriosklerotischer Veränderungen. Es handelt sich also um die AVK der Koronararterien.

Der Begriff der koronaren Herzkrankheit umfaßt:

a) Die zugrundeliegenden *pathoanatomischen Veränderungen* der Koronararterien:
   Sie sind in über 95 % durch die Arteriosklerose bedingt.
   Die restlichen 5 % teilen sich auf in:
   - Entzündliche Erkrankungen der Koronarien, z. B. bei Arteriitiden
   - Koronararterienembolien
   - Angeborene Fehlbildungen
   - Traumatische oder radiogene Schädigungen
   - Koronarspasmen
   - Myxödematöse oder amyloidöse seltene Veränderungen

b) Die *Schädigung der Herzmuskulatur* infolge der Minderversorgung vor allem mit Sauerstoff, das heißt also:
   Vorübergehende Ischämie
   Reversible Läsion
   Manifeste Nekrose

c) Die *Funktionsstörung des Myokards aufgrund* der Mangelversorgung, die sich manifestiert in:
   Herzinsuffizienz aufgrund des Ausfalles von kontraktilem Gewebe
   Rhythmusstörungen, die ebenfalls zur Verminderung der Förderleistung des Herzens und damit zur akuten Herzinsuffizienz führen können.

d) Die entsprechende *Klinik*, die sich einerseits äußert als
   *Schmerz*, nämlich als Angina-pectoris- oder als Infarktschmerz
   *Herzinsuffizienz* mit oder ohne Rhythmusstörungen mit Leistungsminderung, Belastungsdyspnoe und Ödemen.

---

**Koronare Herzkrankheit**

Definition

AVK der Koronararterien

Der Begriff der KHK umfaßt:

die pathoanatomischen Veränderungen der Koronarien, in der Regel infolge arteriosklerotischer Veränderungen,

die nachfolgende Herzmuskelschädigung bis zur Herzmuskelnekrose,

die zu entsprechenden Funktionsstörungen wie elektrischen Instabilitäten oder Kontraktilitätsstörungen führt,

was sich klinisch dann im Infarkt- oder Ischämieschmerz, Rhythmusstörungen und Herzinsuffizienz äußert.

## Epidemiologie

Krankheiten des Herz-Kreislauf-Systems sind weiterhin die häufigste Todesursache in den hochindustrialisierten Ländern. Daran verstarben 1987 in der BRD 149 422 Männer (= 46 % aller verstorbenen Männer) und 193 247 Frauen (= 53 % aller verstorbenen Frauen). An einer KHK verstarben 71 270 Männer (= 47,7 %) und 65 619 Frauen (= 34 %).
Bei den Männern traten 17 002 Todesfälle an der KHK (= 23,8 %) im Alter zwischen 45 und 65 Jahren auf. Diesen Fällen gilt eine besondere Beachtung.

## Ätiologie

Nach der Ätiologie der KHK zu fragen, heißt, nach der Ätiologie der Arteriosklerose zu fragen, da sie in rund 95 % der Fälle der KHK zugrunde liegt.
Die Antwort ist im Risikofaktorenmodell zu suchen, das die Wahrscheinlichkeit des Auftretens der Arteriosklerose beim Vorliegen bestimmter Merkmale, eben der Risikofaktoren, beschreibt.

### Risikofaktorenmodell

Die Risikofaktoren der arteriosklerotisch bedingten koronaren Herzkrankheit entsprechen denen der allgemeinen Arteriosklerose. Der Begriff trat zum ersten Mal im Zusammenhang mit der Framingham-Studie, einer prospektiven epidemiologischen Studie in den USA, auf. Er bezeichnet die Voraussagekraft bestimmter schädigender Faktoren für das Entstehen einer Arteriosklerose.

### Definition „Risikofaktoren"

Unter Risikofaktoren versteht man spezifische Verhaltensweisen, körperliche Merkmale oder Befunde sowie Umwelteinflüsse, die eine Vorhersagekraft für die Entwicklung einer bestimmten Krankheit haben.

### Prävalenz der Risikofaktoren

In der BRD ist jeder zweite Einwohner ein Raucher, jeder dritte ist übergewichtig, jeder sechste leidet an einem arteriellen Hochdruck, jeder siebente hat erhöhte Blutfettwerte, jeder zwanzigste Mann ist gichtkrank und jeder dreißigste ist ein Diabetiker.
Für den Herzinfarkt stehen als Risikofaktoren Hyperlipoproteinämie und Zigarettenrauchen an erster Stelle (Tab. 18).
Risikofaktoren können sich gegenseitig potenzieren (Tab. 19); Resultat ist ein niedrigeres Lebensalter bei Erstinfarkt (Tab. 20).
Interessant ist, daß von der Mehrzahl der Infarktkranken der Infarkt als Folge des psychosozialen Stresses verstanden wird. Bis heute sind jedoch keine qualitativen und quantitativen Erfassungsmöglichkeiten dafür vorhanden, so daß dessen Stellenwert weiterhin umstritten bleibt und sein Einfluß sehr vorsichtig und zurückhaltend bewertet werden muß.

---

**Epidemiologie**

Herz-Kreislauf-Erkrankungen sind die häufigste Todesursache in den hochindustrialisierten Ländern. Es versterben daran in der BRD 45 % aller Männer und 53 % aller Frauen.

**Ätiologie**

In 95 % der Fälle liegt die Arteriosklerose der KHK zugrunde. Die Ätiologie der Arteriosklerose wird durch das Risikofaktorenmodell beschrieben.

**Risikofaktorenmodell**

Die Risikofaktoren für die KHK entsprechen denen der allgemeinen Arteriosklerose.

**Definition „Risikofaktoren"**

**Prävalenz der Risikofaktoren**

Risikofaktoren sind weit verbreitet. Der Hauptrisikofaktor für die KHK, das Rauchen, betrifft jeden 2. Einwohner der BRD.

# Koronare Herzkrankheit

**Risikofaktoren 1. Ordnung**
- Hyperlipidämie (Hypercholesterinämie)
- Zigarettenrauchen
- Hypertonie
- Diabetes mellitus
- Alter
- Geschlecht (männlich)
- Genetische Faktoren (familiäre Häufung)

**Risikofaktoren 2. Ordnung**
- Gicht
- Übergewicht
- Bewegungsmangel

**Weitere Risikofaktoren**
- Psychosozialer Stress
- Ovulationshemmer
- Geringe Wasserhärte (geringer Magnesiumgehalt)

Tab. 18　Risikofaktoren für die Entwicklung einer KHK.

| Schädigender Faktor | Risikoerhöhung gegenüber Nichtraucher |
|---|---|
| Zigarettenrauchen ≤ 20 Stück pro Tag | Doppelt |
| Zigarettenrauchen ≥ 20 Stück pro Tag | Dreifach |
| Hypercholesterinämie + Rauchen　20 Stück pro Tag | Sechsfach |
| 3 Hauptrisikofaktoren | Neunfach |

Tab. 19　Potenzierung der Risikofaktoren.

| | |
|---|---|
| Starke Raucher mit einem Cholesterinspiegel über 300 mg/%: | 50 Jahre |
| Nichtraucher mit einem Cholesterinspiegel unter 200 mg/%: | 65 Jahre |

Tab. 20　Durchschnittsalter bei Erstinfarkt in Abhängigkeit von den Risikofaktoren.

## Prävention

Bei einem Krankheitsbild, das in einer derartigen Häufigkeit vorliegt, steht die Prävention im Mittelpunkt des medizinischen Interesses, und zwar als Primär-, Sekundär- und Tertiärprävention.

*a) Primärprävention*
In Kenntnis der Entstehungsbedingungen einer Krankheit versucht man diese zu verhindern. Im Fall der koronaren Herzkrankheit ist dies möglich: Rauchen kann vermieden, Diabetes und Hochdruck können früh erkannt und gut eingestellt werden. Auch die Hyperlipidämie kann nach ihrer frühzeitigen Erfassung durch Gewichtsreduktion oder diätetische Maßnahmen günstig beeinflußt oder einer medikamentösen Behandlung zugeführt werden.

*b) Sekundärprävention*
Sie entspricht den Präventivmaßnahmen nach eingetretener Gefäßkrankheit.

---

Prävention

Bei der KHK spielt die Prävention eine wichtige Rolle.

Durch die Primärprävention sollen Risikofaktoren bereits vor Ausbruch der Krankheit eliminiert und der Ausbruch der Krankheit damit verhindert oder verzögert werden.

Die Sekundärprävention verhindert ein weiteres Fortschreiten.

| 1. Stufe | Läsion der Endothelschicht, Intimaödem |
|---|---|
| 2. Stufe | Lipoidose. Lipide liegen als feine Tröpfchen zwischen den Intimamyozyten. |
| 3. Stufe | Proliferation von glatten Muskelzellen in der Media |
| 4. Stufe | Einwandern dieser Muskelzellen in die Intima |
| 5. Stufe | Speicherung von Lipoiden in diesen Myozyten, Bildung eines atheromatösen Beetes |
| 6. Stufe | Ablagerung von Thrombozyten, Bildung von Mikrothromben |
| 7. Stufe | Einwanderung und Ablagerung von Lipoproteinen |
| 8. Stufe | Ausstülpen der Gefäßwand in das Gefäßlumen hinein |

**Tab. 21 Formalpathogenese der Atherosklerose.**

*c) Tertiärprävention*
Sie ermöglicht bei KHK der Wiedereingliederung des Infarktkranken in das Arbeitsleben und ist sowohl für die Gesellschaft wegen des Erhaltes der Arbeitskraft als auch für den Erkrankten im Hinblick auf seine Motivation und sein Selbstwertgefühl von großer Bedeutung.

## Ätiopathogenese

Der koronaren Herzkrankheit liegt in der Regel die Koronararteriensklerose zugrunde. Hier sei zunächst noch einmal auf den Unterschied zwischen Arteriosklerose und Atherosklerose verwiesen:
*Arteriosklerose* bezeichnet alle chronischen Umbauvorgänge der Gefäßwand im arteriellen Bereich mit Wandverhärtung, Kalkeinlagerung und damit fehlender Anpassungsmöglichkeit an die Durchblutung. Die arteriosklerotisch veränderte Koronararterie ist ein wandstarres, kalkhartes Rohr.
Die *Atherosklerose* (von gr. Athere = Weizengrütze) ist eine variable Kombination von Intimaveränderungen mit einer herdförmigen Anhäufung von Lipiden, komplexen Kohlehydraten, Blut und Blutbestandteilen, fibrösem Gewebe und Kalziumablagerungen, begleitet von Veränderungen der Media (Definition der WHO).
Lumeneinengungen der Koronargefäße entwickeln sich meist auf dem Boden eines Atheroms, also einer herdförmigen Lipoidablagerung mit nachfolgender Proliferation glatter Muskelzellen und Bildung von fibroblastischem Bindegewebe. Die Pathogenese der atherosklerotischen Gefäßveränderung verdeutlicht Tabelle 21.

## Anatomie und pathologische Anatomie

### Anatomie der koronariellen Versorgung

Abbildung 35 zeigt die Koronararterien und ihre Äste.

### Versorgungstypen

In 75 % der Fälle ist ein ausgeglichener Versorgungstyp zu finden, in jeweils 12,5 % ein Rechts- oder Linkstyp (Abb. 36).

# Koronare Herzkrankheit: Pathogenese, Anatomie der Koronarien

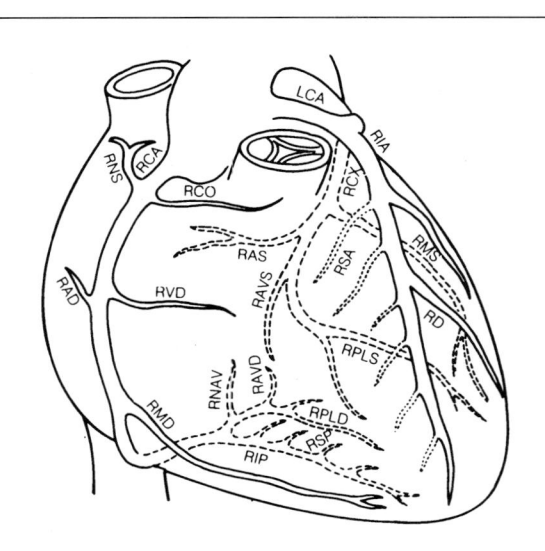

**Abkürzungen** **RCA Rechte Kranzarterie** [1]

| | |
|---|---|
| RNS | Ramus nodi sinuatrialis |
| RCO | Ramus coni arteriosi |
| RVD | Ramus ventricularis dexter |
| RAD | Ramus atrialis dexter |
| RMD | Ramus marginalis dexter |
| RNAV | Ramus nodi atrioventricularis |
| RIP | Ramus interventricularis posterior |
| RPLD | Ramus posterolateralis dexter |
| RAVD | Ramus atrioventricularis dexter |
| RPLD | Ramus posterolateralis dexter |
| RSP | Ramus septalis dexter |

**Linke Kranzarterie**[1]

| | |
|---|---|
| RIA | Ramus interventricularis anterior[1] |
| RCX | Ramus circumflexus |
| RD | Ramus diagonalis |
| RSA | Ramus septalis anterior |
| RMS | Ramus marginalis sinister |
| RAS | Ramus atrialis sinister |
| RPLS | Ramus posterolateralis sinister |
| RAVS | Ramus atrioventricularis sinister |

[1] Statt ACD für A. coronaria dextra steht RCA (von right coronary artery) und statt ACS für A. coronaria sinistra steht LCA (von left coronary artery). Statt RIA wird häufig LAD (von left anterior descendens) benützt.

**Abb. 35** Anatomie und Nomenklatur der Koronarien.

Ausschlaggebend für den Versorgungstyp ist, ob die Hinterwand des linken Ventrikels von Ästen der rechten, der linken oder von beiden Koronararterien versorgt wird.

## Ein-, Zwei- und Dreigefäßerkrankungen

Eine Eingefäßerkrankung liegt dann vor, wenn eine oder mehrere Stenosen nur an einem der drei Hauptäste, also an A. coronaria dextra, R. circumflexus oder R. interventricularis anterior der linken Koronararterie, vorliegen.

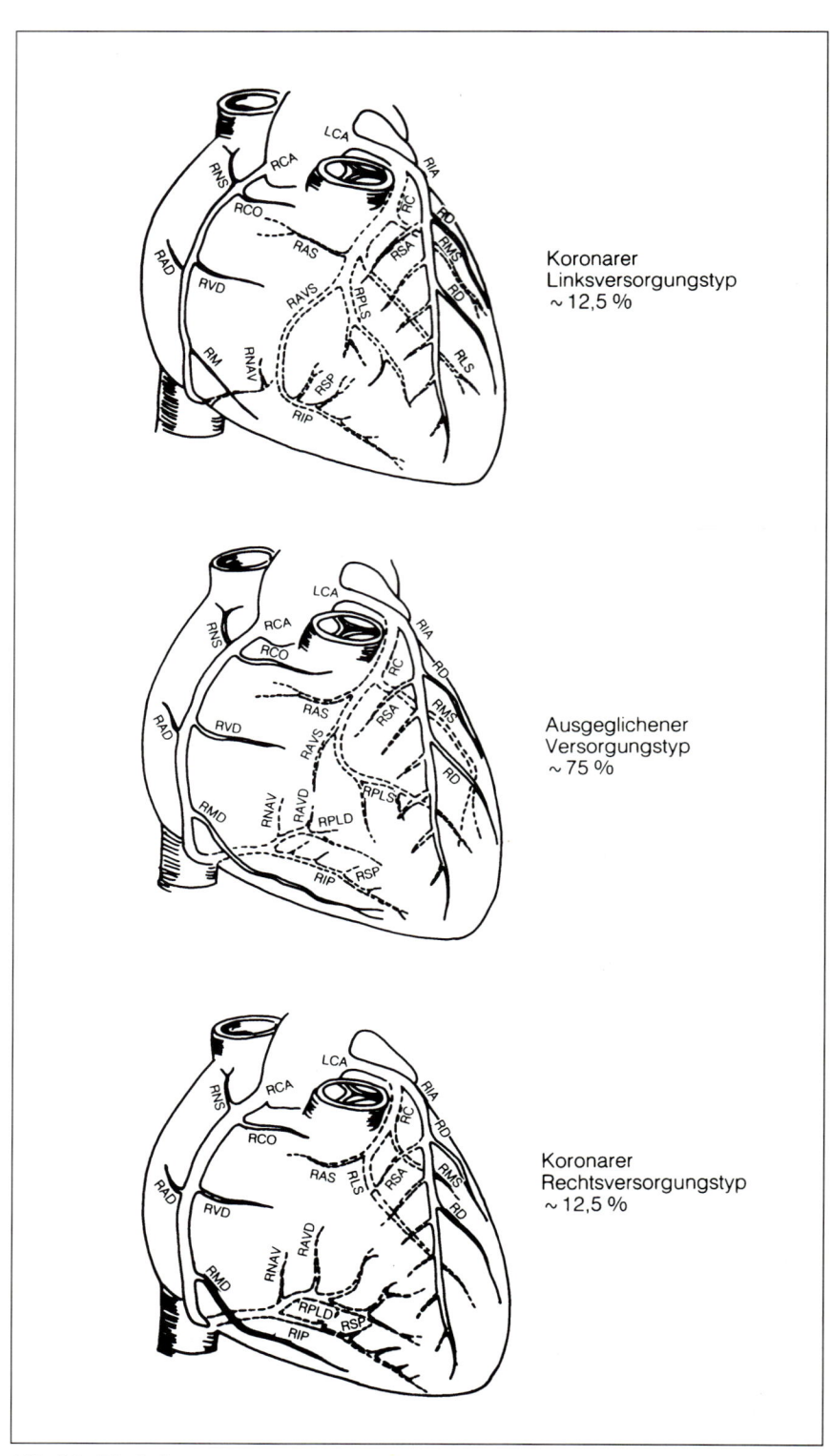

Abb. 36  Die drei koronaren Versorgungstypen.

# Koronare Herzkrankheit: Transmurale und nichttransmurale Infarkte

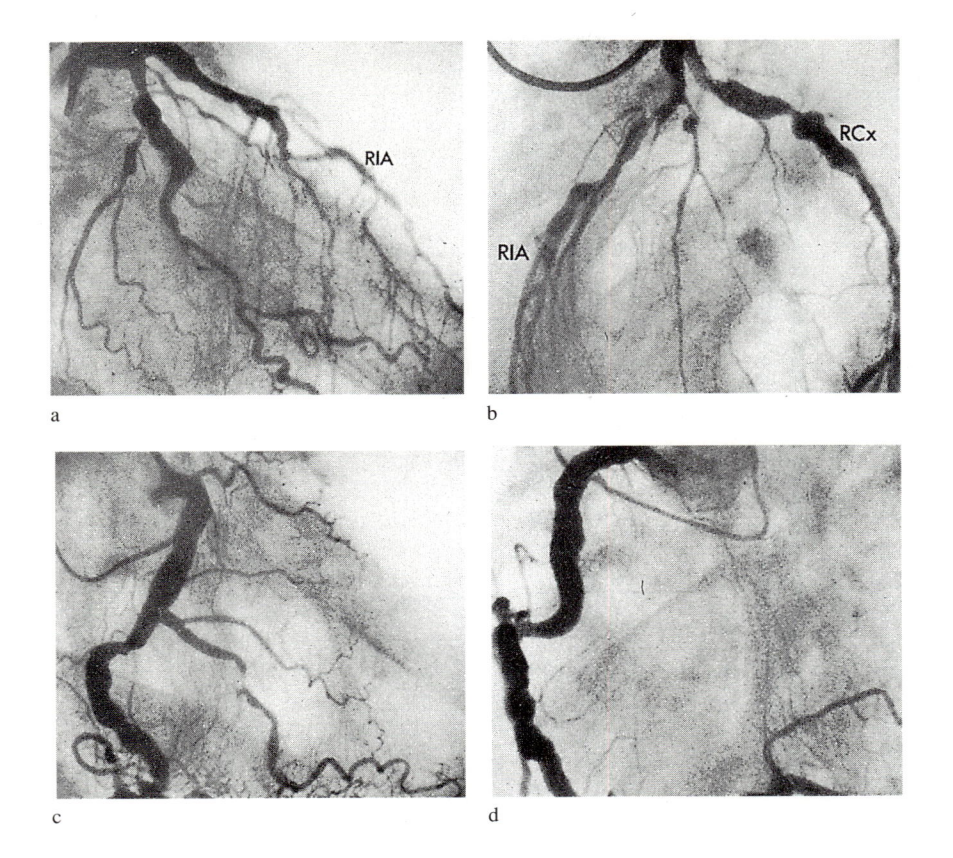

**Abb. 37 Ein-, Zwei- und Dreigefäßerkrankung im Angiogramm.**

Entsprechend sind bei einer Zwei- oder Dreigefäßerkrankung Stenosen und Verschlüsse an zwei oder an allen drei Hauptästen zu finden.
Diese Unterscheidung ist wichtig im Rahmen der Indikationsstellung für die perkutane transluminale Angioplastie (PTCA), die in der Regel nur bei der Eingefäßerkrankung zum Einsatz kommt.
Abbildung 37 zeigt Angiogramme von Ein-, Zwei- und Dreigefäßerkrankungen.

## Transmurale und nichttransmurale Infarkte

Ist das Myokard in seiner ganzen Dicke von der Ischämie betroffen, spricht man von einer transmuralen Ischämie, entsprechend auch von einem transmuralen Infarkt. Im Gegensatz hierzu ist beim nichttransmuralen Infarkt das Myokard nicht in seiner gesamten Dicke betroffen.
Die ursprüngliche Auffassung, daß ein transmuraler Infarkt immer persistierende Nekrosezeichen in Form eines Infarkt-Qs zeigen würde und der nichttransmurale Infarkt kein Q aufweisen würde, mußte durch vergleichende elektrokardiographische und pathologisch-anatomische Untersuchungen revidiert werden. Insofern trifft man heute vom EKG her die Unterscheidung Q-Wellen-Infarkt („Q-wave-infarct") und Nicht-Q-Wellen-Infarkt („non-Q-wave-infarct")
Die Unterscheidung in Q-wave-infarct und Non-Q-wave-infarct hat klinische und prognostische Bedeutung, da die Non-Q-wave-Infarkte in der Regel eine weniger eingeschränkte, linksventrikuläre Funktion zeigen und eine geringere Reinfarktinzidenz. Auch hinsichtlich der medikamentösen Therapie unterscheiden sich beide: So profitieren Patienten mit einem Non-Q-wave-infarct in erster Linie von

---

tricularis anterior der A.c. sinistra betroffen, bei den Zwei- und Dreigefäßerkrankungen entsprechend zwei oder alle drei Äste.

Transmurale und nichttransmurale Infarkte

Beim nichttransmuralen Infarkt ist das Myokard nicht in seiner ganzen Dicke betroffen.

Q-Wellen-Infarkt
Nicht-Q-Wellen-Infarkt

Kalziumantagonisten, hier insbesondere von Diltiazem, wohingegen bei Patienten mit einem Q-wave-Infarkt besonders Betablocker indiziert sind.
Ist lediglich die Innenschicht betroffen, so spricht man von Innenschichtischämie und Innenschichtinfarkt bzw. von einem subendokardialen Infarkt. Entsprechend der vorwiegenden Innenschichtischämie im pathologischen Belastungs-EKG finden sich hier ST-Senkungen.

## Herzmuskelnekrose

Im Gegensatz zur reversiblen Läsion mit einer Störung des inneren Milieus der Zellen kommt es bei der Nekrose zur Denaturierung von Proteinen. Der Herzmuskelnekrose liegt ein ischämischer Infarkt mit nachfolgender Koagulationsnekrose zugrunde.

Makroskopisch wird ein Infarkt nach 8 Stunden sichtbar. Es finden sich lehmgelbe, leicht erhabene, trockene, feste, landkartenartige Herde. Die Größe entspricht dem Versorgungsgebiet der entsprechenden Arterie. Der betroffene Bezirk ist manchmal dilatiert (akutes Aneurysma), parietale Thromben am Endokard und eine fibrinöse Perikarditis sind meist nachweisbar. Nach einer Woche sieht man am Rand der Nekrose einen roten Rand von Granulationsgewebe, der etwa 1 mm pro Tag fortschreitet. 6–8 Wochen später ist das Granulationsgewebe vernarbt. Die Narbe ist weiß, derb, sehnenartig glänzend.

Die Nekrose entsteht entweder bei einem völligen Verschluß der atheromatös verengten Koronararterie durch Blutung in das atheromatöse Beet, durch Thrombose (80–90 %) oder durch einen Blutdruckabfall mit Unterschreiten des kritischen Eröffnungsdruckes.

Herzmuskelnekrosen kommen fast ausschließlich in der Wand des linken Ventrikels vor, da hier die Arbeitsleistung größer und damit der Sauerstoffverbrauch höher ist als in der rechten Kammer. Auch ist durch die höhere Wandspannung die Durchblutungssituation schlechter.

Als erstes sind die subendokardialen Schichten des Myokards betroffen; es kommt zum Innenschichtinfarkt. Dieser ist klinisch schwer zu diagnostizieren, da die EKG-Zeichen dafür in unspezifischen ST-Senkungen bestehen, wie sie bei vielen Schädigungen des Myokards und bei Digitalisgabe vorkommen.

## Komplikationen der Herzmuskelnekrose

Folgende anatomisch beobachtbare Komplikationen der Herzmuskelnekrose sind möglich:

*Papillarmuskelabriß*
Bei einer Nekrose im Bereich eines Papillarmuskels kann dieser abreißen. Ein vollständiger Abriß kann zur akuten Mitralinsuffizienz mit der Folge eines Lungenödems und eines Exitus letalis im kardiogenen Schock führen.

*Herzwandruptur*
Wenn die Herzwand im Bereich der Nekrose (Myomalazie) rupturiert, entwickelt sich eine Herzbeuteltamponade und damit eine akute Herzinsuffizienz.

*Parietale Thromben*
Vor der Ära der Antikoagulation waren parietale Thromben bei jedem 2., jetzt bei jedem 10. Infarkt nachweisbar. Es besteht die Gefahr der Abschwemmung und der thromboembolischen Komplikationen (Abb. 38a und b).

---

### Marginalien

Herzmuskelnekrose

Bei der Nekrose kommt es zur irreversiblen Denaturierung von Proteinen.

Makroskopisch wird die Koagulationsnekrose am Herzmuskel nach 8 Stunden sichtbar.

Nach einer Woche erscheint Granulationsgewebe, das nach 6–8 Wochen vernarbt.

Die Nekrose entsteht entweder durch Gefäßverschluß oder durch Blutdruckabfall.

Nekrosen kommen fast ausschließlich in der Wand des linken Ventrikels vor, wobei die Innenschicht zuerst betroffen ist.

Komplikationen

Folgen der Herzmuskelnekrose können sein:

Papillarmuskelabriß

Herzwandruptur

Bildung parietaler Thromben

# Koronare Herzkrankheit: Herzmuskelnekrose

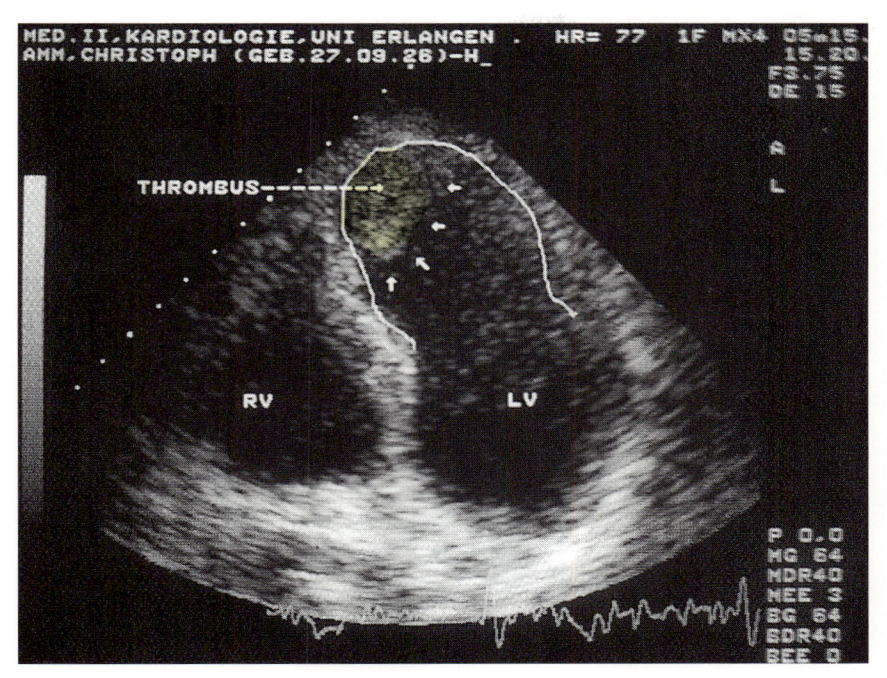

Abb. 38a  Parietaler Thrombus im linken Vorhof

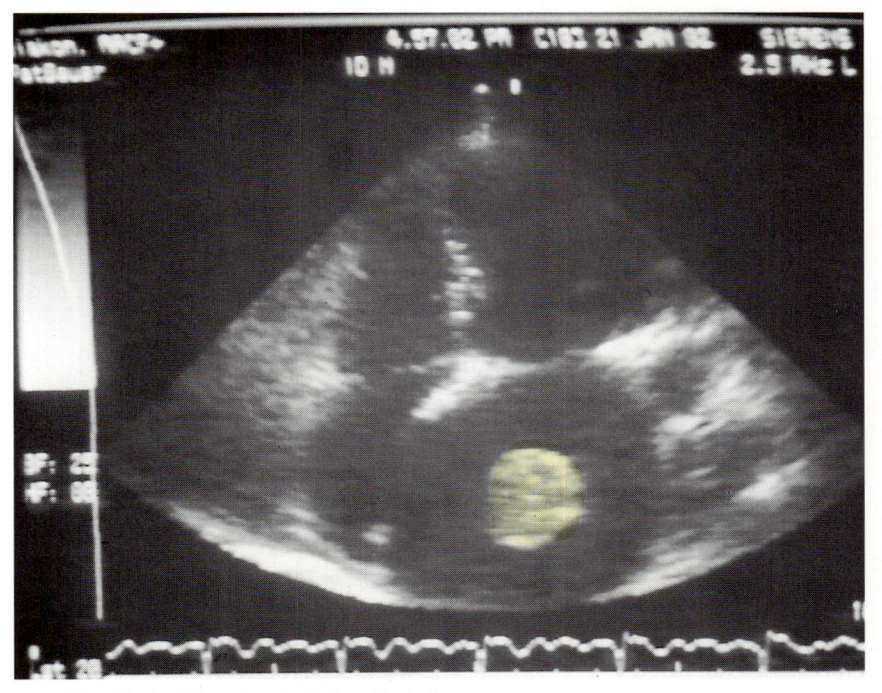

Abb. 38b  Freier Thrombus im linken Vorhof.

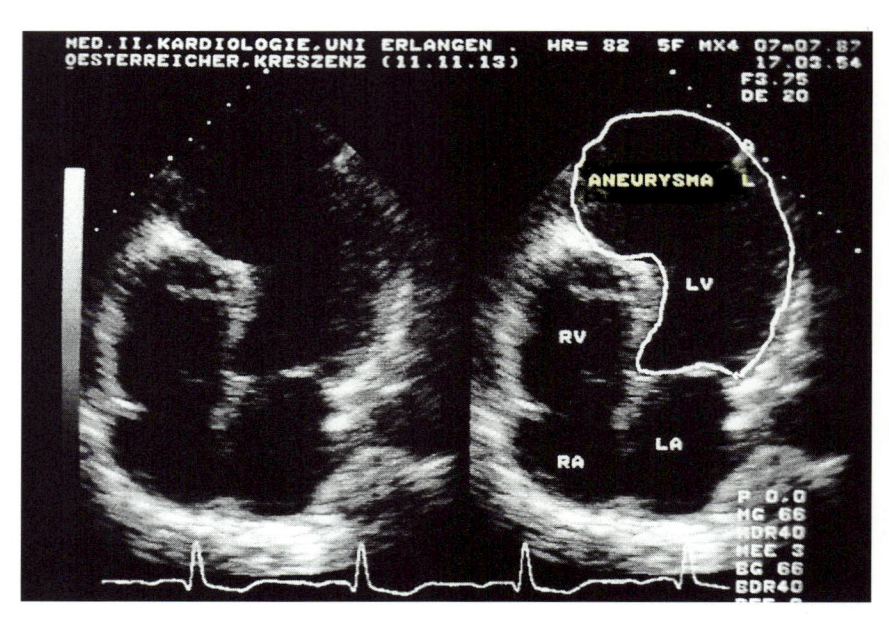

Abb. 39 Herzwandaneurysma.

*Herzwandaneurysma*
Durch den Herzbinnendruck wird die lokal geschwächte Wand ausgebuchtet. Im Aneurysma können sich Thromben bilden, und es besteht die Gefahr der Ruptur. Oft bestehen Perikardverwachsungen. Im EKG weisen persistierende ST-Hebungen auf ein Aneurysma hin (Abb. 39).

## Pathophysiologie

Pathophysiologisch wirksam bei der KHK ist die Koronarinsuffizienz, d. h. die insuffiziente Versorgung des Myokards mit Nährstoffen, insbesondere mit Sauerstoff, auf dem Boden der Verengung der Koronararterien.

### Mechanik der Koronarversorgung

Der Koronarkreislauf ist ein Teil des großen Kreislaufs. Die rechte Koronararterie versorgt den größten Teil des rechten Ventrikels sowie einige Anteile der Hinterwand des linken Ventrikels und des Septums, die linke Koronararterie versorgt das restliche Myokard. Die venöse Drainage erfolgt zu 2/3 über die Vv. cordis parvae und die Vv. cordis minimae.
Die Durchblutung beträgt in Ruhe 0,8–0,9 ml/kg/min. Unter Belastung kann sie auf das Vierfache ansteigen.
Der Koronarkreislauf zeigt starke Schwankungen seines Blutstromes in Systole und Diastole. Dafür sind der schwankende Aortendruck einerseits und der schwankende interstitielle Myokarddruck andererseits verantwortlich. So wird der Einstrom in die linke Koronararterie in der Systole vollständig unterdrückt.
Eine erhöhte diastolische Wandspannung durch einen erhöhten Füllungsdruck, z. B. bei Herzinsuffizienz, verringert ebenso wie eine Abnahme der Systolendauer bei Tachykardie die Perfusion der linken Koronararterie.
Da der Aortendruck in der Systole in der Regel größer ist als der intramurale Druck in der Wand des rechten Ventrikels, erfolgt der Einstrom in die rechte Koronararterie im wesentlichen gemäß der Schwankung des Aortendruckes.

---

Herzwandaneurysma

Pathophysiologie

Pathophysiologisch liegt der KHK die koronare Insuffizienz zugrunde.

Mechanik der Koronarversorgung

Der Koronarkreislauf versorgt als Teil des großen Kreislaufes das Myokard mit 0,8–0,9 ml/kg/min Blut in Ruhe, bei Belastung mit dem bis zu 4fachen.

Vor allem das linksventrikuläre Myokard wird nur während der Diastole perfundiert. Damit ist die Durchblutung stark von Wandspannung und Diastolendauer abhängig.

# Koronare Herzkrankheit: Pathophysiologie

Schon in Ruhe extrahiert das Myokard von 20 Vol% Sauerstoff im arteriellen Blut 16 Vol%, so daß ein gesteigerter Sauerstoffbedarf nur über einen erhöhten myokardialen Blutfluß gedeckt werden kann.

Da die Koronarien ein subepikardiales Netz bilden, das seine Äste zentripetal in die Muskulatur abgibt, ist die Innenschicht am schlechtesten versorgt und wird als erstes bei einer Myokardhypoxämie geschädigt (Prinzip der „letzten Wiese").

## Stoffwechsel bei Koronarinsuffizienz

Aus Tierversuchen ist bekannt, daß eine Stenose mehr als 70 % des Gefäßlumens verschließen muß, ehe sie hämodynamisch bedeutsam wird. Das heißt, erst bei einer Einengung von mehr als 70 % fällt der poststenotische Druck ab, und es entsteht ein Sauerstoffdefizit mit pathophysiologischen und biochemischen Veränderungen als Folgen einer koronaren Insuffizienz.
Die Koronarinsuffizienz ist gekennzeichnet durch das Mißverhältnis von Sauerstoffzufuhr und Sauerstoffbedarf. So wie die Skelettmuskelzelle kann die Myokardzelle die für ihre Funktion notwendige Energie normalerweise aerob und nur im Notfall anaerob gewinnen. Der Sauerstoff wird zur Oxidation von Kohlenhydraten, Fettsäuren und Ketonkörpern zu $CO_2$ und $H_2O$ verwendet (Zitratzyklus). Beim Versagen des aeroben Abbauweges setzt die anaerobe Energiebildung ein. Dabei werden aber je Mol Glukose nur 2 Mol ATP gewonnen, gegenüber 38 Mol ATP im aeroben Abbauweg. Bei der anaeroben Glykolyse entstehen saure Metaboliten, die statt $CO_2$ als Protonenakzeptor fungieren und im Gegensatz zu diesem nicht pulmonal eliminiert werden können. In erster Linie ist dies Laktat.

Neben der Störung sauerstoffabhängiger Enzyme, wie z. B. der membranständigen Kalium-Natrium-ATPase, trägt die resultierende pH-Änderung zur Funktionsstörung einer Reihe weiterer Enzyme bei, die nur in einem bestimmten pH-Optimum wirken können. Sie betrifft natürlich auch die kontraktilen Proteine Troponin und Myosin, was zur kontraktilen Insuffizienz der betroffenen Myokardanteile führt. Daraus resultieren eine Erhöhung des Pulmonalarteriendruckes, des zentralvenösen Druckes, des enddiastolischen linksventrikulären Druckes sowie eine reflektorische Erhöhung der Herzfrequenz, ferner eine Abnahme des Schlagvolumens und des systemischen Blutdruckes. Dadurch steigen Herzarbeit und Sauerstoffverbrauch sprunghaft an, während die Koronarperfusion abnimmt. Es entsteht also ein Circulus vitiosus, den zu unterbrechen die vordringliche therapeutische Maßnahme ist.
Die Störung des Membranpotentials durch Störung der ATPase äußert sich klinisch in Herzrhythmusstörungen, die ein häufiges Begleitsymptom der koronaren Herzkrankheit sind, aber auch als Summationseffekt die EKG-Veränderungen bewirken. Treten diese Rhythmusstörungen als Kammerflimmern auf, führen sie häufig zum plötzlichen Herztod, der in 50–65 % der Fälle die Todesursache bei der koronaren Herzkrankheit ist. Bei einem Viertel der Patienten tritt er unerwartet auf, d. h. bei vorher stummer KHK.

## Infarktschmerz

Die Frage, wie es bei einer Angina pectoris und ebenso beim Infarkt zu Schmerzerscheinungen kommt, ist bis heute nur bedingt geklärt. Wahrscheinlich entsteht der Schmerz im Herzmuskel selbst, und ihm liegt ein chemischer Reiz zugrunde, der direkt oder indirekt durch den Sauerstoffmangel im Herzmuskelgewebe ausgelöst wird. Als die Schmerzrezeptoren stimulierende Substanzen kommen in Frage:

---

Das Myokard kann einen erhöhten Sauerstoffbedarf nur durch eine Steigerung der Durchblutung decken, nicht durch eine Erhöhung der Sauerstoffextraktion aus dem Blut.
Das Endokard ist die „letzte Wiese" der Koronarperfusion.

Stoffwechsel bei Koronarinsuffizienz

Ab einer Lumeneinengung von 70 % kommt es zu metabolischen Veränderungen im poststenotischen Myokard.

Durch die anaerobe Glykolyse werden nur wenig Energieäquivalente in Form von ATP gebildet; außerdem entstehen saure Metaboliten.

Dadurch kommt es zur Störung des Membranpotentials und zur Verminderung der kontraktilen Leistung.

Das führt zu einer Erhöhung der Wandspannung und damit zur Erhöhung des Sauerstoffbedarfs und der Sauerstoffschuld.

Es entsteht ein pathophysiologischer Circulus vitiosus.
Die Störungen des Membranpotentials äußern sich klinisch in Rhythmusstörungen, die zum plötzlichen Herztod führen können.

Infarktschmerz

Durch die Hypoxie werden Stoffe freigesetzt, die die Schmerzrezeptoren im Myokard selbst oder in den Gefäßen stimulieren.

- 5-Hydroxitryptamin (= Serotonin aus Thrombozyten)
- Ein kationisches Protein aus den Lysosomen
- Lysophosphatidylethanolamin
- Histamin aus den Mastzellen

Der Projektion des Schmerzes auf verschiedene Stellen der Körperoberfläche liegt die Verschaltung der nozizeptiven Afferenzen in den Konvergenzneuronen der Spinalganglien zugrunde. Hier sind jedem Neuron sowohl Afferenzen von inneren Organen wie von Dermatomen, Myotomen und Sklerotomen zugeordnet.

### Bedeutung von Kollateralen und Anastomosen

Einerseits können geringe arteriosklerotische Veränderungen mit frischen, quellenden Beeten ausgedehnte Infarkte zur Folge haben, andererseits finden sich selbst bei starken arteriosklerotischen Veränderungen mit oft nahezu völlig obliterierten Arteriensegmenten keine pathologischen Veränderungen des Myokards. Dies ist nur dadurch zu erklären, daß je langsamer sich eine Koronarsklerose entwickelt, desto ausgiebiger Kollateralen gebildet werden können.

## Klinisches Bild

Da die KHK oft mit dem Namen ihres Kardinalsymptomes als *Angina pectoris* bezeichnet wird, liegt es nahe anzunehmen, daß sie nicht ohne dieses auftreten kann. Dies ist jedoch nicht der Fall. 80 % der Myokardischämien bleiben ohne klinisches Äquivalent, d. h. in erster Linie ohne Angina pectoris. 25 % der Myokardinfarkte verlaufen klinisch stumm. Es handelt sich also um Infarkte, die nur zufällig entweder als Infarktnarbe im EKG oder postmortal bei der Obduktion festgestellt werden. Stumme Infarkte treten bevorzugt auf bei:

- Frauen
- Älteren Menschen
- Diabetikern
- Arteriosklerotikern

Die klinisch stumme KHK bedarf jedoch der gleichen Therapie und Überwachung wie die mit Symptomen verbundene. Weshalb bei einigen Patienten die Ischämien ohne Schmerzen verlaufen, ist noch nicht vollständig geklärt. Neben einem subjektiv unterschiedlichen Schmerzempfinden werden Störungen der Schmerzleitung im Sinne einer Neuropathie, z. B. bei Diabetikern, diskutiert.
Der klinisch stumme Infarkt kann jedoch mit unspezifischen Symptomen verlaufen, bei deren Auftreten ohne andere Erklärung stets ein Infarkt ausgeschlossen werden muß. Diese Symptome entstehen durch die Störung der Herzfunktion infolge der Nekrose oder aufgrund allgemeiner Reaktionen des Organismus auf den Gewebsuntergang beim Myokardinfarkt. Mögliche Symptome des stummen Infarktes sind:

- Plötzlicher Blutdruckabfall oder anhaltende Blutdruckerniedrigung
- Rhythmusstörungen bei plötzlich auftretender Herzinsuffizienz, Galopprhythmus
- Unklare Temperaturerhöhungen
- Leukozytose, BKS-Erhöhung
- Erhöhte GOT, GPT, LDH, CK
- Plötzlich neu aufgetretenes perikarditisches Reiben

# Koronare Herzkrankheit: klinisches Bild

Der Verdacht auf einen Infarkt besteht besonders, wenn neben den genannten unspezifischen Befunden, für die sich ansonsten keine Erklärung anbietet, Anzeichen für eine allgemeine Arteriosklerose bestehen, nämlich:

- Arcus lipoides, Xanthelasmen
- Augenhintergrundsveränderungen
- Auffallende Prominenz und Schlängelung der Arteria temporalis
- Zeichen der Zerebralsklerose
- Sklerosegeräusche am Herzen
- Stenosegeräusche über den Karotiden oder den Becken- und Beinarterien
- Abgeschwächte oder aufgehobene periphere Pulse

Außerdem muß bei Vorliegen mehrerer Risikofaktoren schon bei geringem klinischem Verdacht ein Infarkt ausgeschlossen werden.

## Leitsymptome

Trotz des oben gesagten gilt die Angina pectoris als das Leitsymptom des ischämischen Anfalls.
Das Synonym für Angina pectoris ist Stenokardie (übersetzbar mit „Brustenge", Herzbeklemmung; das deutsche Wort „Angst" ist ein Lehnwort aus dem Lateinischen und leitet sich ebenso wie „Angina" vom lateinischen „angere" = beengen ab).
Eigentlich bezeichnet Angina pectoris lediglich das Symptom des schmerzhaften, angstbesetzten Engegefühles der Brust, das hauptsächlich bei KHK, aber auch bei Erkrankungen des Skeletts, der Muskeln und innerer Organe auftreten kann. Häufig wird es jedoch synonym verwandt für das Stadium der KHK, für das es als Symptom typisch ist, nämlich für anfallsweise auftretende Myokardischämien, die zu hypoxisch bedingten, reversiblen Läsionen des Myokards führen und eben dieses Schmerzsymptom hervorrufen.

Folgende Krankheitsbilder werden unter diesem Symptomnamen zusammengefaßt:

*Klassische Angina pectoris vera:*
Auch stabile Angina pectoris genannt, die in der Regel durch Belastung auslösbar ist.

*Angina pectoris gravis:*
Sie ist eine besonders schwere, länger andauernde oder in kürzeren Intervallen auftretende Form der Angina pectoris. Nimmt die Intensität oder Frequenz der Anfälle evtl. bis zum Status anginosus noch weiter zu, bezeichnet man sie auch als drohenden Infarkt oder Präinfarktsyndrom. Es besteht ein fließender Übergang zur instabilen Angina pectoris.

*Instabile Angina pectoris:*
Sie entspricht dem Zwischenstadium zwischen stabiler Angina pectoris und Herzinfarkt bzw. plötzlichem Herztod. Schwere Anfälle mit pektanginösen Schmerzen treten gehäuft auf, schon bei geringster Belastung oder in Ruhe. Gleichzeitig mit den Schmerzen sind ST-Streckenveränderungen sowohl in Form von Hebungen als auch von Senkungen zu beobachten, wodurch elektrokardiographisch oft eine Unterscheidung vom Infarkt unmöglich ist. In 3 % der Fälle sollen der instabilen Angina Koronarspasmen zugrunde liegen.

---

Vor allem bei Zeichen der allgemeinen Arteriosklerose muß bei unklaren Symptomen oder Befunden an einen Infarkt als Ursache gedacht werden, vor allem auch bei Vorliegen eines oder mehrerer Risikofaktoren.

Leitsymptome

Angina pectoris bezeichnet das Symptom der schmerzhaften, angstbesetzten Brustenge, das zwar in erster Linie bei der KHK, aber auch bei anderen Erkrankungen auftreten kann.

Angina pectoris wird oft auch als Bezeichnung für das Stadium der KHK verwendet, für das sie als Symptom typisch ist.

Man unterscheidet:

die klassische oder echte AP, die durch Belastung ausgelöst wird;

die AP gravis, die sich bis zum Status anginosus, zum drohenden Infarkt oder Präinfarktsyndrom steigern kann;

die instabile AP, die bei geringsten Belastungen auftritt und mit ST-Hebungen oder Senkungen einhergeht;

die AP decubitus, die im Liegen auftritt;

die Prinzmetal-Angina, der wahrscheinlich Koronarspasmen zugrunde liegen;

das Syndrom X, bei dem eine AP vorliegt, ohne daß ein pathologischer Befund im Koronarangiogramm nachzuweisen ist;

die Pseudo-Angina-pectoris, die den funktionellen Herzbeschwerden entspricht.

*Angina pectoris decubitus:*
Sie ist eine Sonderform der Angina pectoris vera, die im Liegen auftritt, zumeist bei bestehender Herzinsuffizienz.

*Prinzmetal-Angina, Variant-Angina:*
Bei dieser durch nächtliche Anfälle, Ruheschmerzen und ST-Hebungen gekennzeichneten Krankheit werden Koronarspasmen als Ursache angenommen. Sie ist gegen die Angina pectoris decubitus abzugrenzen, bei der die Anfälle auch im Liegen auftreten und sich im Gegensatz zur Variant-Angina jedoch eine Koronarsklerose nachweisen läßt. Der Name leitet sich vom Erstbeschreiber *Myrion A. Prinzmetal* (am. Kardiologe) ab, der dieser Form der Angina 1959 den Namen „variant type of angina" gab.

*Syndrom X:*
Es handelt sich um eine Angina pectoris vera mit EKG-Veränderungen, aber ohne koronarangiographisch nachweisbare Veränderungen; sie entsteht entweder aufgrund von Koronarspasmen oder aufgrund von Veränderungen der kleinsten Gefäße, die im Koronarangiogramm nicht mehr darstellbar sind ($\leq 0{,}2$ mm).

*Pseudo-Angina-pectoris:*
Hierunter versteht man von einem herzgesunden Patienten zumeist angstvoll erlebte Herzbeschwerden und Herzschmerzen. In der psychiatrischen und psychotherapeutischen Nomenklatur wird das zugrundeliegende Krankheitsbild als Herzneurose, Herzphobie oder Herzangstsyndrom bezeichnet, in der inneren Medizin häufiger als funktionelles kardiovaskuläres Syndrom.
Als Subtypen dieses Krankheitsbildes können das hyperkinetische Herzsyndrom und die paroxysmale Tachykardie abgegrenzt werden, bei denen sich als kardiale Befunde eine Tachykardie bzw. ein erhöhtes Herzzeitvolumen objektivieren lassen.

Für dieses Krankheitsbild existiert noch eine Fülle weiterer Bezeichnungen, z. B.:

– Irritable heart
– Effort-Syndrom
– Da-Costa-Syndrom
– Neurozirkulatorische Dystonie
– Soldier's heart
– Vasoregulatorische Asthenie
– Dyskardie

Die Angina pectoris als Symptom der myokardialen Ischämie kann auch bei relativer Koronarinsuffizienz infolge myokardialer Hypertrophie und bei Anämie auftreten.

Außerdem kann die Angina pectoris als Ausdruck myokardialen Sauerstoffmangels noch auftreten bei:

– der relativen Koronarinsuffizienz infolge einer übermäßigen Hypertrophie der Herzmuskulatur über das kritische Herzgewicht hinaus (z. B. bei Aortenstenose) und
– einer Verminderung von Sauerstoffträgern im Blut, d. h. bei Anämie.

Auch der Thoraxschmerz verschiedenster Genese, manchmal auch als Angina pectoris falsa oder spuria bezeichnet, kann der Angina pectoris ähneln (siehe „Differentialdiagnose des Thoraxschmerzes").

# Koronare Herzkrankheit: Befunde

### Klinische Symptomatik

Im typischen Fall tritt der retrosternale Schmerz nach körperlicher Belastung, seltener nach psychischer Belastung auf. Auch das Einatmen von kalter Luft kann als Auslöser wirken. Häufig sind Angina-pectoris-Anfälle auch in den frühen Morgenstunden zu verzeichnen, da in der vagotonen Phase Pulsfrequenz und Blutdruck abfallen und so der kritische Perfusionsdruck an der stenosierten Stelle der Koronararterie unterschritten wird.

Der Anfall dauert in der Regel eine bis mehrere Minuten. Der Schmerz wird als beklemmend, bohrend, krampfend, drückend oder brennend beschrieben. Nach der Gabe von Nitroglycerin sublingual tritt in der Regel innerhalb einer Minute eine Besserung ein.

Hält der Schmerz länger als 20 Minuten an, ist er unerträglich und mit Todesangst und Vernichtungsgefühl verbunden, strahlt er in die Arme, das Abdomen, die Schultern und den Hals aus, so liegt der dringende Verdacht auf einen Myokardinfarkt vor. Vom Patienten werden – in absteigender Häufigkeit – folgende Beschwerden geäußert:

- Brustschmerz
- Dyspnoe
- Todesangst
- Schweißausbruch
- Kollaps
- Schwindel
- Diarrhoe
- Allgemeine Mattigkeit

Von der klinischen Symptomatik her lassen sich unterscheiden:

- Fälle, in denen der Schmerz vorherrscht
- Fälle, in denen der kardiogene Schock vorherrscht
- Fälle mit ausgeprägtem Lungenödem oder anderen Zeichen der akuten Linksinsuffizienz
- Fälle einer sich langsam entwickelnden oder sich verstärkenden Lungenstauung

In der Praxis treten diese Symptome meist in wechselnder Ausprägung zusammen auf.

## Befunde

### Befunde der körperlichen Untersuchung

Da es keine typischen oder verläßlichen Zeichen der KHK bei der körperlichen Untersuchung gibt, beschränkt sich diese darauf, Zeichen der allgemeinen Arteriosklerose aufzufinden. Wichtig ist vor allem der Gefäßstatus mit Palpation der Pulse und Auskultation der Gefäße. Auch ein Sklerosegeräusch über dem Herzen kann auf eine KHK hindeuten.

### EKG-Veränderungen

Die wichtigste apparative Untersuchungsmethode zur Erfassung der KHK wie auch eines Infarktes ist das EKG. Nur in Ausnahmefällen treten Infarkte im EKG nicht in Erscheinung.

---

*Klinische Symptomatik*

Im typischen Fall tritt der retrosternale Schmerz nach körperlicher oder auch psychischer Belastung auf sowie in der vagotonen Phase der frühen Morgenstunden mit kritischem Blutdruckabfall.

Der Schmerz ist brennend, bohrend, krampfend und dauert eine bis mehrere Minuten. Er bessert sich in der Regel nach Nitrogabe.

Bei länger andauernden Schmerzen mit Vernichtungsgefühl und Ausstrahlung in Abdomen, Schultern oder Hals muß ein Infarkt ausgeschlossen werden.

Folgende Symptome können vorherrschend sein:
Schmerz, Schock, Herzinsuffizienz, Lungenstauung.

*Befunde*

*Körperliche Untersuchung*

Verläßliche körperliche Untersuchungsbefunde für die KHK gibt es nicht. Wichtig sind allgemeine Zeichen der Arteriosklerose.

*EKG-Veränderungen*

Die Angina pectoris bewirkt allenfalls im Anfall EKG-Veränderungen. Ansonsten gelingt ihr Nachweis am

Häufiger jedoch mißlingt der Nachweis einer KHK im Stadium der reversiblen Myokardischämie. Hier zeigen sich allenfalls im Anfall EKG-Veränderungen, im Intervall tritt die KHK, zumindest im Ruhe-EKG, nicht in Erscheinung.

**Sensitivität und Spezifität des EKGs**

Eine Koronarsklerose mit einer Verengung der Arterien von weniger als 70 % bedingt weder klinische Symptome noch elektrokardiographische Veränderungen. Insofern eignet sich das Ruhe-EKG nicht zur Früherkennung der KHK.
Bei einer manifesten KHK mit Angina pectoris lassen sich flüchtige EKG-Veränderungen nur während des Anfalles erfassen, im Ruhe-EKG sind in maximal 50 % der Fälle Veränderungen zu erkennen. Dabei handelt es sich in erster Linie um Störungen der Erregungsrückbildung, d. h. um ST-Streckensenkungen und T-Negativierungen. Daraus ist zu folgern, daß 50 % der Ruhe EKGs falsch negativ sind. Wegen ST-Streckensenkungen anderer Ursache (Digitalis, Myokarditis) ist mit einem gewissen Anteil falsch positiver Ergebnisse zu rechnen. Das Ruhe-EKG ist also weder sensitiv noch spezifisch für die KHK.
Die Sensitivität des Belastungs-EKGs ist wesentlich höher, nämlich nahezu 80 %. Bei Betrachtung der nur unter Belastung, d. h. nicht in Ruhe auftretenden ST-Senkungen ist auch die Spezifität recht hoch, nämlich 90–95 %.
Bei Frauen ist das Belastungs-EKG (wahrscheinlich aufgrund der geringeren Muskelmasse) oft falsch negativ, d. h., ein unauffälliges Belastungs-EKG schließt eine KHK nicht aus.
Bei Männern zwischen 50 und 60 ist bei Vorliegen von Risikofaktoren und typischer Klinik die Diagnose einer KHK so wahrscheinlich, daß ein Belastungs-EKG – wie auch immer es ausfallen mag – daran wenig ändert.

**EKG bei Angina pectoris**

*Ruhe-EKG*

Am häufigsten treten ST-Senkungen auf, überwiegend in den Ableitungen I und II sowie in den linkspräkordialen Ableitungen. T ist abgeflacht, isolektrisch oder präterminal oder seltener terminal negativ.
Dabei muß aber darauf hingewiesen werden, daß ST-Senkungen und T-Negativierungen auch viele andere Ursachen haben können. Sie werden auch als unspezifische ERBS (Erregungsrückbildungsstörungen) bezeichnet und können u. a. beruhen auf:

- Infekten,
- Allergischer, toxischer und rheumatischer Myokarditis,
- Digitalis-Medikation,
- Elektrolytstörungen, vor allem Hypokaliämie.

*Belastungs-EKG*

Zur Durchführung des Belastungs-EKGs wird am häufigsten das Fahrradergometer verwandt. Dabei werden EKG und Blutdruck laufend überwacht. Es ist wichtig, daß man durch stufenweise Steigerung der Belastung Veränderungen im EKG rechtzeitig erkennt und den Patienten vor Überlastung bewahrt. Die Anwesenheit eines Arztes ist in jedem Falle erforderlich. Intubationsbesteck und Defibrillator müssen verfügbar sein!

---

ehesten im Belastungs-EKG.
Bei einem Infarkt sind nahezu immer EKG-Veränderungen registrierbar.

Sensitivität und Spezifität des EKGs

Das Ruhe-EKG hat eine geringe Sensitivität sowohl bezüglich der klinisch stummen KHK als auch der Bestätigung einer KHK bei Angina-pectoris-Beschwerden.

Wegen möglicher ST-Senkungen nichtischämischer Ursache hat es auch eine geringe Spezifität.
Das Belastungs-EKG hat eine hohe Spezifität und eine Sensitivität von 80 %.

EKG bei Angina pectoris

Ruhe-EKG

Die typischen Zeichen im Ruhe-EKG sind die ST-Senkung, vor allem linkspräkordial, und die T-Abflachung oder T-Negativierung.

Belastungs-EKG

Beim Belastungs-EKG, das unter ärztlicher Aufsicht durchgeführt werden muß, sind viele absolute und relative Kontraindikationen zu beachten. Defibrillator und Intubationsbesteck müssen griffbereit sein.

# Koronare Herzkrankheit: EKG

Bei schwerer Angina pectoris und frischem Infarkt ist das Belastungs-EKG kontraindiziert. Außerdem gibt es eine ganze Reihe weiterer absoluter und relativer Kontraindikationen (s. auch S. 30).

Die Kriterien der Koronarinsuffizienz im Belastungs-EKG sind: ST-Senkung um 0,05–0,1 mV oder mehr in I oder II oder in mindestens einer Brustwandableitung um 0,1–0,2 mV bei horizontal gestrecktem oder deszendierendem Verlauf. Langsam aszendierende ST-Senkungen (d. h. 80 ms nach dem I-Punkt noch bestehende Senkung bei aszendierendem Verlauf der ST-Strecke) sind häufiger falsch positiv als o. g. Veränderungen, erhöhen jedoch die Sensitivität.

Isolierte T-Negativierungen bei zuvor positivem T sind nicht pathologisch, wohl aber das Positivwerden zuvor negativer T mit ST-Hebungen bei zuvor abgelaufenem Infarkt (das vorige Infarktbild entsteht wieder).

Von größter Bedeutung ist eine Angina-pectoris-Symptomatik auch ohne ST-Veränderungen.

Manchmal zeigt das EKG erst 3 Minuten nach Belastungsende die entsprechenden Veränderungen.

Die Belastung muß abgebrochen werden bei:

- ST-Senkung über 0,2 mV
- gehäuften, polytopen oder früh einfallenden Extrasystolen
- gehäuften supraventrikulären Extrasystolen oder einer supraventrikulären Tachykardie
- schweren Überleitungsstörungen
- QRS-Verbreiterungen und Schenkelblock

## Infarkt im EKG

*Infarktzeichen*

Bei Infarkt kann man elektrokardiographisch 4 Stadien unterscheiden:

- Initialstadium (Minuten bis Stunden)
- Frisches Stadium (2–10 Tage)
- Folgestadium (2–3 Monate)
- Endstadium (auf Dauer)

*Initialstadium:* Bisweilen zeigt sich unmittelbar nach Infarkteintritt bei unverändertem QRS eine hochgradige ST-Senkung, oder es findet sich eine gleichschenklige, spitzwinklige T-Negativität, manchmal auch schmalbasige, sehr hohe T-Zacken (sog. Erstickungs-T) (Abb. 40a).

Oft ist in diesem Stadium noch keine Entscheidung möglich, ob es sich um einen schweren Angina-pectoris-Anfall oder um das allererste Infarktstadium handelt.

*Frisches Stadium:* In diesem Stadium ist neben ST und T auch QRS verändert. Manche Patienten zeigen von vornherein dieses Stadium. ST ist angehoben oder kann mit T zu einer einheitlichen monophasischen Deformierung verschmolzen sein, oder aber T sitzt dachreiterartig der ST-Hebung auf (T-en-dôme) (Abb. 40b). Es finden sich ein R-Verlust und QS-Komplex über dem Infarktgebiet.

*Reaktives Folgestadium:* ST ist isoelektrisch, T gleichschenklig spitz terminal negativ. Manchmal zeigt sich eine breite TU-Verschmelzungswelle (Abb. 40c).

---

*Marginalien:*

Die Kriterien einer Koronarinsuffizienz im EKG sind: ST-Senkung ≥ 0,05–0,1 mV in I oder II oder 0,1–0,2 mV in einer Brustwandableitung.

Abbruchkriterien

Infarkt im EKG

Infarktzeichen

Man unterscheidet Initialstadium, frisches Stadium, Folge- und Endstadium.

Das Initialstadium zeigt das schmalbasige, hohe Erstickungs-T.

Das frische Stadium zeigt die monophasische Deformierung des Kammerkomplexes mit dem T-en-dôme.

Das Folgestadium zeigt spitz negative T.

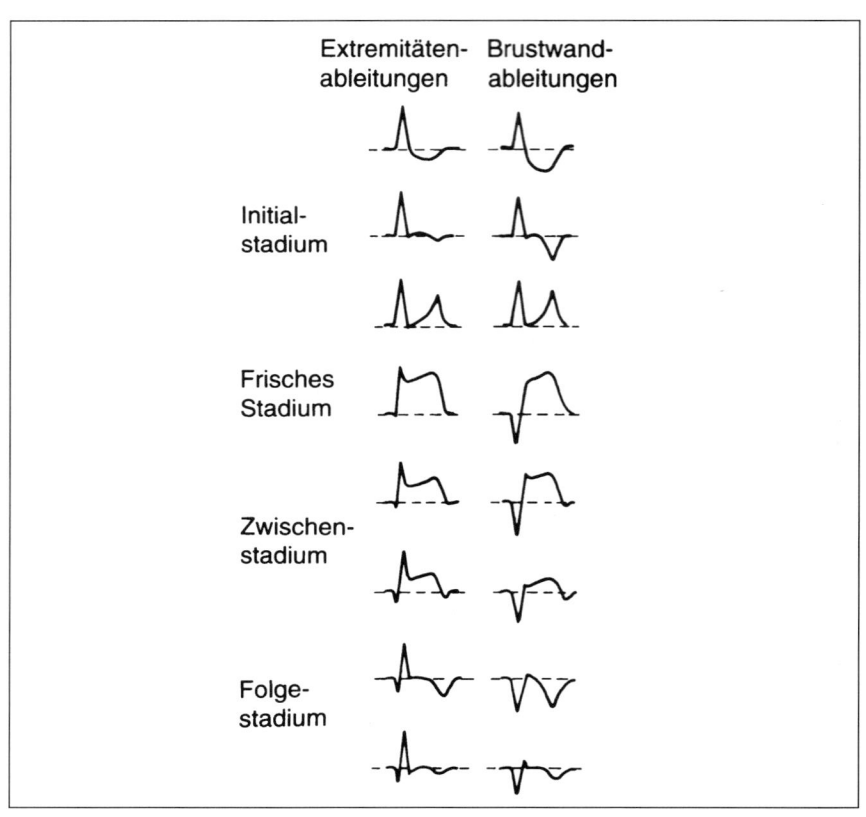

**Abb. 40 Infarktzeichen im EKG.**
a) Initialstadium, b) frisches Stadium, c) relatives Folgestadium, d) Endstadium.

*Endstadium:* Während sich der Endteil wieder normalisieren kann, bleibt die QRS-Veränderung als Ausdruck der Vernarbung bestehen. Charakteristisch ist das Infarkt-Q, das die endgültige Nekrose aufzeigt. Es muß 25 % der Höhe des größten R in den Extremitätenableitungen betragen, auf 0,04 s verbreitert und in mindestens 3 Ableitungen nachweisbar sein. Ferner kann ein reiner QS-Komplex vorliegen.

Dem Q in den Extremitätenableitungen entspricht der R-Verlust in den präkordialen Ableitungen (Abb. 40d).

Eine persistierende ST-Erhöhung spricht für ein Aneurysma. Dies ist um so wahrscheinlicher, in je mehr Ableitungen die ST-Hebung besteht.

*Infarkttypen*

Folgende Infarkttypen lassen sich elektrokardiographisch abgrenzen (Abb. 41):

## Röntgenbefund

Die Röntgenuntersuchung ist eine unerläßliche Maßnahme. Sie gibt Aufschluß über die Herzgröße und eine eventuelle Lungenstauung und trägt zur Klärung differentialdiagnostischer Erwägungen bei. Ein sicherer Hinweis auf das Vorliegen einer allgemeinen Arteriosklerose ist eine ektatische Aorta mit Kalksichel.

---

*Marginalien:*

Das Endstadium zeigt das Infarkt-Q, das ≥ 0,04 s ist und in mindestens 3 Ableitungen nachweisbar sein muß. Es können auch reine QS-Komplexe vorliegen.

Dem Q in den Extremitätenableitungen entspricht der R-Verlust in den Brustwandableitungen.

Eine persistierende ST-Hebung spricht für ein Aneurysma.

Röntgenbefund

Die Röntgenaufnahme des Thorax ist auch bei der Diagnostik der KHK unerläßlich.

| Lokalisation | EKG-Zeichen in | Betroffener Ast |
|---|---|---|
| Vorderwand | I, aVL, $V_2 - V_4$ | RIA |
| Hinterwand posterioinferior | III | RIP |
| Supraapikal anteroseptal | $V_2 + V_3$ | RC |
| Apikal | $V_3 + V_4$ | RIA |
| Anterolateral | $V_4 + V_5$ | RD |
| Posterolateral | $V_6$ | RMS |
| Posteroinferor | III, aVF | RMD |

RIA = Ramus interventricularis anterior
RIP = Ramus interventricularis posterior
RC = Ramus communicans
RD = Ramus diagonalis
RMS = Ramus marginalis sinister
RMD = Ramus marginalis dexter

**Abb. 41 Infarkttypen im EKG.**

## Echokardiographie

Echokardiographie

Funktionsstörungen des Myokards erscheinen als Hypokinesien.

Echokardiographisch lassen sich Funktionsstörungen des Myokards als Hypokinesien erkennen, ebenso Aneurysmata, Sehnenfädenabrisse und Thromben.

## Laboruntersuchungen

Laboruntersuchungen

### Laborparameter bei der KHK

Laborparameter bei der KHK

Die Labordiagnostik kann eine Angina pectoris nicht bestätigen, sie kann lediglich Risikofaktoren aufzeigen.

Da bei der Angina pectoris allenfalls Herzmuskelgewebe in geringem Umfang zugrunde geht, ist keine oder lediglich eine flüchtige Erhöhung der Herzmuskelenzyme (CK, LDH, GOT) zu erwarten. Somit ist die wichtigste Aufgabe der Laboruntersuchung die Erkennung der atheroskleroseférdernden Risikofaktoren:

- Hyperlipoproteinämie und -cholesterinämie
- Diabetes mellitus
- Erhöhte Harnsäure
- Aufdeckung einer Anämie, Polyglobulie, Hypoxämie, die Manifestationsfaktoren einer KHK sein können.

### Labordiagnostik des Infarktes

Labordiagnostik des Infarktes

Die Bestimmung der Enzyme CK und LDH sowie deren Isoenzyme CKMB und HBDH ist spezifisch und sensitiv für den Myokardinfarkt.
Der Aktivitätsanstieg der Enzyme CPK, LDH, GOT ist von der Infarkt-

Die Bestimmung der „Herzenzyme" CK, LDH und GOT ist sehr sensitiv für den Myokardinfarkt, die Bestimmung der Isoenzyme CKMB, HBDH und die Ermittlung des GOT/GPT-Quotienten macht die Labordiagnostik zusätzlich sehr spezifisch.
Die Enzyme CPK, GOT und LDH, die ausnahmsweise auch bei sehr schweren Anfällen von Angina pectoris erhöht sein können, sind in der Regel nur beim Zell-

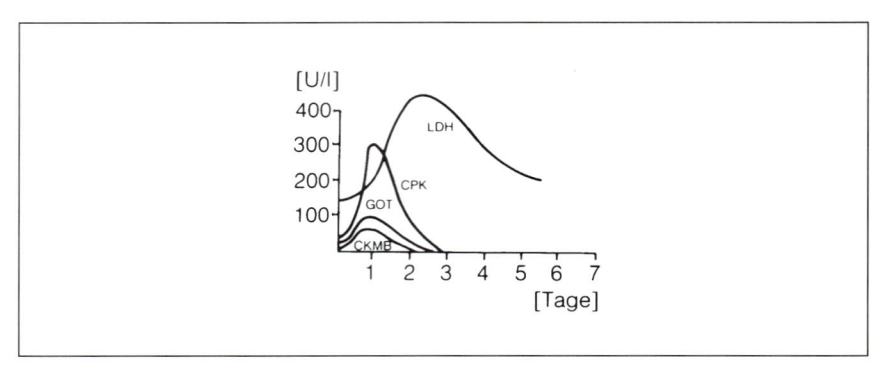

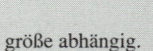

**Abb. 42** Enzymverlauf nach frischem Herzinfarkt.

untergang, also beim Infarkt, erhöht. Der Anstieg der Enzyme hängt von der Größe des untergegangenen Muskelbezirkes ab.

Innerhalb von 2–3 Stunden nach akutem Myokardinfarkt steigt die herzspezifische CKMB an. Dieses Enzym ist weitgehend myokardspezifisch; es erreicht seinen Höhepunkt nach etwa 36 Stunden. Auch die GOT steigt nach 4–6 Stunden an, mehr als die GPT, ebenso nach 8–10 Stunden die LDH mit ihrem myokardspezifischen Isoenzym HBDH (Abb. 42).

Wichtig sind also bei Verdacht auf Infarkt:

1. Bestimmung der Gesamt-CK mit Anteil der CKMB an der Gesamt-CK. Liegt dieser über 6 %, ist ein myokardialer Ursprung anzunehmen.
2. Bestimmung der LDH: Dieses ist ein ubiquitäres Enzym, das bei jedem Zellzerfall ins Serum gelangt. Wichtig sind die isolierte Bestimmung des $LDH_1$-Isoenzyms (HBDH), das relativ myokardspezifisch ist, und der Quotient LDH/HBDH, der bei myokardialer Herkunft der Enzyme < 1,3 sein sollte.
3. Bestimmung der GOT ist nicht organspezifisch, sie zeigt jedoch einen größeren Zelluntergang an. Bei Schädigungen der Leber ist die dort vermehrt vorhandene GPT stärker erhöht als die GOT.

## Myokardszintigraphie

Die Myokardszintigraphie hat sich gut bewährt zum Aufdecken von myokardialen Minderperfusionen. Sensitivität und Spezifität liegen zwischen 60 und 100 %. Mit dieser Methode sind auch eine Infarktlokalisation und eine Infarktgrößenbestimmung möglich. In der Reperfusionsphase kann zwischen ischämischem Bezirk und Narbe unterschieden werden (s. auch S. 35).

## Koronarangiographie

### Stellenwert

Die Koronarangiographie ist die sicherste Methode zur Diagnose der KHK. Durch die selektive Kontrastmittelfüllung der rechten und linken Kranzarterie lassen sich Gefäße mit einem Innendurchmesser bis 0,2 mm darstellen. In kardiologischen Zentren liegt heute das Risiko des letalen Zwischenfalles unter 1 ‰. Neuerdings dient sie auch dem Einsatz der intrakoronaren Lysetherapie. Falls notwendig, kann in gleicher Sitzung die Dilatation durchgeführt werden.

# Koronare Herzkrankheit: Differentialdiagnose

### Durchführung

Mit der Methode nach Sones wird der Katheter in die freigelegte Arteria brachialis eingeführt, mit der Methode nach Judkins wird der Katheter über die Arteria femoralis vorgeschoben. Dabei wird heute immer routinemäßig eine Ventrikulographie angeschlossen, die wertvolle Erkenntnisse über die Kinetik des linken Ventrikels, dessen Wandstärke, Volumen und Auswurfleistung liefert.
Zur Kreislaufkontrolle und zur Kontrolle des hämodynamischen Verlaufs des Infarktes stößt man mit dem Katheter über einen venösen Zugang in das Pulmonalklappengebiet vor und kann so den PC-Druck bestimmen (s. auch S. 38).

*Durchführung*

*Nach Einführung des Katheters über eine periphere Arterie wird neben der Koronarangiographie eine Ventrikulographie durchgeführt.*

### Indikationen

*Absolute Indikationen* für die Herzkatheteruntersuchung sind (mit dem Ziel einer notfallmäßigen PTA oder Bypass-Operation):

– Instabile Angina pectoris
– Präinfarktsyndrom (Crescendo-Angina)
– Therapierefraktäre stabile Angina pectoris

*Relative Indikationen* sind:

– Typische Angina pectoris mit Ischämiereaktionen unter Belastung
– Ischämiereaktion unter Belastung ohne Angina pectoris
– Asymptomatische Patienten mit Zustand nach Myokardinfarkt
– Patienten mit operationsbedürftigen Vitien
– Differentialdiagnostische Abgrenzung einer primären Kardiomyopathie von der KHK
– Mehrdeutige EKG-Veränderungen bei asymptomatischen Patienten
– Uncharakteristische Herzbeschwerden zum Ausschluß einer KHK
– Kontrollangiographie nach Bypass
– Verdacht auf Herzwandaneurysma
– Ungeklärte Fälle von Kardiomegalie und Herzrhythmusstörungen
– Rechtsherzhypertrophie mit Angina pectoris

*Indikationen*

*Absolute Indikationen*

*Relative Indikationen*

Eine Herzkatheterisierung kann auch im frischen Infarktstadium indiziert sein, einerseits um wesentliche Kreislaufparameter auf dem Monitor sichtbar zu machen, andererseits um die Indikation zur lokalen oder systemischen Lyse oder auch zur Dotterung zu stellen (Abb. 43).

*Auch beim frischen Infarkt kann die Herzkatheteruntersuchung zur Bestimmung wichtiger Kreislaufparameter indiziert sein.*

## Differentialdiagnose

*Differentialdiagnose*

> **Merke:**
> Etwa ein Drittel der Patienten, die mit der Diagnose des akuten Thoraxschmerzes zur stationären Aufnahme gelangen, haben einen Myokardinfarkt, etwa ein Drittel einen Angina-pectoris-Anfall, das restliche Drittel leidet unter Thoraxschmerzen anderer Ursache.

Bedeutsam im Hinblick auf die Differentialdiagnose des plötzlichen Thoraxschmerzes sind typische Situationen, in denen ein Angina-pectoris-Anfall auftritt, so z. B. bei körperlicher oder psychischer Belastung, beim Einatmen von kalter

*Angina pectoris als Ausdruck der Myokardischämie tritt bei Belastung, nach schweren Mahlzeiten oder auch*

## Linksventrikuläre Angiographie

|  | Normal | Hypo-kinesie | Akinesie | Dys-kinesie | Aneu-rysma |
|---|---|---|---|---|---|
| 1. Anterobasal | X |  |  |  |  |
| 2. Anterolateral | X | X |  |  |  |
| 3. Apikal |  | X |  |  |  |
| 4. Diaphragmal |  | X | X |  |  |
| 5. Posterobasal |  | X | X |  |  |
| 6. Septal |  | X |  |  |  |
| 7. Posterolateral |  | X |  |  |  |

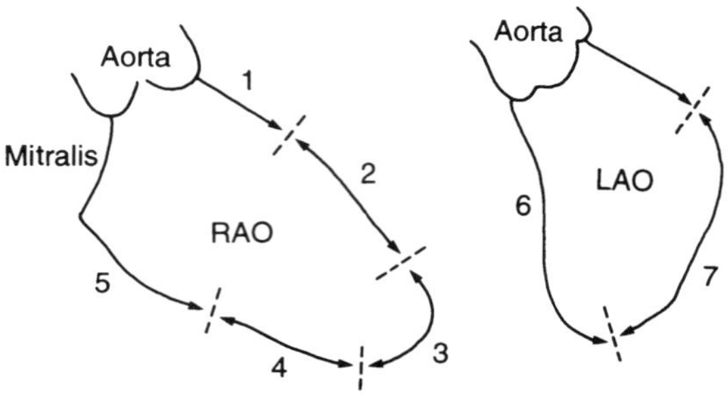

## Koronarangiographie

Rechte Koronararterie    Ramus interventricularis anterior 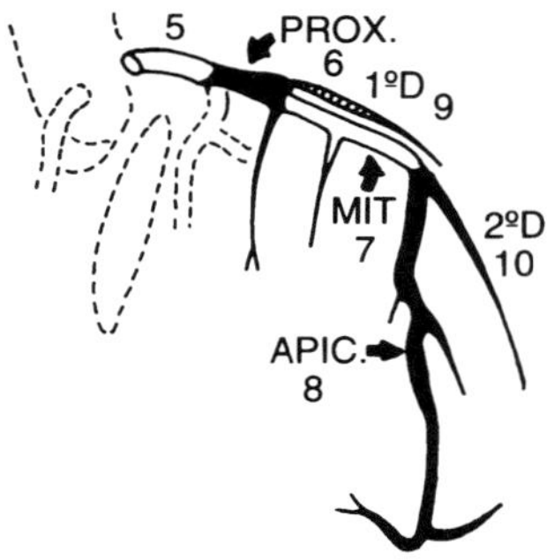    Ramus circumflexus

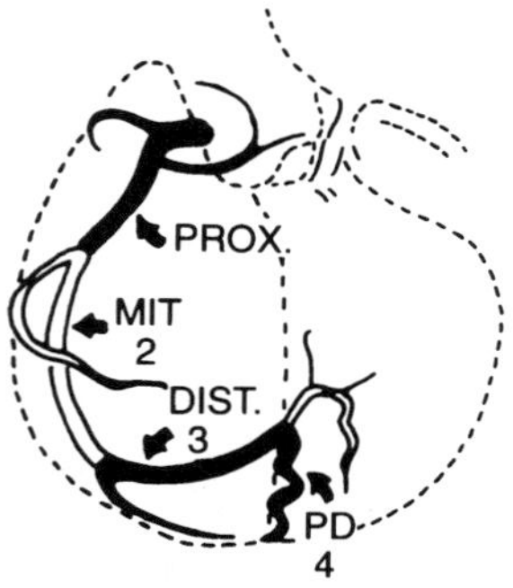

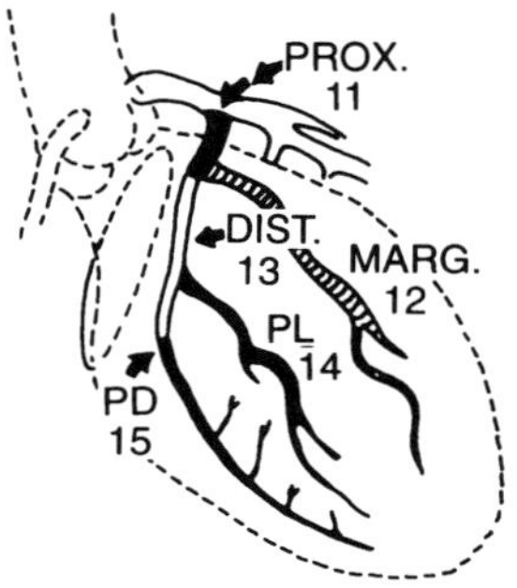

| Arterie |  | unauf-fällig | klein | Abgabe von Kollat. | Stenose 25% | 50% | 75% | 90% | angefärbt durch Kollat. | 99% | 100% | mögl. Bypass | mögl. Dilatation | nicht vorhanden |
|---|---|---|---|---|---|---|---|---|---|---|---|---|---|---|
| Rechte | 1 |  |  |  | X |  |  |  |  |  |  | ▨ |  |  |
|  | 2 |  |  |  |  |  |  |  |  |  | X | ▨ |  |  |
|  | 3 |  |  |  |  |  | X |  |  |  |  |  |  |  |
|  | 4 |  |  |  |  |  | X |  |  |  |  |  | X |  |
| Stamm | 5 |  |  |  | X | X |  |  |  |  |  | ▨ | ▨ |  |
| RIVA | 6 |  |  |  |  | X |  |  |  |  |  | ▨ |  |  |
|  | 7 |  |  |  |  |  |  |  |  | X |  | X |  |  |
|  | 8 |  |  |  |  |  |  |  | X |  |  | X |  |  |
|  | 9 | X |  |  |  |  |  |  |  |  |  |  |  |  |
|  | 10 |  | X |  |  |  |  |  |  |  |  |  | X |  |
| CIRC | 11 | X |  |  |  |  |  |  |  |  |  | ▨ |  |  |
|  | 12 | X |  |  |  |  |  |  |  |  |  |  |  |  |
|  | 13 |  |  |  |  |  | X |  |  |  |  | ▨ |  |  |
|  | 14 | X |  |  |  |  |  |  |  |  |  |  | X |  |
|  | 15 | X |  |  |  |  |  |  |  |  |  |  |  |  |

Ausgel. Versorgungstyp ☐    Rechtsversorgungstyp ☐    Linksversorgungstyp ☐    Koronarkalk ☐

Bemerkungen:

**Abb. 43** Koronarangiographie-Protokoll.

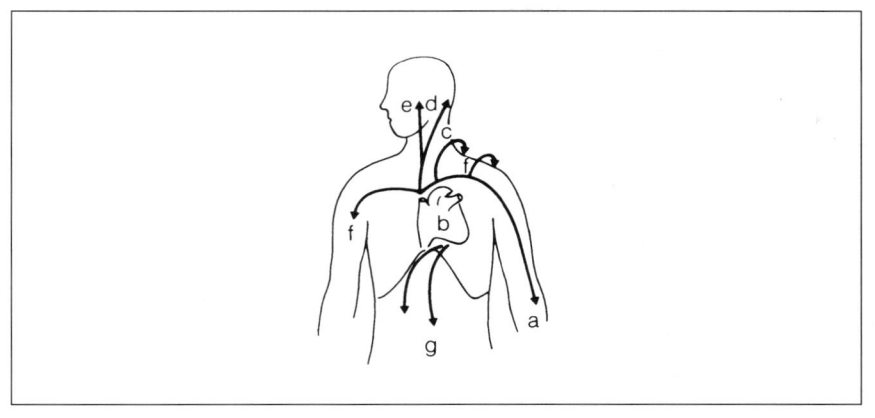

# Koronare Herzkrankheit: Differentialdiagnose

**Abb. 44 Lokalisation und Ausstrahlung des Schmerzes beim Infarkt. Die Buchstaben geben die Häufigkeit der entsprechenden Ausstrahlung in absteigender Reihenfolge an.**

Luft oder nach reichlichen Mahlzeiten. Pektanginöse Beschwerden treten auch häufig in den frühen Morgenstunden im Bett auf. In der vagotonen Phase reichen der Puls- und Blutdruckabfall aus, um eine kritische Schwelle der Koronardurchblutung zu unterschreiten.

Typisch für das klassische Bild einer Angina pectoris ist der retrosternale Schmerz mit Ausstrahlung in den linken Arm. Der Anfall dauert in der Regel nur eine bis wenige Minuten. Der Schmerz wird als beklemmend, krampfartig, bohrend, brennend oder drückend beschrieben. Nach der Gabe von schnellwirkenden Nitraten (Nitroglycerin oder ISDN) verschwinden die schmerzhaften Beschwerden innerhalb einer Minute. (Jedoch können sich auch Schmerzen, ausgehend von einer Gallenkolik, nach Nitratgabe bessern.)

Das prompte Ansprechen auf Nitrate ist differentialdiagnostisch zur Abgrenzung gegen den Infarkt wichtig, ebenso die zeitliche Dauer des Anfalles. Ein Schmerzanfall, der länger als 10 Minuten anhält, erweckt den Verdacht auf einen Myokardinfarkt. Dauern die Schmerzen länger als 20 Minuten, ist ein Infarkt mit Sicherheit anzunehmen.

## Organische versus funktionelle Herzbeschwerden

Der Patient zeigt den *organischen Herzschmerz* in der Regel mit der ganzen Hand diffus im Brustraum an. Er ist wegen der starken Schmerzen wortkarg.

Der Herzschmerz aufgrund *funktioneller Störungen* wird vom Patienten eher punktförmig, an der Herzspitze lokalisiert, beschrieben. Diese Patienten sind eher redselig, ausschweifend, aggravierend und beschreiben dumpfe, unbestimmte Schmerzen oder Herzstiche, die Stunden oder Tage bestehen und sich bei körperlicher Belastung bessern.

Die Fortleitung des Schmerzes erfolgt durchaus nicht immer kontinuierlich. Der durch den Infarkt ausgelöste Schmerz kann nur in der Schulter, im linken Arm, im linken Ellenbogengelenk oder im linken Handgelenk lokalisiert sein (Abb. 44).

Der abdominale Schmerz tritt in erster Linie beim Hinterwandinfarkt auf.

## Differentialdiagnose des Thoraxschmerzes

Im folgenden sind solche Symptomenkomplexe zusammengestellt, die als nicht koronar bedingte, in der Herzgegend schmerzauslösende Faktoren in Frage kommen.

---

in vagotonen Ruhephasen auf.

Der Schmerz ist krampfartig, bohrend, dauert eine bis wenige Minuten an und wird hinter dem Sternum lokalisiert. Er spricht prompt auf Nitrate an.

Der Infarktschmerz dauert mehrere Minuten und spricht nicht auf Nitratgabe an.

Herzbeschwerden

Der organisch Kranke ist eher still und beschreibt den Schmerz diffus. Der Patient mit funktionellen Beschwerden beschreibt einen punktförmigen, gut lokalisierbaren Schmerz

Lokalisation
Der abdominale Schmerz tritt vor allem beim Hinterwandinfarkt auf.

Differentialdiagnose des Thoraxschmerzes
Der Thoraxschmerz kann viele Ursachen haben:

| | |
|---|---|
| HWS-/BWS-Syndrom | *Zervikalsyndrom, Schulter-Arm-Syndrom, BWS-Syndrom*<br>Extreme Bewegungen des Kopfes führen zur Schmerzauslösung. Schulter und Nackenmuskulatur sind verspannt, die Beweglichkeit im Schultergelenk ist schmerzhaft eingeschränkt. |
| Tieze-Syndrom | *Tieze-Syndrom*<br>Schwellung und Schmerzempfindlichkeit der Gelenke zwischen Rippen und Rippenknorpel. Diese Schmerzpunkte sind typisch und vermutlich Ausdruck einer reaktiven Arthritis dieser Gelenke. |
| Roemheld-Syndrom | *Roemheld-Syndrom*<br>Herzschmerzen, ausgelöst durch Blähungen oder Spasmen des Magens oder des Dickdarms. Sie kommen mechanisch durch die Hochdrängung des Zwerchfells oder über vegetative Reflexe zustande. |
| Rhythmusstörungen | *Herzrhythmusstörungen*<br>Tachykarde Zustände wie Tachyarrhythmien, gehäufte Extrasystolen sowie kurzdauernde Anfälle von paroxysmalen supraventrikulären Tachykardien können anginöse Herzbeschwerden verursachen. |
| Hypertone Krise | *Hypertone Krise* |
| Neurologische Erkrankungen | *Erkrankungen des Nervensystems*<br>Tabes, Tumoren und Metastasen des ZNS, Interkostalneuralgien. |
| Herpes zoster | *Herpes zoster* |
| Lungen- und Mediastinalerkrankungen | *Erkrankungen der Lunge und des Mediastinums*<br>Lungenembolie, Cor pulmonale, Pleuritis, Spontanpneumothorax, Mediastinalemphysem.<br>Tumoren, Metastasen, Dermoidzysten, Pneumonien. |
| Erkrankungen des Zwerchfells | *Erkrankungen des Zwerchfells*<br>Hernien, diaphragmale Pleuritis. |
| Erkrankungen des Ösophagus | *Erkrankungen des Ösophagus*<br>Refluxösophagitis, Divertikel, Spasmen, Strikturen, Fremdkörper, Karzinom. |
| Erkrankungen des Verdauungstraktes | *Erkrankungen des Verdauungstraktes*<br>Ulcus ventriculi et duodeni, Magenkarzinom, Kolonspasmen, Kolonerkrankungen, Erkrankungen der Gallengänge, der Leber, Gallenkolik, Pankreatitis. |
| Erkrankungen des Herzens | *Erkrankungen des Herzens*<br>Angeborene und erworbene Herzfehler, Perikarditis, Myokarditis, Hypertensionsherz, vor allem in der hypertonen Krise. |
| Erkrankungen der Gefäße | *Erkrankungen der Aorta und der großen Gefäße*<br>Aneurysma der Aorta verschiedenster Genese, Mesaortitis luica, Aneurysma dissecans. |

# Therapie der KHK

## Therapie der Arteriosklerose

### Therapie im Sinne der Primärprävention

Die Primärprävention entspricht der Ausschaltung der Risikofaktoren. Vermeidbare Risikofaktoren sind Zigarettenrauchen, Übergewicht und Einnahme von östrogenhaltigen Kontrazeptiva; beeinflußbare Risikofaktoren sind Blutzuckerspiegel, Hypertension, Blutfettspiegel und Harnsäurespiegel; nicht beeinflußbar sind Geschlecht und erbliche Veranlagung.

### Sekundärprävention der Arteriosklerose

Die Sekundärprävention besteht in der Verhinderung des Fortschreitens der Arteriosklerose, evtl. auch in ihrer Reversibilität. In bestimmten Stadien ist die Arteriosklerose tatsächlich reversibel. Das wird durch eine Reihe von Beobachtungen am Menschen belegt, nämlich durch die Rückbildung sichtbarer Cholesterineinlagerungen in der Haut, wie z. B. Sehnenxanthomata, durch EKG und Koronarangiographie belegte Rückbildung im Bereich der Koronarien sowie der Oberschenkelarterien.

Auch die Sekundärprävention besteht im wesentlichen in der Ausschaltung der Risikofaktoren, nämlich durch allgemeine Maßnahmen wie Gewichtsreduktion zur Normalisierung der Blutfettwerte und zur Senkung des Blutdrucks sowie des Blutzuckerspiegels, Ernährungsumstellung zur Senkung des Harnsäurespiegels, Reduktion des Fettverzehrs, Auswahl der richtigen Fette, Senkung des Verbrauchs an Zucker und Alkohol und erhöhte körperliche Betätigung.

## Medikamentöse Therapie der KHK

Die medikamentöse Behandlung der KHK hat mehrere Ziele:

1. Die *symptomatische Behandlung der Angina pectoris,* also die Beseitigung des präkordialen Schmerzes und Engegefühles.
2. Das *Durchbrechen des Circulus vitiosus,* wie er bei der KHK entsteht, nämlich Minderversorgung eines Myokardareals mit nachfolgendem Schmerz, Adrenalinausschüttung und Beeinträchtigung der Kontraktilität sowie nachfolgender erhöhter diastolischer Vorspannung, die wiederum zu einem erhöhten Sauerstoffverbrauch des Myokards führt, was das mindervorsorgte Areal vergrößert bzw. den Grad der Minderversorgung erhöht. Dies kann bis zum Infarkt führen. Eine Durchbrechung dieses Circulus wirkt also nicht nur symptomlindernd, sondern verhindert ein weiteres Fortschreiten der diffusen Myokardverschwielung bzw. die Ausbildung einer Nekrose. Das gleiche gilt für die Anfallsprophylaxe.

> **Merke:**
> Zur Anfallsunterbrechung stehen die Nitrate, im Fall der Prinzmetal-Angina Kalziumantagonisten, besonders Nifedipin, zur Verfügung.
> Zur Anfallsprophylaxe werden Nitrate, Betablocker, Molsidomin, Kalziumantagonisten und neuerdings auch ACE-Hemmer eingesetzt.

---

*Marginalien:*

Therapie der KHK

Therapie der Arteriosklerose

Primärprävention

Die Primärprävention der Arteriosklerose besteht in der Ausschaltung von Risikofaktoren bereits vor der Krankheitsentstehung.

Sekundärprävention

Durch die Sekundärprävention werden Risikofaktoren nach Krankheitseintritt beseitigt, mit dem Ziel der Verlangsamung der Progression oder gar der Regression.

Medikamentöse Therapie der KHK

Therapieziele:

Schmerzbekämpfung

Durchbrechen des pathophysiologischen Circulus vitiosus

Es wird auch eine große Zahl von Kombinationspräparaten angeboten, in denen neben anderen Stoffen Benzodiazepine oder Barbiturate enthalten sind. Ihre Verordnung verstößt gegen mehrere Grundsätze der Pharmakotherapie, nämlich: Sedativa und Hypnotika nie ohne strenge Indikation, nie länger als 3 Wochen, nie als Kombinationspräparat.

3. Die Behandlung der durch die KHK bewirkten Herzinsuffizienz (s. entsprechendes Kapitel).

4. Die Behandlung der im Rahmen der KHK auftretenden Herzrhythmusstörungen (s. entsprechendes Kapitel).

5. Reinfarktprophylaxe mit Antikoagulanzien und Thrombozytenaggregationshemmern

## Symptomatische Therapie der Angina pectoris

Eine rein symptomatische Schmerztherapie kommt eigentlich nur beim akuten Myokardinfarkt und bei schweren Anfällen von Angina pectoris, die durch Nitrokörper nicht vollständig kupiert werden können, in Frage. Sie wird mit morphinartigen Analgetika in Kombination mit Neuroleptika oder Anxiolytika durchgeführt (s. a. Kap. „Therapie des akuten Infarktes", S. 212).

## Durchbrechung des Circulus vitiosus im Angina-pectoris-Anfall und Anfallsprophylaxe

*Nitrate*

*Definition*
Unter „Nitrate" faßt man im medizinischen Sprachgebrauch heute in ihrer chemischen Struktur unterschiedliche, therapeutisch aber gleich wirksame Verbindungen zusammen, die die Nitrogruppe $NO_2$ enthalten. Am wichtigsten sind die Nitrate, d. h. die Salze der Salpetersäure, ferner das Isosorbiddinitrat, ein Ester aus Sorbit und Salpetersäure, sowie das Isosorbid-5-Nitrat, das Mononitrat aus Sorbit und Salpetersäure.

*Anwendung*
Nitrate können, wie bereits erwähnt, zur Anfallsdruchbrechung und zur Dauertherapie eingesetzt werden.

*Wirkungsmechanismus*
Die Grundwirkung aller Nitrate ist die Relaxation der gesamten glatten Muskulatur des Körpers.

*Wirkungsprinzip bei KHK*
Folgende Einzelwirkungen ergänzen sich zur therapeutischen Gesamtwirkung bei der KHK:

– Direkt relaxierende Wirkung auf die glatte Gefäßmuskulatur
– Vasodilatatorischer Effekt besonders an den postkapillären Kapazitätsgefäßen (venous pooling, sog. medikamentöser Aderlaß)
– Absinken des zentralen Venendrucks

# Koronare Herzkrankheit: Therapie

- Senkung der Vorlast (Preload) des Herzens mit Abnahme der enddiastolischen Ventrikelfüllung, Abnahme der Wandspannung, dadurch Verbesserung der Koronarperfusion, die ja während der Diastole stattfindet und durch eine hohe diastolische Wandspannung behindert wird. Bei geringerer Vordehnung der Myokardfibrillen bewegt sich das Herz auch auf einer günstigeren Kurve seines Arbeitsdiagrammes (Frank-Starling-Diagramm). Es hat somit einen besseren Wirkungsgrad und kann bei gleicher Sauerstoffaufnahme eine größere Arbeit verrichten, d. h. die Belastungsfähigkeit des Patienten nimmt zu.
- Verkleinerung des Herzens
- Senkung des Systemblutdrucks und damit der Nachlast (Afterload)
- Abnahme des Sauerstoffbedarfs um ca. 25 %.

In letzter Zeit werden auch lokale Wirkungen der Nitrate an der Koronarstenose diskutiert: Das Stickoxid NO ersetzt den fehlenden Endothelial derived relaxing factor (EDRF) der defekten Intima.

*Pharmakodynamik*
Der zelluläre Wirkungsmechanismus beruht auf einer Aktivierung der zytoplasmatischen Guanylatzyklase und der daraus resultierenden Erhöhung von intrazellulärem cGMP. Dazu ist es notwendig, daß aus den Nitraten zunächst das Nitrition reduktiv abgespalten wird und mit SH-Grupppen unter Bildung von instabilen S-Nitrosothiolen reagiert.

*Pharmakokinetik und Dosierung*

> Vorlastsenkung
>
> Nachlastsenkung und Verkleinerung des Herzens
> Minderung des Sauerstoffbedarfs
>
> Pharmakodynamik
> Erhöhung des intrazellulären cGMP
>
> Pharmakokinetik

| Wirksubstanz | Wirkungseintritt | Wirkungsdauer | Applikationsart | Dosierung | Zu beachten |
|---|---|---|---|---|---|
| **Nitroglycerin** | 1–2 min | 30 min | Spray, auf Mundschleimhaut | 1–2 Spraystöße à 0,4 mg | **Blutdruck!** |
| **Dinitrate** | 1–2 min | 120 min | Spray, auf Mundschleimhaut | 1–3 Spraystöße à 1,25 mg | |
| **Nitroglycerin** | 2–3 min | 30 min | Sublingual | 1–2 Kapseln à 0,8 mg | |
| **Dinitrate** | 2–3 min | 2–3 h | Bukkal | 1–3 Tabletten à 5 mg | |
| **Nitroglycerin** | 1 min | | i.v. Perfusor | 0,75–3,0 mg/h | **Nur bei Überwachung der hämodynamischen Werte** |
| **Dinitrate** | 1 min | | i.v. Perfusor | 2–10 mg/h | |
| Dinitrat | 5–25 min | 2–3 h | Tbl. nicht retardiert | 20–40 mg/d | |
| Mononitrat | 20–30 min | 6–8 h | Tbl. nicht retardiert | 40–80 mg/d | |
| Nitroglycerin | 20–30 min | bis zu 6 h | Tbl./Kps. retard | 5 (–10) mg/d | |
| Dinitrate | 20–30 min | bis zu 8 h | Tbl./Kps. retard | 40–120 mg/d | |
| Mononitrate | 20–30 min | 8–10 h | Tbl. retard | 40–100 mg/d | |

Tab. 22 Pharmakokinetik, Dosierung und Anwendung der Nitrate. Die fettgedruckten Wirksubstanzen sind zur Anfallsdurchbrechung geeignet.

## Nebenwirkungen

Häufige unerwünschte Effekte der Nitrate sind:
- Nitratkopfschmerz
- Reflektorische Erhöhung der Herzfrequenz
- Blutdruckabfall

Der Nitratkopfschmerz verschwindet in der Regel nach 2–3 Tagen, insbesondere nach einer anfänglichen Reduzierung der Dosis. Bei etwa 10–15 % der Patienten muß die Therapie wegen eines persistierenden Nitratkopfschmerzes abgebrochen werden.

Der Sauerstoffmehrverbrauch durch die reflektorische Tachykardie ist geringer als die Sauerstoffeinsparung durch die spezifische Eigenwirkung der Nitrate. Der unerwünschte Effekt der Tachykardie kann eventuell durch die gleichzeitige Gabe von ß-Rezeptorenblockern unterdrückt werden (synergetische therapeutische Wirkung, Abschwächung der unerwünschten Wirkungen).

Da Arteriosklerotiker oft einen erhöhten Blutdruck haben, ist die Nebenwirkung des Blutdruckabfalls erwünscht.

## Nitrattoleranz

Unumstritten ist eine Toleranzentwicklung in bezug auf den (unerwünschten) Kopfschmerz. Nachgewiesen scheint sie auch für die Wirkung auf den Blutdruck und die Herzfrequenz. Zur Toleranzentwicklung der erwünschten antiischämischen Wirkung der Nitrate wurden viele klinische Studien durchgeführt, aus denen sich folgendes Ergebnis herauskristallisieren läßt: Gleichmäßig hohe Nitratspiegel führen zur Toleranz. Das läßt sich jedoch vermeiden, wenn man im Dosierungsschema ein nitratfreies oder nitratarmes Intervall zur Durchbrechung der Toleranz und zur Erholung der SH-Gruppen ermöglicht. So reicht das nächtliche Absinken des Plasmaspiegels bei der zweimaligen Gabe eines Retardpräparates morgens und mittags bei einer Wirkungsdauer von etwa 8 Stunden aus, um die Toleranzentwicklung zu verhindern.

## Klinischer Einsatz der Nitrate

Klinisch kommen vor allem Nitroglycerin, Mono- und Dinitrate zum Einsatz (vgl. Tab. 22). Während Nitroglycerin und Dinitrate zur Anfallskupierung und zu Dauertherapie verwendet werden können, sind Mononitrate nur zur Dauertherapie geeignet. Sie werden besser resorbiert und erreichen zuverlässig konstante Plasmaspiegel, da im Gegensatz zu den Dinitraten keine wirksamen Metaboliten gebildet werden.

Die Gabe von Nitraten beim Infarkt verbessert nachweislich die Prognose, in der Dauertherapie ist eine Verbesserung der Prognose (noch) nicht eindeutig belegt.

## Betablocker

Die Betablocker haben ihren sicheren Platz in der Therapie der Angina pectoris im Rahmen der Anfallsprophylaxe sowie in der Reinfarktprophylaxe mit nachgewiesener Prognoseverbesserung.

## Definition

Betablocker schwächen die Reaktion auf Sympathikusreize über eine Blockade der ß-Rezeptoren ab.

## Wirkungsmechanismus

Sie vermindern den Sauerstoffverbrauch im Myokard, besonders bei erhöhtem Sympathikotonus während körperlicher Anstrengung oder bei psychischer Belastung. Somit reicht das durch die sklerotische Gefäßeinengung begrenzte Sauer-

# Koronare Herzkrankheit: Therapie

stoffangebot im allgemeinen aus. Dadurch nimmt die körperliche Belastungstoleranz um 25–80 % zu, die Anzahl der Schmerzattacken reduziert sich um 50–80 %, wobei in einzelnen Fällen völlige Beschwerdefreiheit erreicht werden kann. Betablocker beeinflussen über ihre antihypertensive Wirkung auch das Fortschreiten der Arteriosklerose, sofern diese durch die arterielle Hypertension bedingt ist.

Die Entstehung von Myokardinfarkten sowie deren Ausdehnung wird unter Betablockern reduziert, ebenso die Häufigkeit des plötzlichen Herztodes (um 34 %) und des Reinfarktes (um 40 %) in den ersten 3 Jahren nach einem Myokardinfarkt.

Große Studien mit signifikanten Ergebnissen stehen vor allem für Metoprolol (z. B. Beloc®, Lopresor®), Propranolol (z. B. Dociton®) Timolol (z. B. Temserin®) zur Verfügung. Besonders eindrucksvoll waren die Ergebnisse bei der Kombination β-Blocker und Thrombozytenaggregationshemmer.

*Pharmakodynamik*
Betablocker wirken als kompetitive Antagonisten an den Katecholaminrezeptoren des Herzens, der Gefäße und der Niere (Reninsuppression, antihypertensive Wirkung). Sie bewirken eine

- Senkung der Herzfrequenz = negativ chronotroper Effekt
- Abnahme der Kontraktionskraft und der Kontraktionsgeschwindigkeit = negativ inotroper Effekt
- Senkung des arteriellen Blutdruckes = Verminderung der linksventrikulären Nachbelastung
- Verringerung der spontanen diastolischen Depolarisation = antiarrhythmischer Effekt

*Selektivität und intrinsische Wirkung*
Betablocker konkurrieren kompetitiv mit den Katecholaminen um die Bindung an den ß-Rezeptoren. Durch die unterschiedliche chemische Struktur der ß$_1$- und ß$_2$-Rezeptoren ist auch ihre selektive Besetzung mit Antagonisten möglich. So können durch die sogenannten kardioselektiven Betablocker die ß$_1$-Rezeptoren des Herzens bereits bei so niedrigen Plasmakonzentrationen des Antagonisten besetzt werden, bei denen eine Besetzung der ß$_2$-Rezeptoren, vor allem der der Bronchiolen, noch nicht eingetreten ist. Dies macht den Einsatz der Betablocker auch bei Patienten mit obstruktiven Lungenerkrankungen möglich.

Der wesentliche Unterschied zwischen Rezeptorenblockern und Stimulatoren ist deren unterschiedliche intrinsische Aktivität, d. h. die Möglichkeit, am Rezeptor die Wirkung des physiologischen Transmitters zu imitieren. So bindet sich Pindolol spezifisch an ß-Rezeptoren und stimuliert diese in einem gewissen Maße. Wenn die Rezeptoren jedoch besetzt sind, können endogen gebildete Katecholamine nicht an diesen Rezeptoren wirken. Durch diese Substanzen soll der Einsatz von Betablockern bei gleichzeitig bestehender Herzinsuffizienz ermöglicht werden.

*Dosierung*
Die Dosierung schwankt im Einzelfall sehr stark. Dabei spielt neben dem unterschiedlichen adrenergen „Drive" der einzelnen Patienten auch eine individuell unterschiedliche Affinität zu den Rezeptoren eine Rolle (Tab. 23).

*Nebenwirkungen*

Extrakardiale Nebenwirkungen

---

Sauerstoffverbrauch. Ihre antihypertensive Wirkung ist meist erwünscht.

Die Entstehung von Myokardinfarkten wird reduziert, ihre Ausdehnung verringert.

Pharmakodynamik
Betablocker sind kompetitive Katecholaminrezeptor-Antagonisten.

Sie senken die Herzfrequenz, die Kontraktionskraft, den arteriellen Blutdruck und die diastolische Depolarisation.

Selektivität
Da β$_1$- und β$_2$-Rezeptoren chemisch verschieden reagieren, können sie selektiv gehemmt werden.

Neben ihrer blockierenden können sie auch eine stimulierende Wirkung haben (intrinsische Wirkung).
Das ermöglicht den Einsatz von Betablockern bei Herzinsuffizienz.

Dosierung

Nebenwirkungen

Extrakardiale Nebenwirkungen

| Freiname | Beispiel | Dosis [mg/d] |
|---|---|---|
| **Nicht selektive Betablocker** | | |
| Propranolol | Dociton® | 160–320 |
| Bupranolol | betadrenol® | 100–200 |
| **Kardioselektive Betablocker** | | |
| Atenolol | Tenormin® | 100–200 |
| Metoprolol | Beloc®, Lopresor® | 100–300 |
| Bisoprolol | Concor® | 5–10 |
| **Betablocker mit intrinsischer Wirkung** | | |
| Pindolol | Visken® | 15–30 |
| Oxprenolol | Trasicor® retard | 160–320 |
| **Kardioselektive Betablocker mit intrinsischer Wirkung** | | |
| Acebutolol | Prent® | 400–800 |
| **Betablocker mit vasodilatatorischer Wirkung** | | |
| Bunitrolol | Stresson® | 20–40 |
| Labetalol | Trandate® | 50–200 |
| Celiprolol | Selectol® | 200–600 |

Tab. 23  Gebräuchliche Betablocker.

Entsprechend der Verteilung der ß-Rezeptoren bewirkt die Gabe der Betablocker eine Reihe von unerwünschten Wirkungen verschiedenen Schweregrades und verschiedener Bedeutung:

- *Fettstoffwechsel:* Adrenalin fördert die Lipolyse und die Aufnahme der Fettsäuren in das Muskelgewebe. Bei der Rezeptorblockade überwiegt die Hemmung der Fettsäureaufnahme, und es resultiert eine Steigerung der Serumlipide. Diese geht in der Regel im Lauf eines Jahres wieder zurück.
- *Kohlenhydratstoffwechsel:* Adrenalin fördert die Freisetzung von Insulin im Pankreas und fördert die Glukoneogenese in der Leber. Bei der Gabe von Betablockern überwiegt die Wirkung an der Leber, so daß es zu Hypoglykämien kommen kann, zumal die Symptome der Hypoglykämie wie Zittern und Schwitzen von ihnen unterdrückt werden. Andererseits ist auch die Glukosetoleranz leicht vermindert.
- *Atemwege:* Betablocker führen zur Erhöhung des Atemwegswiderstandes und vor allem bei chronisch obstruktiver Lungenerkrankung zum Bronchospasmus. Deshalb sind sie bei Asthma bronchiale kontraindiziert.

Kardiale Nebenwirkungen
Die kardialen Nebenwirkungen der Betablocker entstehen durch ihre negativ inotrope, dromotrope und chronotrope Wirkung:
- *Überleitungsstörungen* bis zum AV-Block III. Grades
- *Erregungsbildungsstörungen* bis zur ausgeprägten Bradykardie
- *Herzinsuffizienz* mit Erhöhung des Füllungsdruckes

Sie führen zu Blutdruckabfall und psychischen Nebenwirkungen (Müdigkeit, Alpträume, Impotenz, Depression).

*Kontraindikationen*
Aus den Nebenwirkungen ergeben sich folgende Kontraindikationen:

Relative Kontraindikationen:
- AV-Block I. Grades

# Koronare Herzkrankheit: Therapie

- Obstruktive Atemwegserkrankungen
- Raynaud-Syndrom
- Diabetes mellitus

Absolute Kontraindikationen:
- Manifeste Herzinsuffizienz
- Bradykardie
- Asthma bronchiale

Eine arterielle Verschlußkrankheit bis einschließlich Stadium III ist nicht mehr als Kontraindikation anzusehen, da als erwiesen gelten kann, daß die peripheren Gefäße in den minderversorgten Gebieten durch die Hypoxie bereits maximal dilatiert sind.

> **Merke:**
> Betablocker sollten nicht abrupt abgesetzt werden, da es zum Rebound-Effekt kommen kann.

*Kalziumantagonisten*

*Definition*
Kalziumantagonisten sind Stoffe, die die transmembranären Kalziumbewegungen durch die Zellmembranen des Myokards und der Arterien vom muskulären Typ zu hemmen vermögen. Es sind also Kalziumkanal-Blocker.

*Wirkungsprinzip*
Die Kalziumionen spielen am Herzmuskel eine doppelte Rolle: Zum einen sind sie für die elektromechanische Kopplung verantwortlich, zum anderen sind sie an der Entstehung des Aktionspotentials beteiligt, und zwar in erster Linie an der Plateauphase. Dementsprechend haben die Kalziumantagonisten auch zwei Wirkungskomponenten. Sie verringern durch Hemmung der elektromechanischen Kopplung am Herzen den myokardialen Sauerstoffverbrauch. Dieser Effekt überwiegt gegenüber der Erhöhung des Sauerstoffverbrauchs durch die Erweiterung der peripheren Gefäße mit reaktiver Frequenzerhöhung. Des weiteren haben sie eine negativ inotrope und negativ dromotrope Wirkung.

Sie senken also den myokardialen Sauerstoffverbrauch durch:

- Reduktion der Kontraktilität
- Senkung der Nachlast
- Dilatation der Koronargefäße

Weiterhin verhindern bzw. verringern die Kalziumantagonisten die schädliche Kalziumüberladung der Zelle auch in der Reperfusionsphase. Diese Kalziumakkumulation wird für Spasmen verantwortlich gemacht, sie kann bei stärkerer Ausprägung zum Zelltod führen.

*Pharmakokinetik und Dosierung*
Die Wirkungsdauer der Kalziumantagonisten liegt bei 5–8 Stunden. Nifedipin wird in einer Dosierung von 15–30 mg/d gegeben, Diltiazem von 180–360 mg/d, Verapamil von 180–480 mg/d.

---

Kalziumantagonisten

Definition

Wirkungsprinzip
Kalziumantagonisten hemmen den Kalziumeinstrom in die Herzmuskelzelle.

Sie bewirken eine Senkung der Kontraktilität, der Nachlast und eine Dilatation der Koronargefäße.

Pharmakokinetik
Die Wirkungsdauer beträgt 5–8 h.

| | |
|---|---|
| **Anwendung**<br>Nifedipin hat eine geringere kardiodepressive Wirkung als Verapamil, letzteres eine stärkere antiarrhythmische Wirkung. | *Klinische Anwendung*<br>Der Wirkungsmechanismus der zur Verfügung stehenden Substanzen ist weitgehend gleich. Der klinische Effekt ist jedoch aus bisher weitgehend unbekannten Gründen unterschiedlich, und zwar in erster Linie in bezug auf die negativ inotrope und die negativ dromotrope Wirkungskomponente. Das führt zu unterschiedlichen Anwendungsgebieten der verschiedenen Kalziumantagonisten und zu unterschiedlichen Kombinationsmöglichkeiten. So wird Verapamil bevorzugt als Antiarrhythmikum eingesetzt, es ist jedoch in der Therapie der KHK ebenso wie das Diltiazem wegen des additiven Effektes der AV-Blockierung nicht mit Betablockern kombinierbar. Nifedipin hingegen kann hinsichtlich seiner kardialen Wirkung mit diesen kombiniert werden, wobei jedoch bezüglich seiner hypotensiven Effekte Vorsicht geboten ist. |
| Kalziumantagonisten sind Mittel erster Wahl bei Prinzmetal-Angina. Ansonsten werden sie bei Unverträglichkeit oder Kontraindikationen der Nitrate oder Betablocker angewendet. Nifedipin bietet sich bei gleichzeitigem Hypertonus an. | Mittel der ersten Wahl sind die Kalziumantagonisten bei der Prinzmetal-Angina. Ansonsten werden sie bei Versagen der Nitrate bzw. bei persistierendem Nitratkopfschmerz, besonders bei Vorliegen von Kontraindikationen gegen die Betablocker, d. h. vor allem bei Bradykardie und Asthma bronchiale, eingesetzt (dann vor allem Nifedipin).<br>Die Gabe von Nifedipin und Diltiazem bietet sich wegen der antihypertensiven Wirkung bei gleichzeitig bestehender Hypertension an, der Einsatz von Verapamil bei tachykarden Rhythmusstörungen. |
| Antianginöse Wirkung | Eine sicher antianginöse Wirkung konnte für Verapamil (Isoptin®), Diltiazem (Dilzem®) und Nifedipin (Adalat®) nachgewiesen werden.<br>Die Verbesserung der Prognose durch Diltiazem bezieht sich in erster Linie auf den Zustand nach nichttransmuralem Infarkt ohne Linksinsuffizienz.<br>In größeren Studien zeigt sich dann eine Prognoseverbesserung durch Kalziumantagonisten, wenn keine Herzinsuffizienz besteht. Möglicherweise profitieren Patienten mit postinfarzieller Herzinsuffizienz NYHA I-II jedoch von den weiterentwickelten Dihydropyridinen, die im Gegensatz zu ihrer Ausgangssubstanz Nifedipin keine negative Inotropie, aber eine dilatatorische Potenz an den Koronarien aufweisen. Ein Vertreter dieser Substanzgruppe ist z. B. Nisoldipin (Baymycard®).<br>Diesen neuen Substanzen fehlt die reaktive Tachykardie, die den Wert von Nifedipin deutlich einschränkt, da sie den myokardialen Sauerstoffverbrauch erhöht. Ein ausgewogenes Wirkprofil in bezug auf protektive Bradykardisierung, geringe negative Inotropie und Koronardilatation weist Gallopamil (Procorum®) auf, das jedoch nicht so extensiv untersucht wurde wie die drei Standardsubstanzen Nifedipin, Diltiazem, Verapamil. Eine exakte Differentialindikation für die verschiedenen Kalziumantagonisten muß weiter in prospekten Studien erarbeitet werden. |
| **Nebenwirkungen**<br>Neben Hypotension, negativ chrono- und inotroper Wirkung treten Flush, Knöchelödeme und Schwindel auf. | *Nebenwirkungen*<br>Auf die Nebenwirkungen wie Hypotension, frequenzsenkende und negativ inotrope Wirkung wurde schon hingewiesen. Ob diese Nebenwirkungen als erwünscht oder als unerwünscht anzusehen sind, muß im Einzelfall entschieden werden. Außerdem können Flush, Schwindel und Knöchelödeme auftreten. |
| Kontraindikationen | *Kontraindikationen*<br>Aus dem oben gesagten leiten sich die Kontraindikationen her:<br><br>– Manifeste Herzinsuffizienz<br>– Kardiogener Schock<br>– Ausgeprägte Bradykardie, vor allem, wenn diese auf einem AV-Block basiert (gilt vor allem für Verapamil und Diltiazem). |

# Koronare Herzkrankheit: Therapie

*Molsidomin*

Molsidomin ist mit keiner der anderen Substanzen zur Therapie der KHK verwandt. Es ist in erster Linie ein Vorlastsenker, der eine Verkleinerung des Herzens und damit eine Verminderung des Sauerstoffbedarfes bewirkt. Außerdem soll es Spasmen der Koronargefäße entgegenwirken und die Thrombozytenaggregation hemmen.
Der Effekt setzt nach 10 Minuten ein und dauert 6 Stunden, in der Retardform bis zu 12 Stunden an. Es eignet sich also nur zur Langzeittherapie, nicht zur Anfallsunterbrechung.
Ähnlich wie die Nitrate kann es auch bei der Herzinsuffizienz eingesetzt werden. Wie diese wirkt es auch blutdrucksenkend, was bei einer vorbestehenden Hypertonie ein erwünschter Effekt, bei einer Hypotonie oder im kardiogenen Schock eine unerwünschte Wirkung ist, so daß es deshalb in diesen Fällen kontraindiziert ist.

*ACE-Hemmer*

Vor allem bei reduzierter myokardialer Kontraktilität scheinen die ACE-Hemmer auch bei der KHK einen kardioprotektiven Effekt zu haben. Sie optimieren die Herzleistung durch Zunahme
– des Herzindex,
– des Schlagvolumens und
– der Ejektionsfraktion.

Klinische Studien zeigen eine Abnahme belastungsinduzierter ST-Senkungen bei Patienten mit stabiler Angina pectoris. Prognostische Studien stehen noch aus.

*Kombinationen*

Betrachtet man die Wirkungsprofile der Nitrate und der Betablocker, so bietet sich ihre Kombination förmlich an. Erwünschte Wirkungen ergänzen sich, unerwünschte Wirkungen gleichen sich gegenseitig aus, denn Betablocker heben die Frequenzsteigerung der Nitrate auf und Nitrate vermindern den durch Betablocker erhöhten Füllungsdruck.
Liegt eine normale linksventrikuläre Pumpfunktion vor, kann man die Kombination von Betablockern und Nitraten als Standard der antianginösen Langzeittherapie betrachten.

## Therapie mit Antiaggregativa und Antikoagulanzien

Antiaggregativa (Acetylsalicylsäure) hemmen die Plättchenaggregation durch Hemmung der Prostaglandinsynthese. Antikoagulanzien (Cumarole) behindern die Thrombinbildung.
Ticlopidin kann bei ASS-Unverträglichkeit eingesetzt werden.
Die Wirkung von ASS im Sinn einer Reinfarktprophylaxe ist unbestritten (~ 30 % bei etwa 20%iger Reduktion der Mortalität).
Die Dosis lag in großen Studien zwischen 160 und 1500 mg/die; heute kommen 100 mg/die zum Einsatz. Auch diese 100 mg/die zeigen noch gastrointestinale Nebenwirkungen, so daß ASS nur zur Reinfarktprophylaxe und bei gesicherter KHK, v. a. bei höhergradigen Stenosen und Mehrgefäßerkrankung, gegeben werden sollte. Der Nutzen der Primärprophylaxe rechtfertigt nach bisheriger Kenntnis nicht die schädlichen Nebenwirkungen.

Weitere Indikationen sind die instabile Angina und der akute Infarkt (s. u.). Bei ersterer bringt ASS den entscheidenden therapeutischen Vorteil.

Indikationen für eine Antikoagulation mit Marcumar® sind Aneurysmata, Zustand nach kardialen Embolien, schwere linksventrikuläre Funktionsstörungen und eine diffuse Mehrgefäß-KHK, sofern keine operative oder dilatative Therapie möglich ist. Der Quick sollte bei 30–40% liegen, damit können bei ähnlicher Wirksamkeit Blutungskomplikationen verringert werden – im Vergleich mit den früheren Werten von 15–25 %. Die Marcumarisierung oder Thrombozytenaggregationshemmung nach Bypass wird kontrovers gesehen.

## Therapie des akuten Myokardinfarktes

> **Merke:**
> Der Infarktkranke muß sofort in die Klinik eingewiesen werden. Je früher die Therapie einsetzt, desto mehr kontraktiles Myokard kann gerettet werden.

Die Begründung für die unverzügliche Einweisung liegt in der Früherkennung und Behandlung elektrischer Instabilitäten, des kardiogenen Schocks und in der definitiven Mortalitätssenkung durch die thrombolytische Therapie, die um so höher ist, je früher die Thrombolyse einsetzt.

Der erstbetreuende Arzt hat alles zu vermeiden, was eine spätere Lyse unmöglich macht, also z. B. i.m.-Injektionen. Die Frühlyse im Notarztwagen bringt wegen unvollständiger Diagnose keine eindeutigen Vorteile.

### Schmerztherapie

Bei starken Schmerzen ist angezeigt: 10 mg Morphin oder eine äquivalente Dosis eines anderen starken Analgetikums wie Pentazocin, Pethidin o. ä., evtl. in Kombination mit Benzodiazepinen oder Neuroleptika. Die Gefahr der Morphingabe liegt im Blutdruckabfall. Deshalb wird von einigen Autoren die Gabe von Tramadol (100 mg über Infusion) empfohlen, das erst in höchster Dosierung kreislauf- und atemdepressiv wirkt. Dem steht aber eine unter Umständen zu geringe analgetische Wirkung gegenüber.

### Antiarrhythmische Therapie

Lidocain 50–100 mg i.v. oder nach vorheriger Bolusinjektion 1–2 mg/min. Nicht i.m. wegen späterer Lyse.

Bei Bradykardie 0,5–1 mg Atropin i.v., um die Transportfähigkeit herzustellen.

### Weitere Maßnahmen

Nitrate, z. B. zunächst 2 Hübe Nitroglycerin-Spray, in der Klinik dann Nitro-Perfusor 2–10 mg/h. Hierbei ist ein besonderes Augenmerk auf die hypotensive Wirkung der Nitrate zu richten und der Blutdruck ständig zu kontrollieren. Der optimale Blutdruck liegt bei 120–130 mmHg systolisch.

Bei Fehlen absoluter Kontraindikationen, d. h. sofern keine Herzinsuffizienz, keine Hypotonie und keine Bradykardie vorliegt, können in der Klinik Betablocker

# Koronare Herzkrankheit: Therapie des frischen Infarktes

gegeben werden, z. B. Metoprolol 2 x 50 mg, beim Ausbleiben von Nebenwirkungen weiter mit 2 x100 mg.

Die Gabe von Sauerstoff (6–8 l/min) über eine Nasensonde vermag beim durch Linksinsuffizienz bedingten Lungenödem die gestörte Sauerstoffdiffusion auszugleichen. Darüber hinaus bessert sich das subjektive Befinden des Patienten bei Dyspnoe, was zu seiner Beruhigung und damit zur Minderung des Sauerstoffverbrauchs beiträgt.

## Maßnahmen bei akuter Linksinsuffizienz

Die Maßnahmen bei akuter Linksherzinsuffizienz infolge des Unterganges von Herzmuskelgewebe entsprechen denen bei akuter Herzinsuffizienz anderer Ursache:

- Ökonomisierung der Herzarbeit durch Verringerung des zirkulierenden Blutvolumens durch Diurese: z. B. 40 mg Furosemid (Lasix®) i.v.
- Senkung der Vor- und Nachlast des Herzens durch Nitrate (z. B. 1–2 mg/h Nitroglycerin durch Perfusor) oder auch ACE-Hemmer bzw. Nitroprussid-Natrium.
- Steigerung der Inotropie des Herzens durch rasche Digitalisierung (z. B. 0,2–0,4 mg Methyldigoxin i.v.). Digitalis zählt jedoch heute wegen seiner geringen therapeutischen Breite, wegen der Verursachung von Herzrhythmusstörungen und wegen der meist überschätzten Wirksamkeit nicht mehr zu den Medikamenten der ersten Wahl bei der Herzinsuffizienz, zumal gerade beim Myokardinfarkt die Komplikationsrate durch Rhythmusstörungen sehr hoch ist. Indiziert ist die Gabe von Glykosiden jedoch bei der schnellen Form der Arrhythmia absoluta.

Falls diese Maßnahmen nicht ausreichend sind, ist der Einsatz von Katecholaminen indiziert: Dopamin (180–360 µg/min) und Dobutamin (50–500 µg/min).
In Zentren kann auch noch die intraaortale Ballongegenpulsation eingesetzt werden, die eine Verbesserung der koronaren Perfusion in der Diastole bewirkt.

> **Merke:**
> Trotz aller Maßnahmen besteht bei der infarktbedingten akuten Linksinsuffizienz eine Letalität von 80 %.

## Antikoagulation

Die Antikoagulation zur Vermeidung weiterer Thrombenbildung und der Bildung parietaler Thromben hat zunächst mit Heparin 5–10 000 IE i.v. zu erfolgen, ferner mit 500 mg Acetylsalicylsäure per os (zerkauen) oder i.v., dann weiter mit 100 mg/die.

## Lyse

Die Behandlung mit Streptokinase, Urokinase, TPA und APSAC bietet die Möglichkeit, den die Koronararterie verschließenden Thrombus aufzulösen und so das im Versorgungsgebiet dieses Gefäßes liegende Myokard vor dem Untergang zu retten.

*Die Wirksamkeit der Lyse ist mittlerweile so gesichert, daß sie als Standardmethode gilt.*

Daß dies tatsächlich erfolgreich ist, zeigen große Studien, nach denen die Akutsterblichkeit des Myokardinfarktes durch Lyse auf etwa die Hälfte gesenkt werden kann. Die niedrigen Letalitätsraten setzten sich auch über das erste Jahr der Nachbeobachtung hinaus fort.

Die Auswurfleistung des linken Ventrikels liegt nach der thrombolytischen Behandlung etwa 15 % höher als in einer unbehandelten Kontrollgruppe.

*Die Wiedereröffnungsrate liegt zwischen 60 und 80 %.*

Die Wiedereröffnungsrate des verschlossenen Gefäßes beträgt je nach Lyseverfahren (systemisch/intrakoronar), je nach verwendetem Medikament (Streptokinase/Urokinase/TPA = tissue plasminogen aktivator) und je nach Studie zwischen 60 und 80 %. Die intrakoronare Lyse bringt etwas höhere Wiedereröffnungsraten, bietet jedoch erhebliche technische und zeitliche Probleme, so daß in der Regel die systemische, intravenöse Lyse zur Anwendung kommt. In Studien zeigte sich, daß sie etwa eine Stunde früher zum Einsatz kommen kann als die intrakoronare Lyse, was sich auf den Erhalt von Myokardgewebe günstig auswirkt. Durch eine höhere Wiederverschlußrate bei initial höherer Eröffnungsrate, z. B. bei rTPA, sind nach 24–48 Stunden die Offenheitsraten bei allen Thrombolytika vergleichbar.

> **Merke:**
> Je früher die Lyse zum Einsatz kommt, desto mehr Myokardgewebe kann erhalten werden.

*Indikation*

*Indikation*

> **Merke:**
> Eine thrombolytische Behandlung sollte heute bei jedem Patienten durchgeführt werden, der eindeutige Infarktzeichen im EKG hat, sofern sie innerhalb der ersten 8 Stunden nach Auftreten der typischen Symptome eingeleitet werden kann und sofern keine Kontraindikationen bestehen.
> Dieses „Zeitfenster" von 8 Stunden kann evtl. noch erweitert werden auf 10–12 Stunden.

*Durchführung und Dosierung*

*Durchführung und Dosierung*

*Die Thrombolyse wird heute als systemische Kurzlyse durchgeführt.*

Die Thrombolyse wird heute am häufigsten mit Streptokinase in Form der Kurzlyse durchgeführt: 1,5 Mio E Streptokinase in 1 h nach vorheriger Gabe von 100 mg Prednison und einem Bolus von 250 000 IE Streptokinase.

Nach neueren Studien bringt die gleichzeitige Gabe von 100 mg ASS/die (initial 500) eine weitere Senkung der Letalität ohne Erhöhung der Blutungskomplikationen, wie sie bei gleichzeitiger Gabe von Heparin in höherer Dosierung gegeben ist.

Bei allen Thrombolytika muß die ASS-Gabe erfolgen, um einen erneuten Verschluß zu vermeiden. Bei der Streptokinase, die das Blut für 24–48 Stunden praktisch ungerinnbar macht, muß keine therapeutische Heparinisierung angeschlossen werden, sondern lediglich die prophylaktische Gabe von 2 x 7500 IE/die.

Die rTPA-Lyse, die wegen ihrer deutlich höheren Kosten Jüngeren mit großen Infarkten und frühzeitiger Aufnahme in die Klinik vorbehalten werden sollte (Dosierung: 20 mg Bolus, 70 mg in 60–90 min) muß unter begleitender therapeutischer Heparinisierung mit PTT = 1,5- bis 2faches der Norm durchgeführt werden.

# Koronare Herzkrankheit: PTCA und Bypass-Operation

*Kontraindikationen*

Von großer Bedeutung ist die genaue Beachtung der Kontraindikationen, die sich vor allem auf ein erhöhtes Blutungsrisiko beziehen.

Absolute Kontraindikationen stellen dar:

– Manifeste oder kurz zurückliegende Blutungen
– Hämorrhagische Diathese
– Frische Ulzera oder Malignome des Magen-Darm-Trakts
– Zustand nach OP (bis 14 Tage)

Relative Kontraindikationen sind:

– Nicht eingestellter Hypertonus über 200 mmHg systolisch und/oder über 100 mmHg diastolisch
– Akute Pankreatitis
– Hämorrhagische Pneumonie, Bronchiektasen, kavernöse Lungen-TB
– Akute zerebrale Durchblutungsstörungen und Metastasen
– Schwerer Diabetes mellitus mit Netzhautblutungen
– Leberzirrhose
– Lungenödem bei Linksinsuffizienz, Intubation
– Schwere Niereninsuffizienz, Blasenverweilkatheter
– Alter über 65 Jahre
– Vorbehandlung mit Heparin oder Cumarinen (die Wirkung von Heparin kann schnell durch Protaminsulfat neutralisiert werden, Gerinnungsstatus!)
– Intramuskuläre Injektionen
– Größere Karzinome mit Blutungsgefahr

> **Merke:**
> Nach jedem lysierten Infarkt sollte eine Koronarangiographie durchgeführt werden, da die kritische Stenose ja noch besteht und zu einem Rezidiv führen kann.

## Perkutane transluminale Angioplastie (PTA)

Bei der perkutanen transluminalen Angioplastie nach *Dotter* wird ein Ballonkatheter mit einem Durchmesser ≤ 1 mm in den Bereich der Stenose vorgeschoben und mit einem Druck von 3–10 atü über maximal 1 Minute aufgeblasen. Hierdurch soll die atherosklerotische Plaque aufgebrochen und die kritisch stenosierte Stelle erweitert werden. Die Letalität beträgt ca. 1 %, meist aufgrund von akutem Verschluß der Arterie oder aufgrund von Kammerflimmern.
In ca. 70 % kann die Stenose vom kritischen in den klinisch unkritischen Zustand überführt, d. h. um 20 oder mehr Prozent gebessert werden. Rund 30 % der eröffneten Gefäße verschließen sich innerhalb der ersten Monate wieder.
Von Bedeutung ist die Gabe von Thrombozytenaggregationshemmern vor und nach dem Eingriff.
Indikationen sind vor allem kurzstreckige, hochgradige proximale Stenosen im Rahmen von Eingefäßerkrankungen (Abb. 45).

---

Kontraindikationen

Absolute Kontraindikationen

Relative Kontraindikationen

PTA

Die PTA ist vor allem bei isolierten proximalen Stenosen indiziert.

Sie ist in über 70 % der Fälle erfolgreich.

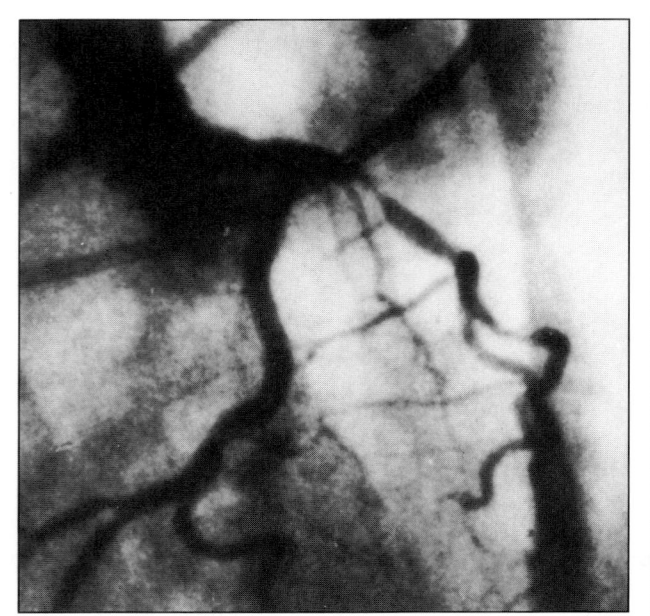

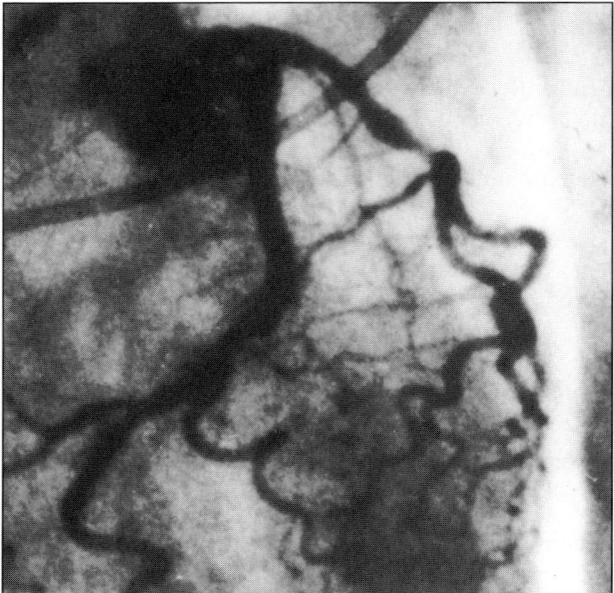

Abb. 45  Perkutane transluminale Angioplastie.

## Chirurgische Therapie der KHK

Die chirurgische Therapie der KHK besteht in der Revaskularisation der ischämischen Myokardareale in Form der aortokoronaren Bypass-Operation. Diese dient der Verbesserung der durch höhergradige Stenosen reduzierten Koronardurchblutung, so daß die Angina-pectoris-Symptomatik behoben und ein Infarkt vermieden wird. Sie stellt heute ein fest etabliertes Verfahren dar.
Indiziert ist die Bypass-Operation vor allem bei Dreigefäßerkrankungen oder bei Zweigefäßerkrankungen unter Einschluß des Ramus interventricularis anterior. Dabei wird die direkte Revaskularisation des verschlossenen Koronararterienastes angestrebt. Meist kommen dazu dem Unterschenkel entnommene Venentransplantate zum Einsatz. Sie werden proximal an der Aorta ascendens und distal an der Koronararterie distal der Stenosestelle anastomosiert, oder aber die Arteria mammaria interna wird direkt mit der Koronararterie distal der Stenose anastomosiert. Heute werden häufig bis zu 4 Bypasses angelegt.
Bei günstiger Selektion der Patienten liegt die Operationsletalität der aortokoronaren Bypass-Operation unter 2 %. 80 % der Patienten erfahren eine klinische Besserung im Sinne der Beschwerdefreiheit, 80 % der Venentransplantate bleiben über Jahre offen.
Bei einer Überlebensrate von 65 % bei entsprechender Schwere der KHK mit Zwei- oder Dreigefäßerkrankung nach 5 Jahren beträgt diese nach erfolgreicher Bypass-Operation rund 90 %. Ob die Langzeitprognose über 10 Jahre besser ist als bei konservativer Therapie, ist noch nicht geklärt.
Als Ausnahmeverfahren sei schließlich noch die Herztransplantation bei einer therapieresistenten dilatativen Kardiomyopathie aufgrund einer KHK genannt.

## Prognose

Die mittlere Lebenserwartung eines Patienten mit Angina pectoris beträgt nach Diagnose noch ca. 10 Jahre. 85 % der Patienten können nach Herzinfarkt ihre Arbeit wieder aufnehmen.

| Jahr | Wiederaufnahme der Arbeit nach einem Jahr |
|---|---|
| 1969: | 64 % der Berufstätigen |
| 1976: | 85 % der Berufstätigen |
| 40 % gaben an, ihre alte Leistungsfähigkeit wieder zu besitzen | |
| 50 % der Raucher wurden rückfällig | |
| 30 % sind zu einer dauernden Gewichtsreduktion fähig | |

Tab. 24  Arbeitswiederaufnahme nach überstandenem Herzinfarkt.

## Nachsorge und Rehabilitation

Der Infarktpatient von heute unterscheidet sich von dem vor einigen Jahren dadurch, daß er nicht mehr als Invalide betrachtet wird. Vielmehr geht es heute darum, diesen Patienten so schnell wie möglich wieder in das normale Arbeitsleben einzugliedern (Tab. 24).

Der Infarktpatient wird heute frühmobilisiert, wenn keine der folgenden Kontraindikationen vorliegt:

– Kardiogener Schock
– Akute Rechts- oder Linksinsuffizienz
– Herzrhythmusstörungen
– Schwere weiterbestehende Angina pectoris
– Erhöhte Temperaturen
– Fehlender Abfall der BSG und der Enzymwerte
– Mangelnde Rückbildung des Infarktes im EKG

In der ersten Woche werden vor allem statische und dynamische Übungen im Liegen durchgeführt, in der zweiten Woche orthostatische Übungen und dynamische Belastung im Sitzen, in der dritten Woche im Stehen, wobei sich die Abfolge in erster Linie nach der Klinik richten sollte.
Während der Übungen sind wiederholt Puls und Blutdruck zu kontrollieren.
Die besten Erfolge bei der Gewichtsreduktion und beim Bekämpfen der Nikotinsucht bieten Selbsthilfegruppen. Vor allem der Hausarzt sollte Ansprechpartner in diesen Gruppen haben.

---

Nachsorge und Rehabilitation

Der Rehabilitation wird heute erheblich mehr Beachtung gezollt als früher.

Der Infarktpatient wird frühmobilisiert, wobei die Kontraindikationen beachtet werden müssen.

Die Frühmobilisierung richtet sich nach dem klinischen Zustand des Patienten und geht über Übungen im Liegen und Sitzen bis zum Aufbautraining im Gehen.
Blutdruck und Puls müssen ständig überwacht werden.

# Stummer Myokardinfarkt – stumme Myokardischämie

Ch. Heun-Letsch

Nach wie vor wird häufig die Diagnose eines Myokardinfarktes erst auf dem Sektionstisch gestellt, ohne daß sich vorher klinische Befunde oder Beschwerden bemerkbar gemacht hätten, was die Aufmerksamkeit auf stumme Myokardischämien lenkt.

## Stummer Myokardinfarkt

### Definition

Als stumm werden alle Infarkte bezeichnet, die klinisch unerkannt bleiben, d. h. sowohl ohne subjektive Symptome als auch ohne objektive Befunde, ungeachtet dessen, ob eine präzisere Anamnese oder eine subtilere Untersuchung zu einem positiven Resultat hätten führen können.
Es handelt sich also um Infarkte, die für den Patienten wenig eindrucksvoll waren, vom untersuchenden Arzt – falls ein solcher überhaupt aufgesucht wurde – übersehen und entweder bei einer zufälligen EKG-Schreibung oder postmortal festgestellt wurden. Naturgemäß sind bei solchen Nachweisverfahren keine absoluten Werte zu erwarten, da nicht jeder betroffene Patient einer elektrokardiographischen Registrierung oder einer Sektion unterzogen wird.

### Geschichtliche Entwicklung des Begriffes

Zu Beginn der elektrokardiographischen Diagnostik des Herzinfarktes, in den 30er Jahren, bezeichnete man solche Fälle als sog. stumme Infarkte, bei denen die Klinik eindeutig verlief, die Extremitätenableitungen jedoch keine sichere Beweisführung erbrachten. Mit Einführung der Brustwandableitungen verschwand der Ausdruck, weil gezeigt werden konnte, daß die sog. stummen Zonen durch geeignete Ableitungen doch erfaßt werden konnten.

### Einteilung nach Infarkttypen

Für praktische Belange scheint die Gruppierung in typische, atypische und stumme Infarkte zu genügen, die sich auf die klinische Erscheinungsweise bezieht.
*Typische* Infarkte zeigen die typische Schmerzlokalisation sowie den typischen Schmerzcharakter bei Bestätigung der Diagnose durch EKG oder Laborwerte.
*Atypische* Infarkte zeigen entweder eine atypische Schmerzlokalisation oder andere klinische Symptome ohne Schmerzen wie Rhythmusstörungen, plötzlich auftretende Herzinsuffizienz etc., wobei auch hier die Klinik zur EKG-Ableitung und zur Enzymbestimmung Anlaß gibt, welche die Diagnose bestätigen.
*Stumme* Infarkte bleiben sowohl für den Erkrankten als auch für den untersuchenden Arzt ohne klinisches Korrelat und werden bei der routinemäßigen Elektrokardiographie, im Routinelabor oder evtl. auch erst postmortal diagnostiziert.

# Stumme Myokardischämien

Erst durch moderne Untersuchungsverfahren wie Belastungs-EKG, 24-Stunden-Langzeit-EKG mit ST-Streckenanalyse, Thalliumszintigraphie oder Ventrikulographie unter Belastung, Echokardiographie oder Kontrastaufnahme der Koronararterien unter Belastung decken auf, daß viel häufiger als früher geahnt auch sog. stumme Myokardischämien auftreten. Sie sind, wie man heute weiß, sogar häufiger als Attacken mit Angina-pectoris-Symptomatik. Diese stummen Ischämien sind deshalb so gefährlich, weil sie, vom Patienten und vom Arzt unbemerkt, myokardiale Einzelfasernekrosen verursachen können.

Weshalb beim einen die Myokardischämie Schmerzen verursacht und beim anderen nicht, oder weshalb bei ein und demselben Patienten eine Ischämie Schmerzen verursacht und die andere nicht, ist letztendlich ungeklärt. Eine Vermutung, warum gerade bei Diabetikern gehäuft stumme Ischämien vorkommen, geht dahin, daß diese im Rahmen der bei diesen Patienten gleichzeitig vorliegenden Polyneuropathie zu sehen sind; Beweise dafür existieren jedoch bislang noch nicht. Auch lassen sich weder Größe noch Lokalisation des Ischämieareales, noch Dauer und Schwere der Ischämie sicher mit dem Schmerz korrelieren.

Insgesamt treten lediglich rund 35 % aller Myokardischämien klinisch als Schmerz in Erscheinung.

## Definition

Eine stumme Myokardischämie liegt dann vor, wenn bei objektiven Befunden einer Ischämie keinerlei Symptomatik vom Betroffenen angegeben wird.
Demnach lassen sich die Patienten mit Myokardischämien in 3 Gruppen einteilen:
– Typ I: absolut asymptomatische Patienten
– Typ II: asymptomatische Patienten, bei denen sich die KHK bereits durch einen Infarkt manifestiert hat, also symptomatisch war, momentan aber nicht symptomatisch ist.
– Typ III: Patienten mit symptomatischen Ischämien in Form von Angina pectoris und außerdem stummen Ischämien.

## Diagnostik

*Ruhe-EKG*

Das Ruhe-EKG dokumentiert den momentanen Zustand und kann deshalb Ereignisse, die wie die stummen Myokardischämien nur selten am Tage auftreten, nicht mit hinreichender Sicherheit erfassen. Lediglich eine Sonderform der stummen Ischämien, nämlich der abgelaufene stumme Infarkt, läßt sich mit ausreichender Sicherheit feststellen.

*Belastungs-EKG*

Durch körperliche Belastung läßt sich eine Myokardischämie provozieren, unabhängig davon, ob diese symptomatisch oder stumm verläuft. Deshalb stellt das Belastungs-EKG ein wichtiges Instrument in der Erfassung stummer Ischämien dar.
Unter Auslassung der natürlich immer zu beachtenden Abbruchkriterien sei hier noch einmal auf die Kriterien der Myokardischämie im Belastungs-EKG hingewiesen:

---

**Stumme Myokardischämien**

Sie können myokardiale Einzelfasernekrosen verursachen, gehen aber nicht mit Schmerzen einher.

**Definition**

Symptomlose, aber durch objektive Befunde gesicherte Ischämie

**Diagnostik**

**Ruhe-EKG**

Damit läßt sich eine stumme Ischämie nicht sicher erfassen.

**Belastungs-EKG**

Beurteilungskriterium für eine Myokardischämie ist der ST-Streckenverlauf.

| | |
|---|---|
| ST-Streckenverlauf | Als Basis der Beurteilung gilt der ST-Streckenverlauf:<br>Eine horizontale oder deszendierende ST-Streckensenkung um mehr als 0,1 mV zwischen 0 und 0,08 s nach dem J-Punkt gilt ebenso als pathologisch wie eine langsam aszendierende ST-Streckensenkung, die 0,06–0,08 s nach dem J-Punkt immer noch unter 0,2 mV beträgt.<br>Auch ST-Streckenhebungen über 0,1 mV gelten als pathologisch. |
| ST-Segmentanalyse im Langzeit-EKG | *ST-Segmentanalyse im Langzeit-EKG*<br><br>Unter Beachtung bestimmter technischer Voraussetzungen und bei vorsichtiger Auswertung können auch durch die Analyse des ST-Streckenverlaufs im Langzeit-EKG stumme Ischämien diagnostiziert werden. Dies ist z. B. wichtig zur Erfassung der „total ischemic burden" im Verlauf des Tages, die prognostische Bedeutung hat. |
| Ischämische Episoden werden nach der 1 x 1 x 1-Regel diagnostiziert | Um Patienten mit stummen Ischämien zu erfassen, wurden in den USA von der obersten nationalen Gesundheitsbehörde NIH diagnostische Leitlinien erarbeitet. Durch die sog. 1 x 1 x 1-Regel soll eine bessere Vergleichbarkeit von EKG-Befunden erreicht werden. Nach dieser Regel wird eine ischämische Episode im Langzeit-EKG definiert als ST-Senkung von mindestens 1 mm, die mindestens 1 min andauert. Der Abstand zu weiteren Ischämieepisoden soll mindestens 1 min betragen. |
| Echokardiographie<br><br>Nur Myokardnarben können anhand der Hypokinesie im Echo erkannt werden. | *Echokardiographie*<br><br>Mit Hilfe der Echokardiographie können keine stummen Ischämien, sondern allenfalls Myokardnarben durch Hypokinesie von Ventrikelanteilen aufgezeigt werden. Dies betrifft in der Diagnostik stummer Infarkte vor allem solche, die sich auch im EKG nicht nachweisen lassen.<br>Ebenfalls durch allgemeine Kontraktilitätsstörungen infolge myokardialer Einzelfasernekrosen kommt die ischämische Kardiomyopathie zur Darstellung. |
| Thalliumszintigraphie<br><br>Darstellung von im EKG vermuteten stummen Ischämien | *Thalliumszintigraphie*<br><br>Die Thalliumszintigraphie ist vor allem durch den Vergleich der Perfusion unter Ruhe und Belastung von Bedeutung. Als vom EKG unabhängige Methode dient sie zur Verifizierung z. B. im Belastungs-EKG vermuteter stummer Ischämien. |
| Häufigkeit<br><br>2–4 % der symptomlosen Männer im mittleren Lebensalter zeigen ischämische ST-Streckensenkungen im EKG. | **Häufigkeit und Prognose**<br><br>Etwa 2–4 % aller Männer im mittleren Lebensalter, die sich nicht krank fühlen, weisen im EKG ischämische ST-Streckensenkungen auf. Bei Patienten mit Angina pectoris treten in 80 % neben den symptomatischen auch asymptomatische Ischämien auf, und zwar sowohl in Ruhe als auch unter Belastung. Bei etwa 20 % der Patienten nach einem abgelaufenen Myokardinfarkt werden nach den verfügbaren objektiven Methoden stumme Perioden der Myokardischämie gemessen.<br>25 % der Patienten mit plötzlichem Herztod waren asymptomatische Koronarkranke. Asymptomatische und symptomatische Ischämieepisoden sind mit einer objektivierbaren myokardialen Durchblutungsstörung assoziiert.<br>Sind Ischämien eindeutig diagnostiziert, sollte konsequent die invasive Diagnostik angestrebt werden, denn eine asymptomatische Dreigefäßerkrankung weist eine Mortalität von 3 % jährlich auf, die sich auf 5 % erhöht, sofern bereits ein Herzinfarkt durchgemacht wurde. |

## Therapie

Daraus ergibt sich die therapeutische Folgerung, daß stumme Ischämien genauso behandlungsbedürftig sind wie klinisch relevante Angina-pectoris-Anfälle.

*Therapie*

Behandlung wie bei Angina-pectoris-Anfällen

# Körperliches Training und Bewegungstherapie im Rahmen der Prävention und Rehabilitation

H. Gohlke

## Prävention der koronaren Herzkrankheit

Die koronare Herzkrankheit (KHK) ist in erster Linie Folge der Errungenschaften unserer Zivilisation und wird durch die sogenannten Risikofaktoren begünstigt. Risikofaktoren erster Ordnung sind: Hypercholesterinämie, Nikotinabusus, arterielle Hypertonie. Weitere Risikofaktoren, die das Auftreten einer koronaren Herzerkrankung begünstigen, sind: Bewegungsmangel, Übergewicht, Familienanamnese für eine koronare Herzerkrankung, verminderte Glukosetoleranz, Hyperurikämie. Da die Lebensgewohnheiten einen starken Einfluß auf die Ausprägung der Risikofaktoren haben, ist die Annahme eines Lebensstiles, der die beeinflußbaren Risikofaktoren reduziert, eine wirksame Maßnahme für die Prävention der KHK.

### Risikofaktor Bewegungsmangel

Es ist seit über drei Jahrzehnten bekannt, daß Erwachsene, die körperlich aktiver sind, ein geringeres Risiko für koronare und kardiale Ereignisse haben. Ursprünglich wurde geringere körperliche Aktivität mit einem geringeren sozialen Status und den damit verbundenen höheren Risiken in Zusammenhang gebracht. Neuere Untersuchungen haben jedoch gezeigt, daß dem Bewegungsmangel eine eigenständige Bedeutung als Risikofaktor in der primären und sekundären Prävention der KHK zukommt und der körperlichen Aktivität eine eigenständige protektive Wirkung. Bewegungsmangel führt zu einem verminderten Kalorienverbrauch und über einen verstärkten Fettansatz zu einer ungünstigen Beeinflussung des Cholesterinmetabolismus und einer Erhöhung des Blutdrucks. Bei einer untrainierten Person bewirkt eine vergleichbare Belastung eine höhere Katecholaminausschüttung als bei einer trainierten.

Umgekehrt führt regelmäßige körperliche Aktivität zu verbesserter körperlicher Leistungsfähigkeit mit höherer maximaler Sauerstoffaufnahme und geringerem Herzfrequenzanstieg bei submaximalen Belastungen sowie zu einem günstigeren Risikoprofil für die koronare Herzkrankheit. Körperliche Fitneß geht einher mit einem geringeren Risiko für Tod als Folge von kardiovaskulären Erkrankungen und koronarer Herzerkrankung und mit einer verminderten Gesamtmortalität, auch bei Berücksichtigung anderer begleitender Risikofaktoren. Regelmäßige körperliche Aktivität hat zusätzlich noch andere Wirkungen, die sich günstig auf das kardiovaskuläre Risikoprofil auswirken (Tab. 25).

Die Bestärkung gesundheitsfördernder Verhaltensweisen sollte bereits im Kindesalter beginnen. Kinder, die bereits im Vorschulalter Freude an körperlicher Aktivität erfahren, sind häufiger auch im Schulalter und als junge Erwachsene ak-

# Körperliches Training und Bewegungstherapie

- Verbesserung und Erhaltung der körperlichen Leistungsfähigkeit
- Erhöhung der symptomfreien Leistungsfähigkeit durch Ökonomisierung der Herzarbeit
- Verminderung des LDL-Cholesterins
- Erhöhung des $HDL_2$-Cholesterins
- Verminderung der Triglyzeride
- Erhöhung der fibrinolytischen Aktivität
- Verminderung der Blutviskosität
- Verminderung des Übergewichts
- Absenkung des arteriellen Blutdrucks

**Tab. 25** Günstige Wirkungen des körperlichen Trainings.

tiver und leistungsfähiger – nicht nur in sportlicher Hinsicht, sondern auch in der Erreichung akademischer Ziele. Unter diesen Gesichtspunkten kommt dem Sportunterricht in den Schulen eine große gesundheitspolitische und präventive Bedeutung zu, soweit es damit gelingt, die Freude an körperlicher Bewegung und Aktivität zu wecken.

## Rehabilitation und Sekundärprävention

### Rehabilitation

#### Definition der Weltgesundheitsorganisation (WHO)

Unter Rehabilitation versteht man die Gesamtheit aller Maßnahmen, die erforderlich sind, um für einen Herzpatienten die bestmöglichen körperlichen, seelischen und sozialen Bedingungen zu schaffen, die ihn aus eigener Kraft befähigen, wieder einen möglichst normalen Platz in der Gesellschaft zu gewinnen, um so ein aktives und produktives Leben führen zu können.

#### Einteilung

Die Rehabilitation nach Herzinfarkt wird in 3 zeitliche Phasen eingeteilt; analog kann auch die Rehabilitation nach Herzoperationen gegliedert werden:

- Phase I: Klinikaufenthalt in unmittelbarem Anschluß an das Akutgeschehen bis zur Entlassung aus dem Akutkrankenhaus.
- Phase II: Von der Entlassung aus dem Akutkrankenhaus bis zur Rückkehr in den Beruf bzw. bis zur Wiedererlangung der Fähigkeit zum Vollzug der täglichen Lebensaktivitäten, soweit dies unter Berücksichtigung der kardialen Leistungsbreite möglich ist.
- Phase III: Weiterer Lebensablauf nach Phase II.

#### Rehabilitation in Phase I

*Frühmobilisation*

Die körperliche Mobilisation des Patienten beginnt bereits 1–2 Tage nach einem unkomplizierten Infarkt mit Sitzen im Lehnstuhl neben dem Bett und wenigen Schritten am und um das Bett. Der progrediente, überwachte Aufbau der körperlichen Aktivität ist abhängig von der Infarktgröße und möglichen Komplikatio-

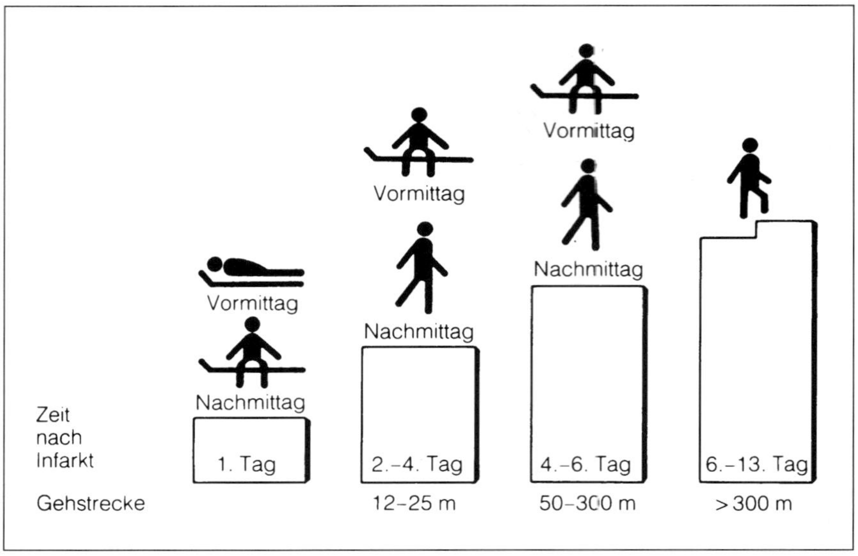

**Abb. 46** Frühmobilisation nach kleinem unkompliziertem Infarkt.

nen des Infarktes wie Linksherzinsuffizienz, persistierender Angina pectoris oder bedeutsamen Rhythmusstörungen.
Die Steigerung der Aktivität erfolgt unter Kontrolle von Herzfrequenz und Rhythmus. Bei unkompliziertem, kleinem Infarkt wird die Frühmobilisation etwa entsprechend der Abbildung 46 durchgeführt.
Bei Patienten mit großem Infarkt werden die Aktivitäten langsamer gesteigert.

*Kontraindikationen für Steigerung der Belastungsintensität*

Gegen eine Frühmobilisation mit täglich gesteigertert Intensität sprechen:

– Tachykardie >100/min in Ruhe
– Persistierende ST-Hebungen
– Persistierende oder neu aufgetretene Rhythmusstörungen wie multifokale ventrikuläre Extrasystolen oder Ketten
– Persistieren/Wiederauftreten von Angina pectoris

Die individuelle Berücksichtigung der klinischen Befunde ist Voraussetzung für die sichere Anwendung der Frühmobilisation!
In Einzelfällen, insbesondere nach kleinem Infarkt mit persistierender Angina pectoris auf niedriger Belastungsstufe kann eine frühzeitige invasive Abklärung mittels Koronarangiographie notwendig sein.

*Entlassung aus dem Krankenhaus nach 2–4 Wochen*

Der Patient kann – je nach Größe des Infarktes – nach 2–4 Wochen aus dem Krankenhaus entlassen werden, in Einzelfällen auch schon nach 7–10 Tagen.

*Frühmobilisation verhindert die Dekonditionierung des Kreislaufs und vermindert die Thromboemboliegefahr.*

Die Frühmobilisation hat kein größeres Risiko als die früher übliche Spätmobilisation mit mehrwöchiger Bettlägerigkeit, insbesondere nicht in bezug auf Reinfarkt, Aneurysmabildung und Herztod. Sie verhindert eine Dekonditionierung des Kreislaufes durch längerdauernde Bettruhe, vermindert die Ausbildung von Muskelatrophien und die Thromboemboliegefahr. Außerdem läßt sie Ängstlichkeit und Depression beim Patienten weniger häufig aufkommen.

## Rehabilitation in Phase II

*Unterschiedliche Organisationsformen:*

In der Phase II bestehen mehrere organisatorische Möglichkeiten, um Rehabilitationsmaßnahmen durchzuführen:

# Körperliches Training und Bewegungstherapie

1. Stationäre Rehabilitation in einem spezialisierten Rehabilitationszentrum über 4–6 Wochen
2. Ambulante Rehabilitation in einer speziellen Rehabilitationsabteilung, die einer Universitätsklinik oder einem größeren kommunalen Krankenhaus angeschlossen ist.
3. Ambulante Betreuung in Koronar-, Trainings- oder Übungsgruppen (Herzgruppen) ohne oder nur in lockerer Verbindung mit einem Krankenhaus
4. Ambulante, nichtorganisierte Betreuung durch den Hausarzt

*Stationäre Rehabilitation*

In der BRD hat sich aufgrund der Gesetzgebung die stationäre Rehabilitation nach dem Herzinfarkt durchgesetzt. Eine stationäre Rehabilitationsmaßnahme kann durch den Kassenarzt nach 368s RVO oder durch den Krankenhausarzt nach 372 RVO veranlaßt werden. Die Vorteile einer stationären Rehabilitationsmaßnahme sind auf mehreren Gebieten zu sehen:

*Gesundheitserziehung*
Die Herauslösung des Patienten aus seiner gewohnten Umgebung erlaubt eine intensivere Betreuung und eine umfangreiche Aufklärung über die o. g. Risikofaktoren. Zusätzlich besteht die Möglichkeit, die neu gewonnenen Erkenntnisse in die Tat umzusetzen und einzuüben. Der/die Lebenspartner/in sollte ebenfalls in die Gesundheitserziehung einbezogen werden. In Anbetracht der Tatsache, daß ein 50jähriger Mann noch eine mittlere Lebenserwartung von 23 Jahren, eine gleichaltrige Frau eine solche von 27 Jahren hat, ist die Gesundheitserziehung unter Berücksichtigung des individuellen Risikoprofils einer der wichtigsten Aspekte der stationären Rehabilitation, die den weiteren langfristigen Verlauf der Erkrankung günstig beeinflussen kann. Der wissenschaftliche Nachweis dieses Einflusses ist jedoch noch nicht erbracht.

*Bewegungstherapie*
Ziel der Bewegungstherapie ist eine Ökonomisierung der Herzarbeit und eine Steigerung der Leistungsfähigkeit.
In langsam steigender Intensität wird die Bewegungstherapie in Gruppen vergleichbarer Belastbarkeit unter Kontrolle der Herzfrequenz durchgeführt. Hiermit wird das Vertrauen des Patienten in seine Leistungsfähigkeit wiederhergestellt. Durch submaximale Belastungstests können die Patienten erkannt werden, die einer invasiven Abklärung bedürfen; diese sollte idealerweise während oder unmittelbar nach der Anschlußheilbehandlung durchgeführt werden, um eine unnötige Verzögerung des Wiedereingliederungsprozesses zu verhindern.

*Psychologische Betreuung*
Die psychologische Betreuung ist in allen kardiologischen Spezialzentren fest in das Rehabilitationsprogramm integriert. Sie liegt in der Regel in der Hand von Psychologen oder psychosomatisch orientierten Ärzten. Hauptaufgabe ist die Selektion von Problempatienten mit Hilfe der individuellen Exploration oder unter Verwendung von Fragebögen. Die Vermittlung von Streßbewältigungstechniken und Hilfe bei der Krankheitsbewältigung stehen im Vordergrund der psychosozialen Betreuung.

*Berufliche Beratung*
Während der stationären Rehabilitation kann durch entsprechende Fachkräfte die physische und psychische Belastung am Arbeitsplatz analysiert werden, um dann in Zusammenschau mit den Ergebnissen der psychologischen Testung und der Funktionsdiagnostik die Möglichkeiten für eine Rückkehr an den bisherigen Ar-

beitsplatz bzw. die Notwendigkeit für eine innerbetriebliche Umsetzung oder eine Umschulung beurteilen zu können. Durch eine Koordinierung der kardiologischen und psychosozialen Bemühungen kann eine zügige, den Bedürfnissen des Einzelnen gerecht werdende Wiedereingliederung erreicht werden.

Die Nachteile dieser Form der Rehabilitation liegen in den hohen Kosten, in der Verlängerung der Krankenhauszeit und bei einem Teil der Patienten in einer möglichen Verzögerung der Rückkehr an den Arbeitsplatz.

*Ambulante Rehabilitation*

Die ambulante Rehabilitation in einer speziellen Rehabilitationsabteilung einer Universitätsklinik, eines größeren kommunalen Krankenhauses oder in einer der koronaren Trainings- oder Übungsgruppen wird während der Phase II in der BRD weniger häufig praktiziert. Sie kommt in erster Linie für die Patienten in Betracht, bei denen kein Kostenträger für eine AHB aufkommt oder die sich aus beruflichen Gründen eine längere Abwesenheit von ihrem Arbeitsplatz nicht glauben leisten zu können. Diese Behandlung ist in der Regel auf 1–2 Sessionen pro Woche beschränkt und weniger intensiv, was Gesundheitserziehung und Training betrifft. Die Möglichkeit einer beruflichen Rehabilitationsberatung entfällt ebenfalls weitgehend.

*Ambulante nichtorganisierte Betreuung*

Die ambulante, nichtorganisierte Betreuung durch den Hausarzt kann nur bei sehr kooperativen und motivierten Patienten annähernd die Ziele erreichen, die mit der stationären Rehabilitation oder der ambulanten Rehabilitation in organisierten Gruppen erreicht werden.

## Rehabilitation in Phase III

In Phase III der Rehabilitation können die Patienten im Rahmen der koronaren Übungsgruppen (Leistungsfähigkeit < 75 Watt) oder Sportgruppen (beschwerde- und ischämiefreie Leistungsfähigkeit > 75 Watt) weiter betreut werden. Auf der Grundlage klinischer und hämodynamischer Kriterien ausgewählte Patienten treffen in der Regel einmal pro Woche unter Leitung eines Arztes zusammen, wobei neben dem gemeinsamen Trainingsprogramm auch Diskussionen, Filmvorführungen zu Themen der Sekundärprophylaxe und Ernährungsberatungen durchgeführt werden. Auf diese Weise wird der Trainingserfolg der Phase II aufrecht erhalten und die Durchführung der sekundärpräventiven Maßnahmen gefestigt. Hierbei spielen die Gruppendynamik und die Interaktion zwischen den Patienten eine bedeutende und bestärkende Rolle. Auch wenn es in den Übungsgruppen mit niedriger Leistungsfähigkeit zu keinem eigentlichen Trainingseffekt kommt, werden durch Gymnastik und Spiele die Beweglichkeit und Koordination erhalten. Dies ist vor allem für ältere Patienten von Bedeutung.

## Ausdauertraining nach dem Herzinfarkt

Die Intensität eines geplanten Ausdauertrainings nach dem Infarkt sollte sich an der ausgetesteten beschwerdefreien und ischämiefreien Leistungsfähigkeit des einzelnen Patienten orientieren, evtl. unter Einschluß der Belastungshämodynamik.

Ausdauertraining hat bei Patienten mit koronarer Herzkrankheit mit oder ohne abgelaufenem Infarkt eine Reihe von günstigen Wirkungen:

# Körperliches Training und Bewegungstherapie

- Ejektionsfraktion <30 %
- Belastungshypotonie
- Mehrgefäßerkrankung
- Niedrige Arbeitstoleranz
- Angina pectoris in Ruhe oder bei geringen Belastungen
- Häufige komplexe VES
- Mehrfache Infarkte

**Tab. 26 Erhöhtes Risiko für den plötzlichen Herztod.**

1. Es kommt zu einer verbesserten peripheren Adaptation, zu einer Verbesserung der Leistungsfähigkeit bis zum Auftreten von Angina pectoris bzw. zu einer Verbesserung der Arbeitstoleranz: Eine vergleichbare Belastung kann mit einem niedrigeren Produkt aus Herzfrequenz und Blutdruck als Maß für den kardialen Sauerstoffverbrauch geleistet werden.
2. Das als protektiv geltende $HDL_2$-Cholesterin wird erhöht, das LDL-Cholesterin erniedrigt, ebenso wie die Triglyzeride. Der Kohlenhydratstoffwechsel, insbesondere bei Diabetikern, wird verbessert, die fibrinolytische Aktivität erhöht sich und die Viskosität des Blutes vermindert sich.
3. Darüber hinaus wird durch die appetithemmende Wirkung der körperlichen Aktivität und durch den erhöhten Kalorienverbrauch das Übergewicht abgebaut.

Diesen positiven Seiten stehen einige Gefahren gegenüber: Während des körperlichen Trainings ist, bedingt durch die Katecholaminausschüttung und begünstigt durch Ischämie in den Infarktrandgebieten, das Risiko für schwerwiegende Rhythmusstörungen (z. B. Kammerflimmern) bei gefährdeten Patienten um ein Mehrfaches erhöht. Aus diesem Grund ist bei den koronaren Sportgruppen immer ein Arzt anwesend und ein funktionsbereiter Defibrillator vorgeschrieben.

Besonders gefährdet sind Patienten, die generell durch ihre schwere Erkrankung ein erhöhtes Risiko haben, den Herztod zu erleiden (Tab. 26).

Durch den Trainingseffekt kommt es jedoch zu einer verminderten Katecholaminausschüttung bei alltäglichen Belastungen und damit zu einer Anhebung der Flimmerschwelle des Herzens (d. h. einer Verminderung des Risikos für Kammerflimmern) im täglichen Leben. Im Netto-Effekt vermindert sich durch das Ausdauertraining das Risiko für einen plötzlichen Herztod. Dennoch sollten körperliche Spitzenleistungen, die mit einer erhöhten Katecholaminausschüttung einhergehen, generell vermieden werden. Dies gilt auch für Wettkampfsituationen, bei denen der körperliche Einsatz für den Patienten nicht immer dosierbar bleibt.

Die Erhaltung oder Wiederherstellung der körperlichen Leistungsfähigkeit hat nicht nur Auswirkungen auf die Prognose, sondern trägt ebenfalls zur Verbesserung der allgemeinen Lebensqualität bei. Im Rahmen dieser Verbesserung der Lebensqualität ist die körperliche Leistungsfähigkeit nach dem Infarkt, aber auch nach Bypass- oder Klappenersatzoperationen, ein wichtiger Parameter, der über die Wiedereingliederung in das Berufsleben entscheidet.

---

*Ausdauertraining hat viele günstige Wirkungen.*

*Gefahr der Bewegungstherapie: schwerwiegende Rhythmusstörungen (z. B. Kammerflimmern)*

*Durch körperliches Training vermindert sich die Katecholaminausschüttung bei alltäglichen Belastungen. Die Flimmerschwelle des Herzens wird angehoben. Das Ausdauertraining setzt das Risiko für einen plötzlichen Herztod herab. Prognose, berufliche Wiedereingliederung und Lebensqualität werden verbessert.*

# Herzrhythmusstörungen

Ch. Heun-Letsch

## Definition

Herzrhythmusstörungen sind Störungen der rhythmischen Tätigkeit des Herzens. Gestört ist entweder die Regelmäßigkeit des Herzschlages, die regelrechte Abfolge von Vorhof- und Kammererregung oder das Tempo der Herztätigkeit. Man unterscheidet dabei Störungen der Erregungsbildung von Störungen der Erregungsleitung.

### Störungen der Erregungsbildung

Sie können durch Störungen der Bildung der Erregung im physiologischen Erregungsbildungszentrum, dem Sinusknoten (Abb. 47), entstehen, wobei die Erregung im Sinusknoten zu schnell (Sinustachykardie) oder zu langsam (Sinusbradykardie) gebildet wird.
Der Sinusknoten kann als Erregungsbildungszentrum auch völlig ausfallen. Dies führt entweder zum Herzstillstand (= Asystolie) oder zum Auftreten eines Ersatzschrittmachers in einem Ersatzzentrum (normale ektope Automatie). Dieses Zentrum ist in der Frequenz langsamer als der Sinusknoten, da es diesen sonst ja schon ohne dessen Ausfall überholen würde. Es handelt sich also in diesem Fall um eine bradykarde Rhythmusstörung.
Der Sinusknoten kann jedoch auch von einem ektopen Schrittmacher „überholt" werden und so reaktiv als Erregungsbildungszentrum ausfallen (abnorme ektope Automatie). Dies würde einer tachykarden Rhythmusstörung entsprechen.
Dabei kann durchaus ein regelmäßiger, im Ausnahmefall sogar normofrequenter Rhythmus bestehen, trotzdem handelt es sich nach der Definition um eine Rhythmusstörung, da die normale Abfolge der Erregung des Myokards nicht gewährleistet ist.
Vereinzelt einfallende ektope Erregungen können den Herzrhythmus bezüglich der Frequenz durchaus noch im Normbereich halten, wobei dann evtl. die Unregelmäßigkeit des Herzschlages im Vordergrund steht (so z. B. bei Bigeminie).
Zusammenfassend läßt sich sagen, daß Störungen der Erregungsbildung zu tachykarden und zu bradykarden Rhythmusstörungen führen können (Tab. 27).

### Störungen der Erregungsleitung

Auch Störungen der Erregungsleitung können zu tachykarden und bradykarden Rhythmusstörungen führen:
Tachykarde Störungen entstehen aufgrund sogenannter kreisender Erregungen, also von „Reentry"-Erregungen, und zwar als Vorhof-Reentry, als Kammer-Reentry und auch als atrioventrikuläres Reentry, d. h., die Erregung kreist zwischen Vorhof und Kammern. Dies kann der Fall sein bei Vorliegen akzessorischer Leitungsbahnen, so beim Wolff-Parkinson-White- (WPW-) und Lown-Ganong-Levine- (LGL-) Syndrom.

# Herzrhythmusstörungen

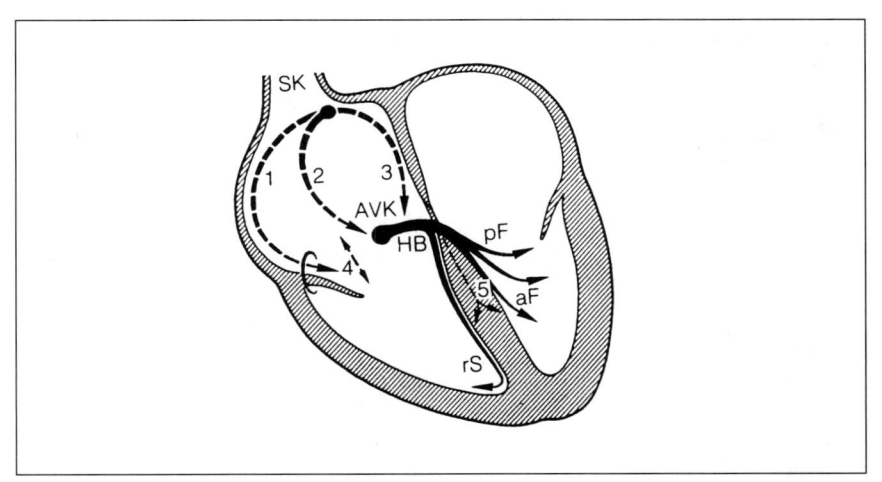

**Abb. 47** Reizbildungs- und Erregungsleitungssystem des Herzens. SK = Sinusknoten, AVK = Atrioventrikularknoten, HB = His-Bündel, rS = rechter Schenkel, aF = anteriorer Faszikel, pF = posteriorer Faszikel des linken Schenkels, 1 = Thorel-Bündel, 2 = Wenckebach-Bündel, 3 = James-Bündel, 4 = Kent- und Paladino-Fasern, 5 = Mahaim-Fasern.

| Automatiezentrum | Entladungsfrequenz | Rhythmusstörung |
|---|---|---|
| Sinusknoten | 60–100/min | |
| | < 60/min | Sinusbradykardie |
| | > 100/min | Sinustachykardie |
| AV-Knoten | 40–55/min | |
| | > 60/min | Akzelerierter Knotenrhythmus, Knotentachykardie |
| Tertiäre, ventrikuläre Reizbildner (His-Purkinje-System, Purkinje-Fasern, Kammermyokard) | 10–30/min | |
| | > 60/min | Akzelerierte idioventrikuläre Rhythmen |
| | > 100–130/min | Kammertachykardie |
| Erregungsleitung | Dauer | Rhythmusstörung |
| Vorhof – AV-Knoten (AN) | 50 ms | |
| Vorhof – His-Bündel (AH) | 88–140 ms | |
| | > 150 ms | „Proximaler" AV-Block (suprabifurkational) |
| His-Bündel – Kammer (HV) | 42–60 ms | |
| | > 60 ms | „Distaler" AV-Block (infrabifurkational) |
| Vorhof – Kammer (PQ) | 120–200 ms | |
| | < 120 ms | Akzelerierte Überleitung (WPW, LGL) |
| | > 210 ms | AV-Block |
| Kammererregung (QRS) | 60–100 ms | |
| | > 110 ms | Inkompletter Schenkelblock |
| | > 120 ms | Vollständiger Schenkelblock |
| WPW = Wolff-Parkinson-White-Syndrom LGL = Lown-Ganong-Levine-Syndrom | | |

**Tab. 27** Reizbildung und Erregungsleitung.

LGL- und WPW-Syndrom zählen zu den Rhythmusstörungen, zum einen wegen der irregulären Erregungsleitung von den Vorhöfen auf die Kammern bei Vorhandensein akzessorischer Leitungsbahnen, zum anderen wegen der bei diesen Syndromen aufgrund des AV-Reentry gehäuft auftretenden intermittierenden tachykarden Rhythmusstörungen.

*Bradykarde Störungen* entstehen aufgrund permanenter oder intermittierender Leitungsblockierungen. Der Leitungsblock kann auftreten als:
– sinuatrialer Block auf Höhe zwischen Sinusknoten und AV-Knoten,
– atrioventrikulärer Block auf Höhe des AV-Knotens oder des HIS-Bündels,
– Rechts- und Linksschenkelblock,
– linksanteriorer und linksposteriorer Hemiblock auf Kammerebene.

Die Schenkelblockbilder haben in der Regel keine Auswirkungen auf die Herzfrequenz bzw. den Erregungsübertritt zwischen Vorhof und Kammer. Sie sind deshalb keine Herzrhythmusstörungen im engeren Sinne.

> **Merke:**
> Man kann bei den Erregungsleitungsstörungen unterscheiden zwischen Leitungsblockierungen (= Blockbildern) und dem pathologischen Leitungsphänomen bei Reentry sowie bei LGL- und WPW-Syndrom.

## Epidemiologie

Bei jungen Gesunden lassen sich im 24-Stunden-EKG in nahezu 50 % der Fälle ventrikuläre Extrasystolen nachweisen, bei Leistungssportlern in über 50 %, komplexe Rhythmusstörungen in 3 bzw. 4 %.
Nach einem Myokardinfarkt liegt die Häufigkeit von höhergradigen Rhythmusstörungen wie Couplets und Kammertachykardien bei bis zu 40 %. Im höheren Alter (>70 Jahre) treten Rhythmusstörungen auch bei ansonsten Herzgesunden fast regelmäßig auf.

## Ätiologie

> **Merke:**
> Herzrhythmusstörungen sind ein unspezifisches Symptom kardialer und extrakardialer Erkrankungen, treten aber auch als rein funktionelle Erscheinung auf.

Ursachen der Herzrhythmusstörungen können sein:

1. Akute und chronische Erkrankungen des Herzens bzw. der Herzklappen (vor allem KHK, Hypertonikerherz, Herzinsuffizienz und Kardiomyopathien), aber auch Zustand nach rheumatischer, bakterieller und viraler Karditis etc.

2. Akute und chronische extrakardiale Erkrankungen, wie z. B.:
    – Endokrinopathien (z. B. Hyper- und Hypothyreose)
    – Hypertonie
    – Autoimmunerkrankungen

- Intoxikationen
- Schock

3. Metabolische Störungen wie
   - Azidose
   - Alkalose

4. Störungen im Haushalt der Elektrolyte K, Na, Ca, Mg

5. Pharmakologische Efekte von
   - Alkohol
   - Digitalis
   - Antiarrhythmika

6. Neurovegetative Störungen von Sympathikus und Vagus

## Pathogenese

Ursachen aller Rhythmusstörungen sind Veränderungen der Membranpotentiale der Myokardzellen. Entsprechend der Vielzahl der möglichen Ursachen der Rhythmusstörungen sind die störenden Einflüsse auf das Membranpotential verschiedener Natur: So spielen hormonell weitergeleitete Permeabilitätsveränderungen, die über spezifische Rezeptoren vermittelt werden, ebenso eine Rolle wie direkte Elektrolytverschiebungen, die über eine Änderung des Konzentrationsgradienten eine Potentialverschiebung verursachen.
Hypoxische und toxische Schäden stören die Membranpotentiale durch Hemmung von Enzymen wie z. B. der sauerstoffabhängigen Kalium-Natrium-ATPase. Außerdem spielen morphologische Irregularitäten eine Rolle, so bei den akzessorischen Leitungsbahnen und bei der Schädigung des Reizleitungssystems durch Entzündung oder Vernarbung nach Infarkt.

## Diagnostik

### Anamnese und körperliche Untersuchung

Der erste Schritt der Arrhythmiediagnostik ist die genaue Anamnese. Hier stehen zwei Fragen im Vordergrund:

1. Liegt eine kardiale oder eine extrakardiale Grundkrankheit vor? Werden arrhythmogene Medikamente oder Genußgifte (Alkohol, Nikotin) eingenommen? Bestehen kardiale Risikofaktoren?
2. Bestehen Symptome, die das klinische Korrelat von Rhythmusstörungen sein könnten (Synkopen, Herzinsuffizienz, Palpitationen)?
Die körperliche Untersuchung deckt Vitien, Herzinsuffizienzzeichen wie Ödeme, feuchte Rasselgeräusche oder einen Galopprhythmus auf, zeigt Zeichen einer Arteriosklerose oder einer Hyperthyreose, zeigt ein Pulsdefizit u. v. a. m.

### 12-Kanal-Standard-EKG

Das 12-Kanal-Standard-EKG ist die Basismethode jeder apparativen kardiologischen Diagnostik. Hier können nahezu alle persistierenden Arrhythmien erkannt werden. Außerdem erhält man eine Fülle weiterer Informationen über eine evtl.

vorhandene Hypertrophie, einen abgelaufenen Infarkt, eine Digitalisintoxikation oder eine schwere Elektrolytstörung (zumindest als Verdacht).
Ventrikuläre Extrasystolen und komplexe Rhythmusstörungen wie Bigeminie und Salven können allenfalls zufällig erfaßt und quantifiziert werden, ebenso wie andere intermittierende Rhythmusstörungen im Sinne etwa der intermittierenden supraventrikulären Tachykardie oder eines intermittierenden AV-Blocks mit intermittierender Bradykardie.

## Langzeit-EKG

Es dient der qualitativen und quantitativen Erfassung selten auftretender Rhythmusstörungen. Zur Ableitung sollte nach den Richtlinien der Deutschen Gesellschaft für Herz- und Kreislaufforschung die Aufzeichnung von zwei unterschiedlichen Kanälen plus Zeitkanal über mindestens 24 Stunden möglich sein. Indikationen sind einerseits anamnestische Angaben über oder die direkte Beobachtung von Rhythmusstörungen zur weiteren Differenzierung und Festlegung von Therapieindikation und -verfahren, andererseits das Vorliegen einer kardialen Erkrankung wie KHK, Hypertonikerherz oder Kardiomyopathie zur Erfassung von anamnestisch nicht vorhandenen oder der direkten klinischen oder elektrokardiographischen Beobachtung nicht zugänglichen Rhythmusstörungen und damit zur Prognosestellung. Auch hieraus kann sich dann natürlich eine Indikation zur Therapie ableiten. So ist die Prognose von Koronarkranken mit häufigen (> 30/h) oder komplexen Rhythmusstörungen (Couplets und Salven) nachgewiesenermaßen schlechter als die von Patienten, die keine entsprechenden Störungen aufweisen. Geht eine hypertrophe Kardiomyopathie mit ventrikulären Salven einher, ist die Sterblichkeit am plötzlichen Herztod gegenüber dem Fehlen von solchen um das 8- bis 9fache erhöht.
Die Beobachtung von stummen Ischämien im Langzeit-EKG durch die Registrierung von ST-Senkungen muß Anlaß sein, eine antianginöse Therapie einzuleiten; evtl. vorhandene Rhythmusstörungen sind oft Ausdruck eben dieser stummen Ischämien und lassen sich z. T. durch die antianginösen Medikamente beherrschen.

## Belastungs-EKG

Neben der Erfassung der der Rhythmusstörung möglicherweise zugrundeliegenden koronaren Herzerkrankung dient das Belastungs-EKG dem Aufdecken von Bradykardien, die bei Belastung nicht verschwinden, so etwa beim Sick-Sinus-Syndrom. Ebenso kann das vermehrte Auftreten von ventrikulären Extrasystolen, zumal in gekoppelter Form bis hin zu ventrikulären Salven, ein Indiz für die Behandlungsbedürftigkeit einer Rhythmusstörung sein. Da letztgenannte Form der Rhythmusstörungen oft Ausdruck einer bisher unbekannten KHK ist, sollte hier zunächst eine antiischämische Behandlung erfolgen, bevor mit der Gabe spezifischer Antiarrhythmika begonnen wird.

## Invasive EKG-Ableitungen

### Ösophagus-EKG

Das Ösophagus-EKG ermöglicht bei speziellen Fragestellungen die Lokalisation einer ektopen Reizbildung oder einer aberranten Leitung.

# Herzrhythmusstörungen: Diagnostik

### Intrakavitäre Ableitungen

*Intraatriale Ableitungen* und Bestimmung der Sinusknotenerholungszeit dienen der Diagnostik im Hinblick auf Sinusknotendysfunktionen, wobei letztere ein Maß für die Funktion der elektrischen Generatortätigkeit des Sinusknotens darstellt. Sie ist die Zeit von der letzten künstlich induzierten atrialen Depolarisation bis zur ersten vom Sinusknoten induzierten atrialen Depolarisation. Sie ist einer von mehreren Parametern bei der Indikationsstellung für die Schrittmachertherapie beim Sick-Sinus-Syndrom.

Das *His-Bündel-EKG* mittels femoralvenös eingeführtem Katheter erlaubt die genaue Lokalisation von AV-Blockierungen. Dies hat prognostische Bedeutung und kann entscheidend für eine exakte Therapieindikation sein. Hiermit lassen sich auch ventrikuläre Arrhythmien und supraventrikuläre Arrhythmien mit funktionellem Block voneinander differenzieren.

Die *tachykarde intrakavitäre Stimulation* wird als Ausnahmeverfahren zur Differenzierung ventrikulärer Arrhythmien und supraventrikulärer Arrhythmien mit funktionellem Block eingesetzt, aber auch zur Therapiekontrolle.

Das intrakavitäre Mapping dehnt aberrante Leitungen, z. B. beim WPW-Syndrom, auf und ist die Basis der therapeutischen Hochfrequenz-Katheterablation dieser Bahnen.

### Provokations- und Stimulationstests

#### Atropintest

Nach Gabe von 0,5–2,0 mg Atropin i.v. sollte die Pulsfrequenz um mindestens 50 % des Ausgangswertes, mindestens aber über 90 Schläge pro Minute ansteigen. Ein Unterschreiten dieser Werte gilt als verläßliches Zeichen für eine gestörte Impulsgeneratorfunktion des Sinusknotens.

#### Karotissinusmassage

Eine Senkung der Herzfrequenz bei vorsichtiger einseitiger Karotissinusmassage um mehr als 5–10 Schläge oder gar eine Asystolie von > 2 s spricht für ein Karotissinussyndrom.

> **Merke:**
> Atropintest und Karotissinusmassage nur mit Monitorkontrolle durchführen!

**Merke:**
Zur Klärung der Ätiologie von Rhythmusstörungen dienen sämtliche kardiologischen Diagnoseverfahren, die

1. als Routineverfahren bei nahezu jedem Patienten bei der stationären Aufnahme durchgeführt werden, wie:
   – Röntgen-Thorax
   – EKG
   – Klinisch-chemische Verfahren wie Bestimmung der Serumelektrolyte oder Herzenzyme
   – RR-Messungen

2. zur erweiterten Routine gehören, wie:
   – Echokardiographie
   – Farb-Doppler-Echokardiographie
   – Belastungs-EKG

3. nur bei spezieller Indikation durchgeführt werden, wie:
   – Herzkatheter
   – Koronarangiographie
   – Myokardszintigraphie
   – Myokardbiopsie

## Klinik

### Einteilung der Rhythmusstörungen nach klinischen Gesichtspunkten

Obwohl oben ausgeführt wurde, daß sowohl tachykarde als auch bradykarde Herzrhythmusstörungen jeweils durch Erregungsbildungsstörungen und Erregungsleitungsstörungen hervorgerufen werden können, ist es sinnvoll, die Herzrhythmusstörungen nach den klinischen Kategorien aufzuteilen in

– ektope Rhythmusstörungen, die bezüglich der Herzfrequenz keinen Einfluß haben müssen,
– bradykarde und
– tachykarde Rhythmusstörungen.

Es sei jedoch nochmals betont, daß diese Aufteilung keine kausale ist.

### Ektope Rhythmusstörungen

Sie entstehen aufgrund einer gesteigerten Automatie ektoper Schrittmacher. Diese können sowohl im Bereich des spezifischen Reizleitungssystems liegen als auch im Bereich des Arbeitsmyokards. Die gesteigerte Automatie beruht auf Störungen des Membranpotentials der Zellen aufgrund metabolischer, toxischer und hypoxischer Schäden.

# Herzrhythmusstörungen: Klinik

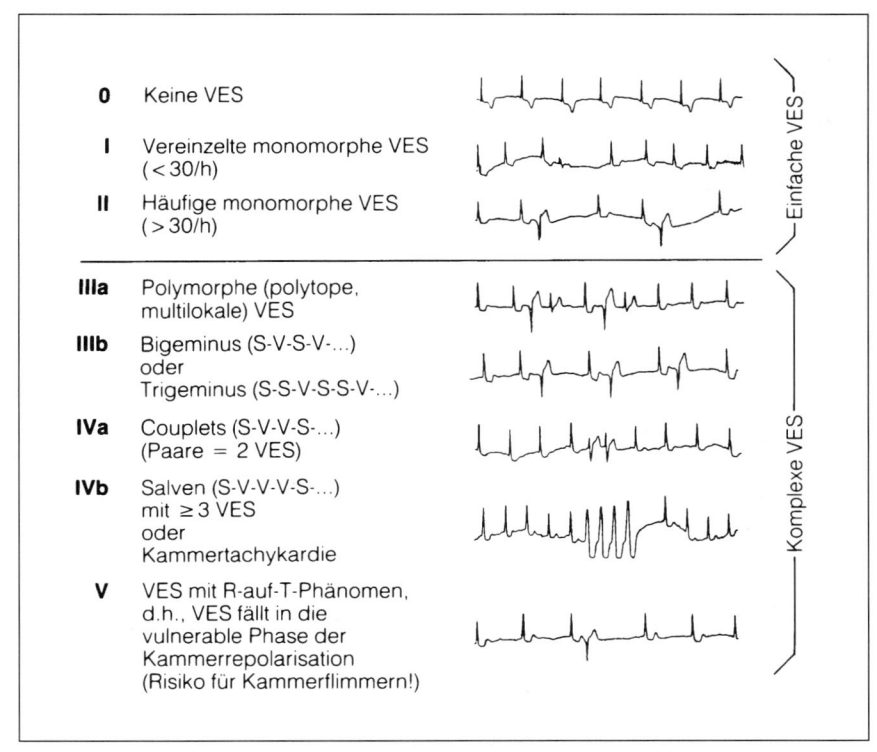

| | | |
|---|---|---|
| 0 | Keine VES | Einfache VES |
| I | Vereinzelte monomorphe VES (<30/h) | |
| II | Häufige monomorphe VES (>30/h) | |
| IIIa | Polymorphe (polytope, multilokale) VES | Komplexe VES |
| IIIb | Bigeminus (S-V-S-V-...) oder Trigeminus (S-S-V-S-S-V-...) | |
| IVa | Couplets (S-V-V-S-...) (Paare = 2 VES) | |
| IVb | Salven (S-V-V-V-S-...) mit ≥ 3 VES oder Kammertachykardie | |
| V | VES mit R-auf-T-Phänomen, d.h., VES fällt in die vulnerable Phase der Kammerrepolarisation (Risiko für Kammerflimmern!) | |

**Abb. 48 Einteilung ventrikulärer Rhythmusstörungen nach *Lown* (V = ventrikulärer Schlag, S = supraventrikulärer Schlag).**

## Supraventrikuläre Extrasystolie

Bei supraventrikulären Extrasystolen wird zwischen Sinusknoten-, Vorhof- und AV-Extrasystolen unterschieden. Ihre jeweilige Zuordnung erfolgt in den meisten Fällen durch Beobachtung der P-Welle, da diese bei Extrasystolen, die außerhalb des Sinusknotens entstehen, zumeist deformiert und verbreitert ist. In der Regel folgt einer Vorhofextrasystole eine nicht voll kompensierende Pause, da der Sinusknoten miterregt wird und nach der Erregung wieder ein eigenes Schrittmacherpotential generiert.

Selten treten bei Vorhofextrasystolen schenkelblockartig deformierte Kammerkomplexe auf, wenn das Ventrikelmyokard noch teilrefraktär ist.

Als Ursachen sind in 60 % organische Krankheiten nachweisbar, so KHK, Myokarditis, Perikarditis, Cor pulmonale, Hyperthyreose, Hypokaliämie, Herzfehler, Herzinsuffizienz, Mitralklappensegelprolaps.

## Ventrikuläre Extrasystolie

Ventrikuläre Extrasystolen (VES) zeigen einen grob deformierten Kammerkomplex mit schenkelblockartigem Bild. Sie können interponiert oder, falls die nachfolgende Sinuserregung ein noch refraktäres Myokard antrifft, kompensiert sein. Wird der Vorhof retrograd erregt, bleibt diese Erregung wegen der kleineren Amplitude zumeist im Kammerkomplex verborgen.

Die ventrikulären Extrasystolen werden nach *Lown* eingeteilt. Dabei werden monomorphe und polymorphe VES unterschieden. Bei monomorphen VES besteht lediglich ein ektoper Fokus, in dem die VES entstehen, bei polymorphen bestehen entsprechend den unterschiedlichen Formen der Kammerkomplexe verschiedene Foki (Abb. 48).

---

Supraventrikuläre Extrasystolie

Bei supraventrikulären ES wird zwischen Sinusknoten-, Vorhof- und AV-Extrasystolen unterschieden.

Ursachen sind in 60 % organische Krankheiten.

Ventrikuläre Extrasystolie

Ventrikuläre Extrasystolen zeigen mit schenkelblockartigem Bild.

Die VES werden nach Lown eingeteilt. Dabei werden monomorphe und polymorphe VES unterschieden.

Diese Einteilung sollte prognostische Bedeutung haben. Je höher das Stadium nach *Lown*, desto schlechter ist die Prognose. Die Korrelation von Lown-Klassifikation und Prognose wurde in der Vergangenheit jedoch eher überschätzt. Keinesfalls sollte eine Therapieindikation allein nach der Lown-Klassifikation erfolgen.

### Vorhof-, AV- und Kammerersatzrhythmen

Bei der Verlangsamung der Sinusknotentätigkeit können Ersatzrhythmen auftreten. Diese können im Vorhof, im AV-Knoten und im Ventrikel entstehen. Beim AV-Ersatzrhythmus unterscheidet man

– einen oberen AV-Rhythmus bei retrograder Erregung der Vorhöfe *vor* der Kammeraktion,
– einen mittleren bei *synchroner* Erregung und
– einen unteren bei Beginn der Vorhoferregung *nach* Beginn der Kammeraktion.

AV-Rhythmen können auch als reine Heterotopie ohne Verlangsamung der Sinusfrequenz auftreten.
Bei Ausfall der oberen Schrittmacher, etwa durch eine komplette AV-Blockierung, kann die Erregung auch im His-Bündel gebildet werden. Wie Vorhof- und AV-Rhythmen sprechen His-Schrittmacher auf Atropin sowie körperliche Belastung an. Die QRS-Komplexe sind in der Regel schmal, die Frequenz beträgt 40–60/min.
Bei infrahisischen Blockierungen kann ein Schrittmacher im Bereich des Arbeitsmyokards auftreten; die Frequenz beträgt dann bei plumpen QRS-Komplexen 20–30/min. Diese Schrittmacher sprechen auf Atropin und körperliche Belastung nicht mehr an.

> **Merke:**
> Suprahisische und hisische Schrittmacher sprechen auf Atropin und körperliche Belastung an.
> Dies hat prognostische Bedeutung, da beim Ausfall von hisischen Schrittmachern noch ein tieferes potentielles Schrittmacherzentrum besteht. Beim Ausfall eines infrahisischen Schrittmachers folgt die Asystolie.

### Bradykarde Rhythmusstörungen

Bradykarde Rhythmusstörungen entstehen entweder aufgrund von Störungen der Sinusknotenfunktion (Erregungsbildungsstörungen) oder aufgrund von Leitungsstörungen der sinuatrialen (SA-) oder atrioventrikulären (AV-) Überleitung.

### Sinusknotenfunktionsstörungen

Hier unterscheidet man:

– Sinusbradykardien (Unterschreitung einer Sinusfrequenz von 60/min)
– Sinusarrhythmien (respiratorische und atemunabhängige)
– Sinusstillstand (mit Ersatzrhythmen)

# Herzrhythmusstörungen: Klinik

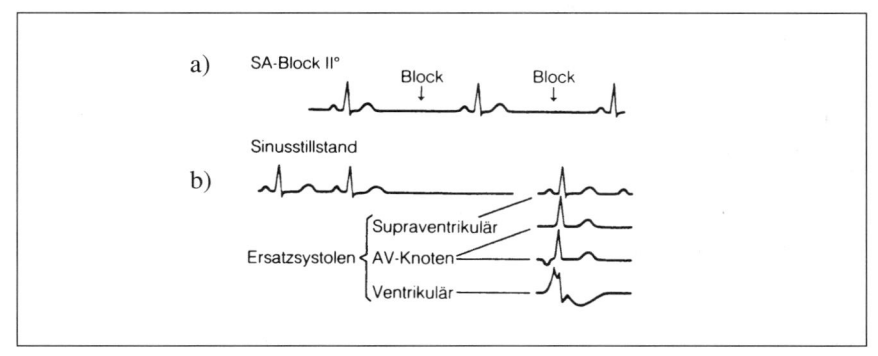

**Abb. 49** a) SA-Block II°, b) SA-Block III° mit Ersatzrhythmen.

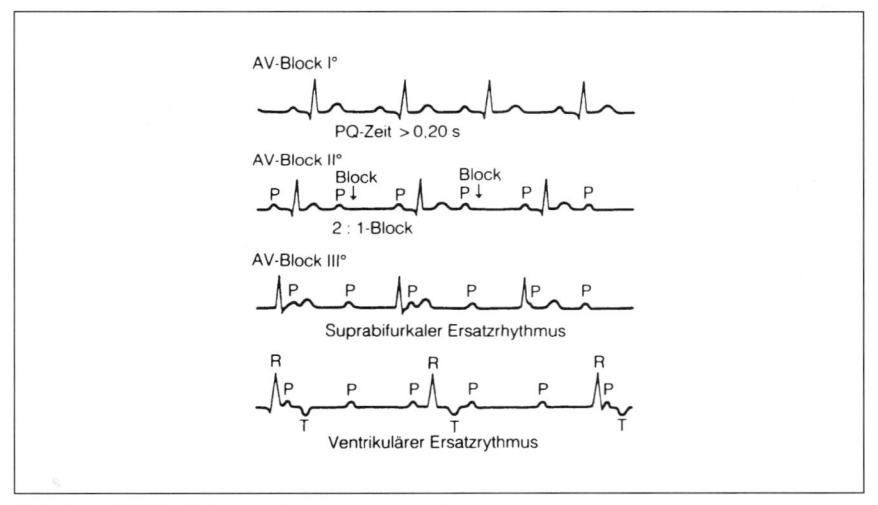

**Abb. 50** AV-Überleitungsstörungen.

- SA-Blockierungen I. Grades (Verzögerung der Überleitung der Erregung vom Sinusknoten zum Vorhof, im Oberflächen-EKG nicht zu erkennen)
- SA-Blockierungen II. Grades (periodische Blockierungen des Typs Wenckebach oder Mobitz; Typ I Wenckebach zeigt im Oberflächen-EKG das Bild einer Sinusarrhythmie, Typ II Mobitz einen intermittierenden Ausfall einer oder mehrerer kompletter Herzaktionen, also von P und QRS)
- SA-Blockierungen III. Grades (totale sinuatriale Blockierung, im EKG Asystolie oder Ersatzrhythmus) (Abb. 49).

## AV-Blockierungen

Analog zu den SA-Blockierungen sind die AV-Blockierungen aufgeteilt. Hierbei ist zu beachten, daß die AV-Blockierung proximal (d. h. im eigentlichen AV-Knoten), im mittleren Abschnitt (d. h. im His-Bündel) oder distal (d. h. in den Tawara-Schenkeln bzw. den 3 Faszikeln der intraventrikulären Erregungsausbreitung) liegen können. Sie werden auch als suprahisische, intrahisische und infrahisische Leitungsstörungen bezeichnet.

Die Lokalisation hat Bedeutung für die Prognose, da beim suprahisischen Block noch tiefergelegene Ersatzrhythmen des Reizleitungssystems einspringen können, was bei infrahisischen Blockierungen nicht mehr der Fall sein kann.

---

SA-Blockierungen I. Grades

SA-Blockierungen II. Grades

SA-Blockierungen III. Grades

AV-Blockierungen

Analog zu den SA-Blockierungen sind die AV-Blockierungen aufgeteilt.

Man unterscheidet ferner supra-, intra- und infrahisische Leitungsstörungen.

Angeborene totale AV-Blockierungen sind in der Regel suprahisisch gelegen und damit prognostisch günstiger als die in der Regel infrahisischen erworbenen totalen AV-Blockierungen.

*AV-Block I. Grades*: Hierbei ist die Überleitung vom Vorhof zu den Kammern verlängert (≥ 0,2 s).

*AV-Block II. Grades:* Hierbei liegt entweder ein sog. Mobitz-I- oder ein Mobitz-II-Block vor, wobei der Mobitz-I-Block auch als Wenckebach-Periodik bezeichnet wird.
Beim Mobitz-I-Block kommt es bei jedem Schlag zur Verlängerung der AV-Überleitungszeit, bis dann schließlich nach 3–5 Schlägen eine Vorhoferregung nicht mehr übergeleitet wird. Sodann beginnt die Periodik von neuem. Vermutlich ist sie auf eine „Ermüdung" des AV-Knotens zurückzuführen. Dieser Block liegt zumeist suprahisisch.
Beim Mobitz-II-Block wird lediglich jeder 2., 3., oder 4. Schlag auf die Ventrikel übergeleitet. Dies hat seine Ursache in einer verlängerten Refraktärzeit des AV-Knotens. Die Blockierung liegt hierbei zumeist infrahisisch, so daß eine erheblich schlechtere Prognose besteht als beim Mobitz-I-Block mit Wenckebach-Periodik (Abb. 50).

> **Merke:**
> Bei AV-Blockierung II. Grades vom Typ Wenckebach liegt zumeist ein suprahisischer, beim Typ Mobitz ein intra- oder infrahisischer Block vor.

**Bradykardie-Tachykardie-Syndrom (Sick-Sinus-Syndrom)**

Dies stellt vor allem bei älteren Menschen eine häufige Ursache von Bradykardien dar (s. Abschnitt „Spezielle Syndrome", S. 242).

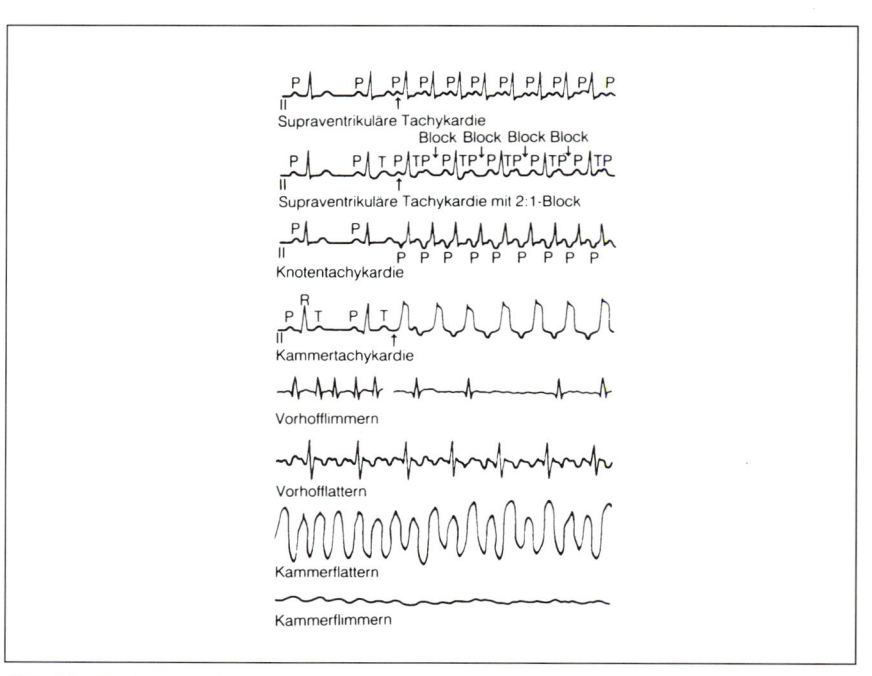

**Abb. 51** Tachykarde Rhythmusstörungen.

# Herzrhythmusstörungen: Klinik

| | Vorhof-frequenz* | Kammer-frequenz | Gleichmaß der Schlagfolge Vorhöfe | Gleichmaß der Schlagfolge Kammern | Formkriterien für P | QRS | AV-Überleitung | Vagomimet. Manöver (Karotissinusdruck o.a.) |
|---|---|---|---|---|---|---|---|---|
| Sinustachykardie | 100–220 | ebenso | Respiratorische Arrhythmie (gering oder auch nicht nachweisbar) | | Normal Abl. II überhöht | Normal | 1:1 0,12–0,18 | Vorübergehende, oft nur geringe Verlangsamung |
| Vorhoftachykardie | 150–250 | ebenso | Regelmäßig | Regelmäßig | Abnorm, klein, oft nicht nachweisbar | Normal, selten abnorm | 1:1 | Kein Effekt oder plötzlich beendet |
| Vorhofflattern („langsames Flattern") | 250–350 160–230 | 120–190 80–130 | Regelmäßig | Regelmäßig oder unregelmäßig | Sägezahnartig deformiert Abl. II, III | Normal, selten abnorm | 2:1 oder höh. Block | Vorübergehende Verlangsamung demaskiert Flatterwellen |
| Vorhofflimmern | > 350 | 120–160 | Unregelmäßig Flimmern-Flattern | Vollständig unregelmäßig „absolute Arrhythmie" | Unregelmäßige Wellen ($V_1$, $V_2$) | Normal, intermittierend abnorm | Wechselnd blockiert | Leichte, vorübergehende Verlangsamung |
| Vorhoftachykardie mit Block | 100–220 | 80–140 | Regelmäßig | Regelmäßig oder unregelmäßig | Spitz, schmal, Nullinie glatt (II. $V_1$) | Normal, seltener abnorm | Wechselnd blockiert (Wenckebach) | Vorsicht! Nicht ausüben! |
| AV-Tachykardie | ebenso | 100–250 | Regelmäßig | Regelmäßig | Abnorm, meist nicht nachweisbar | Abnorm oder normal | Retrograd | Ohne Effekt, selten Unterbrechung |
| WPW-Syndrom | ebenso | 150–250 | Regelmäßig | Regelmäßig | Meist nicht nachweisbar | Abnorm | Reentry | Ohne Effekt, selten Unterbrechung |
| Kammertachykardie | wechselnd | 100–250 | Regelmäßig oder wechselnd | Regelmäßig, intermittierend Überleitung, Fusion, „ventricular capture" | Normal oder abnorm, meist Kammer-(QRS-)unabhängig | Abnorm | Orthograd nur intermittierend oft retrograd | Ohne Effekt |

*Frequenzangaben nur als Richtlinien

**Tab. 28** Differenzierung tachykarder Rhythmusstörungen.

## Tachykarde Rhythmusstörungen

### Sinustachykardien

Von einer Sinustachykardie spricht man ab einer Sinusfrequenz > 100/min. Meist liegt ihr eine gesteigerte Automatie des Sinusknotens zugrunde. Diese ist zumeist symptomatisch im Rahmen anderer Grundkrankheiten wie Hyperthyreose, hyperkinetischem Herzsyndrom, Vergiftungen usw., oder sie tritt auf bei Schmerzen, Angst u. ä. Häufig ist auch die Bedarfstachykardie bei Herzinsuffizienz, Asthma, nach Blutverlust u. a.

Nach der Grunderkrankung muß u. U. gesucht werden, und sie muß therapiert werden, bevor die Tachykardie selbst behandelt wird. Bei vorgeschädigtem Herzen bedeutet auch eine Bedarfstachykardie eine Gefährdung!

Eine zweite Ursache der Sinustachykardie ist die Sinus-Reentry-Tachykardie, die im Gegensatz zu o. g. plötzlich beginnt und endet. Dies ist das wichtigste Unterscheidungsmerkmal. Dabei fehlen logischerweise auch die o. g. Grundkrankheiten (s. a. „Paroxysmale supraventrikuläre Tachykardie", S. 242).

### Vorhoftachykardie – Vorhofflattern – Vorhofflimmern

Bei den Vorhoftachykardien unterscheidet man nach der Überleitung der Erregung auf die Ventrikel: Vorhoftachykardie mit 1 : 1-, 2 : 1-, 3 : 1- ... Überleitung und Vorhoftachykardie mit irregulärer Überleitung.

Die häufigste Ursache der Vorhoftachykardie ist die Digitalisüberdosierung, jedoch kommen auch sämtliche anderen Auslöser von Rhythmusstörungen in Frage.

Bei einer regelmäßigen Vorhoffrequenz von 280–300/s spricht man von einem *Vorhofflattern*. Typisch im Oberflächen-EKG ist das Sägezahnmuster (vgl. Abb. 51).

Beim *Vorhofflimmern* ist kein geordneter Erregungsablauf in den Vorhöfen mehr feststellbar. Die Überleitung auf die Kammern erfolgt völlig unregelmäßig, es entsteht die Arrhythmia absoluta. Ursache des Vorhofflimmerns, der häufigsten supraventrikulären Rhythmusstörung, sind Mitralklappenfehler, Hypertonikerherz, KHK, Hyperthyreose, andere organische Erkrankungen und Alkoholabusus. Das Vorhofflimmern mit absoluter Arrhythmie kann passager, chronisch oder intermittierend auftreten (Therapie s. u. „Notfalltherapie").

### AV-Tachykardie (idionodale Tachykardie)

Hier liegt das Erregungsbildungszentrum im AV-Knoten oder in daran angrenzenden Strukturen. Kennzeichen ist die retrograde Vorhoferregung mit negativem P in Ableitung I. Es handelt sich in der Regel um eine aktive Heterotopie, da der AV-Knoten den Sinusknoten in der Frequenz überholt. Er kann jedoch auch bei Ausfall des Sinusknotens als Ersatz auftreten. Der Beginn ist dabei in der Regel nicht plötzlich, sondern allmählich.

Ein Rhythmus mit retrograder Vorhoferregung (d. h. negativen P-Wellen in I) bei normaler, d. h. für einen AV-Rhythmus langer Überleitungszeit (PQ > 0,12 s) wird als Koronarsinusrhythmus bezeichnet. Die Entstehung der Erregung im Sinus coronarius ist jedoch hypothetisch.

Therapeutisch kommen in erster Linie Verapamil, Digitalis und Betablocker bzw. Sotalol in Frage.

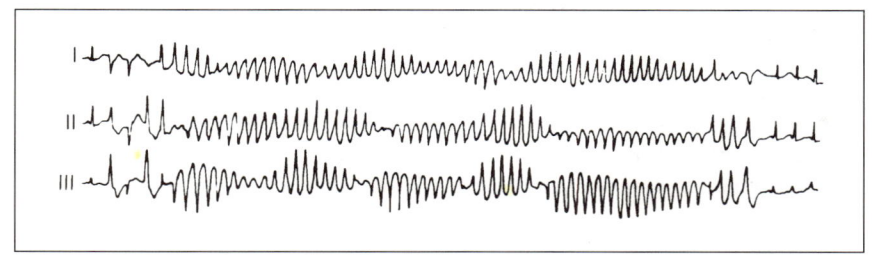

**Abb. 52** „Torsade de pointes".

## Kammertachykardien

*Idioventrikuläre Rhythmen und Tachykardien (slow ventricular tachykardia)*

Hierbei handelt es sich um ventrikuläre Eigenrhythmen, die vor allem in den ersten 48 Stunden nach einem Infarkt auftreten. Liegt die Frequenz unter 80/min, spricht man von einem idioventrikulären Rhythmus, liegt sie zwischen 80 und 110/min, spricht man von einer idioventrikulären Tachykardie. Bei noch höheren Frequenzen liegt dann definitionsgemäß eine ventrikuläre Tachykardie vor. Ursache ist ein ektoper, ventrikulärer Schrittmacher. Häufig ist die AV-Dissoziation, d. h., der Vorhof schägt im Sinusrhythmus, der Ventrikel im idioventrikulären Rhythmus. Wird eine Vorhoferregung auf die Kammer gleichzeitig mit einem Kammerschlag übergeleitet, kommt es zu einer Kombinationssystole (fusion beats, Dressler-beat).

*Ventrikuläre Tachykardie – Kammerflattern – Kammerflimmern*

Ab einer Kammerfrequenz von 100–120/min spricht man von einer ventrikulären Tachykardie. Klinisch bedeutsam ist, daß von diesen Frequenzen ab zumeist eine hämodynamische Beeinträchtigung auftritt. Je schneller die Tachykardie, desto größer ist die Gefahr eines Überganges in das Kammerflattern, bei dem die einzelnen Kammerkomplexe nicht mehr voneinander zu trennen sind, oder ins Kammerflimmern, bei dem nur noch kleinere oder größere Flimmerwellen zu erkennen sind (vgl. Abb. 51).

Ventrikuläre Tachykardien sind in der Regel bedrohliche Rhythmusstörungen aufgrund organischer Herzerkrankungen. Je höher die Frequenz, desto schwerwiegender sind die zirkulatorischen Wirkungen wie Blutdruckabfall und Myokardminderdurchblutung. Häufig bricht der Kreislauf zusammen, es kommt zum kardiogenen Schock.

Im EKG zeigen sich die charakteristischen blockbildartig deformierten Kammerkomplexe. Typischerweise kann man auch P-Wellen erkennen, da eine Vorhof-Kammer-Dissoziation vorliegt. Die P-Wellen sind völlig unabhängig von den Kammerkomplexen; sie wandern sozusagen durch sie hindurch.

Das EKG zeigt bei Kammerflattern eine sinusförmige Stromkurve oder auch Haarnadelkurven; beim Kammerflimmern lassen sich keine QRS-Komplexe mehr erkennen, es findet sich ein grobes oder feines Zittern um die Nullinie.

Bei der Kammertachykardie kann möglicherweise noch medikamentös vorgegangen werden (Lidocain, Propafenon, Amiodaron, Flecainid oder Sotalol). Die Therapie der Wahl ist aber die Elektrotherapie (s. „Notfalltherapie", S. 252).

*Torsade de pointes*

Bei völlig unterschiedlichen QRS-Komplexen spricht man von einer Torsade de pointes (Abb. 52). Ursachen sind neben Elektrolytstörungen Antiarrhythmika-

nebenwirkungen sowie die angeborenen Syndrome mit verlängerter QT-Dauer. Vermutlich handelt es sich um eine Interferenz zweier ventrikulärer Schrittmacherzentren.
Die Prognose ist schlecht. Therapeutisch werden Betablocker, Propafenon und Magnesiuminfusionen (8–24 mval i.v.) eingesetzt. Auch die kontinuierliche supraventrikuläre Stimulation oberhalb der Eigenfrequenz hat sich bewährt.

## Spezielle Syndrome

### Paroxysmale supraventrikuläre Tachykardie

Hierbei handelt es sich um anfallsweise auftretende Tachykardien mit einer Frequenz von 130–250/min. Die Reizbildungszentren liegen in den Vorhöfen oder im AV-Bereich. Die Anfälle dauern Minuten bis Tage. Klinische Symptome entstehen auch hier durch das verminderte Auswurfvolumen.
Im EKG zeigt sich eine deformierte P-Welle mit fester zeitlicher Beziehung zu den QRS-Komplexen. Bei hohen Frequenzen kann zusätzlich ein funktioneller Schenkelblock auftreten, der den QRS-Komplex deformiert.
Man unterscheidet einen Typ Bouveret und einen Typ Gallavardin. Ersterer tritt vorwiegend bei Herzgesunden ohne erkennbare Ursache auf (essentielle Form); letzterer beginnt und endet mit supraventrikulären Extrasystolen, die erst vereinzelt sind, sich dann häufen und in die Tachykardie übergehen, um schließlich wieder einzeln aufzutreten.
Organische kardiale Ursachen finden sich in etwa 30 % der Fälle. Es muß natürlich auch nach extrakardialen Ursachen wie Hyperthyreose, Nikotin- oder Alkoholexzeß gesucht werden.
Basis der Therapie sind vagusreizende Manöver, auch Verapamil, Digitalis, Chinidin oder Betablocker i.v. Die gleichen Medikamente dienen der Anfallsprophylaxe. Kausaltherapeutisch kommt die Hochfrequenz-Katheterablation akzessorischer Bahnen in Frage.

### Sick-Sinus-Syndrom (Bradykardie-Tachykardie-Syndrom)

Das Sick-Sinus-Syndrom ist eine häufige Ursache bradykarder Rhythmusstörungen in höherem Alter. Es ist gekennzeichnet durch wechselnde Funktionsstörungen des Sinusknotens wie Sinusbradykardie, SA-Blockierungen verschiedener Ausprägung, evtl. mit Vorhof- oder Knotenersatzrhythmen, sowie mangelndes Ansprechen der Herzfrequenz auf verschiedenste Stimuli. Manchmal tritt es auch als Bradykardie-Tachykardie-Syndrom auf, bei dem es zum Wechsel bradykarder und tachykarder Phasen kommt.
Da dieses Syndrom zumeist durch eine koronare Herzkrankheit oder durch ein aufgrund langjährigen Hypertonus geschädigtes Herz verursacht ist, finden sich außerdem zumeist noch verschiedene andere Rhythmusstörungen, wie z. B. intermittierendes Vorhofflimmern oder ventrikuläre Extrasystolen.
Klinisch sind Zeichen der verminderten Auswurfleistung während tachykarder oder bradykarder Phasen feststellbar, d. h. Herzinsuffizienzzeichen, Adam-Stokes-Anfälle sowie evtl. Schwindel, ferner Angina-pectoris-Anfälle als Zeichen der mangelnden diastolischen Füllung der Koronarien, Palpitationen oder periphere Embolien infolge der im Rahmen der Rhythmusstörung im Herzen entstandenen Thromben.
Außer der üblichen elektrokardiographischen Diagnostik wird der Atropin-Test durchgeführt. An elektrophysiologischen Untersuchungen bietet sich die Bestimmung der Sinusknotenerholungszeit an.

# Herzrhythmusstörungen: Klinik

*Therapie:* Eine dauerhafte medikamentöse Steigerung der Frequenz bei Bradykardien gelingt in der Regel nicht, eine medikamentöse Frequenzsenkung bei tachykarden Phasen ist wegen der dann bedrohlichen Bradykardien kontraindiziert. Aus diesem Grunde ist die Therapie der Wahl beim symptomatischen Sick-Sinus-Syndrom die Versorgung mit einem Schrittmacher. Sind Embolien aufgetreten, ist eine Antikoagulation angezeigt.

> Therapie der Wahl ist die Versorgung mit einem Schrittmacher.

## Syndrom des hypersensitiven Karotissinus

Bei diesem Syndrom liegt eine Hyperreflexie des Karotissinus vor, die klinisch durch intermittierende passagere Asystolie oder einen intermittierenden SA- oder AV-Block in Erscheinung tritt. Die Symptome werden durch einen zufälligen Druck auf einen Karotissinus etwa durch Kleidung oder durch Kopfdrehung ausgelöst. Die Reflexbereitschaft wird durch Glykoside und Betablocker verstärkt. Diese sind, sofern möglich, zunächst abzusetzen. Falls eine weitere Therapie bei manifester Klinik erforderlich sein sollte, besteht diese in der Implantation eines Schrittmachers.

> Hypersensitiver Karotissinus
>
> Das Syndrom tritt durch einen intermittierenden SA- oder AV-Block in Erscheinung.

## WPW- und LGL-Syndrom

Beim Wolff-Parkinson-White- und Lown-Ganong-Levine-Syndrom handelt es sich um Präexzitationssyndrome. Beim WPW-Syndrom bestehen akzessorische Leitungsbahnen, die am AV-Knoten vorbeiführen und so die Vorhoferregung ohne die normale Verzögerung der Erregungsausbreitung im AV-Knoten umgehen. So kommt es zu einer im Oberflächen-EKG sichtbaren Beschleunigung der AV-Überleitung, die sich als Verkürzung der PQ-Zeit < 120 ms äußert. Darüber hinaus ist die Kammeranfangsgruppe deformiert: Infolge der veränderten Erregungsausbreitung zeigt sich ein träger Anstieg der R-Zacke als Delta-Welle, außerdem ein verformter S-ST-Abschnitt als Folge der Erregungsrückbildungsstörung.

Es handelt sich um ein insgesamt sehr seltenes angeborenes Syndrom. Das WPW-Syndrom gewinnt seine klinische Relevanz über die mit ihm vergesellschafteten tachykarden Rhythmusstörungen, worunter die paroxysmale supraventrikuläre Tachykardie die weitaus häufigste ist. Sämtliche anderen tachykarden Rhythmusstörungen kommen jedoch ebenfalls vor. Ursächlich werden diese auf kreisende Erregungen, vor allem zwischen Vorhof und Kammern, zurückgeführt. Diagnostisch wegweisend ist das Oberflächen-EKG mit den oben beschriebenen Veränderungen. Selten ist das verborgene WPW-Syndrom, das sich nicht im Oberflächen-EKG, sondern erst bei elektrophysiologischen Untersuchungen in den intrakardialen Ableitungen zeigt, da die akzessorische Bahn nur retrograd leitet. Der hauptsächliche therapeutische Ansatz besteht in der Leitungsverzögerung in den akzessorischen Bahnen. Diese gelingt bevorzugt mit Propafenon, eventuell auch kombiniert mit einem Betablocker, ferner mit Chinidin, Ajmalin und Amiodaron, eventuell ebenfalls kombiniert mit einem Betablocker oder Verapamil. Die Katheterablation rückt immer mehr in den Vordergrund.

Eine Sonderform der Präexzitationssyndrome ist das LGL-Syndrom, das zwar eine verkürzte PQ-Zeit, im Unterschied zum WPW-Syndrom jedoch keine Delta-Welle aufweist. Die Therapie der hierbei ebenfalls auftretenden tachykarden Rhythmusstörungen erfolgt mit Betablockern oder Propafenon.

> WPW- und LGL-Syndrom
>
> Beim WPW-Syndrom bestehen akzessorische Leitungsbahnen.
>
> Mit ihm vergesellschaftet sind oft tachykarde Rhythmusstörungen.
>
> Sie werden auf ein AV-Reentry zurückgeführt.

## Arrhythmien bei Elektrolytstörungen

*Hypo- und Hyperkaliämie*

Sowohl die Hyper- als auch die Hypokaliämie können zu tachykarden und bradykarden Rhythmusstörungen führen, wobei neben dem Ausmaß der Entgleisung auch deren Geschwindigkeit von Bedeutung ist. Beide Störungen führen zu einer Verlängerung der intrakardialen Leitungszeiten.

*Hyperkaliämie* (> 6,0 mval) führt zu:
- Verbreiterung der QRS-Komplexe
- Spitz hohen T-Wellen
- Sinusbradykardie
- Sinusstillstand
- Supraventrikulärer Tachykardie und Vorhofflimmern
- Polytopen VES, Kammerflimmern
- Asystolie.

*Hypokaliämien* (< 3,0 mval) verursachen:
- Verbreiterung des QRS-Komplexes
- ST-Negativierungen
- T-Abflachung
- U-Wellenüberhöhung
- Polytope VES, Kammerflimmern
- Torsade de pointes.

*Hypo- und Hyperkalzämie*

Im EKG führt die Hypokalzämie zur Verlängerung der QT-Dauer, mit einer vermehrten Vulnerabilität für tachykarde Arrhythmien.
Bei einer Hyperkalzämie ist QT verkürzt, T geht aus dem absteigenden Schenkel von R hervor.

*Hypo- und Hypermagnesiämie*

Die Hypomagnesiämie verursacht ähnliche EKG-Veränderungen wie die Hypokaliämie, ähnlich ist auch die Neigung zu tachykarden Rhythmusstörungen.
Die Hypermagnesiämie bewirkt ähnliche EKG-Veränderungen wie die Hyperkaliämie mit einer Tendenz zu bradykarden Störungen bis zur Asystolie.

## Syndrome mit verlängerter QT-Dauer

Beim angeborenen Jervell-Lange-Nielsen- sowie beim Romano-Ward-Syndrom besteht eine Verlängerung der QT-Dauer mit oder ohne Innenohrschwerhörigkeit. Klinisch treten diese Syndrome durch Synkopen in der frühen Kindheit in Erscheinung, deren Ursache Kammertachykardien sind. Über eine prognoseverbessernde Wirkung von Betablockern wird berichtet.

## Mitralklappenprolapssyndrom

Zu Pathogenese und Auskultationsbefund siehe Kapitel „Erworbene Herzklappenfehler", S. 94.

# Herzrhythmusstörungen: Klinik

Es treten gegenüber der Normalbevölkerung vermehrt VES, SVES, intermittierendes Vorhofflimmern und paroxysmale SV-Tachykardien auf. Ebenfalls erhöht ist die Inzidenz von Präexzitationssyndromen.
Die Pathogenese ist unklar, möglicherweise entsteht durch Zug eines Papillarmuskels eine „lokale Kardiomyopathie".
Therapeutisch gelten Betablocker als Mittel der ersten Wahl.

## Holiday-heart-Syndrom

Hier kommt es bei Alkoholgenuß (-exzeß) ohne ansonsten erkennbare alkoholische Kardiomyopathe zu tachykarden Rhythmusstörungen, bevorzugt zum Vorhofflimmern. Eine Therapie im Intervall erübrigt sich.

## Digitalisintoxikation

Obwohl nach Einführung der ACE-Hemmer in die Behandlung der Herzinsuffizienz Digitalis an Bedeutung verloren hat, ist es nach wie vor ein Basismedikament, vor allem in der BRD, wo die Zahl der Verordnungen erheblich höher liegt als in den angelsächsischen Ländern. Gerade hier muß man sich aber dessen bewußt sein, daß die Digitalisintoxikation ein häufiges, gefährliches und potentiell letales Ereignis ist. Daher sollte Digitalis nicht routinemäßig bei jeder evtl. sogar nur „latenten" Herzinsuffizienz oder gar „prophylaktisch" eingesetzt werden, sondern nur nach strenger Indikation.

Die Toxizität und die arrhythmogene Potenz von Digitalis werden verstärkt durch:

- Alter
- Myokardischämie
- Hypoxie
- Kalium- und Magnesiummangel
- Niereninsuffizienz
- Hypothyreose
- Hyperkalzämie
- Elektrische Kardioversion

Sehr häufig besteht als Nebenwirkung eine diuretikainduzierte Hypokaliämie. Neben Allgemeinsymptomen wie Übelkeit, Erbrechen, Appetitlosigkeit und Sehstörungen können sämtliche bradykarde und tachykarde Rhythmusstörungen auftreten. Die häufigsten sind jedoch ventrikuläre Extrasystolen, typischerweise als Bigeminie und Vorhoftachykardie.
Daraus läßt sich die Forderung ableiten, bei jeder Rhythmusstörung zunächst die Digitaliseinnahme zu erfragen und bis zum Eingang des Ergebnisses der Serumspiegelkontrolle jede Digitalisgabe auszusetzen. Auch sollte, zumindest bei den typischen Rhythmusstörungen, auch bei leerer Eigenanamnese der Digitalisspiegel kontrolliert werden.

*Therapie:* Kalium sollte in jedem Fall bei Hypokaliämie, in kleineren Dosen auch bei niedrig-normalem Kaliumspiegel, substituiert werden. Vorsicht ist beim AV-Block geboten.
Betablocker sind bei tachykarden Störungen indiziert, sofern kein AV-Block und keine manifeste Herzinsuffizienz vorliegen, wobei letztere jedoch oft ein Symptom der digitalisinduzierten Rhythmusstörung ist. Bei Kammertachykardien sollte ein Versuch mit Lidocain und Phenytoin gemacht werden.

Die Elektrotherapie ist bei der Digitalisintoxikation kontraindiziert, es sei denn bei vitaler Indikation bei Kammerflimmern und in Form eines temporären Schrittmachers bei Bradykardien. Bei schweren Vergiftungen sollte nicht mit dem Einsatz von neutralisierenden Digitalisantikörpern gezögert werden.

## Symptomatik

Die klinische Symptomatik der Herzrhythmusstörungen zeigt sich *subjektiv* durch die Palpitationen, das oft angstvoll erlebte Vernehmen des eigenen Herzschlages. *Objektiv* äußern sich Rhythmusstörungen durch ein verringertes Herzzeitvolumen, das zur Minderversorgung der Organe, des Gehirns und der Koronarien führt. Dieses verminderte Herzzeitvolumen entsteht sowohl bei den bradykarden Rhythmusstörungen durch die erniedrigte Frequenz bei normalem Schlagvolumen als auch bei den tachykarden Formen durch ein extrem vermindertes Schlagvolumen bei erhöhter Frequenz. Während das Schlagvolumen bei den supraventrikulären Tachykardien in erster Linie durch verringerte diastolische Füllung bedingt ist, kommt das verminderte Schlagvolumen, z. B. beim Kammerflimmern, durch die völlig unkoordinierte Bewegung der Ventrikelmuskulatur zustande.

Die Symptomatik der aus der Verringerung des Auswurfvolumens resultierenden peripheren Mangelversorgung besteht in Zeichen der Herzinsuffizienz mit Vorwärts- und Rückwärtsversagen. Subjektiv können Schwindel, Müdigkeit, Palpitationen, Dyspnoe im Vordergrund stehen. Ein Zeichen der akuten zerebralen Mangeldurchblutung ist der Morgagni-Adams-Stokes-Anfall (MAS-Anfall). Bei längerem Bestehen der zerebralen Ischämie und vor allem bei vorgeschädigten Hirngefäßen kann auch ein Apoplex durch eine Enzephalomalazie auftreten.

Bei mangelnder diastolischer Füllung der Koronarien ist ein Angina-pectoris-Anfall möglich, evtl. auch ein Infarkt.

Bei Störungen der koordinierten Kontraktion von Vorhöfen oder Kammern, am häufigsten beim Vorhofflimmern, treten intrakardiale Thromben auf, die mit dem Blutstrom mitgerissen werden und zu einem akuten arteriellen Verschluß der Hirnarterien, der peripheren oder der viszeralen Arterien führen können.

Zeichen der Rhythmusstörungen können also sein:

– MAS-Anfälle und Apoplex
– Angina pectoris und Herzinfarkt
– Akuter arterieller Verschluß mit Apoplex, Darmischämie oder peripherem arteriellem Verschluß
– Herzinsuffizienz
– Schwindel, mangelnde körperliche und geistige Leistungsfähigkeit

## Therapie

### Therapieindikationen

Bei der Therapie von Herzrhythmusstörungen hat sich in letzter Zeit ein Wandel vollzogen hin zu einer restriktiven Indikationsstellung, zumal für viele Antiarrhythmika ein lebensverlängernder Effekt noch nicht sicher bewiesen ist. Nichtsdestoweniger bleibt die Verhinderung des plötzlichen Herztodes das Hauptanliegen der antiarrhythmischen Therapie. Damit ist bereits die *Hauptindikation* genannt: Bevorzugt werden Rhythmusstörungen behandelt, von denen bekannt ist, daß sie einen negativen prognostischen Wert haben, so z. B. höhergradige Rhythmusstörungen nach einem Myokardinfarkt, oder allgemein Rhythmus-

# Herzrhythmusstörungen: Therapie

störungen der Lown-Klasse V, die häufig in Kammerflimmern übergehen. Behandlungsbedürftig ist ferner die Tachyarrhythmia absoluta oder die Vorhoftachykardie mit schneller Überleitung, da hier jeweils das Herzzeitvolumen in bedrohlichem Ausmaß herabgesetzt ist.

Bei ventrikulären Extrasystolen muß nach weiteren Gesichtspunkten entschieden werden: So ist eine Therapie in der Regel indiziert bei mehr als 5 VES pro Minute, bei polytopen VES und auch beim über längere Zeit andauernden ventrikulären Bigeminus, jedoch nur dann, wenn eine schwerwiegende kardiale Grunderkrankung oder erhebliche subjektive Beeinträchtigung vorliegt.

Unter den bradykarden Rhythmusstörungen sind behandlungsbedürftig die Bradyarrhythmia absoluta, die Sinusbradykardie ohne Frequenzanstieg unter Belastung oder nach Atropingabe, AV-Blockierungen sicherlich bei AV-Block III. Grades, evtl. II. Grades Typ Mobitz, evtl. beim bifaszikulären Block (Rechtsschenkelblock plus linksanteriorer/posteriorer Hemiblock) sowie das Sick-Sinus-Syndrom. Hier liegen entweder bedrohliche Einschränkungen des Herzminutenvolumens vor, oder es besteht eine bedrohliche Prognose, so bei den letztgenannten, wo eine erhebliche Bradykardie oder Asystolie droht.

Rhythmusstörungen bis zur Lown-Klasse IIa sind bei herzgesunden, asymptomatischen Menschen ohne Einfluß auf die Langzeitprognose. Ob dies auch für längere ventrikuläre Salven (Lown IVb) gilt, kann derzeit noch nicht abschließend beurteilt werden.

Eine zweite Indikation ist die subjektive Belästigung des Patienten. Sofern diese nicht durch Aufklärung über die relative Harmlosigkeit der empfundenen Störungen zu beheben ist, kann eine rein symptomatische Therapie erfolgen. Es ist aber immer streng zu prüfen, ob die geklagte Symptomatik tatsächlich von der beobachteten Herzrhythmusstörung herrührt oder ob unspezifische Symptome wie Palpitationen oder ungerichteter Schwindel nicht auf andere Ursachen zurückzuführen sind. Die Beziehung zwischen Rhythmusstörung und Symptom ist sehr unsicher.

> **Merke:**
> Bei jeder antiarrhythmischen Therapie muß die *arrhythmogene* Eigenwirkung der Antiarrhythmika bedacht werden. Bei jeder Verschlechterung unter Therapie sollte diese durch konsequentes Absetzen des Antiarrhythmikums ausgeschlossen werden. Ein Hinweis auf einen arrhythmogenen Effekt ist die Verlängerung der QT-Dauer unter Therapie. Das Medikament muß abgesetzt werden, falls die relative QT-Dauer 120 % überschreitet.

Daraus leitet sich die Forderung ab, am Tage der Ersteinnahme des Medikamentes ein Kontroll-EKG zu schreiben, sodann wöchentlich EKGs zu schreiben sowie innerhalb der ersten 14 Tage nach Therapiebeginn ein Langzeit-EKG zu veranlassen.

Die Indikation zur antiarrhythmischen Therapie muß immer sorgfältig erwogen werden, die möglichen Organschäden durch Antiarrhythmika an Leber, Lunge, Niere, Schilddrüse, Knochenmark, die negative Inotropie sowie der oben genannte proarrhythmische Effekt müssen immer im Auge behalten werden. Die Gefahr einer unerwünschten proarrhythmischen Nebenwirkung, v. a. des plötzlichen Herztodes, steigt mit zunehmender Verschlechterung der linksventrikulären Funktion.

Vor jeder Therapie müssen Elektrolytstörungen, Ischämie, Linksinsuffizienz und Hypoxämie ausgeglichen werden.

*Eine weitere Indikation ist die subjektive Belästigung.*

**Merke:**
Es ergeben sich folgende Indikationsgruppen:
- Symptomatische Patienten mit schlechter linksventrikulärer (LV) Funktion,
  v. a. Patienten mit Zustand nach MAS oder Reanimation aufgrund der Rhythmusstörung. Da hier vor allem Klasse-I-Antiarrhythmika stark proarrhythmisch wirken, kommen β-Blocker ohne ISA (Cave LV-Funktion) und Klasse-III-Antiarrhythmika in Frage, ferner implantierbare Kardioverter und Defibrillatoren (= antitachykarde Systeme).
- Asymptomatische Patienten mit hochgradigen RH-Störungen und schlechter LV-Funktion.
  Auch bei ihnen hat die RH-Störung aufgrund der zugrundeliegenden Herzkrankheit prognostische Bedeutung. Therapie s. o., Indikation jedoch nicht so eindeutig.
- Symptomatische Patienten mit guter LV-Funktion. Sie leiden z. B. unter Palpitation (fragliche Therapieindikation) oder haben Vorhofstörungen (z. B. Absoluta) oder Reentry-Mechanismen. Klasse-I-Antiarrhythmika sind nicht so gefährlich wie bei schlechter LV-Funktion, außerdem bietet sich die Katheterablation an.
- Zufallsbefunde: keine zugrundeliegende Herzkrankheit, keine Symptome ≙ keine Indikation.

## Kausale Therapie

Der erste Schritt in der Behandlung der Rhythmusstörungen muß die Therapie der zugrundeliegenden kardialen oder extrakardialen Krankheit sein, deren Erst- oder auch einziges Symptom die Rhythmusstörung sein kann. So können z. B. ein Mitralfehler oder eine Kardiomyopathie zuerst durch ein Vorhofflimmern auffallen, eine Digitalisüberdosierung durch eine Bigeminie, eine Hyperthyreose durch eine Sinustachykardie etc.
Bei den ursächlichen Erkrankungen des Herz-Kreislauf-Systems stehen die KHK und das Hypertonikerherz an erster Stelle. Hier ist jeweils der erste Ansatzpunkt für die antiarrhythmische Therapie mit der antianginösen und antihypertensiven Therapie gegeben. Dabei können oft mit Vorteil Betablocker (ohne ISA) eingesetzt werden.
Bei der Herzinsuffizienz steht die Behandlung mit Diuretika und Vasodilatatoren im Vordergrund, evtl. auch die Digitalisierung, die hier jedoch nicht als antiarrhythmische Medikation im engeren Sinne zu betrachten ist. Dasselbe trifft für extrakardiale Grunderkrankungen wie Elektrolytstörungen, Hyperthyreose u. ä. zu.

## Speziell antiarrhythmische medikamentöse Therapie

Für die medikamentöse Therapie der Arrhythmien steht eine ganze Reihe von Substanzen zur Verfügung. Sie wirken alle durch eine Änderung der Membraneigenschaften der Herzmuskelzellen bzw. des spezifischen Reizleitungssystemes. Damit werden über die Beeinflussung der spontanen diastolischen Depolarisation der Schrittmacherzellen die Automatie, ferner über die Depolarisationsgeschwindigkeit die Reizleitung sowie die Reizschwelle und die Refraktärzeit beeinflußt.

## Einteilung der Antiarrhythmika

Nach *Vaughan* und *Williams* werden die Antiarrhythmika heute wie folgt eingeteilt:

*Klasse I: Natriumantagonisten*
Sie alle haben lokalanästhetische Wirkung und bewirken in erster Linie eine Leitungsverzögerung. Man unterscheidet dabei:
- *Typ A = Chinidintyp:* Zusätzlich zu der o. g. Leitungsverzögerung bewirkt dieser Natriumantagonist eine Verlängerung des Aktionspotentials. Vertreter sind Chinidin (Chinidin-Duriles®), Procainamid (Procainamid-Duriles®), Ajmalin (Gilurytmal®), Disopyramid (Rythmodul®).
- *Typ B = Lidocaintyp:* Verkürzung der Dauer des Aktionspotentiales, Vertreter sind: Aprindin (Amidonal®), Lidocain (Xylocain®), Mexiletin (Mexitil®), Diphenylhydantoin (Phenhydan®), Tocainid (Xylotocan®).
- *Typ C = Flecainidtyp:* Die Dauer des Aktionspotentiales bleibt konstant. Vertreter: Flecainid (Tambocor®), Propafenon (Rytmonorm®), Lorcainid (Remivox®), Prajmaliumbitartrat (Neo-Gilurytmal®).

*Klasse II: Betablocker*
Propranolol (Dociton®), Pindolol (Visken®), Oxprenolol (Trasicor®), Metoprolol (Beloc®), Atenolol (Tenormin®).

*Klasse III: Refraktärzeitverlängerer*
Amiodaron (Cordarex®), Sotalol (Sotalex®).

*Klasse IV: Kalziumantagonisten*
Verapamil (Isoptin®), Gallopamil (Procorum®), Diltiazem (Dilzem®).

Weitere Antiarrhythmika sind:

*Magnesium:* Magnesium dient als Notfallmedikament bei der Torsade de pointes (8–24 mval i.v.) und als Prophylaktikum ungesicherter Wirkung zur Vermeidung von Arrhythmien nach einem Infarkt u. ä.

*Sympathikomimetika:* Adrenalin (Suprarenin®) und Orciprenalin (Alupent®) kommen vor allem in Notfällen zum Einsatz.

*Parasympathikolytika:* Atropin und Ipratropiumbromid (Itrop®) werden bei Bradyarrhythmien und zu deren Prävention vor allem kurzfristig eingesetzt. Langfristig ist ihre Wirkung eher gering.

*Digitalisglykoside:* Als Antiarrhythmika werden die Digitalisglykoside wegen ihrer AV-blockierenden und vagotropen Wirkung beim Vorhofflattern/flimmern mit schneller Überleitung als Mittel erster Wahl eingesetzt.

*Diphenylhydantoin (Phenytoin):* Als Antiarrhythmikum wird es nur bei digitalisinduzierten Arrhythmien verwendet.

*Antikoagulanzien:* Antikoagulanzien sind zwar keine Antiarrhythmika, jedoch unentbehrlich in der antiarrhythmischen Therapie. Sowohl als Akutantikoagulation mit Heparin bei der elektrischen oder medikamentösen Rhythmisierung als auch in Form der Langzeitantikoagulation mit Marcumar® bei der absoluten Arrhythmie tragen sie erheblich zur Prognoseverbesserung bei.

| | |
|---|---|
| Sinusknoten | Betablocker |
| | Klasse IV (Kalziumantagonisten) |
| | Glykoside |
| AV-Knoten | Klasse I C (z. B. Propafenon) |
| | Klasse IV (Kalziumantagonisten) |
| | Betablocker |
| | Glykoside |
| Vorhof | Klasse I C (z. B. Propafenon) |
| | Klasse I A (z. B. Chinidin, Ajmalin) |
| | Betablocker |
| | Klasse III (Sotalol, Amiodaron) |
| Akzessorische Bahnen | Klasse I A (z. B. Chinidin, Disopyramid) |
| | Klasse III (Sotalol, Amiodaron) |
| Ventrikel | Klasse I (z. B. Propafenon, Ajmalin, Disopyramid, Flecainid) |
| | Klasse III (Sotalol, Amiodaron) |

**Tab. 29 Wirkorte der Antiarrhythmika.**

## Auswahlkriterien

Bei der Auswahl des Antiarrhythmikums ist in jedem Fall die jeweilige Grundkrankheit zu bedenken. So sind z. B. bei durch eine KHK bedingten Rhythmusstörungen solche Antiarrhythmika zu bevorzugen, die auch bezüglich der KHK eine prognoseverbessernde Wirkung haben, wie Kalziumantagonisten und Betablocker. Diese wirken außer antiarrhythmisch auch antianginös und antihypertensiv und sind vor allem bei gleichzeitigem Vorliegen von Hypertonus und KHK die Antiarrhythmika erster Wahl. Sie weisen auch eine relativ geringe Nebenwirkungsquote auf, sind jedoch wie alle Antiarrhythmika potentiell arrhythmogen.

Ein weiteres bewährtes Antiarrhythmikum ist Propafenon (Rytmonorm®). Bei seiner relativ breiten Einsatzmöglichkeit aufgrund der Wirkung auf Vorhof und Kammer ist es relativ nebenwirkungsarm; es hat einen geringeren negativ inotropen Effekt als Disopyramid (Rythmodul®).

Mittel erster Wahl sind auch Chinidin plus Verapamil (auch in fixer Kombination: Cordichin®) und Chinidin plus Digitalis bei der medikamentösen Rhythmisierung eines Vorhofflimmerns. Hier wird jeweils das Chinidin zur eigentlichen Rhythmisierung eingesetzt, das Verapamil bzw. das Glykosid schützt die Kammern vor zu schneller Überleitung.

Ansonsten muß bei der speziellen antiarrhythmischen Therapie vor allem der Wirkort der Antiarrhythmika beachtet werden bei genauer Indikationsstellung, welcher Ort im Reizleitungssystem oder Arbeitsmyokard beeinflußt werden soll (Tab. 29).

Betarezeptorenblocker sind Mittel erster Wahl bei Rhythmusstörungen aufgrund einer Hyperthyreose, beim Phäochromozytom, bei iatrogenen oder akzidentiellen Rhythmusstörungen aufgrund von Trizyklika, L-Dopa oder auch bei Digitalisintoxikationen.

Nach den negativen Ergebnissen der CAST-Studie (Cardiac arrhythmia suppression trial) mit dem Nachweis einer erhöhten Todesrate bei mit Klasse-I-Antiarrhythmika behandelten Patienten trotz Unterdrückung ihrer ventrikulären Arrhythmien treten neben den β-Blockern die Klasse-III-Antiarrhythmika in den Vordergrund. Entscheidender Vorteil von Amiodaron (Cordarex®) scheint das Fehlen einer negativen Inotropie und einer hypotensiven Wirkung zu sein (Tab. 30).

# Herzrhythmusstörungen: Therapie

| Rhythmusstörung | Antiarrhythmische Therapie |
|---|---|
| Sinustachykardie | Betablocker, Sedierung, Glykoside |
| Sinusbradykardie | Atropin, Orciprenalin, evtl. Schrittmacher |
| Sick-Sinus-Syndrom | Schrittmacher |
| Supraventrikuläre Extrasystolie | Betablocker, Verapamil, Propafenon |
| Supraventrikuläre Tachykardie | Sedierung, Vagusreiz (Karotismassage, Valsalva-Manöver, kaltes Wasser), Verapamil, Betablocker bzw. Sotalol, Glykoside, Chinidin, Disopyramid, Propafenon, Ajmalin, Elektrotherapie (Hochfrequenzstimulation, Elektroschock), bei Präexzitationssyndromen evtl. Katheterablation |
| Vorhofflattern/-flimmern | Glykoside, Verapamil, Betablocker, Chinidin, Propafenon, Disopyramid, Flecainid, Elektrotherapie |
| SA-Block, AV-Block, Bradyarrhythmia absoluta, Karotissinussyndrom | Schrittmacher |
| Präexzitationssyndrome | Propafenon, Ajmalin, Chinidin evtl. Katheterablation |
| Ventrikuläre Extrasystolie | Lidocain, Propafenon, Mexiletin, Chinidin, Flecainid, Amiodaron; Betablocker bzw. Sotalol sowie bei belastungsinduzierten Extrasystolen im Rahmen einer KHK auch Kalziumantagonisten als antiischämische Medikation |
| Kammertachykardie | *Akut:* Lidocain, Amiodaron, Propafenon<br>*Dauergabe:* Betablocker, Sotalol, Amiodaron, evtl. Propafenon und andere Klasse-I-Antiarrhythmika nach Wirkungsnachweis bei der elektrophysiologischen Katheteruntersuchung |
| Kammerflimmern | Defibrillation |

Tab. 30  Differentialtherapie von Herzrhythmusstörungen.

## Schrittmachertherapie

Hauptindikationen für Schrittmacher sind bedrohliche Bradykardien aufgrund von manifesten oder drohenden höhergradigen AV-Blockierungen oder Sinusknotendysfunktionen wie das Sick-Sinus-Syndrom. Vor allem bei mäßig ausgeprägten Bradykardien bei älteren Patienten muß festgestellt werden, ob diese symptomatisch sind. Ist dies nicht der Fall und liegt keine prognostisch ungünstige Herzerkrankung zugrunde, wird heute die Schrittmacherindikation in der Regel verneint.
Eine zweite Schrittmacherform ist das antitachykarde System, eingesetzt zur Unterbrechung von Reentry-Tachykardien durch hochfrequente Stimulation.

## Antibradykarde Systeme

Die heutigen Schrittmacher sind in der Regel Demand-Systeme, d. h., sie arbeiten auf „Anforderung", also beim Ausbleiben von Eigenaktionen. Dafür benötigen sie neben der Stimulationsfunktion eine Detektionsfunktion, das „Sensing". Je nach Ort des Sensings und der Stimulation sowie nach Art der Funktion wird der Schrittmacher durch einen Buchstabencode charakterisiert. Dieser besteht in der Regel aus 3 Buchstaben:

- Der erste gibt den Stimulationsort an: A (Atrium), V (Ventrikel), und D (Dual = Vorhof und Ventrikel).

---

**Schrittmachertherapie**

Hauptindikation für Schrittmacher sind bedrohliche Bradykardien.

**Antibradykarde Systeme**

Die heutigen Schrittmacher sind in der Regel Demand-Systeme.

Der Schrittmachercode besteht i. a. aus 3 Buchstaben:

1. Stimulationsort

- Der zweite gibt den Sensing-Ort an: A, V, und D.
- Der dritte bezeichnet die Funktion: I (Inhibition, d. h. Verhinderung der Impulsgebung durch den Schrittmacher bei Eigenaktion des Herzens), T (Triggerung = Weiterleitung einer Vorhoferregung auf die Kammern bei AV-Block) und D (= beide Funktionen).

Der häufigste Schrittmacher ist der VVI-Typ (Kosten 3000–5000 DM), der physiologischste ist der DDD-Typ (12000–15000 DM, technisch anspruchsvoll und empfindlich).

Auch Schrittmacher haben eine arrhythmogene Nebenwirkung, erstens durch die mechanische Irritation beim Plazieren und zweitens durch Fehler ihres Algorithmus (z. B. wird eine schrittmacherinduzierte Kammeraktion retrograd in den Vorhof übergeleitet und von dort via Schrittmachertriggering wieder auf die Kammer übergeführt = schrittmacherinduzierte Tachykardie des DDD-Schrittmachers).

## Antitachykarde Systeme

Diese kommen zunehmend, z. B. beim WPW-Syndrom, zum Einsatz, wenn die medikamentöse Therapie versagt. Sie basieren auf dem Prinzip der schnellen Stimulation (overdrive stimulation).

Mehr und mehr werden bei therapierefraktären ventrikulären Tachykardien auch implantierbare Defibrillatoren angewandt. Ihre Arbeitsweise entspricht der der externen Defibrillation, ein synchron refraktäres gesamtes Myokard v. a. bei rezidivierendem Kammerflimmern bei schwerer kardialer Grundkrankheit. Ihre Kosten limitieren den Einsatz.

## Notfalltherapie

### Elektrotherapie

Neben der Schrittmachertherapie hat die Elektrotherapie ihren Stellenwert in der Akuttherapie der Rhythmusstörungen, und zwar bei der Kammertachykardie (Flattern, Flimmern), bei der supraventrikulären Tachykardie und bei der Bradykardie/Asystolie.

*Defibrillation*

Die Defibrillation ist die notfallmäßige Elektrotherapie des Kammerflimmerns durch einen kurzen intensiven transthorakalen Gleichstromstoß (DC-SCHOCK). Er wird bei Bewußtlosen im Notfall ohne, bei bewußtseinsklaren Patienten mit einer Sedierung (10 mg Diazepam) oder einer Kurznarkose mit Hypnomidate in Intubationsbereitschaft durchgeführt. Zuvor werden Sauerstoff, evtl. über Beutel oder Tubus, sowie 50–100 mg Lidocain i.v. gegeben. Die Applikation erfolgt über die gelbenetzten Plattenelektroden des dafür vorgesehenen Defibrillators mit einer Energie von 50–500 J. In Notfällen beginnt man gleich mit 300, der evtl. notwendige zweite Versuch erfolgt mit 400, dann 500 J.

*Kardioversion*

Unter der Kardioversion versteht man die R-Zacken-getriggerte Elektrotherapie von Vorhof- oder Kammertachykardien sowie des Vorhofflimmerns. Im Gegensatz zur Defibrillation wird der Stromstoß synchron zu einer im EKG abgeleite-

# Herzrhythmusstörungen: Therapie

ten R-Zacke verabreicht (elektronisch getriggert), um ein Kammerflimmern zu vermeiden, das droht, wenn der Stromstoß das refraktäre oder teilrefraktäre Myokard treffen würde.

*Externe und temporäre Schrittmacher*

Bei Asystolie und bedrohlicher Bradykardie kann die Zeit bis zur Behebung der Ursache (z. B. Intoxikation) oder bis zum Plazieren eines permanenten Schrittmachers mit einem temporären Schrittmacher überbrückt werden. Dieser kann entweder transvenös (transfemoral) oder transkutan über Thoraxklebeelektroden angebracht werden.

## Medikamentöse Notfalltherapie

*Kammertachykardien, Kammerflattern, Kammerflimmern*

Basis der medikamentösen Akuttherapie von Kammertachykardien und Kammerflattern/-flimmern ist die i.v. Gabe von Lidocain in einer Dosierung von 100–200 mg in ca. 5 min, gefolgt von einer Dauerinfusion mit 2–4 mg/min. Weitere wirksame Substanzen siehe Tabelle 30.

*Tachyarrhythmia absoluta*

Hier steht zunächst die Regularisierung der erhöhten Kammerfrequenz im Vordergrund. Da diese auf die schnelle Überleitung zurückzuführen ist, ist in erster Linie der AV-Knoten zu beeinflussen. Mittel der Wahl sind Digitalis, Verapamil, ferner Betablocker und Propafenon.
Falls das Vorhofflimmern erst kurz (bis etwa 3 Monate) besteht und falls der linke Vorhof einen Durchmesser von mehr als 50 mm aufweist, kann eine medikamentöse (oder elektrische, s. o.) Rhythmisierung erfolgen.
Medikamentöse Rhythmisierung: Beim Vorhofflimmern wird die Therapie mit der Digitalisierung eingeleitet. Sie schützt die Ventrikel vor zu hoher Frequenz bei zu schneller Überleitung. Die medikamentöse Kardioversion erfolgt mit Chinidin (1–1,5 g/die), auch in der festen Kombination mit Verapamil. Letztere hat ebenfalls ihren Platz in der Rezidivprophylaxe. Wirksam sind außerdem Betablocker, Propafenon und bei Therapieresistenz auch Amiodaron (Cordarex®). Unabdingbar vor jeder medikamentösen oder elektrischen Kardioversion ist die Antikoagulation mit Heparin oder Marcumar®.

*Supraventrikuläre Tachykardien*

Neben den wichtigeren vagusreizenden Maßnahmen wie Valsalva-Manöver kommt die i.v. Gabe von Verapamil, Betablockern oder Propafenon in Frage.

# Prognose

Basis für eine prognostische Aussage ist die Wertung einer Rhythmusstörung im Rahmen der Einteilung nach *Lown* unter Berücksichtigung der Grunderkrankung, die zur Rhythmusstörung führte. So erhöhen ventrikuläre Tachykardien infolge einer KHK das Risiko eines plötzlichen Herztodes beträchtlich, vor allem beim Auftreten im ersten Jahr nach einem Myokardinfarkt. Hochgradig ist die weitere Gefährdung auch bei Patienten, bei denen es bereits zu einem arrhythmiebedingten Kreislaufstillstand gekommen ist, die jedoch reanimiert werden konnten.

Ebenfalls gefährlich ist eine supraventrikuläre Tachykardie, die auf einen z. B. im Rahmen einer KHK ischämisch geschädigten Ventrikel trifft.

> **Merke:**
> Rhythmusstörungen am gesunden Herzen haben in der Regel keine therapierelevante Bedeutung (s. a. unter „Therapieindikation", S. 246).

*Von vielen Antiarrhythmika fehlt der Nachweis des lebensverlängernden Effektes.*

Von vielen Antiarrhythmika konnte zwar ein Wirksamkeitsnachweis hinsichtlich der Unterdrückung der jeweiligen Rhythmusstörung erbracht werden, ein lebensverlängernder Effekt ließ sich jedoch in den meisten Fällen noch nicht belegen, sogar ein prognoseverschlechternder Effekt trotz Arrhythmieunterbrechung ließ sich aufzeigen.

Nachgewiesen ist dagegen der Effekt der Marcumarisierung, z. B. bei der Arrhythmia absoluta, die die Bildung und Embolisation von Vorhofthromben verhindert. Ein positiver Effekt ist auch für die Fälle belegt, in denen die kardiale (oder auch extrakardiale) Grundkrankheit beeinflußt werden kann, vor allem wenn diese Beeinflussung eine antiarrhythmische Wirkung hat, wie z. B. bei der Gabe von Betablockern bei der KHK.

# Kardiovaskulär bedingte Synkopen

A. Dienerowitz

## Definition

Ein kurz dauernder, d. h. in Sekunden bis Minuten vorübergehender und plötzlich einsetzender Bewußtseinsverlust wird als Synkope bezeichnet. Sie kann von Stürzen bei gleichzeitigem Verlust des Muskeltonus begleitet sein und wird vom Koma unterschiedlichster Genese durch den vorübergehenden Charakter abgegrenzt.

## Epidemiologie

Bis zu 5 % aller Notfallaufnahmen einer allgemein-internistischen Klinik werden auf Synkopen zurückgeführt, wobei diesen Notfalleinweisungen oft nicht die eindeutige Definition der Synkope zugrunde liegt. An dieser Zahl haben kardiovaskuläre Erkrankungen einen Anteil von 30–50 %, an zweiter Stelle stehen zerebrale Ursachen (Epilepsie, Narkolepsie, Hysterie) mit ca. 15 %. Eher selten sind metabolische Ursachen wie Hypoglykämien oder Hypoxien. In 25–40 % aller durchgemachten Synkopen bleibt die Genese unklar.

## Ätiologie

Eine Synkope ist entweder kardial, vaskulär oder zerebral bedingt, wobei die Übergänge zum Teil fließend sind (Tab. 31). Klinisch lassen sich die beiden Pathomechanismen der kardialen und vaskulären Genese oftmals nicht voneinander trennen, da sie über Reflexmechanismen miteinander verbunden sind. Entscheidend ist bei allen Formen die Abnahme der zerebralen Perfusion um rund 50 %. Sie löst den Bewußtseinsverlust aus und zwar bei vorgeschädigten, teils stenosierten zerebralen Gefäßen früher als bei gesunden Gefäßen.

## Pathophysiologie

Bei den kardialen Funktionsstörungen (vgl. Tab. 31) steht die abrupte Abnahme des Schlagvolumens und des Herzminutenvolumens im Vordergrund der Synkope. Diese ist entweder durch ein myokardiales Versagen (Herzinsuffizienz, Myokardinfarkt, kardiogener Schock, Vitien) mit der Folge eines Low-output-Syndroms oder durch Rhythmusstörungen mit gestörter Ventrikelfüllung bzw. -entleerung bedingt (sowohl bei Bradykardien als auch bei Tachykardien). Klassisches Beispiel für letzteres ist der Adams-Stokes-Anfall, bei welchem durch eine Überleitungsstörung vom Vorhof auf den Ventrikel die Kammertätigkeit bis zum Einsetzen eines tieferen Ersatzrhythmus mehrere Sekunden aussetzt, wodurch eine kurzfristige Bewußtlosigkeit auftritt. Diese Synkopen treten auch bei höhergradigen Schenkelblockbildern auf (trifaszikuläres Blockbild).

### Kardiale Funktionsstörungen
Myokardinfarkt
Kardiogener Schock
Lungenembolie
Perikardtamponade
Aortenstenose
Mitralstenose
Hypertrophisch-obstruktive Kardiomyopathie
Vorhoftumoren
Bradykarde Rhythmusstörung (AV-Blockierung, Sinusbradykardie, Karotis-
 sinus-Syndrom mit primärer Frequenzverlangsamung)
Tachykardie-Bradykardie-Syndrom (Sick-Sinus-Syndrom)
Tachykarde Rhythmusstörung (WPW-Syndrom, ventrikuläre Tachykardien,
 supraventrikuläre paroxysmale Tachykardien)

### Vaskuläre Funktionsstörungen
Orthostatischer Kollaps
Vasovagale Synkope
Pressorisch-postpressorische Synkope (Husten, Defäkation)
Karotissinus-Syndrom (vom vasodepressorischen Typ)
Medikamentös induzierte Hypotonie (ACE-Hemmer, Vasodilatanzien,
 Diuretika)

### Zerebrovaskuläre Funktionsstörung
TIA bei höhergradigen Stenosen der zerebralen Gefäße (A. carotis, A. verte-
 bralis, A. basilaris)
Subclavian-Steal-Syndrom
Aortenbogensyndrom
Dissezierendes thorakales Aortenaneurysma

**Tab. 31** Mögliche kardiovaskuläre Ursachen der Synkope.

---

Man unterscheidet:
Karotissinus-Syndrom vom kardioinhibitorischen bzw. vom vasopressorischen Typ

Das *Karotissinus-Syndrom vom kardioinhibitorischen Typ* geht bei Drehen und Wenden des Kopfes (z. B. beim Rasieren, Autofahren) mit Asystolien (beweisend bei über 3 s Dauer) oder Bradykardien einher; beim *Karotissinus-Syndrom vom vasopressorischen Typ* kommt es reflektorisch zur Vasodilatation mit einem systolischen Blutdruckabfall von über 50 mmHg und entsprechender zerebraler Symptomatik. Ursache der abnorm gesteigerten Erregbarkeit des Karotissinus sind fast immer arteriosklerotische Veränderungen.

Vagovasale Synkope

Die periphere Gefäßdilatation (Vasomotorenkollaps) ist auch die Ursache der *vagovasalen Synkope*, wobei durch eine reflektorische, oftmals psychisch bedingte Vagusstimulation (z. B. in Schmerz-, Schrecksituation) eine Bradykardie und Vasodilatation ausgelöst und die Patienten „ohnmächtig" werden. Beim *orthostatischen Kollaps* versagt ebenfalls zumeist beim abrupten Aufrichten die sympathikotone Vasomotorenfunktion (gehäuft bei Hypotonikern und Jugendlichen), was sich jedoch nach Hinlegen sofort und meist ohne Bewußtlosigkeit zurückbildet.

Orthostatischer Kollaps

Pressorisch-postpressorische Synkope

Ursache der *pressorisch-postpressorischen Synkope* bei Hustenattacken, Gewichtheben, Defäkation, Miktion etc. ist die verminderte Blutzufuhr aus dem Abdomen beim Pressen durch Abklemmung der Vena cava.

Synkopen bei TIA

Im Rahmen einer transitorisch-ischämischen Attacke kann es neben anderen vorübergehenden neurologischen Ausfällen auch zu Synkopen kommen, zumeist ausgelöst durch arterio-arterielle Embolien, die von stenosierenden Plaquesbildungen an der Karotisbifurkation ausgehen. Bei Befall des vertebrobasiliären Stromgebietes stehen Ataxie und Schwindelerscheinungen im Vordergrund. Zur Symptomatik und Pathophysiologie des *Subclavian-Steal-Syndroms* siehe entsprechendes Kapitel, S. 322.

Subclavian-Steal-Syndrom

# Kardiovaskulär bedingte Synkopen

## Klinisches Bild

Die wenigsten Patienten berichten über eine plötzlich einsetzende Bewußtlosigkeit ohne jegliche Vorzeichen; meist gehen Schwindelgefühle, Übelkeit, Unwohlsein, Schweißausbruch, „weiche Knie" und Schwarzwerden vor den Augen voraus. Selten können auslösende Faktoren wie Husten, Miktion, rasche Kopfbewegung (beim Karotissinus-Syndrom) oder auch eine psychische Belastung (Beerdigung, Schreck) eruiert werden.

Fremdanamnestisch können plötzlich Verfärbungen der Haut, muskuläre Zuckungen, Hyperventilation und Hinfallen mit oder ohne Verletzungen erfahren werden. Im Gegensatz zur Epilepsie zeigen die Patienten nach dem plötzlichen Wiederaufwachen keine abnorme Schläfrigkeit.

Aufgrund der nur Sekunden bis Minuten anhaltenden Bewußtlosigkeit und der spontanen Rückbildung der Symptome ist die anschließende klinische Untersuchung meist unauffällig. Bei einer abgelaufenen TIA lassen sich diskrete Halbseitensymptome feststellen; palpatorisch können Rhythmusstörungen auffallen, therapierefraktäre Angina-pectoris-Beschwerden können auf einen zugrundeliegenden Infarkt hindeuten; eine vorliegende tiefe Beinvenenthrombose deutet möglicherweise auf eine abgelaufene Lungenembolie hin.

> **Merke:**
> Entscheidend für Diagnostik und Therapie ist die exakte Anamnese (s. Ätiologie)!

## Befunde

Nach der klinischen Untersuchung, Blutdruck- und Pulskontrolle muß sofort ein *EKG* abgeleitet werden, um schwerwiegende Rhythmusstörungen (AV-Blockierung) und einen Myokardinfarkt auszuschließen. *Laborwerte* können lediglich metabolische Ursachen (Azidose, Hypoglykämie) ausschließen; der *Röntgenthorax* kann Hinweise auf manifeste Herzkrankheiten oder eine Lungenembolie liefern.

In der weiterführenden, stationären Diagnostik liefert das *Langzeit-EKG* in bis zu 60 % der Fälle richtungsweisende Befunde (Tachykardie-Bradykardie-Syndrom, ventrikuläre Salven etc.). Oft bleiben die gefundenen Arrhythmien jedoch ohne klinische Symptomatik, so daß gelegentlich auch häufigere Aufzeichnungen über 24 Stunden hinaus notwendig sind.

Das *Belastungs-EKG* gibt Hinweise auf eine Belastungssynkope bei malignen Rhythmusstörungen oder auf die zugrundeliegende Erkrankung (KHK, Hypertonus).

Durch die *elektrophysiologische Untersuchung* können Sinusknotenerholungszeit und His-Zeiten zur Erkennung bradykarder Arrhythmien gemessen werden; die *programmierte Stimulation* im Vorhof und Ventrikel dient dem Nachweis latenter tachykarder Rhythmusstörungen.

Die *Echokardiographie* kann ursächliche Klappenvitien (Mitral-, Aortenstenose), eine hypertrophe obstruktive Kardiomyopathie, Vorhofthromben oder -Myxome darstellen.

Ergänzt wird die kardiologische Diagnostik durch den *Karotissinus-Druckversuch*, bei dem unter Monitorkontrolle der Karotissinus in Höhe der Bifurkation (stets einseitig) massiert wird oder durch spontane Kopf- und Halsbewegung erregt wird. Beweisend jedoch ist nur eine kurzdauernde Asystolie oder ein Blutdruckabfall mit entsprechendem klinischem Korrelat.

---

**Klinisches Bild**

Vorzeichen sind Schwindelgefühle, Übelkeit, Unwohlsein, Schweißausbruch, Schwarzwerden vor den Augen, Hautverfärbungen, muskuläre Zuckungen und Hyperventilation.

Die klinische Untersuchung ist meist unauffällig.

**Befunde**

EKG: Ausschluß von Rhythmusstörungen und Infarkt

Labor: Ausschluß von Azidose, Hypoglykämie

Röntgen: Hinweis auf Herzkrankheit oder Lungenembolie

Langzeit-EKG: in 60 % richtungsweisende Befunde

Belastungs-EKG: Hinweise auf maligne Rhythmusstörungen, KHK

Bestimmung von Sinusknotenerholungszeit und His-Zeiten

Echo: Klappenvitien, HOCM, Thromben

Karotissinus-Druckversuch: Beweisend ist Asystolie oder Blutdruckabfall nach mechanischer Erregung des Karotissinus.

> **Kardiovaskuläre Ursachen**
> Kardiale Schädigung
> (Pumpversagen, Rhythmusstörung, Klappenfehler etc.)
> Vaskuläre Störungen
> (Vagovasale Synkopen, Karotissinus-Syndrom, Hustensynkopen etc.)
>
> **Zerebrale Ursachen**
> Epilepsien
> Narkolepsie
> Migräne accompagnée
> Zerebrale Tumoren mit Hirndrucksymptomatik
> Zerebrovaskuläre Ursachen (TIA, Apoplex, VBI)
>
> **Metabolische Ursachen**
> Hypoglykämie
> Diabetisches Stoffwechselkoma
> Azidose
>
> **Psychische Ursachen**
> Hysterie
> Hyperventilation
> Psychische Ohnmachtsanfälle

**Tab. 32 Differentialdiagnosen der Synkopen.**

Die *Doppler- oder Duplexsonographie* der supraaortalen Gefäße dient dem Nachweis einer Subklaviastenose als Ursache eines Subklavian-Steal-Syndroms.

## Diagnose und Differentialdiagnose

Die Diagnose einer Synkope stützt sich auf den Befund der kurzdauernden Bewußtlosigkeit, der oft nur fremdanamnestisch zu erheben ist. Abzugrenzen sind Schwindel- und Kollapszustände unterschiedlichster Ätiologie (vertebrobasiliäre Insuffizienz, M. Parkinson, orthostatischer Kollaps, vaskuläre Demenz etc.), was bei Beachtung obiger Definition zumeist kein Problem darstellt.

> **Merke:**
> Erst die Synkope erfordert eine differenzierte diagnostische Abklärung! Eine unspezifische Schwindelattacke ist keine Synkope!

Die kardiovaskulär bedingten Synkopen müssen gegenüber kurzfristigen Bewußtlosigkeiten aus anderen Ursachen abgegrenzt werden (Tab. 32). Die exakte Anamnese (Vorgeschichte!) und körperliche Untersuchung (z. B. Zungenbiß, Hirndruckzeichen, Hyperventilation) können meist schon vor einer aufwendigeren Diagnostik die durchgemachte Bewußtlosigkeit einer der großen Gruppen (kardial, vaskulär, zerebral, metabolisch) zuordnen. In vielen Fällen ist jedoch zur weiteren Abgrenzung auch eine HNO-ärztliche und neurologische Untersuchung (evtl. einschließlich Schädel-CT) notwendig.

## Therapie

Die Behandlung richtet sich nach der jeweiligen Ursache. Bei rhythmogen bedingten Synkopen muß neben einer möglichen medikamentösen Therapie stets

# Kardiovaskulär bedingte Synkopen

die Schrittmacherindikation bei länger als 4 Sekunden andauernden Asystolien überprüft werden. Bei einer durch ein myokardiales Pumpversagen ausgelösten Synkope ist eine entsprechende Notfalltherapie indiziert (Lysetherapie, Nitro i.v., Furosemid, Katecholamine).

Eine bestehende Therapie muß überprüft werden, um eine medikamentös induzierte Hypotonie oder einen orthostatischen Kollaps durch Sistieren der entsprechenden Medikamente behandeln zu können (z. B. bei Vasodilatanzien wie Prazosin, Hydralazin, ACE-Hemmer).

Im Rahmen von Synkopen entdeckte Herzklappenfehler bedürfen meist einer definitiven kardiochirurgischen Therapie (z. B. bei der Aortenklappenstenose).

Bei rezidivierenden orthostatischen Kollapszuständen im Rahmen einer bekannten Hypotonie sind Dihydroergotamin-Präparate, Sympathomimetika wie Etilefrin oder Norfenefrin sowie in schweren Fällen Mineralokortikoide wie Fludrocortison zur Hebung des systemischen Blutdrucks indiziert, ebenso die Empfehlung nichtmedikamentöser Maßnahmen wie gymnastische Übungen und Wechselbäder.

Die im Rahmen einer TIA mit zusätzlich abgelaufener Synkope entdeckten Stenosen der supraaortalen Gefäße bedürfen der weiteren Abklärung mittels Angiographie und Schädel-CT im Hinblick auf eine operative Sanierung.

> **Merke:**
> Aufgrund der vielen möglichen Ursachen einer Synkope gibt es keine Standardtherapie!

Bei ca. 30–40 % der Patienten mit erstmalig aufgetretener Synkope bleibt die Ursache trotz intensiver Diagnostik unklar, so daß diese Patienten nicht therapiert und nur einer Verlaufsbeobachtung zugeführt werden können.

## Verlauf und Prognose

Die Patienten mit einer Synkope ungeklärter Ätiologie weisen trotz hoher Rezidivrate (bis 50 % in den ersten 3 Jahren) eine günstige Prognose auf, da auch die Rezidivsynkopen nur selten zum Tode führen.

Bei Synkopen kardiovaskulärer Genese ist die Mortalität mit 25–35 % in den ersten 3 Jahren am höchsten, insbesondere die Patienten mit höhergradigen Herzrhythmusstörungen erleiden häufig einen plötzlichen Herztod infolge therapierefraktärer Kammertachykardien. Je häufiger Rezidive von kardiovaskulär bedingten Synkopen eintreten, desto schlechter wird die Prognose und Überlebenszeit dieser Patienten.

So ist jede Synkope als möglicher Hinweis auf eine zugrundeliegende kardiovaskuläre Erkrankung ernst zu nehmen und zügig differentialdiagnostisch abzuklären.

# Herzinsuffizienz

A. Dienerowitz

## Definition

Unter einer Herzinsuffizienz versteht man das Unvermögen des Herzens, trotz ausreichendem venösem Blutangebot ein zur Deckung des Blutbedarfs der verschiedenen Organe notwendiges Herzminutenvolumen (HMV) zu fördern.

Der Begriff der Herzinsuffizienz beschreibt keine Erkrankung einheitlicher Ätiologie, sondern ist ein klinisches Syndrom verschiedener kardialer (aber nicht nur myokardialer) Grundkrankheiten, die zu einer ventrikulären Dysfunktion mit nachfolgender Einschränkung der Pumpfunktion führen können. Beim Auftreten der im folgenden beschriebenen Symptomatologie muß also stets nach der Ursache der Herzinsuffizienz gesucht werden.

Vom zeitlichen Verlauf her läßt sich eine akute von einer chronischen Herzinsuffizienz unterscheiden, wobei verschiedene Ursachen vorliegen können, die akute Herzinsuffizienz jedoch auch eine Exazerbation einer chronischen darstellen kann. Bezüglich der klinischen Symptomatik unterscheidet man die Linksherzinsuffizienz, die beide Ventrikel betreffende Globalherzinsuffizienz (meist als durchgestaute Linksinsuffizienz) und die Rechtsherzinsuffizienz. Entsprechend der klinischen Symptome der Herzinsuffizienz wird der Schweregrad nach der New York Heart Association (NYHA) eingeteilt (Tab. 33).

Der Begriff der „kardialen Dekompensation" bzw. der „dekompensierten Herzinsuffizienz", welcher in der Klinik täglich gebraucht wird, ist ungenau und wird auf verschiedene Weise definiert. Vom klinischen Aspekt her sind damit Patienten im Stadium III und IV gemäß der NYHA gemeint; Patienten im Stadium II würde man bei stabiler Belastungsdyspnoe eher unter dem Begriff einer kompensierten Herzinsuffizienz subsumieren. Im Röntgenthorax weisen pulmonale Stauungszeichen auf eine kardiale Dekompensation hin; sind diese nicht mehr nachweisbar, ist eine „kardiale Rekompensation" erreicht. Dies würde klinisch einer Besserung der Symptome um eine NYHA-Klasse entsprechen.

| | |
|---|---|
| **NYHA I:** | Es besteht bereits eine ventrikuläre Dysfunktion, der Patient ist jedoch auch unter Belastung kardial beschwerdefrei |
| **NYHA II:** | Nach starker körperlicher Belastung treten Müdigkeit und Dyspnoe auf; in Ruhe keine Beschwerden; beginnende Belastungsherzinsuffizienz |
| **NYHA III:** | Keine Beschwerden in Ruhe, jedoch Atemnot und Ermüdung schon auf geringer Belastungsstufe |
| **NYHA IV:** | Atemnot, Ermüdung und Herzkopfen schon unter Ruhebedingungen – Ruheherzinsuffizienz – |

Tab. 33 Schweregrad der Herzinsuffizienz.

# Herzinsuffizienz

| Pathophysiologische Mechanismen | Krankheiten |
|---|---|
| Kontraktilitätsstörungen infolge disseminierter Einzelfasernekrosen, Narben etc. (meist auf dem Boden metabolischer Störungen) | Koronarsklerose, primäre Kardiomyopathie (DCM, HOCM, HNCM), sekundäre Kardiomyopathien (Myokarditiden, Speicherkrankheiten, toxische Myokardschäden) |
| Druckbelastung während der systolischen Phase | Arterielle Hypertonie, pulmonale Hypertonie, Lungenembolie, Pulmonal-, Aortenklappenstenose |
| Volumenbelastung des rechten oder des linken Herzens | Arteriovenöse Fisteln, Hyperthyreose, Aorten-, Mitralinsuffizienz, Vorhofseptumdefekt, Ventrikelseptumdefekt, Hypervolämie (Transfusion, Infusion) |
| Diastolische Füllungsbehinderung und/oder Ventrikelfunktionsstörung | Mitralstenose, konstriktive Perikarditis, Herzbeuteltamponade, Vorhofmyxom, Endokardfibrose, Amyloidose |
| Schädigung des Reizleitungs- und -bildungssystems | AV-Block III°, Kammertachykardien, Vorhofflimmern |
| Weitere Ursachen | Schock (hämorrhagisch, septisch), Hyperzirkulation (Anämie, Shunt, M. Paget), Medikamente (negativ inotrope Pharmaka, Absetzen von Diuretika) |

Tab. 34   Ursächliche Faktoren der Herzinsuffizienz.

## Epidemiologie

Die Herz-Kreislauf-Erkrankungen stehen heute an erster Stelle der Todesursachen in der industrialisierten Welt, woran die Herzinsuffizienz neben der koronaren Herzkrankheit den größten Anteil hat. Weltweit leiden ungefähr 15 Millionen Menschen an einer Herzinsuffizienz (ohne eindeutige Geschlechtspräferenz). Die Zahl der deswegen behandelten Patienten hat sich in den letzten 15 Jahren verdreifacht. Die steigende Inzidenz ist darauf zurückzuführen, daß immer mehr Patienten einen Herzinfarkt um den Preis einer eingeschränkten Myokardfunktion überleben. Die Prävalenz liegt bei 1 % in der westlichen Welt.

> Epidemiologie
>
> Weltweit leiden ca. 15 Millionen Menschen an einer Herzinsuffizienz.
>
> Die Prävalenz liegt bei 1 % in der westlichen Welt.

## Ätiologie

Die häufigste Ursache stellt die koronare Herzkrankheit dar, welche durch akute Ischämien und abgelaufene Myokardinfarkte mit einem Kontraktilitätsverlust der betroffenen Regionen einhergeht. Durch die chronische Druckbelastung beim Hypertonie-Patienten entwickelt sich ebenfalls häufig eine Herzinsuffizienz. Entsprechend den auslösenden pathophysiologischen Prozessen, die zur Herzinsuffizienz führen, werden die zugrundeliegenden Krankheiten wie folgt eingeteilt (Tab. 34).

> Ätiologie
>
> Ursachen sind vor allem KHK und Hypertonie.

## Pathophysiologie

Das Schlagvolumen (in Ruhe durchschnittlich 60–80 ml), das Herzzeitvolumen bzw. -minutenvolumen (Schlagvolumen x Herzfrequenz, im Durchschnitt 5,3 l) und die Auswurffraktion (auch Auswurfvolumen = enddiastolisches Volumen – endsystolisches Volumen; beim Gesunden ca. 67 %) sind durch 5 Parameter bestimmt:

> Pathophysiologie
>
> 5 Parameter bestimmen Schlagvolumen, HMV und Auswurffraktion.

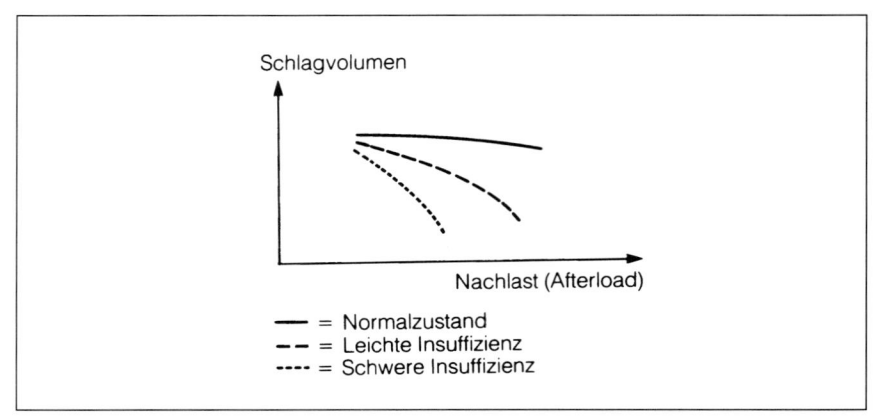

Abb. 53 **Abhängigkeit des Schlagvolumens vom systolischen Auswurfwiderstand (Afterload).**

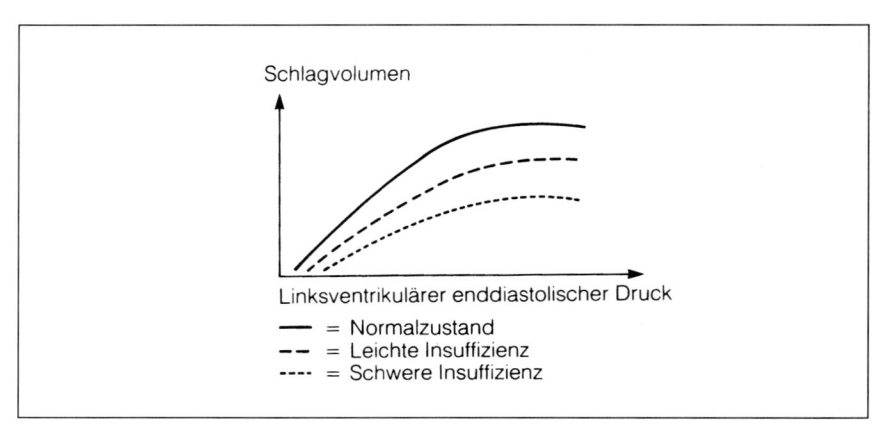

Abb. 54 **Abhängigkeit des Schlagvolumens vom enddiastolischen Füllungsdruck (Frank-Starling-Mechanismus).**

1. Kontraktilität des Myokards
2. Enddiastolische Wandspannung (enddiastolisches Volumen „Preload")
3. Systolischer Auswurfwiderstand (Afterload) (Abb. 53)
4. Klappenfunktion, insbesondere Klappenöffnungsfläche
5. Herzfrequenz und Erregungsleitung

Kompensationsmechanismen zur Aufrechterhaltung des HMV:

Ist einer dieser 5 Parameter durch eine der oben aufgeführten Krankheiten pathologisch verändert, wird vom Herzen eine Mehrleistung gefordert, um ein zur Sauerstoffversorgung der Organe ausreichend hohes Herzzeitvolumen aufrecht zu erhalten. Dies erfolgt über verschiedene Kompensationsmechanismen:

1. Barorezeptorreflex-Aktivität steigt → Frequenzerhöhung und Kontraktilitätszunahme

1. Die Aktivierung des sympathischen Nervensystems durch die gesteigerte Aktivität des Barorezeptorreflexes infolge der verminderten arteriellen Füllung führt zur Frequenzsteigerung, zur Kontraktilitätszunahme (verstärkte Vordehnung der Muskelfasern → Frank-Starling-Mechanismus [Abb. 54] → erhöhtes Schlagvolumen) sowie an Venen und Arterien zur Vasokonstriktion.

2. Stimulation des RAAS → Vasokonstriktion, $Na^+$ - und Wasserretention

2. Durch die auch in der Niere eintretende Vasokonstriktion und durch die Abnahme des renalen Perfusionsdruckes wird das Renin-Angiotensin-Aldosteron-System (RAAS) stimuliert. Renin bewirkt über Angiotensin I die Bildung von Angiotensin II und Aldosteron. Angiotensin II wirkt sowohl im venösen als auch arteriellen Gefäßabschnitt als stärkster Vasokonstriktor, stimuliert zusätzlich das

# Herzinsuffizienz

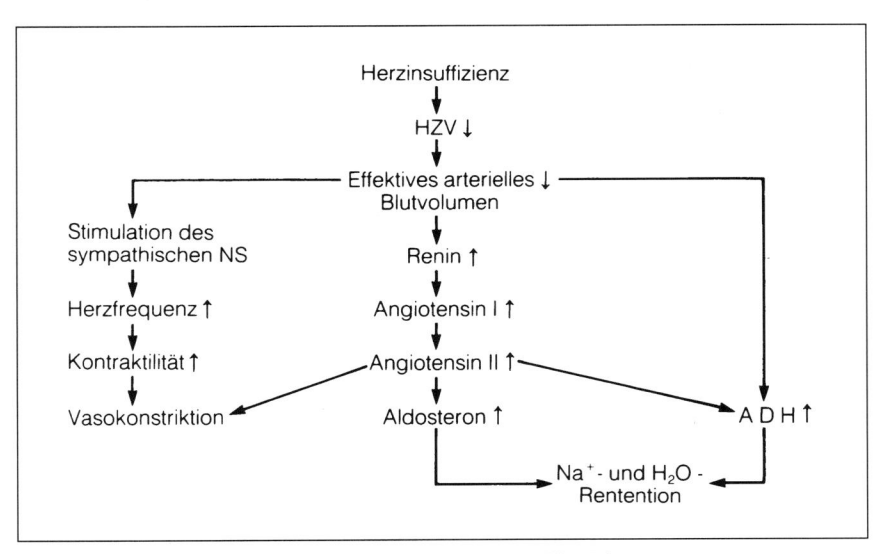

**Abb. 55** Kompensationsmechanismen bei nachlassender Herzleistung.

sympathische Nervensystem und die Freisetzung von Aldosteron aus der Nebennierenrinde ($\rightarrow$ Na$^+$ - und Wasserretention). Durch diese Mechanismen wird sowohl die Vorlast als auch die Nachlast des Herzens erhöht.

3. Zentralnervös stimuliert Angiotensin II das Durstgefühl und das Arginin-Vasopressin- (= ADH = antidiuretisches Hormon) System. Dieses wird zusätzlich über den Barorezeptorreflex bei vermindertem HZV stimuliert und führt zu einer prognostisch ungünstigen Hyponatriämie und Ödembildung bei Herzinsuffizienz.

Die Aktivierung des sympathischen Nervensystems, des RAAS und des ADH kann durch die starke Vasokonstriktion, die Natrium- und Wasserretention eine unerwünschte Erhöhung von Vor- und Nachlast mit Verstärkung der Herzinsuffizienz bewirken (Abb. 55). Gegenregulatorisch werden dann folgende Substanzen freigesetzt:

1. Durch die stärkere Vorhofdehnung wird der atriale/natriuretische Faktor (ANF) stimuliert, welcher, in den Vorhöfen gebildet, neben der natriuretischen und diuretischen Wirkung auch eine vasodilatierende hat.
2. Prostaglandine, stimuliert durch Angiotensin II und Noradrenalin sowie bei Gewebsischämien im Rahmen der Vasokonstriktion freigesetzt, haben eine vasodilatatorische Wirkung und fördern Natriurese und Diurese (PGE$_2$).
3. Zusätzlich wird auch die Freisetzung von Dopamin stimuliert, was ebenfalls die Diurese und Vasodilatation fördert.

Trotz der stimulierten vasodilatatorischen Hormonsysteme überwiegen bei der manifesten Herzinsuffizienz die vasokonstriktiven Systeme, welche in einem Circulus vitiosus die Vor- und Nachlast des geschwächten Herzens weiter erhöhen (Abb. 56). Im Herzmuskel selbst kommt es im Rahmen der Anpassungsvorgänge zu einer Zunahme der kontraktilen Elemente innerhalb der Herzmuskelfasern (Hypertrophie) und sogar zu einer echten Vermehrung der Herzmuskelfasern (Hyperplasie). Das kritische Herzgewicht von ca. 500 g setzt diesem Prozeß aufgrund der dann mangelhaften Koronardurchblutung Grenzen.

Verschiedene Faktoren können diese Kompensationsmechanismen zum Versagen bringen, wodurch dann Zeichen der Herzinsuffizienz auftreten (Tab. 35).

Pathologisch-anatomisch ist der führende makroskopische Befund der eingetretenen Herzinsuffizienz die irreversible Gefügedilatation des Myokards, auf der

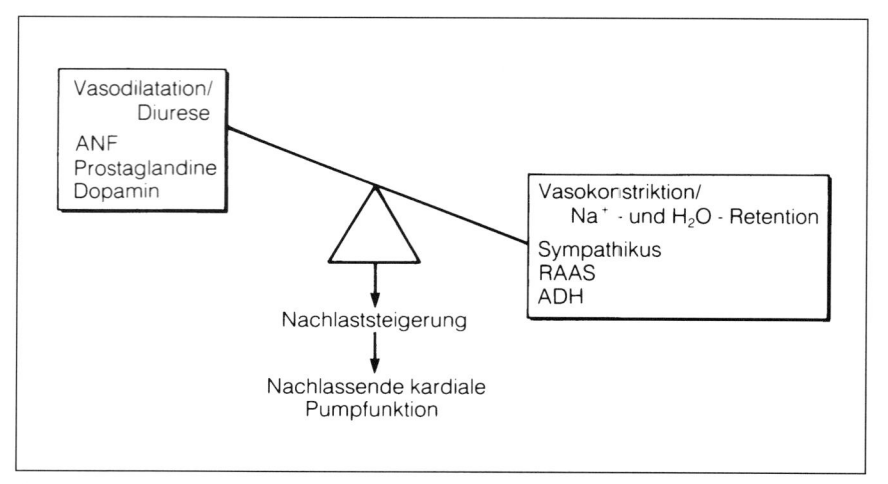

```
┌─────────────────────────────────────────────────────────────┐
│  ┌──────────────┐                                           │
│  │Vasodilatation/│                                          │
│  │   Diurese    │                                           │
│  │              │                         ┌──────────────┐  │
│  │ ANF          │                         │Vasokonstriktion/│
│  │ Prostaglandine│                        │Na⁺- und H₂O - Retention│
│  │ Dopamin      │                         │              │  │
│  └──────────────┘                         │ Sympathikus  │  │
│                   △                       │ RAAS         │  │
│                   │                       │ ADH          │  │
│               Nachlaststeigerung          └──────────────┘  │
│                   │                                         │
│             Nachlassende kardiale                           │
│               Pumpfunktion                                  │
└─────────────────────────────────────────────────────────────┘
```

**Abb. 56** Circulus vitiosus bei der chronischen Herzinsuffizienz.

---

- Fortdauer oder Verschlechterung der kardialen Grundkrankheit
  (Myokarditis, Endokarditis, KHK)
- Inadäquate körperliche Belastung
- Fieber, Stoffwechselentgleisung, Infektion
- Hypervolämie (vergrößerte Trinkmengen)
- Herzrhythmusstörungen
- Anämie
- Akute Ischämie bei Koronarsklerose
- Medikamentöse Therapie (Betablocker, Indometazin, Infusionstherapie)

**Tab. 35** Auslösende Faktoren der Herzinsuffizienz.

---

*des Myokards.*

*Die erhöhte Dilatation des Myokards bedingt eine Abnahme der Auswurffraktion und eine Zunahme der Restblutmenge, die Ursachen des „Vorwärts-" und „Rückwärtsversagens".*

mikroskopischen Ebene die Herzmuskelzellnekrosen unterschiedlicher Größe, verbunden mit Zellinfiltraten, Exsudaten und interstitiellem Ödem. Auf der submikroskopischen Ebene finden sich geschwollene, zum Teil degenerierte Mitochondrien und schwere Schädigungen (bzw. Zerfall) der Myofibrillen. Der Anteil der Myofibrillen am Zellvolumen nimmt dadurch deutlich ab.

Pathophysiologisch steht durch die zunehmende Dilatation des Myokards eine enddiastolische Druckerhöhung in den Kammern ohne gleichzeitig verstärkte Kontraktilität im Vordergrund. Dies bedingt eine Abnahme der Auswurffraktion (auf Werte unter 30 %) sowie eine Vergrößerung der Restblutmenge (Residualvolumen). Die niedrige Auswurffraktion bedingt das zunehmende „Vorwärtsversagen" des Herzens (vor allem des linken Ventrikels), das erhöhte Residualvolumen (im Zusammenhang mit dem insgesamt vermehrten Blutvolumen!) bedingt das „Rückwärtsversagen" mit den klinisch evidenten Stauungssymptomen (Lungenstauung, Einflußstauung etc.).

*Klinisches Bild*

## Klinisches Bild

Das klinische Erscheinungsbild hängt davon ab, ob sich die Herzinsuffizienz akut oder chronisch entwickelt (abhängig von der jeweiligen Ätiologie), ob beide Kammern gleichmäßig betroffen sind (Globalherzinsuffizienz) oder ob einer der Ventrikel stärkere Funktionseinbußen zeigt (Links- oder Rechtsherzinsuffizienz).

| Vorherrschende Rechtsherzinsuffizienz | Vorherrschende Linksherzinsuffizienz |
|---|---|
| Obere Einflußstauung<br>Zyanose<br>Lebervergrößerung<br>Beinödeme bis Anasarka<br>Meteorismus, Aszites<br>Perkutorischer Pleuraerguß<br>Kalte, livide Extremitäten<br>Kachexie | Zyanose, Tachykardie,<br>Nach links verlagerter Herzspitzenstoß<br>Feuchte Rasselgeräusche<br>Asthma cardiale<br>3. und 4. Herzton, Galopprhythmus<br>Geräusch einer relativen AV-Klappeninsuffizienz<br>Schaumig-hellroter Auswurf beim Lungenödem<br>Blutdruckabfall bei Low-Output-Syndrom und beginnendem kardiogenem Schock |

Tab. 36  Klinische Befunde bei Patienten mit manifester Herzinsuffizienz.

## Symptome der Linksherzinsuffizienz

Bei den zumeist als Linksherzinsuffizienz verlaufenden Formen ist die durch die zunehmende Lungenstauung und der damit einhergehenden sekundären Drucksteigerung in der pulmonalen Strombahn entstehende Dyspnoe das Leitsymptom. Anfänglich als Belastungsdyspnoe beim Treppensteigen, bei körperlicher Arbeit oft nicht registriert, geht sie in die häufig mit Hustenreiz verbundene Orthopnoe über (Dyspnoe in liegender Position) und führt oft zu paroxysmalen nächtlichen Dyspnoe-Attacken (Asthma cardiale). Die schwerste Form ist das oftmals akut nach einer inadäquaten Belastung oder z. B. im Rahmen eines ausgedehnten Vorderwandinfarktes auftretende Lungenödem mit massivster Orthopnoe, Tachypnoe, Distanzrasseln, Exspektoration von klarem bis blutigem Sputum, Zyanose und Todesangst.

Ein Frühsymptom der Linksherzinsuffizienz ist die oft verkannte Nykturie, bedingt durch die verbesserte Nierendurchblutung in Ruhe bei Nacht und durch die tagsüber infolge der latenten Herzinsuffizienz retinierten Flüssigkeitsmengen.

Unspezifische Symptome sind Leistungsschwäche, leichte Ermüdbarkeit, Kopfschmerzen; aufgrund der verminderten Hirnperfusion, insbesondere bei alten Menschen, zunehmende Verwirrtheit, Schwindel und Schlafstörung.

Symptome der Linksherzinsuffizienz sind:

– Dyspnoe

– Orthopnoe

– Asthma cardiale

– Lungenödem

– Nykturie (Frühsymptom)

## Symptome der Rechtsherzinsuffizienz

Diese treten bei der primären Rechtsherzschädigung auf (z. B. Cor pulmonale, Pulmonalstenose), häufiger jedoch sekundär bei einer chronischen „durchgestauten" Linksherzinsuffizienz. Bedingt durch eine chronische Lungenstauung kommt es zu Stauungsindurationen der Lunge bis hin zur Lungenfibrose mit zunehmender Druckbelastung des rechten Ventrikels.

Die Symptome sind durch die Blutstauung vor dem rechten Herzen bei erhöhtem Blutvolumen und erhöhtem Venentonus bedingt: Halsvenenstauung, Stauungsleber, Aszites, Beinödeme bis Anasarka, rechtsseitiger Pleuraerguß, selten Perikarderguß. Gastrointestinale Symptome treten in Form einer Stauungsgastroenteritis oder Meteorismus und Obstipation auf.

Allgemeinsymptome sind, ähnlich wie bei der Linksherzinsuffizienz, z. B. Müdigkeit, Leistungsminderung, Appetitlosigkeit und zunehmende Atemnot.

Die akute Rechtsherzinsuffizienz (z. B. bei fulminanter Lungenembolie) geht mit schwerster Dyspnoe, Zyanose und Tachykardie einher, zusätzlich kommt es häufig zu einem Kreislaufschock.

Neben den oben beschriebenen Symptomen lassen sich bei der körperlichen Untersuchung, je nach vorherrschender Insuffizienzform und je nach zeitlicher Entwicklung der kardialen Insuffizienz, die in Tabelle 36 aufgeführten Befunde erheben.

Symptome der Rechtsherzinsuffizienz sind:

– Stauungsindurationen der Lunge bis zur Lungenfibrose

– Zeichen der Stauung vor dem rechten Herzen (z. B. Halsvenenstauung, Aszites, Beinödeme)

– Dyspnoe, Zyanose, Tachykardie (bei akuter Insuffizienz)

## Befunde

*Labor*

BKS meist normal bis niedrig (z. B. Patienten mit Cor pulmonale); häufig Proteinurie durch Stauungsniere und stark konzentrierter Urin (hohes spezifisches Gewicht); durch eingeschränkte Nierenperfusion häufig Kreatinin- und Harnstoff-Anstieg. In Spätstadien durch Volumenexpansion bedingte Hyponatriämie; eine Hypokaliämie durch sekundären Hyperaldosteronismus oder Diuretika. Eine Stauungsleber geht mit Anstieg des Bilirubins, der Transaminasen und der alkalischen Phosphatase einher, gleichzeitig verminderte Albumin-Synthese durch die Leber.

In der *Blutgasanalyse* finden sich ein deutlich verminderter arterieller $pO_2$ und eine Laktatazidose, bei chronischer Rechtsherzerkrankung meist ein zusätzlich erhöhter $pCO_2$.

*EKG*

Das EKG gibt indirekte Hinweise auf die zugrundeliegende Erkrankung, z. B. Ischämiezeichen, Infarktnarbe, Aneurysmabildung, Reizleitungsstörung wie AV-Block III Grades oder Kammertachykardien, Links- oder Rechtsherzhypertrophiezeichen, P-Pulmonale etc.

*Röntgen*

Das Röntgenbild des Thorax gibt Auskunft über die Vergrößerung der jeweiligen Herzhöhlen, wobei folgendes zu bedenken ist:

– Ein normal großes Herz schließt eine Belastungsinsuffizienz nicht aus!
– Eine im Röntgenbild sichtbare Kardiomegalie kann auch bei Thoraxdeformitäten vorkommen!

Röntgenologische Zeichen der zunehmenden Lungenstauung sind: Blutumverteilung in die Lungenoberfelder, unscharf begrenzte Hili bds., Ausbildung von interlobulären Septumlinien (horizontal = Kerley-B-Linien) als Hinweis auf ein interstitielles Ödem; schließlich das typische Schmetterlingsödem und Pleuraergüsse bds. (Abb. 57).

*Echokardiographie*

Hiermit kann man direkte Meßwerte über die vergrößerten Durchmesser der Vorhöfe und des linken bzw. des rechten Ventrikels erhalten, die mindestens unter 50 % verminderte Ejektionsfraktion berechnen, die Ätiologie der kardialen Dekompensation klären (Klappenfehler, Aneurysmabildung) und einen evtl. zusätzlich vorliegenden Perikarderguß erkennen.

*Weiterführende Diagnostik*

Hämodynamische Parameter zur Verlaufskontrolle und Therapiebeurteilung können mittels des Swan-Ganz-Einschwemmkatheters gemessen werden (ZVD, Druck im rechten Herzen und Pulmonaliskapillardruck, der eng mit dem linksventrikulären enddiastolischen Druck korreliert, und das HMV).

Da die koronare Herzkrankheit die häufigste Ursache einer Herzinsuffizienz darstellt, erfolgt bei entsprechendem Verdacht und Rekompensation des Patienten eine Ergometrie; anschließend evtl. eine Myokardszintigraphie und Koronaran-

# Herzinsuffizienz

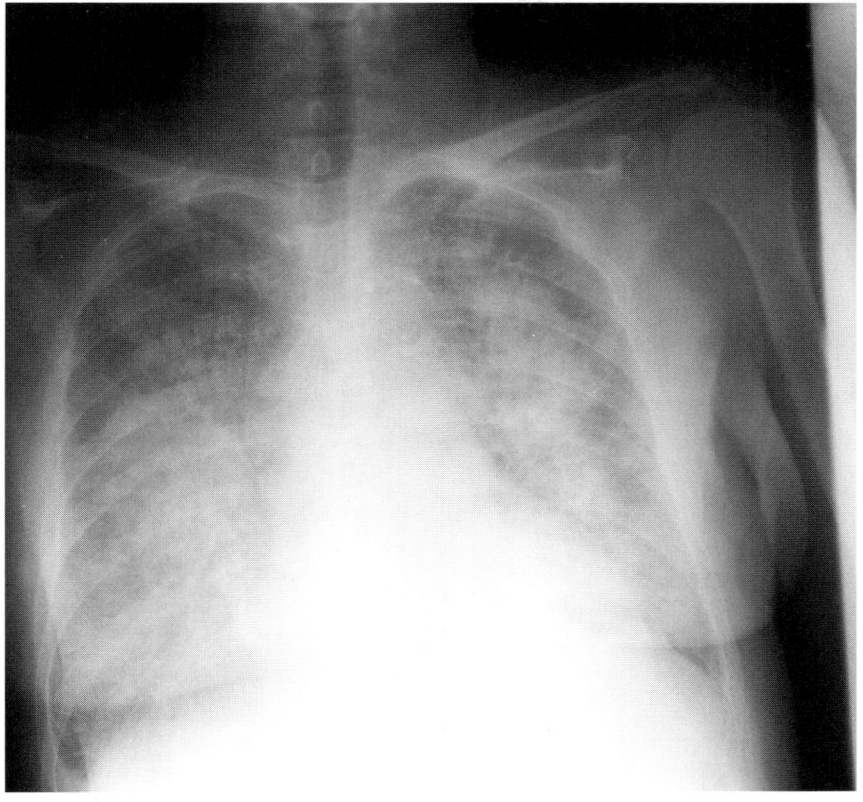

**Abb. 57** Kardiomegalie – schweres interstitielles und intraalveoläres Lungenödem, mäßige Pleuraergüsse bds.

giographie. In neuerer Zeit gewinnt auch das NMR in der kardiologischen Diagnostik, z. B. bei Kardiomyopathien, Aneurysmabildungen etc., zunehmend an Bedeutung.

– Koronarangiographie
– NMR

## Diagnose und Differentialdiagnose

Die Diagnose „Herzinsuffizienz" ist fast immer durch eine exakte Anamnese (Dyspnoe, Nykturie, Ödeme etc.) und Vorgeschichte (Infarktanamnese, Hypertonus, Klappenfehler etc.) sowie durch die klinische Untersuchung (Zyanose, Tachykardie, Rasselgeräusche, Ödeme etc.) zu stellen.

Diagnose und Differentialdiagnose

Exakte Anamnese und klinische Untersuchung ermöglichen in den meisten Fällen eine exakte Diagnose.

> **Merke:**
> Bis auf das Stethoskop sind Hilfsmittel in der Akutdiagnostik einer kardialen Dekompensation entbehrlich!

Bei chronischen, sich zum Teil über Jahre entwickelnden Formen der Herzinsuffizienz müssen die vom Patienten beklagten Symptome wie Dyspnoe, Leistungsschwäche, Ödeme und Nykturie allerdings differentialdiagnostisch abgeklärt werden (Tab. 37).

Differentialdiagnostisch sorgfältig abzuklären sind die Symptome bei chronischer Herzinsuffizienz.

| Symptom | Zugrundeliegende Erkrankung |
|---|---|
| Dyspnoe | Primäre Lungenkrankheiten (Bronchial-NPL, Lungenfibrosen, Pneumonien etc.)<br>Anämie<br>Angina-pectoris-Korrelat bei koronarer Herzkrankheit<br>Übergewicht, Trainingsmangel<br>Reizgasinhalation<br>Zerebrale Funktionsstörungen (Apoplexie, Hirnblutung) |
| Paroxysmale nächtliche Orthopnoe (Asthma cardiale) | Allergisches Asthma bronchiale<br>Chronisch-obstruktive Ventilationsstörung<br>Rezidivierende Lungenembolien |
| Nykturie | Exzessive abendliche Flüssigkeitszufuhr<br>Prostatahypertrophie<br>Harninkontinenz |
| Periphere Ödeme | Hypothyreose (Myxödem) (die Hypothyreose kann selbst mit einer Gefügedilatation des Herzens einhergehen!)<br>Nephrotisches Syndrom<br>Lymphödeme<br>Eiweißmangelödeme<br>Beinvenenthrombose<br>Medikamentös bedingte Ödeme (z. B. Knöchelödeme bei Nifedipin-Therapie) |
| Aszites, Meteorismus | Primäre Leberzirrhose verschiedenster Ätiologie<br>Peritonealkarzinose bei malignen Tumoren (Ovarialkarzinom, Magenkarzinom) |
| Obere Einflußstauung | Struma maligna<br>Mediastinaltumoren<br>Lymphknoten-Metastasen<br>Vena-cava-superior-Thrombose |

Tab. 37 **Differentialdiagnostische Überlegungen bei Patienten mit Symptomen einer Herzinsuffizienz.**

## Therapie

Therapie

Generell sollte eine kausale Therapie versucht werden.

Die therapeutischen Maßnahmen sollen die Pumpfunktion des Herzens und damit die Perfusion der Organe, insbesondere der Niere, bessern. Da die Herzinsuffizienz nur das Symptom einer zugrundeliegenden Erkrankung ist, sollte parallel zur Symptombekämpfung eine kausale Therapie versucht werden, so z. B.:

- Antihypertensive Behandlung einer essentiellen arteriellen Hypertonie
- Antibiotische Therapie einer Bronchopneumonie bei dekompensiertem Cor pulmonale
- Operative Korrektur bei Klappenvitien
- Bypass-OP oder PTCA bei Koronarinsuffizienz
- Schrittmacherimplantation bei höhergradigen AV-Blockierungen
- Medikamentöse Behandlung einer zugrundeliegenden Hyperthyreose
- Antiarrhythmische Therapie bei hochgradigen Rhythmusstörungen

Die Behandlung der Herzinsuffizienz richtet sich nach der kardialen Grundkrankheit.

Die Therapie der Herzinsuffizienz, d. h. sowohl die Allgemeinmaßnahmen als auch die medikamentöse Behandlung, richtet sich nach der kardialen Grundkrankheit (KHK, Hypertonus, Mitralstenose) und den Begleitfaktoren wie Nierenfunktion, Alter, Allgemeinzustand. Entsprechend der NYHA-Klassifikation (vgl. Tab. 33) erfolgt eine Behandlung erst ab Stadium II; viele Patienten im Stadium I bleiben unerkannt.

# Herzinsuffizienz: Therapie

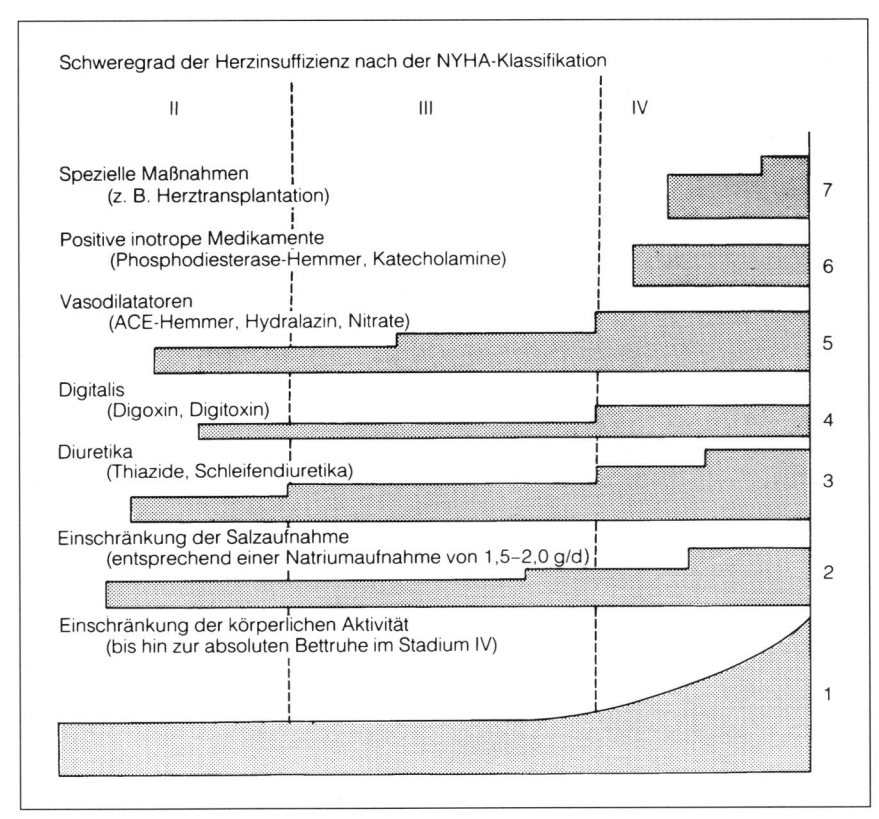

**Abb. 58** Stufenschema zur medikamentösen Behandlung der Herzinsuffizienz (nach *Braunwald*).

## Allgemeinmaßnahmen

Je nach Schweregrad ist eine zunehmende Einschränkung der körperlichen Aktivität bis hin zur absoluten Bettruhe im Stadium IV erforderlich. Bei agitierten Patienten kann durch Sedativa eine körperliche und psychische Entspannung erreicht werden. Atemgymnastik, häufige kleine eiweißreiche und fettarme Mahlzeiten, Reis- und Obstsafttage sowie eine Kochsalzrestriktion sind bei Auftreten von Symptomen sehr sinnvoll und können Diuretika einsparen helfen; in der Praxis ist dies jedoch nur schwer durchzusetzen.

Die tägliche Flüssigkeitsaufnahme sollte 1,5 Liter nicht überschreiten! Nur bei schweren Formen muß auf 1 l/die zurückgegangen werden; dies unter strenger Bilanzierung oder täglicher Gewichtskontrolle.

## Medikamentöse Therapie

Früher allgemeingültige Richtlinien sind in den letzten Jahren, insbesondere was den Stellenwert der Digitalistherapie anbetrifft, revidiert worden; zur Zeit gibt es noch keine neuen allgemeingültigen Vorstellungen über das beste Behandlungskonzept. Aus diesem Grunde bedürfen auch die folgenden Empfehlungen der ständigen Korrektur durch aktuelle Studienergebnisse und durch klinische Erfahrung (Abb. 58).

---

Allgemeinmaßnahmen sind:

– Bettruhe (im Stadium IV)
– Sedativa
– Atemgymnastik
– Fettarme Ernährung
– Kochsalzrestriktion

– Maximale Flüssigkeitsaufnahme 1,5 l/die

Medikamentöse Therapie

## Diuretika

Ihre Wirkung besteht in einer gesteigerten renalen Salz- und Wasserexkretion mit entsprechender Abnahme des erhöhten extrazellulären und intravasalen Flüssigkeitsgehaltes. Zusätzlich führen sie zu einer Abnahme erhöhter Vorlast- und Nachlastfaktoren durch Freisetzung vasodilatierender Prostaglandine an den Gefäßwänden. Diuretika führen zu einer Senkung der erhöhten rechts- und linksventrikulären Füllungsdrücke (Vorlastsenkung) sowie zu einer systemarteriellen Drucksenkung (Nachlastsenkung).

Drei Gruppen werden unterschieden:

- *Schleifendiuretika (Furosemid, Etacrynsäure, Piretanid):*
  Schneller Wirkungseintritt, starke diuretische Wirkung, auch bei Niereninsuffizienz einsetzbar, starker Kaliumverlust
- *Thiazide (Chlortalidon, Hydrochlorothiazid):*
  Schonende Diurese, gute Verträglichkeit, für Kombinationsbehandlung mit ACE-Hemmern geeignet, Gefahr der Niereninsuffizienz und Hypokaliämie
- *Kaliumsparende Diuretika (Spironolacton, Triamteren):*
  Schwache diuretische Wirkung, nicht bei Niereninsuffizienz und in Kombination mit ACE-Hemmern einsetzbar; meist in Kombinationspräparaten mit Thiaziden.

Die Thiaziddiuretika (meist in Kombination mit einem kaliumsparenden Diuretikum) sind für die Primärtherapie einer chronischen Herzinsuffizienz ab Stadium II ideal geeignet und lassen sich bei Krankheitsprogression (unter Weglassen des kaliumsparenden Anteils) gut mit ACE-Hemmern kombinieren. In der Primärtherapie führen sie im Gegensatz zu Digitalispräparaten bereits nach 4 Wochen zu einer signifikanten Besserung der hämodynamischen Parameter.
Schleifendiuretika wie Furosemid sind in der Akutbehandlung einer dekompensierten Herzinsuffizienz das Mittel der ersten Wahl und führen parenteral gegeben am schnellsten zu einer klinischen Besserung. Zur Dauertherapie werden sie in oraler Form im Stadium III und IV eingesetzt.

## Digitalis

Die großangelegten Studien der 80er Jahre haben gezeigt, daß Digitalispräparate im Gegensatz zu Diuretika und ACE-Hemmern die Mortalität der Herzinsuffizienz-Patienten nicht senken können. Aus diesem Grunde sind sie bei Patienten mit chronischer Herzinsuffizienz und erhaltenem Sinusrhythmus nicht mehr Medikamente der ersten Wahl. Das geänderte Indikationsspektrum veranschaulicht Abbildung 59.
Digitalisglykoside entfalten eine positive inotrope Wirkung am Myokard, hemmen die Aktivität des Sinusknotens und die AV-Überleitung (negativ chronotroper und dromotroper Effekt) und begünstigen Spontanerregungen in den Ventrikeln. Insbesondere auf Vorhofebene besitzen sie starke antiarrhythmische Wirkungen (Hauptindikation bei: Tachyarrhythmia absoluta).
Durch die Hemmung der sarkolemmalen $Na^+K^+$-ATPase kommt es zu einem Anstieg der intrazellulären Natriumkonzentration, was gleichzeitig eine Erhöhung des intrazellulären Kalziums bedingt. Das letztgenannte ist die Voraussetzung für die höhere Kontraktilität (Digitalisglykoside als „Kalziumagonisten"). Die enge therapeutische Breite und eine Vielzahl von Nebenwirkungen (Tab. 38) schränken den Einsatz dieser Präparate zunehmend ein.

---

**Diuretika**

Sie steigern Salz- und Wasserexkretion, stimulieren Freisetzung vasodilatierender Prostaglandine und bewirken damit eine Vor- und Nachlastsenkung.

Man unterscheidet:

- Schleifendiuretika

- Thiazide

- Kaliumsparende Diuretika

**Digitalis**

Digitalis-Präparate sind bei chronischer Herzinsuffizienz nicht mehr Mittel der ersten Wahl.

Digitalisglykoside sind positiv inotrop, negativ chrono- sowie dromotrop und wirken antiarrhythmisch (Hauptindikation ist Tachyarrhythmia absoluta).

# Herzinsuffizienz: Therapie

```
                    Tachyarrhythmia absoluta
                    Häufig rezidivierendes Vorhofflattern/ -flimmern
                    Herzinsuffizienz NYHA IV
                    Normofrequente absolute Arrhythmie
                    Herzinsuffizienz NYHA III
                    Normofrequente absoluta bei
                       Herzinsuffizienz NYHA II
                    Herzinsuffizienz NYHA II mit
                       normofrequentem Sinusrhythmus
                    Cor pulmonale
                    ----------------------------------
                    Akute Herzinsuffizienz
                    Herzinsuffizienz NYHA I
 Keine Indikation   Sinustachykardie ohne kardiale
                       Insuffizienzzeichen
                    Prophylaxe (Alter, Hyptertonus, prä-
                       operativ
```

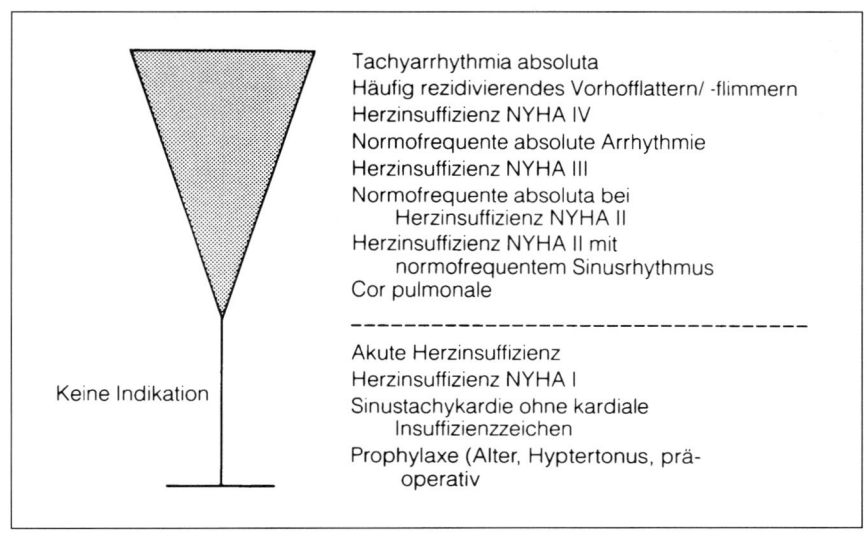

**Abb. 59** Indikationsspektrum für Digitalispräparate.

- Intoxikationserscheinungen wie Übelkeit, Erbrechen, Augenflimmern, Farbensehen, Kopfschmerzen
- Herzrhythmusstörungen bis hin zum Kammerflimmern (typisch: Bigeminus, AV-Blockierung)
- Erhöhte Empfindlichkeit bei Hypokaliämie und Hyperkalzämie, Cor pulmonale, Myokarditis
- Enge therapeutische Bereiche:
    Digitoxinspiegel: Normbereich 15–25 ng/ml
    Digoxinspiegel: Normbereich 1,0–2,0 ng/ml
- Digoxinpräparate ab einem Kreatininspiegel von 2 mg% nur noch mit um die Hälfte reduzierter Dosis einsetzbar

**Tab. 38** Nachteile der Digitalisglykoside.

|  | 1. Tag | 2. Tag | 3. Tag | Tägliche Erhaltungs-dosis ab 4. Tag |
|---|---|---|---|---|
| Digitoxin | 0,5 | 0,3 | 0,2 | 0,07 mg |
| Digoxin | 1,0 | 0,8 | 0,6 | 0,4 mg |
| ß-Acetyldigoxin | 0,8 | 0,6 | 0,4 | 0,3 mg |
| ß-Methyldigoxin | 0,6 | 0,4 | 0,3 | 0,2 mg |

**Tab. 39** Beispiele für eine mittelschnelle orale Aufsättigung mit Digitalisglykosiden.

Gerade in der Behandlung der akuten Herzinsuffizienz überwiegen die möglichen Nebenwirkungen den therapeutischen Effekt der Digitalisglykoside, weshalb nur bei tachyarrhythmischen Formen Digitalis als Medikament der ersten Wahl gegeben wird (dann in Form einer schnellen intravenösen Aufsättigung mit 4 bis maximal 8 Ampullen über die ersten 24 Stunden).

Bei der chronischen Herzinsuffizienz mit Vorhofflattern/-flimmern und normofrequenter Tachyarrhythmia absoluta erübrigt sich eine schnelle Aufsättigung, so daß man eine orale mittelschnelle Sättigung stets in Kombination mit Diuretika oder Vasodilatatoren durchführen kann (Tab. 39).

> Die Nebenwirkungen überwiegen bei akuter Herzinsuffizienz ihren therapeutischen Effekt.

| Parameter | Veränderung bei chronischer Herzinsuffizienz | Einfluß des ACE-Hemmers |
|---|---|---|
| Belastungskapazität | Im Stad. II–IV: ↓ | ↑ |
| Auswurffraktion | ↓ | ↑ |
| Peripherer Widerstand | ↑ | ↓ |
| Schlagvolumen | ↓ | ↑ |
| Links- u. rechtsventrikulärer Füllungsdruck | ↑ | ↓ |
| Herzminutenvolumen | ↓ | ↑ |
| Renale Durchblutung | ↓ | ↑ |
| Angiotensin II | ↑ | ↓ |
| Aldosteron | ↑ | ↓ |
| Noradrenalin | ↑ | ↓ |

Tab. 40  Beeinflussung hämodynamischer Parameter durch ACE-Hemmer.

### Angiotensin-Converting-Enzym-Hemmer

**ACE-Hemmer**

Für sie ist eine lebensverlängernde Wirkung belegt.

Oft in Kombination mit einem Diuretikum werden sie bereits im Stadium II der Herzinsuffizienz erfolgreich eingesetzt.

Sie hemmen die Aktivierung von Angiotensin II und Aldosteron sowie die Bildung von Noradrenalin und Vasopressin.

Am besten untersucht sind Captopril und Enalapril.

Bedeutsamste Nebenwirkung ist die Hypotonie.

Absolute Kontraindikation ist eine Nierenarterienstenose.

ACE-Hemmer werden heute in der Regel mit anderen Wirkstoffen kombiniert.

ACE-Hemmer sind bislang die einzige Stoffklasse, für die bei Patienten mit fortgeschrittener Herzinsuffizienz außer einer anhaltenden symptomatischen Besserung eine lebensverlängernde Wirkung nachgewiesen werden konnte. Auch bei leichteren Graden scheinen sie Morbidität und Sterblichkeit positiv zu beeinflussen, weshalb sie neuerdings schon im Stadium II der Herzinsuffizienz eingesetzt werden. Hierbei zeigte die Kombinationsbehandlung mit einem Diuretikum signifikant bessere Ergebnisse als eine Kombinationsbehandlung in Form von Digitalis + Diuretikum. ACE-Hemmer hemmen die endokrine Aktivierung von Angiotensin II und Aldosteron sowie die erhöhten Konzentrationen von Noradrenalin und Vasopressin und führen somit zu einer Nach- und auch Vorlastsenkung. Somit kann die im Rahmen einer chronischen Herzinsuffizienz gesteigerte neurohumorale Aktivierung abgeschwächt oder ausgeschaltet und eine weitere Progression der Insuffizienz oft verhindert werden (Tab. 40).

Die Zahl der ACE-Hemmer wächst ständig („die Betablocker der 90er Jahre"); die meisten Erfahrungen in puncto Herzinsuffizienz wurden jedoch mit den seit Anfang der 80er Jahre auf dem Markt befindlichen Captopril und Enalapril gemacht, die sich nach Wirkungseintritt und Halbwertszeit unterscheiden.

An Nebenwirkungen ist hauptsächlich die Hypotonie bedeutsam, was zu einer einschleichenden Dosierung von 6,25 mg Captopril bzw. 2,5 mg Enalapril geführt hat. Unter den heute üblichen Tageshöchstdosen von 37,5–75 mg Captopril bzw. 20 mg Enalapril trat die früher befürchtete Verschlechterung einer vorbestehenden Niereninsuffizienz nicht mehr auf. Ausgenommen davon sind die Patienten mit ein- oder beidseitigen Nierenarterienstenosen, bei denen ACE-Hemmer kontraindiziert sind. Weitere Nebenwirkungen: Geschmacksstörungen, Reizhusten, Übelkeit, Exantheme, Neutropenie.

Vorbestehende Rhythmusstörungen können durch ACE-Hemmer infolge der gesteigerten Auswurfleistung gebessert werden (keine arrhythmogene Eigenschaften wie Digitalispräparate!). Mit Ausnahme von antikaliuretischen Diuretika (Gefahr der Hyperkaliämie!) können ACE-Hemmer mit allen anderen Wirkstoffen bei der Herzinsuffizienz kombiniert werden. Eine Monotherapie wie bei der Hypertonusbehandlung wird momentan (noch?) nicht durchgeführt. Ab Stadium II hat sich die pathophysiologisch sinnvolle Kombinationstherapie mit einem Diuretikum (Hydrochlorothiazid, Furosemid) als wirksam erwiesen, ohne daß es im Verlauf zu einer Tachyphylaxie gekommen wäre.

# Herzinsuffizienz: Therapie

**Weitere Vasodilatatoren**

*Nitrate*

Diese führen vor allem bei der akuten Linksherzinsuffizienz parenteral oder sublingual gegeben zu einer deutlichen Vorlastsenkung („venöses Pooling") und in höheren Dosen auch zu einer Reduktion des erhöhten peripheren Gesamtwiderstandes. Auch bei der chronischen Verlaufsform kann die orale Dauermedikation unter Vermeidung einer Nitrattoleranz die erhöhten ventrikulären Füllungsdrücke senken. Nebenwirkungen sind Kopfschmerzen, Schwindel, Flush.

*Hydralazin*

Dieser direkt an den peripheren Gefäßen angreifende Vasodilatator (Nachlastsenkung) kann in Kombination mit Isosorbiddinitrat die Sterblichkeit im Stadium III und IV senken. Wegen der erforderlichen hohen Dosen (3 x 100 mg) muß die Therapie jedoch häufig infolge gravierender Nebenwirkungen (z. B. Lupus erythematodes) abgebrochen werden.
Minoxidil und Prazosin haben aufgrund von Nebenwirkungen und Toleranzentwicklung in der Behandlung der Herzinsuffizienz keine Bedeutung erlangt; Nitroprussid-Natrium (nur lichtgeschützt i.v. applizierbar) ist bei einer akuten Linksherzinsuffizienz im Rahmen der hypertensiven Krise indiziert.

*Kalziumantagonisten (Nifedipin, Verapamil, Diltiazem)*

Sie haben am Myokard primär eine negativ inotrope und negativ dromotrope Wirkung; durch die periphere Vasodilatation bewirken sie jedoch auch eine Nachlastsenkung. Bei Akutgabe bei Patienten mit schlechter linksventrikulärer Funktion (instabile Angina pectoris, Hypertonie) trat keine Verschlechterung der kardialen Funktion ein; erste Studien mit Diltiazem (schwächste negativ-inotrope Wirkung) bei der dilatativen Kardiomyopathie waren erfolgversprechend.
Zur Routinetherapie können sie nicht eingesetzt werden, eine zusätzliche Gabe von Kalziumantagonisten trotz Herzinsuffizienz (z. B. Angina-pectoris-Patienten) ist jedoch möglich.

**Positiv inotrop wirkende Substanzen**

*Katecholamine (Dopamin, Dobutamin, Adrenalin, Noradrenalin)*

Diese positiv inotrop und zum Teil vasokonstriktorisch wirkenden, parenteral applizierbaren Medikamente haben ihre Indikation bei der akuten Herzinsuffizienz; zur Therapie der chronischen bieten sie sich wegen fehlender Langzeitwirkung und Nebenwirkungen in Form von Rhythmusstörungen und Tachykardien nicht an. Akut sollte Dobutamin primär eingesetzt werden, wenn die verminderte Pumpleistung im Vordergrund steht (Rückwärtsversagen, Dosierung von 500 mg bis maximal 2 g/24 h). Dopamin ist indiziert, wenn die akute Herzinsuffizienz durch Hypotonie kompliziert wird (Vorwärtsversagen, Nierendosis von 300 mg über 24 h bis auf Maximaldosis kurzfristig von 1 200 mg über 24 h). Adrenalin nur bei Ineffektivität von Dobutamin und Dopamin in höheren Dosen; Noradrenalin vor allem akut bei Schockzuständen (z. B. septischer Schock).

*Methylxanthine*

Durch Hemmung der Phosphodiesterase und Zunahme der Sensitivität für Kalzium am Myokard bewirken Koffein, Theobromin und Theophyllin sowie deren Abkömmlinge (z. B. Aminophyllin) eine Zunahme der Kontraktilität und des Herzminutenvolumens. Aufgrund von Toleranzentwicklungen und starken Nebenwirkungen (Unruhe, Tremor, Rhythmusstörungen) werden sie nur gelegentlich zusätzlich in der Therapie des Lungenödems parenteral gegeben (240–480 mg Aminophyllin langsam i.v.).

*Neuere Phosphodiesterasehemmer*

Durch die Inhibition des Enzyms Phosphodiesterase wird der Abbau von cAMP zu AMP blockiert; der Konzentrationsanstieg von cAMP in der Herzmuskelzelle erklärt die positiv inotrope Wirkung dieser Substanzklasse. Diese Wirkung kommt hauptsächlich bei leichtgradiger Funktionseinschränkung zum Tragen, bei chronischer Herzinsuffizienz steht die direkte periphere vasodilatierende Wirkung im Vordergrund.

Aufgrund proarrhythmischer Effekte und starken Nebenwirkungen (Thrombozytopenie, Leberfunktionsstörung, Diarrhöen) ist die Langzeittherapie mit Amrinon, Milrinon und Enoximon noch nicht etabliert. In der Akutbehandlung der dekompensierten Herzinsuffizienz ist in der BRD die parenterale Gabe von Amrinon und Enoximon zugelassen; weitere Abkömmlinge der PDE-Hemmer befinden sich noch in der Prüfung.

**Therapie des akuten Lungenödems als schwerste Form einer dekompensierten Linksherzinsuffizienz**

1. Hochlagerung des Oberkörpers, Beine tief!
2. Nitroglyzerin perlingual als Kapsel oder 2 Hübe Nitrospray in 5- bis 10minütigen Abständen.
3. Furosemid (Lasix®) 40 mg i.v. – Wiederholung nach 15–30 Minuten.
4. Sauerstoffgabe über eine Maske mit 6–10 l/min.
5. Je nach Blutdruckverhalten Nifedipin (Adalat®-Zerbeißkapseln) 5–10 mg.
6. Sedierung mit Morphin 3–5 mg i.v., evtl. auch 5–10 mg Diazepam (Valium®).
7. Bei zusätzlich vorliegender Spastik (Asthma cardiale) evtl. Aminophyllin 240–480 mg langsam i.v.
8. Nitroperfusor mit 50–100 mg über 24 h.
9. Unblutiger Aderlaß durch Blutdruckmanschetten an oberen und unteren Extremitäten.
10. Katecholamine über Perfusor i.v. (Dobutamin mit 500–1 000 mg über 24 h und Dopamin in der Nierendosis von 300 mg über 24 h).
11. Erneute Gabe von Lasix® 40 mg i.v.
12. Intubationsbereitschaft.

# Verlauf und Prognose

Trotz aller Therapiemaßnahmen ist die Letalität der Erkrankung sehr hoch und hängt im wesentlichen vom Schweregrad der Herzinsuffizienz ab. In den Stadien III und IV wird mit einer jährlichen Sterblichkeitsrate von über 50 % gerechnet, womit viele Tumorerkrankungen bezüglich der Mortalität übertroffen werden. Erst die Therapie mit Vasodilatanzien (ACE-Hemmer und Hydralazin/Nitrate) konnte die Überlebensrate verbessern.

Für die individuelle Prognose sind Schweregrad, Herzgröße, Kontraktilität und Ausmaß der Gegenregulation entscheidend; oftmals läßt sich aber keine verläßliche Prognose stellen.
Die Patienten versterben zum einen am plötzlichen Herztod (bedingt durch maligne Rhythmusstörungen), zum anderen an therapierefraktärem Pumpversagen.

# Kardiogener Schock

A. Dienerowitz

## Definition

Unter einem kardiogenen Schock versteht man eine durch ein plötzliches Pumpversagen des Herzens verursachte lebensbedrohliche Herz-Kreislauf-Störung, die zu einer akuten Minderperfusion lebenswichtiger Organe mit nachfolgender Gewebshypoxie führt.
Der kardiogene Schock ist somit, wie andere Schockformen auch, keine Krankheit, sondern das klinische Syndrom einer akuten Funktionsstörung des Herzens, das unbehandelt rasch zum Multiorganversagen führt.

## Epidemiologie

Über die Häufigkeit finden sich in der Literatur kaum verwertbare Angaben, da es sich beim kardiogenen Schock nicht um eine eigenständige Erkrankung handelt, sondern um eine Komplikation verschiedener kardialer Grundkrankheiten. Zusammen mit dem plötzlichen Herztod und den Herz-Kreislauf-Stillständen macht der kardiogene Schock jedoch 25–30 % der jährlichen Todesfälle in Deutschland aus.

## Ätiologie

Die Ursachen des kardial bedingten Schockzustandes werden in 4 große Gruppen eingeteilt (Tab. 41). Diese Störungen können akut innerhalb weniger Minuten zum Schock führen (z. B. die fulminante Lungenembolie, der ausgedehnte Vorderwandinfarkt), das kardiale Pumpversagen mit der sich anschließenden Hypoperfusion lebenswichtiger Organe kann sich jedoch auch allmählich über Stunden, selten über Tage, entwickeln (z. B. bei hochgradigen AV-Blockierungen, Myokarditis, dilatativer Kardiomyopathie). Wichtig für die Therapie ist eine rasche Zordnung des Schockzustandes zu einer der 4 Ursachengruppen.

## Pathophysiologie

Entsprechend den obengenannten Ursachen steht entweder das Versagen der linksventrikulären Ejektion oder das Versagen der linksventrikulären Kammerfüllung im Vordergrund. Die hämodynamischen Auswirkungen sind jedoch zum größten Teil identisch: Abfall des Schlag- und Herzminutenvolumens, arterielle Hypotension und Anstieg des zentralvenösen Drucks.
Durch die Aktivierung des Frank-Starling-Mechanismus kann in der ersten Schockphase das Schlagvolumen noch gesteigert werden; durch die Vermittlung von Barorezeptoren erfolgt eine Freisetzung endogener Katecholamine (Adrenalin, Noradrenalin), die zu einer Erhöhung des peripheren Widerstandes, einer Zunahme der Herzfrequenz und zu einem erhöhten venösen Rückfluß zum rechten

# Kardiogener Schock

| | |
|---|---|
| Elektrische Störungen | Herzrhythmusstörungen<br>– Extreme Tachykardien (Kammertachykardie)<br>– Extreme Bradykardien (Kammerersatzrhythmus bei AV-Block III. Grades) |
| Kontraktilitätsstörungen | Akutes Myokardversagen<br>– Ausgedehnter Vorderwandinfarkt<br>– Dilatative Kardiomyopathie<br>– Myokarditis<br>– Toxische Kardiomyopathie |
| Mechanische Störungen | Störung der linksventrikulären Füllung<br>– Mitralstenose<br>– Vorhofmyxom<br>– Intrakardiale Thromben<br>Störung der Ventrikelentleerung<br>– Aorteninsuffizienz<br>– Mitralinsuffizienz |
| Extrakardiale Störungen | Akute Kreislaufobstruktion<br>– Massive Lungenembolie<br>– Herzbeuteltamponade |

Tab. 41 Ursachen des kardiogenen Schocks.

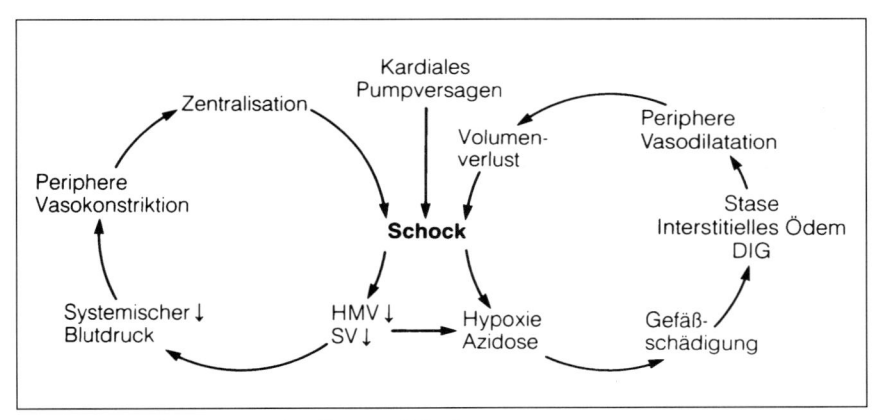

Abb. 60 Auswirkungen des kardiogenen Schocks.

Herzen führen. So kommt es über diese Kompensationsmechanismen im Schockzustand zur Zentralisation. Gleichzeitig sinkt die Perfusion der alpha-adrenergversorgten Teilkreisläufe von Nieren, Splanchnikusgebiet, Skelettmuskulatur und Haut gefährlich stark ab (→ prärenale Niereninsuffizienz!).

Kann der Schockzustand nicht behoben werden, kommt es durch hämodynamische Veränderungen und den Sauerstoffmangel der Gewebe zu einer metabolischen Entgleisung im Bereiche der Endstrombahn. Durch das Versagen der Mikrozirkulation reichern sich saure Stoffwechselprodukte (Laktat, Pyruvat) an. Abflußbehinderung, Bluteindickung sowie Zellaggregation führen schließlich zur disseminierten intravasalen Gerinnung (DIG).

Die Auswirkungen des Schocks sind in Abbildung 60 dargestellt.

Aus der metabolischen Entgleisung in der Endstrombahn resultiert die disseminierte intravasale Gerinnung.

| |
|---|
| Arterielle Hypotension mit verminderter Blutdruck-Amplitude |
| Tachykardie |
| Unruhe, Angst, Somnolenz |
| Kühle Akren, schweißige, blass-zyanotische Haut |
| Marmorierung der Extremitäten |
| Hyperventilation, Orthopnoe, Zyanose |
| Gestaute Halsvenen |
| Oligurie bis Anurie |

**Tab. 42 Klinische Schockzeichen.**

## Klinisches Bild

*Klinisches Bild*

*Zu den allgemeinen Schockzeichen treten weitere Symptome hinzu, wie z. B. Angina-pectoris-Symptomatik, Orthopnoe, Bradykardien mit Synkopen.*

Im Vordergrund des kardiogenen Schocks stehen allgemeine Schockzeichen (Tab. 42). Je nach Ursache des kardiogenen Schocks kommen weitere klinisch erfaßbare Symptome hinzu:

- Therapierefraktäre Angina-pectoris-Symptomatik bei Myokardinfarkt
- Massivste Orthopnoe und thorakale Schmerzen bei der Lungenembolie
- Bradykardien mit Synkopen bei hochgradigen AV-Blockierungen

Bei der körperlichen Untersuchung lassen sich zusätzlich über der Lunge feuchte Rasselgeräusche oder ein Asthma cardiale als Zeichen der Herzinsuffizienz auskultieren, am Herzen findet man einen Galopprhythmus als frühes Zeichen der kardialen Dekompensation. Ein Pan-Systolikum kann auf eine Mitralinsuffizienz, eine Papillarmuskeldysfunktion auf einen Myokardinfarkt oder auf eine Ventrikelseptumruptur hinweisen. Oft findet sich ein peripheres Pulsdefizit im Rahmen der kompensatorischen Tachykardie oder Tachyarrhythmie.

## Befunde

*Befunde*

*EKG*

### EKG

*Zeichen des Infarktes bzw. der Rechtsherzbelastung, Rhythmusstörungen*

Zeichen des Myokardinfarktes (meist ausgedehnter Vorderwandinfarkt), tachykarde oder bradykarde Rhythmusstörungen (z. B. AV-Block III. Grades), akute Rechtsherzbelastungszeichen (bei massiver Lungenembolie), periphere Niedervoltage (bei ausgedehntem Perikarderguß).

### Röntgen

*Röntgen*

*Hinweise auf Herzvitien, Lungenstauung*

Eventuell Kardiomegalie, interstitielles Lungenödem, Lungenstauung mit Pleuraergüssen, Hinweise auf ein zugrundeliegendes Vitium (z. B. Mitralstenose), Gefäßabbruch bzw. Kalibersprung bei Lungenembolien.

### Labor

*Labor*

*Erhöhung der Herzenzyme bei Infarkt*

CK- und CK-MB-Erhöhung beim Myokardinfarkt, GOT-Erhöhung infolge eines Infarktes, LDH- und HBDH-Erhöhung beim Myokardinfarkt und Lungenembolie. Kreatininerhöhung bei prärenaler Niereninsuffizienz. Hypoxie und Azidose in der Blutgasanalyse.

# Kardiogener Schock

| | |
|---|---|
| Kardiogener Schock | Elektrisch, mechanisch, extrakardial bedingt |
| Volumenmangelschock | Hämorrhagisch, traumatisch, Verbrennung etc. |
| Septischer Schock | Pneumonie, Peritonitis etc. |
| Anaphylaktischer Schock | Jodhaltige Kontrastmittel, Fehltransfusionen, Insektenstiche etc. |
| Neurogener Schock | Zerebrale Blutungen, Hirnstammkontusionen etc. |

**Tab. 43** Schockursachen.

*Echokardiographie*

Sie kann in vielen Fällen die Ätiologie des kardiogenen Schocks klären: Vitium, intrakardiale Thromben, stark herabgesetzte Kontraktilität bei Myokardinfarkten und dilatativer Kardiomyopathie, Rechtsherzhypertrophie, Herzbeuteltamponade. Trotz oft schlechter Untersuchungsbedingungen in der Akutphase ist eine echokardiographische Abklärung frühzeitig durchzuführen, um das therapeutische Prozedere bestimmen zu können (z. B. Perikardpunktion bei Herzbeuteltamponade, Klappenersatzoperation bei Papillarmuskelabriß etc.).

Echokardiographie

Unabdingbar zur Klärung der Schockursache, möglichst bereits in der Akutphase

*Pulmonaliskatheter*

Da der ZVD oft nur lose mit der linksventrikulären Funktion korreliert und insbesondere bei vorbestehendem Cor pulmonale schwer verwertbare Messungen ergibt, ist zur Verlaufsbeurteilung und Therapieüberwachung bei schweren Schockverläufen ein Rechtsherzkatheter indiziert. Entsprechend dem meist auf über 10 cm $H_2O$ erhöhten ZVD ist der pulmonale Kapillarverschlußdruck (PC-Druck) als Maß für den linksventrikulären Füllungsdruck auf über 20 mmHg erhöht. Das Herzminutenvolumen ist deutlich reduziert; der Herzindex liegt unter 2,2 l/min/m$^2$ (Herzminutenvolumen umgerechnet auf 1 m$^2$ Körperoberfläche, ermittelt durch Thermodilution mittels Pulmonaliskatheter).

Pulmonaliskatheter

Indiziert zur Messung des PC-Drucks für die Verlaufsbeurteilung

*Weiterführende diagnostische Maßnahmen*

Koronarangiographie, Lävokardiographie, eventuell Computertomographie können meist erst nach Kreislaufstabilisierung durchgeführt werden und dienen der Einleitung einer kausalen Therapie (z. B. Bypass-, Klappenersatzoperation).

Weiterführende diagnostische Maßnahmen erst nach Kreislaufstabilisierung!

## Diagnose und Differentialdiagnose

> **Merke:**
> Ein Schockzustand wird klinisch festgestellt.

Diagnose und Differentialdiagnose

Anamnese, Auskultationsbefunde über Cor (Systolika, Rhythmusstörung) und Pulmo (feuchte Rasselgeräusche, Spastik) sowie pathologische EKG-Befunde lassen rasch die kardiale Ursache erkennen, so daß eine weitere Diagnostik nicht umgehend erforderlich ist. Trotzdem muß der kardiogene Schock von anderen Schockformen abgegrenzt werden (Tab. 43).
Beim septischen, anaphylaktischen und neurogenen Schock steht das Versagen der peripheren Kreislaufregulation im Vordergrund, wodurch sie sich von der ausgeprägten Zentralisation beim Volumenmangelschock und beim kardial beding-

Anamnese, Auskultation über Cor und Pulmo sowie EKG-Befunde ermöglichen meist die Diagnose.

Die Abgrenzung zu septischem, anaphylaktischem, neurogenem und Volumenmangelschock erfolgt anhand hämodynamischer und metabolischer

|  | RR | HF | ZVD | HZV | Urin-produk-tion | AVD-O$_2$ | Arterielles Laktat |
|---|---|---|---|---|---|---|---|
| Volumenmangelschock | ↓ | ↑ | ↓ | ↓ | ↓ | ↑ | ↑ |
| Kardiogener Schock | ↓ | ↑(↓) | ↑ | ↓ | ↓ | ↑ | ↑ |
| Septischer Schock (hyperdyname Form) | ↓ | ↑ | ↑ | ↑ | ↓ | ↓ | ↑ |
| Neurogener Schock (peripheres Pooling) | ↓ | ↓ | ↓ | ↓ | ↓ | ↓ | ↑ |

Tab. 44 Hämodynamische und metabolische Merkmale verschiedener Schockformen.

*Parameter.*

ten Schock unterscheiden. Tabelle 44 zeigt einige Charakteristika zur Differenzierung der verschiedenen Schockformen.

## Therapie

*Therapie*

### Sofortmaßnahmen

*Sofortmaßnahmen*

1. Oberkörper leicht erhöht lagern, Beine tief.
2. Sauerstoffzufuhr über die Maske mit 6–10 l/min.
3. Schmerzbekämpfung mit Morphin, zunächst 3–5 mg i.v.
4. Sedierung mit Diazepam 10 mg i.v.
5. Venöser Zugang: zunächst peripher, dann zentral; vorsichtige Volumengabe von 250 ml/30 min bei fehlenden Herzinsuffizienzzeichen.
6. Gabe von 20–40 mg Furosemid i.v. bei pulmonaler Stauung.
7. Gabe von 1–2 mg Atropin i.v. bei schweren Bradykardien.
8. Kardioversion beginnend mit 50–100 Watt bei Kammertachykardien oder Kammerflimmern.

### Intensivmaßnahmen

*Intensivmaßnahmen*

*Medikamente der ersten Wahl sind Dobutamin und Dopamin, bei RR < 80 mmHg zusätzlich Noradrenalin.*

Die hämodynamisch kontrollierte Therapie richtet sich nach den verfügbaren Parametern (Blutdruckwerte, zentralvenöser Druck, pulmonalkapilläre Drücke, Herzindex) und muß zunächst halbstündlich, dann stündlich deren Veränderungen angepaßt werden. Die Medikamente der ersten Wahl zur Bekämpfung des kardiogenen Schocks sind die Katecholamine Dobutamin (Dobutrex®) und Dopamin, die durch ihre positiv inotrope Wirkung den Blutdruck steigern können; in verzweifelten Fällen, bei Blutdruckwerten unter 80 mmHg und Höchstdosen von Dobutamin und Dopamin kommt zusätzlich Noradrenalin (Arterenol®) als Dauerinfusion in Betracht.

*Bei Rückwärtsversagen Nitroglycerin und Furosemid*

Bei dominierendem Rückwärtsversagen des Herzens wird Nitroglycerin über den Perfusor zur Vorlastsenkung gegeben und zusätzlich Furosemid gegen die pulmonale Stauung. Hierbei müssen die Dosen den jeweiligen Blutdruckwerten angepaßt werden.

*Bei ZVD < 10 cm H$_2$O ist eine Volumengabe erforderlich.*

Bei zusätzlich vorliegender Hypovolämie (z. B. Myokardinfarkt) muß eine vorsichtige, hämodynamisch kontrollierte Volumenzufuhr erfolgen. So sollten bei ZVD-Werten unter 10 cm H$_2$O 250 ml über 15 min gegeben werden; steigt hierunter der ZVD nach einer halben Stunde nicht mehr als 3–4 cm an, kann mit der Volumengabe fortgefahren werden. Der ZVD sollte zwischen 10 und 12 cm H$_2$O liegen und 14 cm H$_2$O nicht überschreiten. (Der mittels Pulmonaliskatheter gemessene PC-Druck sollte zwischen 15 und 18 mmHg liegen.) Bei vorliegenden Herzinsuffizienzzeichen müssen wiederum Nitroglycerin und Furosemid zur Vorlastsenkung gegeben werden.

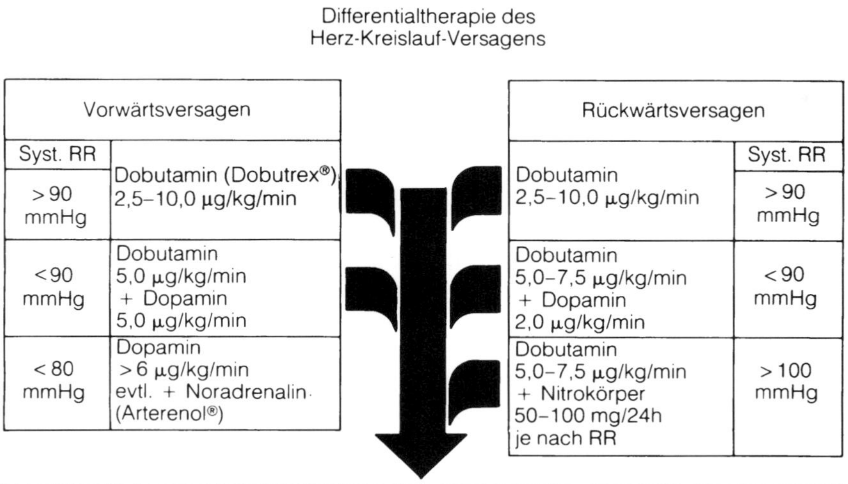

# Kardiogener Schock

## Differentialtherapie des Herz-Kreislauf-Versagens

| Vorwärtsversagen | | |
|---|---|---|
| Syst. RR | | |
| > 90 mmHg | Dobutamin (Dobutrex®) 2,5–10,0 µg/kg/min | |
| < 90 mmHg | Dobutamin 5,0 µg/kg/min + Dopamin 5,0 µg/kg/min | |
| < 80 mmHg | Dopamin > 6 µg/kg/min evtl. + Noradrenalin (Arterenol®) | |

| Rückwärtsversagen | Syst. RR |
|---|---|
| Dobutamin 2,5–10,0 µg/kg/min | > 90 mmHg |
| Dobutamin 5,0–7,5 µg/kg/min + Dopamin 2,0 µg/kg/min | < 90 mmHg |
| Dobutamin 5,0–7,5 µg/kg/min + Nitrokörper 50–100 mg/24h je nach RR | > 100 mmHg |

| | | Dobutamin | Dopamin | Nitrokörper |
|---|---|---|---|---|
| Herz | Kontraktilität | ↑ | ↑ | Ø |
| | Herzauswurfleistung | ↑ | ↑ | ↑ |
| | Herzfrequenz | Ø | ↑ | ↑ |
| | Arterieller Widerstand | ↓ | ↑ | ↓ |
| Organperfusion | Periphere Durchblutung | ↑ | ↑ | ↑ |
| | Organperfusion | ↑ | ↑ | ↑ |
| | Harnausscheidung | ↑ | ↑ | ↑ |
| Drücke | Pulmonalkapillardruck (PC-Druck) | ↓ | ↑ | ↓ |
| | Linksventrikulärer Füllungsdruck | ↓ | ↑ | ↓ |

**Abb. 61** Differentialtherapie des Herz-Kreislauf-Versagens (nach *Vogel* und *Spannbrucker*).

Abbildung 61 zeigt den differenzierten Einsatz der Katecholamine beim Herz-Kreislauf-Versagen. In einigen Fällen eines myokardial bedingten Pumpversagens (z. B. ischämische Kardiomyopathie, dilatative Kardiomyopathie) hat sich die kurzfristige parenterale Gabe von Phosphodiesterasehemmern als zusätzliche positiv-inotrope Substanz bewährt, z. B. Amrinon (Wincoram®) für eine Dauer bis maximal 14 Tage, Enoximon (Perfan®) für maximal 48 Stunden.

Des weiteren müssen selbstverständlich die begleitenden oder ursächlichen Rhythmusstörungen therapiert werden und zwar zunächst medikamentös (Antiarrhythmika wie Digitalispräparate, Lidocain, Propafenon, Neo-Gilurytmal® etc.). Bei therapierefraktären Kammertachykardien muß eine elektrische Kardioversion erfolgen, bei schweren Bradykardien muß oft unverzüglich ein externer Schrittmacher angelegt werden, um das Herzminutenvolumen wieder zu steigern und die Implantation eines permanenten Schrittmachers vorzubereiten.

Auf die Korrektur der meist bestehenden metabolischen Azidose (Gabe von Natriumbikarbonat bei pH < 7,3 und base-excess von über –10 mval/l) sowie auf den

> Bei Kardiomyopathie sind zusätzlich Phosphodiesterasehemmer indiziert.

> Rhythmusstörungen sind medikamentös, u. U. mit Kardioversion oder Schrittmacher zu behandeln.

> Azidose und Elektrolyte müssen ausgeglichen werden.

notwendigen Elektrolytausgleich (Gabe von Kaliumchlorid zentralvenös mit 40–80 mval bei arrhythmogen wirkenden Hypokaliämien) sei hingewiesen.

Inwieweit die Thrombolyse mit Streptokinase und Gewebeplasminogenaktivator beim akuten Infarkt die Prognose der Patienten mit kardiogenem Schock verbessert, kann noch nicht abschließend beurteilt werden. Verspricht die verstrichene Zeit noch einen ausreichenden Rekanalisationserfolg, sollte man auch bei Patienten im Schock mit der Lyse versuchen, die Prognose zu verbessern.

*Die sofortige Thrombolyse kann die Prognose erheblich verbessern, eine PTCA dagegen nicht immer.*

Die sofortige Ballondilatation (PTCA) scheint die Prognose der Schockpatienten nicht zu verbessern und mit hohem Reokklusionsraten einherzugehen, weshalb dies nur bei ausgesuchten Patienten in wenigen Zentren in der Akutphase durchgeführt wird.

Erwähnt sei noch die intraaortale Ballongegenpulsation, die als Überbrückungsmaßnahme bis zur definitiven Therapie (Bypass-, Klappenersatzoperation) einen ausreichenden systemischen Blutdruck und eine ausreichende Koronarperfusion aufrecht erhalten kann.

## Verlauf und Prognose

Günstig ist die Prognose des kardiogenen Schocks, wenn die auslösende Ursache frühzeitig beseitigt werden kann (z. B. bei Rhythmusstörungen, Perikarderguß, akute Klappeninsuffizienz). Ungünstig ist die Prognose, wenn die Ursache des kardialen Pumpversagens nicht beseitigt werden kann (z. B. Myokardinfarkt, dilatative Kardiomyopathie). Die Sterblichkeit liegt dann bei bis zu 80 %. Durch den frühzeitigen Einsatz der positiv inotropen Pharmaka hat sich die Überlebensrate in den letzten Jahren jedoch erhöht, und es ist zu hoffen, daß durch die frühzeitige Thrombolyse beim Infarkt eine weitere Verbesserung möglich ist.

*Kann die auslösende Ursache nicht beseitigt werden, liegt die Sterblichkeit bei bis zu 80 %.*

Läßt sich die Schocksituation nicht beheben, werden die Patienten schnell ateminsuffizient und müssen maschinell beatmet werden, was eine zusätzliche Kreislaufbelastung bedeutet. Läßt sich dann trotz zusätzlicher Noradrenalingabe kein Druck mehr aufbauen, versterben die Patienten bald im Multiorganversagen und weisen terminal meist eine Asystolie oder eine elektromechanische Entkopplung auf.

# Arterielle Hypertonie

Ch. Heun-Letsch

## Definition

Nach den Richtlinien der WHO sind die oberen Grenzen des *normalen Blutdruckes* bei systolisch 140 mmHg und diastolisch 90 mmHg anzusetzen.
Eine *Grenzwerthypertonie* liegt bei Werten zwischen 140 und 160 systolisch und 90–95 mmHg diastolisch vor.
Eine *eindeutige Hypertonie* besteht, wenn 160 mmHg systolisch und 95 mmHg diastolisch überschritten werden.

> **Merke:**
> Die Hypertonie ist ein häufiges, gefährliches, zumeist symptomloses Leiden, dessen Komplikationen sich durch eine konsequente Therapie weitgehend vermeiden lassen.

Die Hypertonie gewinnt ihren Krankheitswert dadurch, daß sie mit Abstand als der bedeutendste Gefäßrisikofaktor in der westlichen Welt bezeichnet werden muß. Insofern sollte bei der Definition der Hypertonie immer bedacht werden, daß sie im Hinblick auf das Risiko einer aus ihr hervorgehenden kardio- oder zerebrovaskulären Erkrankung zu sehen ist. So zeigen große Studien amerikanischer Versicherungsgesellschaften, daß bereits bei einem noch normalen Blutdruck von 130/90 mmHg die Lebenserwartung gegenüber vergleichbaren Personen verringert ist, die einen Blutdruck unterhalb dieses Bereiches aufweisen.
Die Definition der Hypertonie, vor allem jedoch die Therapieentscheidung, sollte sich immer auf das Risiko beziehen, das aus ihr hervorgeht. So ist bei einer Grenzwerthypertension eine Therapie dann indiziert, wenn andere Gefäßrisikofaktoren vorliegen, so vor allem:

- Nikotinabusus
- Hypercholesterinämie
- Diabetes mellitus
- Übergewicht
- Positive Familienanamnese

Außerdem sollte eine Grenzwerthypertension auch dann behandelt werden, wenn erkennbare Organschäden bestehen, so z. B. eine Hypertrophie des linken Ventrikels in der Echokardiographie, eine KHK oder auch eine AVK, hypertensive Veränderungen des Augenfundus sowie eine Nephrosklerose.
Häufig wird angenommen, daß für die Entwicklung von Folgekrankheiten in erster Linie der diastolische Wert ausschlaggebend sei. Amerikanische Studien zeigen jedoch, daß Männer mit normalem diastolischem Blutdruck (< 82 mmHg) und erhöhtem systolischem Blutdruck (> 158 mmHg) ein 2,5fach erhöhtes Risiko bezüglich einer kardiovaskulären Erkrankung haben wie Vergleichspersonen mit ähnlichen diastolischen und normalen systolischen Werten.

---

*Arterielle Hypertronie*

Definition

Normotonie:
Systolisch ≤ 140 mmHg,
diastolisch ≤ 90 mmHg

Grenzwerthypertonie:
Systolisch 140–160 mmHg,
diastolisch 90–95 mmHg

Hypertonie:
Systolisch ≥ 160 mmHg,
diastolisch ≥ 95 mmHg

Bei einer Grenzwerthypertension ist eine Therapie dann indiziert, wenn andere Gefäßrisikofaktoren vorliegen.

Systolischer und diastolischer Blutdruck sind für die Entwicklung von Folgeschäden von Bedeutung.

In neueren Studien zeigt sich, daß die linksventrikuläre Hypertrophie als Maß der hypertoniebedingten Belastung des linken Ventrikels vor allem mit den systolischen Werten des 24-Stunden-Blutdruckes korreliert; etwas schlechter ist die Korrelation mit dem systolischen Blutdruck bei ergometrischer Belastung und noch etwas schlechter die Korrelation mit dem „Gelegenheitsblutdruck" bei ein- oder mehrmaliger Messung, etwa während der ambulanten Sprechstunde.

### Maligne Hypertonie

Die maligne Hypertonie ist nicht nur durch die deutlich hypertensiven Blutdruckwerte (diastolisch > 120 mmHg) charakterisiert, sondern in erster Linie durch die Gefäßschäden, die sich durch entsprechende Veränderungen der retinalen Gefäße, nämlich durch Mikroinfarkte des neuroretinalen Gewebes, Blutungen, Cotton-wool-Exsudate und evtl. auch ein Papillenödem, zeigen.
Neben diesen obligaten Fundusveränderungen kann auch eine hypertensive Enzephalopathie vorliegen, die aufgrund eines erhöhten Hirndruckes bis hin zum Hirnödem entsteht. Klinisch äußert sie sich in Erbrechen, Kopfschmerz, Schwindel, Ohrensausen, Sehstörungen bis zur transienten Blindheit, Bewußtseinsstörungen, Paresen und Krämpfen. Die hypertensive Enzephalopathie kann also das Bild eines Apoplexes und einer zerebralen Blutung imitieren.
Die maligne Hypertonie ist pathoanatomisch gekennzeichnet durch ihre Nierenbeteiligung, die auch die Prognose bestimmt; 90 % der Erkrankten sterben unbehandelt innerhalb von 2 Jahren.

### Hypertensive Krise

Nach der Definition der Deutschen Liga zur Bekämpfung des hohen Blutdruckes liegt eine hypertensive Krise dann vor, wenn es entweder zur Ausbildung einer hypertensiven Enzephalopathie, zu einem Lungenödem oder zu einer Angina pectoris als Folge des erhöhten Blutdruckes kommt.

### Einteilung der Hypertonie nach Schweregraden gemäß WHO

## Epidemiologie

Nach den genannten Kriterien sind 15–20 % der erwachsenen Bevölkerung der USA und Europas als Hypertoniker anzusehen. 15–25 % aller Hypertoniker wissen nichts von ihrer Erkrankung.

## Ätiologie

Von der Ätiologie her wird zwischen der primären, essentiellen Hypertonie und den sekundären Hypertonieformen unterschieden (Tab. 46). Diese Unterscheidung gewinnt ihre Wichtigkeit durch die Tatsache, daß die sekundären Formen – mit einigen Einschränkungen – *kausal* behandelbar sind.
Die Einschränkungen bestehen z. B. in der fehlenden Operationsfähigkeit bei endokrinen Hypertonieformen aufgrund autonomer Hormonproduktion oder auch in der „Fixierung" des renalen Hochdrucks, der sich, sofern er schon Jahre besteht, nach Sanierung der zugrundeliegenden Ursache (z. B. Nierenarteriendilatation) nicht mehr zurückbildet.

---

Maligne Hypertonie

Definition

Diastolischer Blutdruck > 120 mmHg bei ausgeprägten Gefäßschäden, erkennbar an retinalen Veränderungen. Die hypertensive Enzephalopathie imitiert das Bild eines Apoplexes und einer zerebralen Blutung.

Typisch ist die Nierenbeteiligung.

Hypertenisve Krise

Als Folge des erhöhten Blutdrucks kommt es zu hypertensiver Enzephalopathie, Lungenödem oder Angina pectoris.

Einteilung der Hypertonie nach Schweregraden gemäß WHO

Epidemiologie

15–20 % der Erwachsenen in den USA und Europa sind Hypertoniker.

Ätiologie

Von der Ätiologie her wird zwischen der primären, essentiellen Hypertonie und den sekundären Hypertonieformen unterschieden.

# Arterielle Hypertonie: Ätiologie

| WHO-Grad | Blutdruck (diastolisch) | Organschäden | Augenfundus |
|---|---|---|---|
| Stadium I | < 105 mmHg | Keine | Normal |
| Stadium II | > 105 mmHg < 120 mmHg | Mindestens eines der folgenden Zeichen einer Organbeteiligung ist nachweisbar:<br>– Linksherzhypertrophie bei der physikalischen Untersuchung, der Röntgen-Thorax-Untersuchung, Elektrokardiographie, Echokardiographie etc.<br>– Proteinurie und/oder leichte Erhöhung des Plasmakreatininspiegels | Generalisierte und herdförmige Verengung der Netzhautarterien |
| Stadium III | > 120 mmHg | Nachweis hypertensiver Organschäden<br>– Herz: Linksherzinsuffizienz<br>– Gehirn: Großhirn-, Kleinhirn- oder Hirnstammblutung; hypertensive Enzephalopathie<br>Andere Veränderungen, die häufig, im Stadium III nachweisbar sind, jedoch nicht unbedingt eine direkte Folge der Hypertonie darstellen:<br>– Herz: Angina pectoris; Herzinfarkt<br>– Gehirn: Arterienthrombose<br>– Gefäße: dissezierendes Aneurysma, arterielle Verschlußkrankheit<br>– Niere: Niereninsuffizienz | Netzhautblutungen und Exsudate mit oder ohne Papillenödem. Diese Veränderungen sind als pathognomonisch für die maligne (akzelerierte) Phase der Hypertonie anzusehen |

Tab. 45  Stadieneinteilung der Hypertonie nach WHO-Kriterien.

## Primäre, „essentielle" Hypertonie

Diese ist bei weitem (ca. 95 %) die häufigste Hypertonieform. Ihre Ursache ist unbekannt. Sie wird auch als primäre oder idiopathische Hypertonie bezeichnet. Die essentielle Hypertonie scheint eine heterogene Gruppe zu sein, bei der unter anderem folgende Faktoren eine Rolle spielen:

– *Vererbung:* Bei Hypertonikern findet sich oft eine positive Familienanamnese. Das Chromosom 1 ist beim Menschen der Locus für viele blutdruckregulierende Hormonsysteme wie Renin, Angiotensinogen, ANF (atrialer natriuretischer Faktor) und Kallikrein.
– *Empfindlichkeit auf Kochsalzzufuhr:* Bei manchen Patienten (max. 50 %) läßt sich durch Reduktion der Kochsalzzufuhr auf Werte, wie sie bei sog. Primitiven gefunden werden, eine deutliche Senkung des Blutdrucks erzielen. Das spricht für eine individuelle, genetisch festgelegte Kochsalzempfindlichkeit.
– *Andere diätetische Faktoren wie Kalium-, Fett- und Alkoholzufuhr:* Eine fettreiche Kost kann den Blutdruck steigern, ebenso Alkoholismus; einer erhöhten Kalziumzufuhr wird ein senkender Effekt zugeschrieben.
– *Übergewicht:* Der Zusammenhang zwischen Körperfettanteil und Hypertonus zeigt sich darin, daß eine Reduktion des Körpergewichts zu einer Reduktion des Blutdruckes führt.
– *Psychosozialer Streß:* Während ausreichend belegt ist, daß Streß zu einer akuten Blutdruckerhöhung führt, ist unklar, ob Dauerstreß den Blutdruck dauerhaft erhöht bzw. dessen Vermeidung den Blutdruck dauerhaft senken kann.

> Primäre, „essentielle" Hypertonie
>
> Diese ist bei weitem (ca. 95 %) die häufigste Hypertonieform.
> Es handelt sich um eine heterogene Gruppe, bei der u. a. Vererbung, Kochsalzempfindlichkeit, Kaliumzufuhr, Alkoholkonsum, Übergewicht und psychosozialer Streß eine Rolle spielen.

1. Essentielle Hypertonie:
   Ursache unbekannt, zumeist systolisch und diastolisch, > 90 % der Fälle

2. Systolische Hypertonie mit weiter Amplitude
   - Verlust der Windkesselfunktion der Aorta bei Arteriosklerose
   - Aorteninsuffizienz
   - Ductus arteriosus Botalli persistens
   - AV-Fistel
   - Hyperthyreose
   - Hyperkinetisches Herzsyndrom
   - Fieber

3. Systolische und diastolische Hypertonie (erhöhter peripherer Widerstand)
   a) Renal:
      - Parenchymatös: chronische Pyelonephritis, akute und chronische Glomerulonephritis, Zystennieren
      - Vaskulär: Nierenarterienstenose, diabetische Arteriolosklerose
      - Endokrin: reninproduzierender Tumor
   b) Endokrin:
      - Orale Kontrezeptiva
      - Adrenokortikale Überfunktion: M. Cushing, Conn-, adrenogenitales Syndrom
      - Phäochromozytom
      - Akromegalie
      - Hypothyreose
   c) Neurogen (selten):
      - Hirndruck (Druckpuls = systolische Druckerhöhung bei Bradykardie)
      - Familiäre Dysautonomie
      - Bleivergiftung, akute Porphyrie
   d) Kongenitale Vitien:
      - Aortenisthmusstenose
      - Coarctatio aortae
   e) Verschiedene:
      - Hyperhydratation
      - Entzündliche Gefäßerkrankungen (Periarteriitis nodosa)
      - Hyperkalzämie
      - EPH-Gestose

**Tab. 46** Ätiologie der Hypertonie.

Ob eine Vielzahl anderer Veränderungen, wie z. B. die Verstellung der Empfindlichkeit der Barorezeptoren, primär ursächlich oder sekundäre Störungen sind, ist bis heute unklar.

## Sekundäre Hypertonie

Unter den sekundären Formen (s. Tab. 46) ist die renale Form bei weitem die häufigste, und zwar die renoparenchymatöse mit 2–3 % der Hochdruckfälle und die renovaskuläre mit 1–2 % der Hochdruckfälle.

### Renoparenchymatöser Hochdruck

Eine Hypertonie ist ein häufiges Symptom der meisten zur Niereninsuffizienz führenden renoparenchymatösen Erkrankungen.

# Arterielle Hypertonie: Ätiologie

Unter den *doppelseitig* auftretenden Nierenerkrankungen kommen in Frage:

- Akute und chronische Glomerulonephritis
- Chronische interstitielle Nephritis (chronische Pyelonephritis, Analgetikanephropathie, Uratnephropathie)
- Zystennieren
- Diabetische Nephropathie
- Amyloidose
- Kollagenosen
- Hereditäre Erkrankungen (z. B. Alport-Syndrom)

Die Diagnostik umfaßt neben der Familienanamnese und dem Routinelabor mit besonderem Augenmerk auf die Retentionswerte und das Urinsediment die Sonographie sowie die radiologische Untersuchung (IVP).
Diese Formen der renoparenchymatösen Hypertonie sind nicht kausal therapierbar und werden so wie die essentiellen Formen behandelt. Man beachte den Wirkungsverlust von Thiaziddiuretika bei einem Kreatinin > 2 mg%.

Unter den *einseitig* renoparenchymatösen Erkrankungen kommen in Frage:

- Kongenitale Hypoplasie
- Einseitige Hydronephrose
- Nierentumoren (selten)
- Nierentuberkulose
- Einseitige Strahlennephritis
- Traumatische Atrophie

Diese Störungen sind im Regelfall kausal durch Nephrektomie oder Nierenteilresektion therapierbar.

## Renovaskulärer Hochdruck

Auch hier handelt es sich um prinzipiell heilbare Erkrankungen. Deshalb sollten bei jedem Hypertoniker unter 35 Jahren und bei jedem Hypertoniker mit diastolischen Werten > 110 mmHg ein Infusionspyelogramm mit Frühaufnahmen und eine Angiographie durchgeführt werden.
Die Ursache ist eine Nierenarterienstenose, die entweder bei Jüngeren durch eine fibromuskuläre Dysplasie oder bei Älteren durch arteriosklerotische Veränderung bedingt ist.

## Endokrine Hochdruckformen

Hier sind vor allem der primäre Hyperaldosteronismus, der M. Cushing und das Phäochromozytom zu nennen.

*Primärer Hyperaldosteronismus (M. Conn)*

Beim Morbus Conn wird der erhöhte Blutdruck infolge eines einseitigen Adenoms der Nebennierenrinde (70–80 %) oder aufgrund einer beidseitigen idiopathischen Hyperplasie (20–30 %) verursacht.
Durch die so bewirkte Steigerung der Natriumrückresorption im distalen Nierentubulus und der folgenden Erhöhung der Wasserrückresorption entsteht die *hypokaliämische Hypertonie*, das Leitsymptom des M. Conn. Die Kaliumwerte lie-

---

matösen Erkrankungen.
Doppelseitig renoparenchymatöse Erkrankungen sind nicht kausal therapierbar.

Die Diagnostik umfaßt die Sonographie und die radiologische Untersuchung (IVP).

Einseitig renoparenchymatöse Erkrankungen sind im Regelfall kausal therapierbar.

Renovaskulärer Hochdruck

Es handelt sich um prinzipiell heilbare Erkrankungen.
Ursache ist eine Nierenarterienstenose.

Endokrine Hochdruckformen

Primärer Hyperaldosteronismus (M. Conn)

Hier liegt eine vermehrte Produktion von Aldosteron zugrunde.

gen in der Regel < 3 mval/dl mit den Korrelaten von Parästhesien und Muskelschwäche. Selten (ca. 10 %) zeigen sich niedrig-normale Kaliumspiegel.
Die Diagnose wird durch den Nachweis einer erhöhten Konzentration von Aldosteron im Blut, evtl. auch unilateral aus der Nebennierenvene gewonnen, gestellt. Ebenfalls zum Einsatz kommen bildgebende Verfahren wie das CT.
Die Therapie ist operativ, oder – falls das unmöglich ist – medikamentös durch die Gabe von Aldosteronantagonisten wie Spironolacton plus evtl. Thiaziddiuretika.

*Morbus Cushing*

In 70–80 % der Fälle entsteht die Überproduktion von Kortisol durch eine Erhöhung der Produktion von ACTH, bei den übrigen Fällen durch ein kortisolproduzierndes Adenom oder Karzinom. Die Hypertonie ist neben der nahezu immer vorhandenen Adipositas das häufigste Symptom des Morbus Cushing.

Die Diagnose erfolgt über die Hormonbestimmung im Serum, im 24-Stunden-Sammelurin und durch Funktionstests wie den Dexamethason-Hemmtest. Ein Schwerpunkt der Diagnostik ist neben der Unterscheidung der verschiedenen Formen die Lokalisation.
Die Therapie ist in der Regel chirurgisch. Falls dies unmöglich ist, werden Medikamente verabreicht, die die Kortisolproduktion hemmen, so z. B. Metyrapon mit der gleichzeitigen Gabe von Dexamethason.

*Phäochromozytom*

Hier findet sich als Ursache der Hypertonie eine erhöhte Produktion von Katecholaminen (Dopamin, Adrenalin, Noradrenalin). Die Hypertonie ist in 45 % der Fälle eines Phäochromozytoms krisenhaft-intermittierend, in 50 % der Fälle dauerhaft, und in 5 % der Fälle liegt keine Hypertonie vor, sondern andere Symptome wie Hypoglykämie oder Hypercholesterinämie.
Die Diagnose wird durch die Bestimmung der Vanillin-Mandelsäure im Urin sowie der Katecholamine im Serum gestellt. Die Lokalisationsdiagnostik erfolgt mit bildgebenden Verfahren und der Angiographie.
Die Therapie ist auch hier bevorzugt operativ.

*Durch Kontrazeptiva bedingter Hochdruck*

Die Häufigkeit des durch Kontrazeptiva bedingten Hochdrucks kann nur geschätzt werden, vermutlich handelt es sich um die häufigste Form der endokrinologisch bedingten Hypertonie. Sie ist nach Absetzen der Kontrazeptiva nach Monaten reversibel. Eine bereits bestehende Hypertonie ist eine Kontraindikation für die orale Kontrazeption mit Ausnahme der „Minipille". Der Pathomechanismus ist im einzelnen ungeklärt.

## Hochdruck in der Gravidität

Einer Hypertonie in der Schwangerschaft können unterschiedliche Ursachen zugrunde liegen. Die wichtigste Unterscheidung ist die einer Hypertonie *mit* Proteinurie von einer *ohne* Proteinurie. Erstere tritt als *genuine Gestose* meist bei jungen Erstgebärenden oder als *Pfropfgestose* bei vorbestehenden Nierenerkrankungen auf, letztere bei schon vorbestehender Hypertonie und der sog. transitorischen Schwangerschaftshypertonie.

---

**Morbus Cushing**

Ursächlich ist eine Überproduktion von Kortisol.

**Phäochromozytom**

Auslöser ist eine erhöhte Produktion von Katecholaminen.

**Durch Kontrazeptiva bedingter Hochdruck**

Es handelt sich um die häufigste Form der endokrinologisch bedingten Hypertonie.

**Hochdruck in der Gravidität**

Man unterscheidet eine Hypertonie mit Proteinurie (genuine Gestose und Pfropfgestose) von einer Hypertonie ohne Proteinurie.

# Arterielle Hypertonie: Pathophysiologie

In der Schwangerschaft sind Werte über 140/90 mmHg als hyperton zu betrachten. Höhere Werte führen zu einer zunehmenden Gefährdung für Mutter und Kind. Bis 95 mmHg diastolisch kann ein Therapieversuch mit Bettruhe und salzarmer Kost gemacht werden, ab 95 mmHg werden Methyldopa und Betablocker eingesetzt, bei drohender Eklampsie auch Magnesium.

> **Merke:**
> Werte über 105 mmHg diastolisch sind eine absolute Indikation für die stationäre Behandlung!

## Pathophysiologie

In der Frühphase der Hypertonie kommt der erhöhte Blutdruck – vor allem beim jugendlichen Hypertoniker – durch ein gesteigertes Herzzeitvolumen bei unverändertem peripherem Widerstand zustande. Schon in dieser Phase verändert sich die Situation unter körperlicher Belastung: Gegenüber dem Gesunden erhöht sich der periphere Widerstand bei relativer Abnahme des Herzzeitvolumens. In späteren Phasen der Hypertonie ist der erhöhte Blutdruck dann in erster Linie auf einen erhöhten peripheren Widerstand zurückzuführen.

### Pathogenese des Hochdrucks

Pathogenetisch liegen der arteriellen Hypertension entweder ein erhöhtes Auswurfvolumen oder ein erhöhter peripherer Widerstand zugrunde. Diese Größen sind verbunden über das Ohmsche Gesetz, das in der allgemeinen Form lautet:
Volumen/Zeiteinheit = Druck/Widerstand
Bei erhöhtem Volumenfluß muß also bei gleichbleibendem Widerstand der Druck höher werden, umgekehrt auch bei gleichbleibendem Fluß und erhöhtem Widerstand.

Das zweite physikalische Gesetz, das eine Rolle spielt, ist das Hagen-Poiseuille-Gesetz über den Zusammenhang von Druckgefälle und Durchmesser des durchströmten Lumens.
Beispielhaft sei die Hyperthyreose herausgegriffen. Hier erfolgt in erster Linie eine Erhöhung des Auswurfvolumens durch den vermehrten katecholaminergen Drive, der durch die Erhöhung von $T_3$ vermittelt wird; die Druckerhöhung ist die Folge des vergrößerten Volumenstromes.
Die mechanische Verringerung des Gefäßquerschnitts bei der Aortenisthmusstenose erfordert einen höheren Druck, um das notwendige Volumen hindurchzupressen; der erhöhte Druck in der oberen Körperhälfte ist ein Bedarfsdruck bei eher verringertem Stromzeitvolumen.
Bei der Hypertonie infolge einer Nierenerkrankung, also in erster Linie einer vermehrten Aktivität von Angiotensin, ist einerseits der Gesamtquerschnitt der Gefäße verringert, somit der Widerstand erhöht, zum anderen aber auch noch das zirkulierende Gesamtvolumen aufgrund der Natrium- und Wasserrückresorption vermehrt.

## Pathogenese der Folgeerkrankungen

### Hypertensive Gefäßkrankheit (Atherosklerose)

Bei der Entstehung der hypertensiven Gefäßschäden werden 3 Mechanismen diskutiert:

1. Der erhöhte Druck schädigt die Endothelzelle auf mechanischem Wege, vor allem an Teilungsstellen mit Wirbelbildungen.
2. Der erhöhte Druck preßt vermehrt Lipoproteine durch das intakte Endothel.
3. Der Druck stellt einen Proliferationsreiz für die glatte Muskulatur der Gefäßwand dar.

### Hypertensive Herzkrankheit („Hypertonikerherz")

Durch die ständige Mehrarbeit des Herzens, die ihm in Form einer vermehrten Druckarbeit aufgebürdet wird, kommt es zunächst zu einer konzentrischen Hypertrophie, der Widerstandshypertrophie. Da jedoch jede Muskelfaser des Herzens von nur einer Kapillare versorgt wird, resultiert an der hypertrophierten Muskelfaser eine Mangelversorgung. Zusätzlich kommt es zu hypertensiven Schäden an den Koronarien – es entsteht eine disseminierte Einzelfasernekrose. Das Myokard büßt an Kontraktilität ein, es entsteht eine Dilatation des linken Ventrikels mit der Entwicklung einer Herzinsuffizienz.

Diese Dilatation aufgrund der Einzelfasernekrosen tritt ab dem kritischen Herzgewicht von 500 g auf. Dieses Gewicht wird bei der physiologischen Hypertrophie des Sportlers nie überschritten; auch die Dicke der Ventrikelwand beträgt beim Sportler nie über 13 mm.

Zusätzlich kommt es zu Erregungsbildungs- und -ausbreitungsstörungen, die sich in Rhythmusstörungen äußern. Zur Korrelation der linksventrikulären Hypertrophie mit dem Blutdruck siehe S. 284.

### Hypertensive Nierenkrankheit (chronische Niereninsuffizienz)

Über eine Arteriolosklerose kommt es im Rahmen der Hypertonie vor allem bei der malignen Verlaufsform zu einer chronischen Niereninsuffizienz. Neben dem Diabetes mellitus ist dies die Hauptursache der chronischen Niereninsuffizienz.

### Renin-Angiotensin-Aldosteron-System (RAAS)

Die Granula des juxtaglomerulären Apparates der Niere enthalten die Protease Renin, die von dort ins Blut abgegeben wird. Renin spaltet vom Angiotensinogen (aus der Leber) ein Dekapeptid ab, das sog. Angiotensin I. Durch das Angiotensin-Converting-Enzym (ACE) werden hiervon 2 Aminosäuren abgespalten, und es entsteht das hochaktive Angiotensin II. Die Stimulation der Freisetzung von Renin, die zum Teil auch ß-adrenerg ist, geschieht durch eine hohe NaCl-Konzentration im Macula-densa-Harn oder durch einen niederen Blutdruck in der Niere.

### Wirkungen und Zielorgane von Angiotensin II

- *Herz-Kreislauf-System:* Angiotensin II ist der stärkste bekannte Vasokonstriktor. Es wirkt direkt auf die Arteriolen.

# Arterielle Hypertonie: Klinik

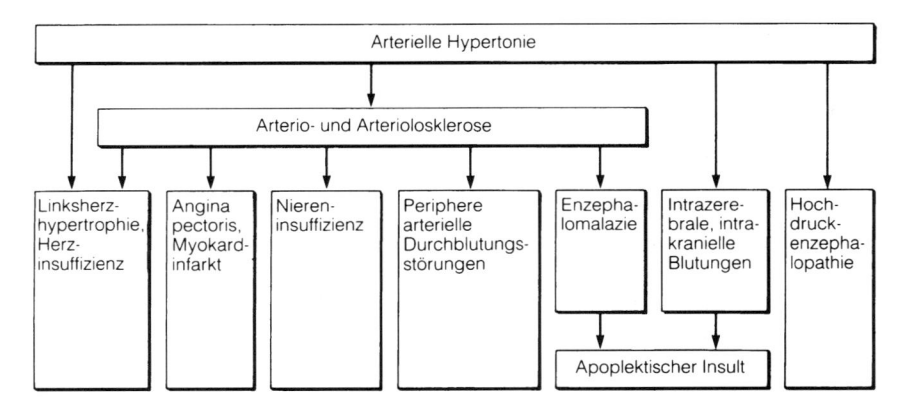

**Abb. 62** Komplikationen und Folgekrankheiten der arteriellen Hypertonie.

- *Niere:* Angiotensin II senkt die glomeruläre Filtrationsrate.
- *Nebennierenrinde:* Angiotensin II stimuliert die Freisetzung von Aldosteron, das die $Na^+$-Rückresorption im distalen Tubulus erhöht.

Neuere Untersuchungen zeigen, daß verschiedene Komponenten des Renin-Angiotensin-Aldosteron-Systems auch lokal in einer Vielzahl von Geweben gebildet werden, u. a. im Gehirn und in der Gefäßwand. Die Rolle dieser lokal gebildeten Hormone bedarf noch intensiver Erforschung, evtl. lassen sich auch selektiv wirksame ACE-Hemmer mit therapeutischem Erfolg einsetzen.

Die Bedeutung von ANF (atrialer natriuretischer Faktor) und Kallikreinen in der Blutdruckregulation ist ebenfalls Gegenstand der Forschung.

## Klinisches Bild

Der erhöhte Blutdruck allein führt oft zu keiner Beeinträchtigung des Allgemeinbefindens und verursacht keine klinischen Symptome. Im Gegenteil, eine therapeutische Blutdrucksenkung verursacht gewöhnlich das Gefühl verminderter Leistungsfähigkeit, Müdigkeit etc. Das erschwert in der Praxis oft die Compliance.

### Symptomatik

Bei extremen Blutdruckwerten, vor allem bei krisenhaften Anstiegen, treten manchmal unsystematischer Schwindel, Kopfschmerz oder Schlafstörungen auf. Dies ist besonders ausgeprägt bei der hypertensiven Krise mit der begleitenden hypertensiven Enzephalopathie, die bis zum apoplektiformen Erscheinungsbild führen kann.

### Symptomatik der Folgekrankheiten

Folgekrankheiten der arteriellen Hypertonie treten klinisch in Erscheinung als (Abb. 62):

- Koronare Herzkrankheit mit Angina pectoris oder gar Myokardinfarkt
- Hypertensive Herzkrankheit mit Rhytmusstörungen oder Herzinsuffizienz
- Hirngefäßerkrankung mit TIA oder Apoplex

| | |
|---|---|
| Familienanamnese: | Hochdruck |
| | Herzschlag |
| | Schlaganfall |
| | Nierenerkrankungen |
| Persönliche Anamnese: | Wie lange ist die Hypertonie bekannt? |
| | Nierenerkrankungen |
| | Schwangerschaftskomplikationen |
| | Herzerkrankungen |
| | Alkoholabusus |
| | (Hypertonie bei Äthylismus) |
| | Medikamente |
| | (u. a. Ovulationshemmer) |
| | Blutdruckkrisen |
| | (Phäochromozytom) |
| | Rauchgewohnheiten |

**Tab. 47 Anamnese bei Verdacht auf Hypertonie.**

– Periphere AVK mit Einschränkung der Gehstrecke oder Gangrän
– Aneurysmata
– Hypertensive Nierenerkrankung mit Urämie vor allem bei der malignen Hypertonie

### Symptomatik der hypertensiven Krise

Die hypertensive Krise ist durch ihre ZNS-Symptomatik, das Lungenödem oder eine Angina pectoris als Folge der Hypertension bestimmt.

## Diagnostik

Basis der Diagnostik ist die Bestimmung des Blutdrucks, entweder in Form einer einmaligen oder mehrmaligen Messung oder mit Hilfe elektronischer Methoden wie bei der 24-Stunden-Langzeitmessung oder als Belastungsblutdruck mit Hilfe der Ergometrie. Die weitere Diagnostik dient der

– Erfassung möglicher Ursachen
– Bestimmung des Schweregrades der Hypertonie über die Erfassung bereits eingetretener Organschäden
– Erfassung der individuellen Gefährdung durch das Vorliegen weiterer Gefäßrisikofaktoren und damit dem Festlegen der Therapieindikation

### Anamnese und körperliche Untersuchung

Die Familienanamnese ist notwendig wegen des familiär gehäuften Auftretens der essentiellen Hypertonie, die ausführliche Eigenanamnese dient der Suche nach Primärkrankheiten oder Folgekrankheiten (Tab. 47).

### Blutdruckmessungen

Die Blutdruckmessung ist das wichtigste Diagnostikum bei der arteriellen Hypertonie. In der Regel erfolgt sie nach Riva-Rocci, nur in Ausnahmefällen, z. B. unter Intensivüberwachung, direkt und blutig.

# Arterielle Hypertonie: Diagnostik

**Blutdruckmessung nach Riva-Rocci**

Der Blutdruck sollte im Sitzen oder Liegen gemessen werden, nachdem der Patient sich bereits einige Minuten in dieser Position befindet.
Der Patient sollte den leicht abgewinkelten Arm ruhig auf einer stabilen Unterlage haben. Die Manschette muß faltenfrei und luftleer in der Mitte des Oberarmes angebracht werden mit der Zentrierung des pneumatischen Kissens über der Arteria brachialis. Sodann wird die Manschette schnell über den erwarteten systolischen Druck aufgepumpt. Dies kann durch Palpation des Radialispulses kontrolliert werden. Sodann wird unter Auskultation der Arteria cubitalis die Luft mit einer Geschwindigkeit von 2–3 mmHg/s oder 5 mmHg/Pulsschlag abgelassen.
Vor einer erneuten Messung sollen etwa 2 Minuten verstreichen.
Bei Oberarmumfängen zwische 33 und 41 cm sollte eine Manschette von 15 cm Breite und 30 cm Länge zur Anwendung kommen, im Gegensatz zu der heute zumeist verwendeten 12–13 cm breiten Manschette.
Bei Oberarmumfängen über 41 cm sollte die sog. Beinmanschette mit 18 cm Breite verwendet werden, bei Säuglingen 2,5 cm, bei Kleinkindern 5 cm und bei älteren Kindern 6–8 cm breite Manschetten.

**Langzeit-Blutdruckmessung**

Die Langzeit-Blutdruckmessung über 24 Stunden mit Hilfe eines portablen Geräts erfüllt 2 Aufgaben:

1. Sie dient der Therapieindikation, damit der Gelegenheitsblutdruck in der Praxis oder auf Station nicht mehr das einzige Kriterium darstellt und auch die Nachtdrücke und vor allem die Drücke in den oft kritischen frühen Morgenstunden erfaßt werden. Dieses Verfahren kann bestens ambulant durchgeführt werden.
2. Sie dient der Therapiekontrolle, da der Blutdruck auch unter Alltagsbedingungen oder bei der Arbeit kontrolliert werden kann.

Wie bereits erwähnt, korreliert von allen Blutdruckmessungen der systolische Wert der Langzeitmessung am besten mit der linksventrikulären Hypertrophie.

**Belastungs-Blutdruckmessung**

Auch ein über 200 mmHg systolisch erhöhter Blutdruckwert unter körperlicher Belastung (Normwerte: normal 190 mmHg bei 100 Watt, grenzgradig 200 mmHg bei 100 Watt) stellt eine Indikation zur weiteren Suche nach möglichen Folgekrankheiten dar. Sofern eine linksventrikuläre Hypertrophie oder z. B. Fundusveränderungen vorliegen, besteht eine Therapieindikation.

# Befunde

*Röntgen*

Die Röntgenaufnahme des Thorax ist eine Basismaßnahme in der Kardiologie. Sie informiert über Herzfehler, Herzgröße, Stauungszeichen und eine Vielzahl extrakardialer Erkrankungen.

---

Blutdruckmessung nach Riva-Rocci

Methode

Empfohlene Manschettenbreiten:
Oberarmumfang 33–41 cm: 15 cm
Oberarmumfang > 41 cm: 18 cm
Säuglinge: 2,5 cm
Kleinkinder: 5 cm
Kinder: 6–8 cm

Langzeit-Blutdruckmessung

Die Langzeit-Blutdruckmessung über 24 Stunden erfüllt 2 Aufgaben: Sie dient der Therapieindikation und der Therapiekontrolle.

Belastungs-Blutdruckmessung

Ein über 200 mmHg systolisch erhöhter Blutdruckwert unter körperlicher Belastung wird als Belastungshypertonie bezeichnet.

Befunde

Röntgen

Die Röntgenaufnahme des Thorax ist eine Basismaßnahme.

| Stadium | Netzhautgefäße | Netzhaut | Papille |
|---|---|---|---|
| I | Leichte Schlängelung<br>Omegateilung<br>Angedeutet Kupferdrahtarterien | / | / |
| II | Gunn-Zeichen*<br>Salus-Zeichen**<br>Kupferdrahtarterien | Vereinzelt<br>Blutungsherde | |
| III | Silberdrahtarterien | Mehrere Blutungsherde<br>Cotton-Wool-Herde | Unscharfe Begrenzung |
| IV | Silberdrahtarterien | Mehrere Blutungsherde<br>Cotton-Wool-Herde | Papillenödem |

\* Gunn-Zeichen: An einer Kreuzung einer Netzhautvene mit einer Arterie kommt es zur scheinbaren Engstellung der Vene.
\*\* Salus-Zeichen: An einer solchen Kreuzung kommt es zum bogenförmigen Ausweichen der Vene.

**Tab. 48** Hypertensive Fundusveränderungen nach *Keith, Wagner* und *Baker.*

### Echokardiographie

Die Echokardiographie deckt in erster Linie Folgekrankheiten auf.

*Echokardiographie*

Die Echokardiographie deckt in erster Linie Folgekrankheiten auf, so die linksventrikuläre Hypertrophie oder die eingeschränkte linksventrikuläre Funktion bei bereits eingetretener Dilatation.

### EKG

Das EKG zeigt die Zeichen einer linksventrikulären Hypertrophie und Erregungsrückbildungsstörungen.

*EKG*

Auch das EKG zeigt (jedoch nur in ca. 20 % der Fälle) die Zeichen einer linksventrikulären Hypertrophie durch den positiven Sokolow-Index, möglicherweise auch Zeichen der diastolischen Compliancestörung des Myokards bei Hypertrophie durch ein P-sinistroatriale.
Weiterhin treten Erregungsrückbildungsstörungen in Form von T-Abflachungen und ST-Senkungen auf. Diese sind einerseits Folge der gestörten Erregungsausbreitung bei Hypertrophie, andererseits Ausdruck der gestörten Compliance des Myokards.

### Funduskopie

Dabei können vitale Gefäße direkt beobachtet werden.

*Funduskopie*

Die Funduskopie ist die beste Möglichkeit, am menschlichen Körper Gefäße in vivo zu beobachten. Die allgemeinen Veränderungen der Arterien und Arteriolen bei der Hypertonie sind auch hier zu sehen (Tab. 48).

### Labor

Neben der Aufdeckung von Ursachen dient die Labordiagnostik dem Erkennen von Schäden der Hypertonie.

Folgende Parameter sollten bestimmt werden:
HDL, LDL, Harnsäure, Glukose, Hämatokrit, Blutgase

*Labor*

Neben spezifischen Untersuchungen zur Aufdeckung von ursächlichen Erkrankungen bei der sekundären Hypertonie dient die Labordiagnostik vor allem durch Bestimmung der Retentionswerte dem Erkennen einer Niereninsuffizienz und, was am wichtigsten ist, dem Erkennen anderer, zugleich vorliegender Gefäßrisikofaktoren wie

- Hypercholesterinämie (HDL- und LDL-Bestimmung)
- Gicht (Harnsäurebestimmung)
- Diabetes mellitus (Glukosebelastung)
- chronische Bronchitis mit Diffusionsstörungen aufgrund von Nikotinabusus (Hämatokrit und Blutgase) (Abb. 63)

# Arterielle Hypertonie: Therapie

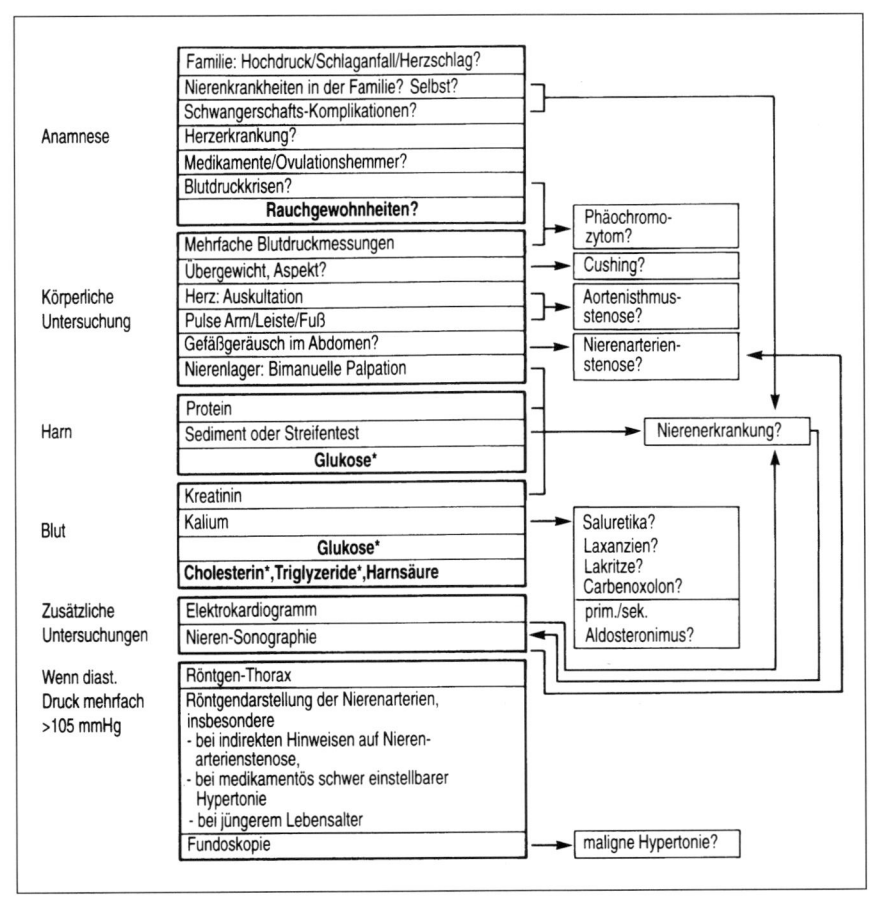

**Abb. 63** Diagnoseschema zur Abklärung einer Hypertonie nach den Empfehlungen der Deutschen Liga zur Bekämpfung des hohen Blutdruckes.

## Therapie

> **Merke**
> Am Anfang einer jeden Therapie der arteriellen Hypertonie steht die Überlegung, ob eine sekundäre und damit kausal therapierbare Form der Hypertonie vorliegen könnte.

Auch bei sekundären Formen der Hypertonie ist die kausale Therapie nicht immer möglich, so bei einem nichtoperablen Phäochromozytom oder bei einer renalen Hypertonie, die aufgrund ihres langen Bestehens bereits „fixiert" ist, sich also z. B. nach Dilatation einer Nierenarterienstenose nicht zurückbildet.

### Therapieindikation

Neben der Höhe des Blutdrucks sollten folgende Faktoren in die Stellung der Therapieindikation miteinbezogen werden:

– Vorhandensein von anderen Gefäßrisikofaktoren (s. o.)
– Langzeit- oder Belastungsblutdruck

- Bereits eingetretene Folgeschäden oder Organveränderungen wie Fundusveränderungen, Linkshypertrophie etc.

Es muß also für jeden Patienten ein individuelles Risikoprofil erstellt werden, eine pauschale Aussage, ab welchem Wert die Therapieindikation zu stellen ist, ist nicht möglich.

## Therapiekontrolle

### Rückgang der hypertensiven Werte in Ruhe und Belastung

Erstes Kriterium einer erfolgreichen Hypertonustherapie ist natürlich der Rückgang der hypertensiven Blutdruckwerte, möglichst auch dokumentiert durch Mehrfach-Selbst- oder Langzeitmessungen. Dabei ist zu beachten, daß der Blutdruck nicht zu schnell und vor allem bei Arteriosklerotikern nicht zu tief gesenkt werden darf. So ist vor allem bei bestehender KHK auf einen ausreichenden diastolischen Druck zu achten, der eine ausreichende Koronarperfusion garantiert. Ein wichtiger Punkt in der Therapiekontrolle ist die Selbstmessung des Patienten. Zum ersten erhält man so zuverlässigere Werte als durch den Gelegenheitsblutdruck in der Praxis, zum zweiten fördert die Einbeziehung des Patienten die Compliance, wenn er lernt, die Hypertonie als eine Krankheit zu begreifen, deren Gefährlichkeit er selbst eigenverantwortlich mitbestimmen kann.

### Rückgang der linksventrikulären Hypertrophie

Unter den Medikamenten der ersten Wahl sind es vor allem ACE-Hemmer, Betablocker und Kalziumantagonisten, die einen Rückgang der linksventrikulären Hypertrophie bedingen. Bei den Diuretika scheint dies nicht so eindeutig der Fall zu sein. Die Kontrolle der linksventrikulären Dicke erweist sich als guter Parameter für die Wirksamkeit der antihypertensiven Therapie.

### Verbesserung der Nierenfunktion

Es wird zur Zeit kontrovers diskutiert, ob eine effektive antihypertensive Therapie die bereits eingetretene Nierenfunktionsstörung verringern kann. Zumindest wird jedoch ein Fortschreiten verhindert. Es sei jedoch darauf hingewiesen, daß zu Beginn einer jeden antihypertensiven Therapie zunächst eine gewisse Verschlechterung der Nierenfunktion mit einem leichten Anstieg des Serumkreatinins auftreten kann.

---

**Merke:**
Beim durchschnittlichen Hypertoniker sollte in 1–2jährigen Abständen die Kontrolle von
- Röntgenthroax
- EKG
- Retentionswerten
- Glukose
- Cholesterin

erfolgen.

# Arterielle Hypertonie: Therapie

## Allgemeine therapeutische Maßnahmen

Vor jeder medikamentösen Therapie sollten zunächst allgemeine Maßnahmen angestrebt werden.

### Ernährung

Die Ernährung sollte ausgewogen und vor allem kalorienmodifiziert sein. Dies beinhaltet in der Regel bereits eine Fettreduktion, wobei zusätzlich auf einen hohen Anteil ungesättigter Fettsäuren geachtet werden muß. Beim Diabetes mellitus steht natürlich die strenge Einhaltung der Diabetesdiät an erster Stelle.

*Natriumarme Kost*

Als erster diätetischer Schritt sollte bei jedem Hypertoniker zunächst eine natriumarme Kost versucht werden, wobei sich die Kochsalzbeschränkung in erster Linie auf das Nachsalzen der Speisen bei Tisch bezieht. Während der Zubereitung können die Speisen mäßig gesalzen werden. Auf eine Natriumrestriktion sprechen jedoch nur maximal 50 % der Hypertoniker an (Responder). Bei diesen Patienten scheint eine Regulationsstörung vorzuliegen, so daß eine zu reichliche NaCl-Zufuhr (> 5–6 g/die) das Gesamtkörperwasser vermehrt und so zu hohem Blutdruck führt.

*Kalorien- und fettmodifizierte Kost*

Übergewicht begünstigt die Entstehung und Aufrechterhaltung der Hypertonie. Bei übergewichtigen Hypertonikern führt eine Gewichtsreduktion oft zur deutlichen Verringerung oder gar Normalisierung des Blutdrucks. Ein weiteres Argument für die kalorien- und fettmodifizierte Diät ist die Vermeidung weiterer Gefäßrisikofaktoren wie der Hypercholesterinämie und des Diabetes mellitus, hier vor allem des Typs II b.

*Alkohol und Nikotin*

Nikotinkonsum stellt einen weiteren wesentlichen Risikofaktor dar und sollte daher gänzlich unterbleiben. Auch Alkohol in Mengen > 30 g pro Tag scheint sich ungünstig auszuwirken.

*Sport, Übungsbehandlungen*

Mäßige sportliche Betätigung wie Langstreckenlauf (Jogging), Schwimmen, Radfahren u. ä. wirkt sich günstig aus, Sportarten wie Bodybuilding sollten dagegen vermieden werden. Auch autogenes Training oder verwandte Verfahren können sich auf leichte Hypertonieformen positiv auswirken. Eine Verringerung von psychosozialem Streß und eine bewußte Lebensweise fördern die Compliance.

## Medikamentöse Therapie

> **Merke:**
> Die grundlegende Forderung an eine medikamentöse Therapie der arteriellen Hypertonie lautet, daß sie nicht lediglich den Druck normalisieren soll, sondern auch zu einer Reduktion der Übersterblichkeit des Hypertonikers, d. h. zu einer Prognoseverbesserung, führen soll.

Ferner soll die Pharmakotherapie möglichst auch die Folgeerkrankungen positiv beeinflussen, also die hypertensive Gefäß-, Herz- sowie die Nierenkrankheit mit ihren jeweiligen Komplikationen.

Durch zahlreiche Interventionsstudien wurde nachgewiesen, daß die erfolgreiche Therapie der arteriellen Hypertonie diese als Gefäßrisikofaktor praktisch ausschaltet und eine Progression der hypertensiven Herz- und Gefäßkrankheiten verlangsamt, wenn nicht gar stoppt.

Eine Senkung des kardiovaskulären Risikos wurde in großen Interventionsstudien für Betablocker und Diuretika sowie Kalziumantagonisten belegt. Für die neueren Substanzen, die ACE-Hemmer, stehen diese Nachweise noch aus.

Bereits eingetretene Folgeschäden lassen sich medikamentös wie folgt beeinflussen:

- Linksventrikuläre Hypertrophie: Kalziumantagonisten, Betablocker, ACE-Hemmer
- KHK: Kalziumantagonisten, Betablocker
- Linksventrikuläre Dilatation und Herzinsuffizienz: ACE-Hemmer, Diuretika
- Atherosklerose und Koronarsklerose: Kalziumantagonisten (Nifedipin, Diltiazem) und Betablocker

In dieser Auflistung sind lediglich die 4 Medikamentengruppen genannt, die aufgrund der vorliegenden Studien und der vorhandenen Erfahrungen als Mittel der ersten Wahl bei der arteriellen Hypertonie gelten.

### Medikamente der ersten Wahl

Wie aus obiger Aufstellung hervorgeht, sollte die Auswahl des Antihypertensivums unter den vier Medikamenten erster Wahl nach den gleichzeitig vorliegenden Nebenerkrankungen oder Folgeerkrankungen erfolgen.

*ACE-Hemmer*

Die ACE-Hemmer Captopril und Enalapril waren die ersten Vertreter einer nun sehr umfangreichen Medikamentengruppe (Tab. 49), die die Umwandlung von Angiotensin I in Angiotensin II hemmt (Abb. 64). Die einzelnen Medikamente unterscheiden sich durch ihre Plasmahalbwertszeit und durch ihre Wirkdauer. Unterschiede bestehen auch in der Elimination, wobei die renale Elimination bei Hypertonikern oft gestört ist. Fosinopril (Dynacil®, Fosinorm®) wird normalerweise zu 50 % über Leber und Niere, bei Niereninsuffizienz in bis zu 85 % über die Leber eliminiert.

ACE-Hemmer sind zudem als preisgünstige Therapie anzusetzen: die durchschnittlichen Tageskosten betragen z. B. bei Cilazapril (Dynorm®) ca. 1,50 DM. Vorsicht ist geboten bei aktiviertem Renin-System sowie bei gleichzeitiger Herz-

# Arterielle Hypertonie: Therapie

| Freiname | Handelsname | Tagesdosis [mg] | Wichtige Nebenwirkungen |
|---|---|---|---|
| Captopril | Lopirin®Cor Lopirin® cor tensobon® tensobon® | 1 x 12,5–3 x 50 | Exanthem, Granulozytopenie, Proteinurie, Niereninsuffizienz, Geschmacksstörungen, Husten, angioneurotisches Ödem. Bei Diuretika-Vorbehandlung starker Blutdruckabfall bei Erst-Dosis möglich. Als Diuretikum keinen Kaliumsparer verwenden. |
| Enalapril | Pres® Xanef® | 1 x 2,5–2 x 20 | |
| Lisinopril | Acerbon Coric® | 5–40 | |
| Perindopril | Coversum® 4 | 2–4 | |
| Ramipril | Delix® | 2,5–10 | |
| Fosinopril | Fosinorm® Dynacil® | 10–40 | |

Tab. 49 ACE-Hemmer.

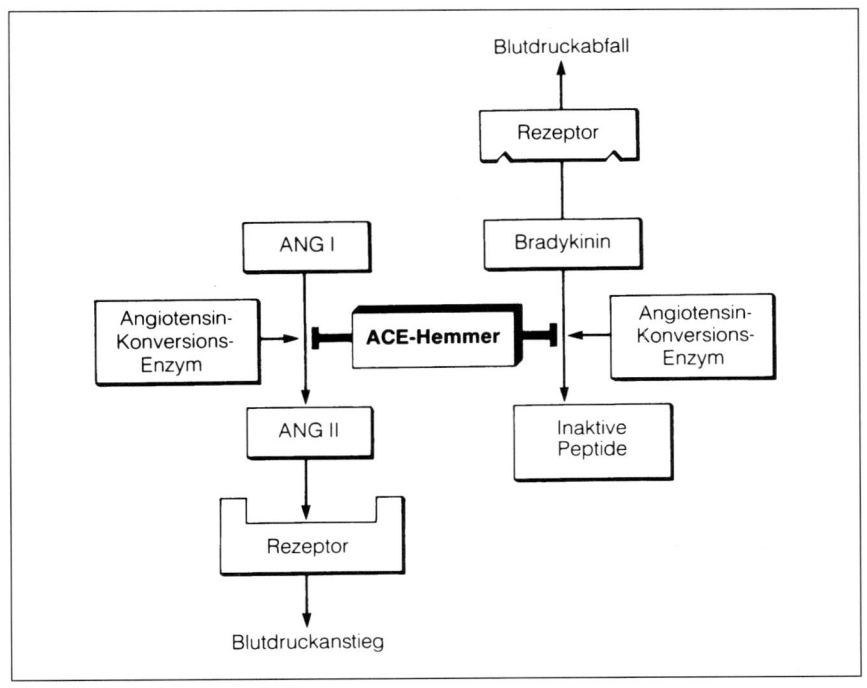

Abb. 64 Schlüsselrolle des Angiotensin-Converting-Enzyms bei der Synthese von Angiotensin II und dem Kininabbau sowie Angriffspunkte der ACE-Hemmer.

| Freiname | Handelsname | Tagesdosis [mg] | Wichtige Nebenwirkungen |
|---|---|---|---|
| Diltiazem | Dilzem® retard | 2 x 90 – 180 | Kopfschmerzen, Exanthem, Ödeme, AV-Überleitungsstörungen (Vorsicht bei Kombination mit Betablockern) |
| Nifedipin | Adalat®<br>Adalat® retard | 3 x 10 – 20<br>2 – 3 x 20 | Kopfschmerzen, Exanthem, Flush, Ödeme |
| Nitrendipin | Bayotensin® mite<br>Bayotensin® | 1 x 10 – 20 | – s. Nifedipin |
| Nisoldipin | Baymycard® | 2 x 5–20 | s. Nifedipin |
| Felodipin | Munobal®<br>Modip | 1 x 5–10 | s. Nifedipin |
| Verapamil | cardibeltin®<br>Isoptin® retard<br>Isoptin® RR<br>Veranorm® retard | 1 – 2 x 120 – 240 | Obstipation, AV-Überleitungsstörungen (Vorsicht bei Kombination mit Betablockern) |

**Tab. 50** Kalziumantagonisten.

insuffizienz oder vorangegangener Diuretikatherapie, vor allem wenn eine Erniedrigung des Serumnatriums besteht. Hier können kleine Dosen (z. B. 6,25 mg Captopril) schon erhebliche Blutdrucksenkungen zur Folge haben. Vor Beginn einer Therapie mit ACE-Hemmern sollte deshalb das Diuretikum 3–4 Tage abgesetzt werden.
Kontraindiziert sind die Kombination eines kaliumsparenden Diuretikums mit einem ACE-Hemmer und die Gabe bei einer Nierenarterienstenose.
Bei Niereninsuffizienz (Kreatinin > 2 mg/dl) sollte die Dosis halbiert werden, denn es kann zu einem zumeist reversiblen Anstieg der Retentionswerte kommen. Ob dieser Anstieg ausgeprägter ist als unter anderen Antihypertensiva, wird noch diskutiert. In jedem Fall sollte das Präparat bei einem erheblichen Anstieg der Retentionswerte abgesetzt werden.

*Kalziumantagonisten*

Die Kalziumantagonisten (Tab. 50) werden ausführlich bei der KHK besprochen. Unter den Kalziumantagonisten haben der vaskuläre Antagonist Nifedipin und das Nitrendipin, das den Vorteil einer Einmalgabe aufweist, die stärkste antihypertensive Wirkung. Bei relativ geringer negativ inotroper und sehr geringer Wirkung auf die Überleitung im AV-Knoten können sie gut mit einem Betablocker kombiniert werden, zumal es zur reaktiven Tachykardie kommen kann, die sich mit einem Betablocker gut beheben läßt.

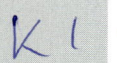

# Arterielle Hypertonie: Therapie

Diltiazem hat eine noch geringere negativ inotrope Wirkung, jedoch eine deutlichere Frequenzsenkung und Überleitungsstörung zur Folge. Es senkt den Blutdruck sehr langsam (2–3 Wochen), was erwünscht sein kann.

*Betablocker*

Die Betablocker (Tab. 51) sind ausführlich im Kapitel „KHK", S. 206 besprochen. Der antihypertensive Effekt der Betablocker ist bisher nicht vollständig erklärt. Da vor allem ß$_2$-adrenerge Stimuli eine Relaxation der Gefäßmuskulatur bewirken, sollte man von einer selektiven Betablockade einen eher hypertensiven Effekt erwarten. Den hypotensiven Effekt führt man auf den verminderten kardialen Auswurf aufgrund der negativ inotropen Wirkung, eine verminderte Ausschüttung von Noradrenalin an der postganglionären sympathischen Nervenendigung, eine reduzierte Reninausschüttung und eine zentrale Sympathikusdämpfung zurück.

*Diuretika*

Die Thiazide sind die am häufigsten eingesetzten und am besten untersuchten Diuretika (Tab. 52). Eine Verringerung des Gesamtkörpernatriums und eine Reduktion des Gesamtkörpernatriums und eine Reduktion des Gesamtkörperwassers sind die hauptsächlichen Effekte. Außerdem ist eine längerfristige Abnahme des peripheren Widerstandes beschrieben. Trotz ihrer Nebenwirkungen wie Hypokaliämie, Verschlechterung der Kohlenhydrattoleranz und Erhöhung der Serumharnsäure sind sie ein Basistherapeutikum der arteriellen Hypertonie.
Bei stärker eingeschränkter Nierenfunktion sind die Thiazide nur noch schwach wirksam. Hier kommen die Schleifendiuretika zum Einsatz (s. Tab. 52).. Auch sie weisen als gravierende Nebenwirkung die Hypokaliämie auf. Sie eignen sich jedoch hervorragend zur Kombination mit den ACE-Hemmern, denen ein kaliumsparendes Wirkprinzip zu eigen ist und deren Kombination mit einem kaliumsparenden Diuretikum kontraindiziert ist.
Unter den kaliumsparenden Diuretika hat lediglich das Spironolacton einen antihypertensiven Effekt, Amilorid und Triamteren werden wegen dieses fehlenden antihypertensiven Effekts lediglich zum Ausgleich des Kaliumverlustes in diuretischen Kombinationspräparaten verwendet (s. Tab. 52).

## Weitere Medikamente

Sie finden ihre Anwendung entweder in Kombinationspräparaten, in Ausnahmesituationen oder aufgrund bereits schon lange bestehender erfolgreicher Anwendung bei einem Patienten.

*Vasodilatatoren*

Dihydralazin wirkt direkt relaxierend auf die Gefäßmuskulatur, weist jedoch den Nachteil einer erheblichen reflektorischen Zunahme der Herzfrequenz und des Schlagvolumens auf. Es kann lediglich in Kombination mit Medikamenten wie Betablockern, Methyldopa oder Clonidin gegeben werden. Ein weiterer schwerwiegender Nebeneffekt ist die Entwicklung eines Lupus-erythematodes-ähnlichen Syndromes bei Tagesdosen > 300 mg (Tab. 53).
Das noch potentere Minoxidil hat als erhebliche Nebenwirkungen eine Hypertrichose sowie eine renale Salz- und Wasserretention, so daß es nur mit Diuretika gegeben werden kann.

| Freiname | Handelsname | Tagesdosis [mg] | Wichtige Nebenwirkungen |
|---|---|---|---|
| **a) nicht β₁-selektiv** | | | |
| Alprenolol | Aptin® | 2 x 50 – 2 x 200 | Bradykardie, Herzinsuffizienz bei vorgeschädigtem Herzmuskel, Bronchospasmus, Kältegefühl in den Extremitäten |
| | Aptin-Duriles® | 1 x 200 – 400 | |
| Bunitrolol | Stresson® | 2 x 10 – 2 x 20 | |
| Bupranolol | betadrenol® | 1 – 3 x 100 | |
| Carazolol | Conducton® | 3 x 5 – 3 x 10 | |
| Carteolol | Endak® | 1 x 5 – 20 | **Kontraindikationen:** AV-Block 2. und 3. Grades, manifeste Herzinsuffizienz, obstruktive Ventilationsstörung, sinuatrialer Block, Sinusknotensyndrom |
| Mepindolol | Corindolan® | 2 x 2,5 – 5 | |
| Meltipranolol | Disorat® | 2 – 3 x 20 | |
| Nadolol | Solgol® | 1 x 60 – 1 x 240 | |
| Oxprenolol | Trasicor® | 2 x 80 – 2 x 160 | |
| | Trasicor® retard | 1 x 160 | |
| Penbutolol | Betapressin® | 1 x 20 – 2 x 40 | |
| Pindolol | Visken® | 2 – 3 x 5 | |
| Propranolol | Dociton® | 2 x 40 – 2 x 160 | |
| | Dociton® Retard | 1 x 160 – 320 | |
| Sotalol | Sotalex® | 2 x 80 – 2 x 320 | |
| Timolol | Temserin® | 2 x 5 – 3 x 10 | |
| **b) Relativ β₁-selektiv** | | | |
| Acebutolol | Neptal® | 2 x 200 – 400 | |
| | Prent® | 2 x 200 – 400 | |
| Atenolol | Tenormin® | 1 x 25 – 100 | |
| Betaxolol | Kerlone® | 1 x 10 – 20 | |
| Bisoprolol | Concor® | 1 x 5 – 10 | |
| Celiprolol | Selectol® | 1 x 200 – 400 | |
| Metoprolol | Beloc® | 2 x 50 – 2 x 100 | |
| | Beloc-Duriles® | 1 x 200 | |
| | Lopresor® | 2 x 50 – 2 x 100 | |
| | ®Prelis | 2 x 50 – 2 x 200 | |
| | Beloc®-Zok | 1 x 100 | |

Tab. 51  Betablocker.

# Arterielle Hypertonie: Therapie

| Freiname | Handelsname | Tagesdosis [mg] | Wichtige Nebenwirkungen |
|---|---|---|---|
| **a) Thiazid-Diuretika** | | | |
| Bendroflumethiazid | Sinesalin® | 2,5–5 | Hypokaliämie (erhöhte Digitalisempfindlichkeit), Hyperglykämie, Hyperurikämie, Hyponatriämie, Dehydratation |
| Butizid | Saltucin® | 2,5–5 | |
| Chlortalidon | Hygroton® | 12,5–25 | |
| Clopamid | Brinaldix® | 10–20 | |
| Hydrochlorothiazid | Di-Chlotride® Esidrix® diu-melusin | 12,5 – 50 | |
| Indapamid | Natrilix® | 2,5 – 5 | |
| Mefrusid | Baycaron® | 12,5 – 50 | |
| Metolazon | Zaroxolyn® | 2,5 – 5 | |
| Polythiazid | Drenusil® | 1 – 2 | |
| Quinethazon | Aquamox® | 25 – 50 | |
| Trichlormethiazid | Esmarin® | 2 – 8 | |
| Xipamid | Aquaphor® 10 | 5 – 40 | |
| **b) Schleifendiuretika** (bei Niereninsuffizienz mit Serumkreatininwerten > 2 mg/dl) | | | |
| Bumetanid | Fordiuran® | 1 – 2 x 0,5 – 1 | Hypokaliämie (erhöhte Digitalisempfindlichkeit), Hyponatriämie, Dehydratation, Hyperglykämie, Hyperurikämie |
| Etacrynsäure | Hydromedin® | 1 – 2 x 25 – 50 | |
| Etozolin | Elkapin® | 1 x 100 – 2 x 200 | |
| Furosemid | Lasix® | 1 – 2 x 20 – 80 | |
| Piretanid | Arelix® Arelix® RR | 1 – 2 x 1,5 – 3 / 1 – 2 x 3 – 6 | |
| **c) Antikaliuretika** | | | |
| Amilorid (nur in Kombinationspräparaten) | Esmalord® Moduretik® | | |
| Spironolacton | Aldactone® Osyrol® | | |
| Triamteren (v. a. in Kombinationspräparaten) | Jatropur® diucomb® Dytide® H Esiteren® Neotri® Tri.-Thiazid Stada® | | |

**Tab. 52  Diuretika.**

| Freiname | Handelsname | Tagesdosis [mg] | Wichtige Nebenwirkungen |
|---|---|---|---|
| Dihydralazin | Dihyzin® Henning ®Nepresol | 3 x 12,5 – 50<br>3 x 12,5 – 50 | Anstieg der Herzfrequenz, Stenokardie, Übelkeit, Kopfschmerzen |
| Minoxidil | Lonolox® | 2 x 5 – 3 x 10 | Anstieg der Herzfrequenz, Ödem, Hypertrichose |

**Tab. 53** Arterioläre Vasodilatatoren.

Diazoxid (Hypertonalum®) ist ebenso wie das Nitroprussidnatrium (nipruss®) lediglich für den Einsatz bei der hypertensiven Krise zugelassen.

*Antisympathikotonika*

*Postsynaptische $\alpha_1$-Rezeptorenblocker*

Urapidil ist indiziert bei der hypertensiven Krise (s. d.).
Prazosin führt zu einer Blockade der vaskulären Alpharezeptoren. Es sollte einschleichend dosiert werden. Oft treten eine reflektorische Tachykardie und eine Volumenretention auf (Tab. 54).

*Zentrale $\alpha_2$-Stimulatoren*

Wichtigste Nebenwirkungen von Clonidin sind Sedierung, Mundtrockenheit und Störungen der Potenz. Seine Hauptindikation findet es bei der Behandlung der hypertensiven Krise.
$\alpha$-Methyldopa bewirkt eine erhebliche orthostatische Dysregulation und eine Salz- und Wasserretention, weswegen es nur mit einem Diuretikum verordnet werden sollte. Aufgrund einer von ihm induzierten Hepatitis ist es bei vorbestehender Lebererkrankung kontraindiziert. Eine Indikation besteht noch bei der Schwangerschaftshypertonie (s. Tab. 54).

*Rauwolfia-Alkaloide*

Reserpin ist das älteste Sympathikolytikum, seine hauptsächlichen Nebenwirkungen sind Depression sowie die Entwicklung eines Ulcus ventriculi oder duodeni.

# Arterielle Hypertonie: Therapie

| Freiname | Handelsname | Tagesdosis [mg] | Wichtige Nebenwirkungen |
|---|---|---|---|
| **a) Postsynaptische $\alpha_1$-Rezeptorenblocker** | | | |
| Doxazosin | Cardular Diblocin | 1–16 | Wie Prazosin |
| Indoramin | Wydora | 2 x 25–3 x 50 | Wie Prazosin |
| Prazosin | Minipress® Minipress® retard | 2 x 0,5 – 3 x 5 1 x 1 – 2 x 6 | Orthostatische Hypotonie, insbesondere zu Beginn der Therapie, Herzklopfen, Kopfschmerzen, Erstdosis am Abend |
| Terazosin | Heitrin® | 1 – 20 | Wie Prazosin |
| Trimazosin | Cardovar® BD | 2 x 50 – 200 | Wie Prazosin |
| Urapidil | Ebrantil® | 2 – 3 x 60 | Orthostatische Hypotonie, Kopfschmerzen, Müdigkeit |
| **b) Zentrale $\alpha_2$-Stimulatoren** | | | |
| Clonidin | Catapresan® Catapresan® Depot, Perlongetten® | 2 x 0,075 – 0,3 1 x 0,25 | Bradykardie, Sedation, Potenzstörungen, Mundtrockenheit, Blutdruckkrisen bei plötzlichem Absetzen |
| Guanabenz | Wytensin | 2 x 4 – 16 | Wie Clonidin |
| Guanfacin | Estulic®-Wander | 1 – 2 x 1 – 2 | Wie Clonidin |
| $\alpha$-Methyldopa | Aldometil® Presinol® Sembrina® | 3 x 125 – 750 3 x 125 – 750 3 x 125 – 750 | Sedation, Potenzstörungen, Leberfunktionsstörungen |

Tab. 54  Antisympathikotonika.

**Therapieempfehlungen der Deutschen Liga zur Bekämpfung des hohen Blutdruckes**

| Monotherapie |
|---|
| Betablocker * Diuretikum * Kalziumantagonist * ACE-Hemmer |
| **Zweierkombination** |
| Diuretikum<br>plus<br>Betablocker * Kalziumantagonist * ACE-Hemmer * $\alpha_1$-Blocker<br>oder<br>Kalziumantagonist<br>plus<br>Betablocker * ACE-Hemmer |
| **Dreierkombination** |
| Diuretikum plus Betablocker<br>plus<br>Kalziumantagonist * ACE-Hemmer * $\alpha_1$-Blocker * Dihydralazin<br>oder<br>Diuretikum plus ACE-Hemmer plus Kalziumantagonist<br>oder<br>Diuretikum plus $\alpha_2$-Stimulator<br>plus<br>Kalziumantagonist * ACE-Hemmer * $\alpha_1$-Blocker * Dihydralazin |

Tab. 55  Empfehlungen der Deutschen Liga zur Bekämpfung des hohen Blutdruckes.

# Arterielle Hypertonie: Therapie

Nach Begleit- oder Folgeerkrankungen ergibt sich folgende Differentialtherapie:

| Begleit- oder Folgekrankheit | Medikation |
|---|---|
| Ältere Patienten (> 65 J.) | Kalziumantagonisten und Diuretika |
| Herzinsuffizienz | Diuretika und ACE-Hemmer |
| KHK | Betablocker und Kalziumantagonisten |
| Diabetes mellitus | Keine nichtselektiven Betablocker (s. hierzu Kap. KHK), keine Diuretika (Verschlechterung der diabetischen Stoffwechsellage) |
| Gicht | Zurückhaltung mit Diuretika (Verringerung der Harnsäureausscheidung) |
| COLD (chronisch obstruktive Lungenerkrankung) | Keine Betablocker; Kalziumantagonisten, ACE-Hemmer, $\alpha_1$-Blocker |
| Niereninsuffizienz | Ab Creatinin > 2 mg/dl wegen der Gefahr einer Hyperkaliämie keine kaliumsparenden Diuretika; wegen besserer Wirkung Schleifendiuretika; Beachtung der verlangsamten Elimination verschiedener Antihypertensiva: Atenolol, Sotalol, Enalapril, Captopril, Lisinopril |
| Gravidität | Selektive Betablocker oder α-Methyldopa, da nur hier fehlende Teratogenität bewiesen |
| Hyperlipidämie, AVK | Vermeidung von Betablockern wegen der möglichen Erhöhung des LDL, eine AVK wird nicht mehr als Kontraindikation für Betablocker gesehen, es sei denn bei vasospastischen Formen |

Tab. 56  Differentialtherapie der arteriellen Hypertonie.

## Therapie der hypertensiven Krise

Zunächst sollte durch den Haus- oder Notarzt die Gabe von Nitrospray, 4 Hübe (= 1,6 mg sublingual), oder die Gabe von 10 mg Nifedipin sublingual als Zerbeißkapsel erfolgen. Die Wirkung tritt innerhalb weniger Minuten ein; beim Nitro etwas schneller und dafür kürzer anhaltend (30 min), beim Nifedipin etwas langsamer, dafür etwas länger anhaltend.
Die Nebenwirkung bei beiden besteht in einer Tachykardie. Eine Wiederholung ist möglich.
Bei fehlender Wirkung sollte innerhalb der nächsten 15 Minuten die intravenöse Gabe von Clonidin (0,075 mg) oder von Urapidil (25 mg i.v.) erfolgen. Eine Wiederholung ist möglich.
Zusätzlich kann Dihydralazin in einer Dosis von 6,25 mg i.v. gegeben werden; Wiederholung ist möglich.
Bei fehlendem Ansprechen ist der nächste Schritt die Gabe von Nifedipin als kontinuierliche Infusion über einen Perfusor in einer Dosierung von 5 mg/h. Ferner kann die Gabe von Urapidil, 15–30 mg/h, über einen Perfusor versucht werden.
Falls immer noch kein Ansprechen erfolgt, wird unter Intensivüberwachung Nitroprussidnatrium oder Diazoxid als Dauerinfusion gegeben.

### Therapie der Hypertension bei Phäochromozytom

Begleitend zu allen Stufen kann die diuretische Behandlung mit Furosemid (20–40 mg i.v.) erfolgen, sofern keine Dehydratation oder sonstige Kontraindikationen vorliegen.

Hypertonien bei terminaler Niereninsuffizienz mit Hyperhydratation können evtl. lediglich durch Dialyse therapiert werden.

**Therapie der Hypertension bei Phäochromozytom**

Ist ein Phäochromozytom bekannt oder kann es bei fehlendem Ansprechen einer krisenhaften Hypertonie auf die üblichen Maßnahmen nicht ausgeschlossen werden, sollte zunächst ein Alphablocker wie Phentolamin in einer Dosierung von 2,5–5 mg i.v. gegeben werden. Der Erfolg zeigt sich entweder sofort (für die Dauer von ca. 10 min) oder überhaupt nicht. Die Therapie kann dann entweder weiter parenteral (Phentolamin 0,1–0,2 mg/min) oder oral mit Phenoxybenzamin fortgeführt werden.

Neuerdings wird auch die Gabe von Labetalol (a- und ß-blockierend, 50–100 mg i.v. oder 2 mg/min) empfohlen. Die alleinige Gabe von Betablockern ist kontraindiziert, da die Blockade der ß-adrenergen Vasodilatation den Blutdruck zusätzlich steigen läßt.

## Prognose

Zur Prognose der unbehandelten Hypertonie sei folgendes statistische Beispiel genannt: Ein 45jähriger Mann mit Blutdruckwerten um 120/80 mmHg hat eine statistische Lebenserwartung von 32 Jahren, während ein gleichaltriger Mann mit systolischen Blutdruckwerten um 150–200 mmHg eine um 11,5 Jahre verkürzte Lebenserwartung aufweist.

> **Merke:**
> Die Prognose der Hypertonie wird in erster Linie durch die Compliance des Patienten in bezug auf
> – Kontrollen
> – Medikamenteneinnahme
> – Vermeidung anderer Gefäßrisikofaktoren (Beenden des Nikotinkonsums, Gewichtsreduktion, evtl. Diabetesdiät, „Lebenswandel")
> bestimmt, im übrigen von den unter „Therapiekontrolle" genannten Faktoren.

Folgende Faktoren zeigen eine schlechte Prognose an:
– Jugendliches Alter
– Männliches Geschlecht
– Persistierende hypertensive Werte (diastolisch > 115 mmHg)
– Weiterbestehen anderer Gefäßrisikofaktoren
– Bestehende Endorganschäden
  - Herzvergrößerung
  - EKG-Zeichen der Ischämie oder der Hypertrophie
  - Manifeste KHK (Z. n. Infarkt)
  - Herzinsuffizienz
  - Retinaschäden
  - Niereninsuffizienz
  - Manifeste Hirngefäßerkrankung (Z. n. Apoplex)

# Arterielle Hypotonie
A. Dienerowitz

## Definition

Man spricht von einer Hypotonie bei dauernden systolischen Blutdruckwerten unter 110 mmHg beim Mann und unter 105 mmHg bei der Frau sowie bei diastolischen Blutdruckwerten unter 60 mmHg, wobei die Grenzziehung zwischen Normotonie und Hypotonie willkürlich ist.
Synonyma sind: Hypotone Regulationsstörung, konstitutionelle Hypotonie, orthostatische Dysregulation.
In diesem Kapitel sprechen wir von der primären (konstitutionellen) Hypotonie; sekundäre (symptomatische) Hypotonieformen, wie sie z. B. bei Nebenniereninsuffizienz, Aortenstenose, Myokardiopathien auftreten, müssen zunächst ausgeschlossen werden.

## Epidemiologie

Als physiologische Variante finden sich hypotone Blutdruckwerte bei trainierten Sportlern; wie hoch jedoch der Prozentsatz derer ist, bei denen die Hypotonie Krankheitswert hat, ist nicht bekannt. Frauen sind davon mehr betroffen (Verhältnis 3 : 1); am häufigsten leptosome, jüngere Frauen. Der leptosome Habitus findet sich auch bei den betroffenen Männern.

## Ätiologie und Pathogenese

Eine symptomatische Hypotonie kann viele Ursachen haben: kardiogener Schock, Aortenstenose, Mitralstenose, Nebenniereninsuffizienz, Hypothyreose, nephrotisches Syndrom und viele andere mehr. Diese gilt es vor der Diagnose einer primären essentiellen konstitutionellen Hypotonie auszuschließen.
Deren Ätiologie ist unklar. Betroffen sind auffälligerweise vorwiegend jugendliche Patienten mit leptosomem Habitus und Zeichen einer gesteigerten sympathischen Aktivität, wie Neigung zu Sinustachykardien, periphere Vasokonstriktion mit kalten, feuchten Akren. Typischerweise findet sich in Ruhe und im Liegen ein abnorm niedriger Blutdruck; unter Belastung zeigt sich dann ein ungenügender Blutdruckanstieg und eine zu hohe Pulsfrequenz.
Ein *orthostatisches Syndrom* im engeren Sinne, welches auch bei Normotonikern auftreten kann, ist durch einen starken Blutdruckabfall, Einengung der Blutdruckamplitude auf 10 mmHg und starken Frequenzanstieg gekennzeichnet, was beim Übergang vom Liegen zum Stehen auftritt (Stehversuch, Abb. 65). Das orthostatische Syndrom ist auf eine Dysfunktion der Kreislaufregulation zurückzuführen, was unter Belastung (Stehversuch) zu einer überschießenden sympathikotonen Gegenregulation (Tachykardie, Schweißausbrüche) führt.

**Typische Schellong-RR-Protokolle**

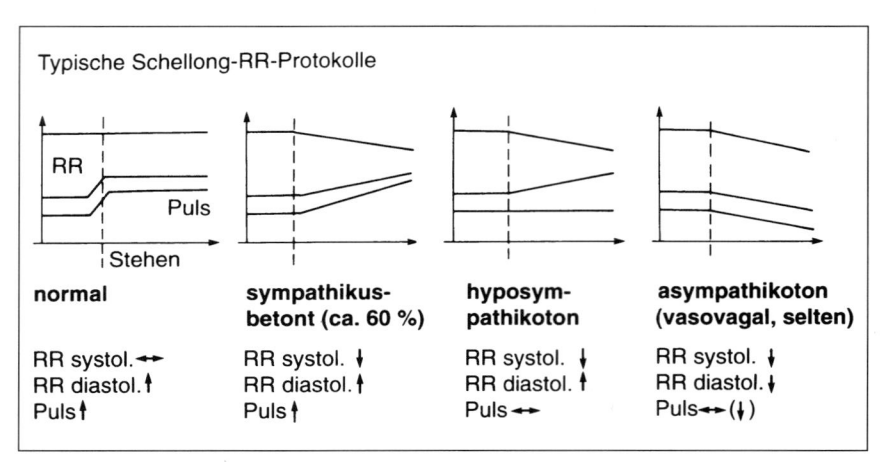

| normal | sympathikus-betont (ca. 60 %) | hyposym-pathikoton | asympathikoton (vasovagal, selten) |
|---|---|---|---|
| RR systol. ↔ | RR systol. ↓ | RR systol. ↓ | RR systol. ↓ |
| RR diastol. ↑ | RR diastol. ↑ | RR diastol. ↑ | RR diastol. ↓ |
| Puls ↑ | Puls ↑ | Puls ↔ | Puls ↔ (↓) |

**Abb. 65** Stehversuch.

## Klinisches Bild

*Klinisches Bild*

*Patienten sind oft beschwerdefrei, ansonsten führen Ermüdbarkeit und Antriebsschwäche die Symptomenliste an.*

Viele Patienten mit einer konstitutionellen Hypotonie klagen über keinerlei Beschwerden, so daß bei ihnen die Hypotonie als klinisch belanglos angesehen werden kann. Ansonsten steht eine körperliche und geistige Ermüdbarkeit und Antriebsschwäche im Vordergrund der geklagten Beschwerden. Entsprechend der Kreislaufdysregulation besteht eine verminderte Belastbarkeit. Häufig wird auch über Druck- und Beklemmungsgefühle in der Herzgegend geklagt, die Anlaß zu differentialdiagnostischer Abklärung geben.

*Bei orthostatischem Syndrom sind die Beschwerden lageabhängig.*

Bei zusätzlich vorliegendem orthostatischem Syndrom werden typischerweise lageabhängige Beschwerden (z. B. morgens beim Aufstehen, bei längerem Stehen) berichtet: Schwindel bis zu Kollapszuständen, Ohrensausen, Kopfdruck, Übelkeit, Schweißausbrüche, Tachykardien. Mitunter werden diese hypotonen Regulationsstörungen durch eine ausgeprägte depressive Symptomatik der Patienten verdeckt und/oder aggraviert.

Eine eingehende körperliche Untersuchung dient dem Ausschluß einer sekundären Hypotonie; bei der primären Form ist der Befund bis auf den erwähnten Habitus unauffällig.

## Befunde

*Befunde*

*EKG im Stehen*

*ST-Streckensenkung*

*EKG*

Das bei diesen Patienten im Stehen angefertigte EKG kann ST-Streckensenkungen mit Abflachung bis Negativierung der T-Welle zeigen, wodurch Verwechslungen mit einer Koronarinsuffizienz möglich sind.

*Belastungs-EKG*
*Ungenügender Blutdruckanstieg, hohe Herzfrequenz bei niedrigen Wattstufen*

Unter Belastung zeigt sich eine deutliche Einschränkung der Leistungsbreite: ungenügender Blutdruckanstieg, hohe Herzfrequenz schon bei niedrigen Wattstufen und selten Ausbelastbarkeit der Patienten.

*Schellong-Test*

*Zur Diagnose des orthostatischen Syndroms werden Puls und Blutdruck zunächst im Liegen, dann im Stehen registriert.*

*Schellong-Test*

Dieser Blutdruck- und Herzfrequenztest in Ruhe und Belastung (Stehversuch) dient der Diagnose des orthostatischen Syndroms. Hierbei wird zunächst in einer 10minütigen Ruhephase im Liegen Puls und Blutdruck registriert, anschließend im Stehen über 10 Minuten in 1–2minütigen Abständen (vgl. Abb. 65).

# Arterielle Hypotonie

| | |
|---|---|
| Endokrin | Nebennierenrindeninsuffizienz, Hypothyreose, Hypophysenvorderlappeninsuffizienz |
| Kardiovaskulär | Aortenstenose, Mitralstenose, Myokardiopathie, Herzinsuffizienz |
| Hypovolämisch | Chronische Dehydratation, Kachexie, Anämie, Hypalbuminämie |
| Neurogen | Neurologische Systemerkrankungen, idiopathische orthostatische Hypotonie |
| Medikamentös | Antihypertensiva, L-Dopa, Phenothiazine, Sedativa, Sympathikolytika |

**Tab. 57  Sekundäre Hypotonieformen.**

Ein Abfall des systolischen Blutdrucks um mehr als 15 mmHg, meist verbunden mit einer Erhöhung des diastolischen Blutdrucks bis zu 30–40 mmHg, und ein extremer Herzfrequenzanstieg gelten als beweisend für das orthostatische Syndrom.

Weiterführende Untersuchungen wie Labor, Röntgen, Echokardiographie dienen lediglich dem Ausschluß sekundärer Hypotonieformen bei chronischen Verläufen.

## Diagnose und Differentialdiagnose

Durch häufige Blutdruckmessungen in Ruhe und unter Belastung läßt sich gemäß der festgelegten Definition die Diagnose einer Hypotonie stellen. Mittels des Schellong-Tests kann ein zusätzlich bestehendes orthostatisches Syndrom aufgedeckt werden, das für einen Großteil der Beschwerden verantwortlich ist.
Da die konstitutionelle Hypotonie oft eine Ausschlußdiagnose darstellt, muß differentialdiagnostisch an internistische Erkrankungen gedacht werden, die ebenfalls mit einer chronischen Hypotonie einhergehen können (Tab. 57).
Wichtig zu wissen ist, daß die von den Patienten geklagten Beschwerden oft nicht mit dem Ausmaß der hypotonen Kreislaufregulationsstörung korrelieren, sondern daß diese recht unspezifischen Befindensstörungen auch Ausdruck einer somatisierten Depression sein können.

## Therapie

Die Patienten sollen zunächst über die Harmlosigkeit des Beschwerdebildes und seiner Ursachen aufgeklärt werden. Zusätzlich müssen die Patienten akute Kreislaufbelastungen vermeiden, d. h. kein plötzlicher Lagewechsel, kein langes Stehen, keine starke Hitzeeinwirkung etc.
*Physikalische Maßnahmen*, wie regelmäßige körperliche Bewegung, Gymnastik, Sport, Wechselduschen und Bürstenmassagen sind zur Blutdrucksteigerung zu empfehlen.
An letzter Stelle der Therapiemaßnahmen steht bei unzureichender Wirkung der obigen Empfehlung die *medikamentöse Behandlung*. Hierbei kommen 3 Substanzklassen zur Anwendung:

1. Sympathomimetika, die in der Regel nur kurzfristig wirken und zu Tachykardien führen.

| Sympathikomimetika | |
|---|---|
| – Etilefrin | 3 – 5 x 5 mg/d p.o. |
| – Effortil® Depot Perlongetten | 1 – 2/d p.o. |
| – Norfenefrin | 2 – 3 x 15 mg/d p.o. |
| Ergotaminpräparate | |
| – Dihydroergotamin | 3 x 1 – 2 mg/d p.o. |
| Mineralokortikoide | |
| – Fludrocortison (cave Ödembildung!) | 1 – 4 x 0,1 mg/d |

Tab. 58  Medikamentöse Behandlung der konstitutionellen Hypotonie.

2. Ergotamin-Präparate, die eine tonisierende Wirkung auf die Kapazitätsgefäße haben und keine Tachykardie bewirken.
3. Mineralokortikoide, die eine Zunahme des Plasmavolumens und sekundär eine Erhöhung des peripheren Widerstandes bewirken (kontraindiziert bei bestehender Ödemneigung wie bei Herzinsuffizienz, Leberzirrhose etc.).

Dosierungsbeispiele zeigt Tabelle 58.

## Verlauf und Prognose

Auch wenn Kollapszustände oder Ohnmachtsanfälle rezidivierend auftreten können, ist der Krankheitsverlauf bei der konstitutionellen Hypotonie gutartig. Aus diesem Grund ist eine medikamentöse Langzeittherapie, auch in Anbetracht der möglichen Nebenwirkungen, nur selten indiziert.
Große Studien – die Prognose kardiovaskulärer Erkrankungen betreffend – haben gezeigt, daß Patienten mit einer Hypotonie sogar eine etwas längere Lebenserwartung als Normotoniker haben.

# Funktionelle Herzbeschwerden

Ch. Heun-Letsch

## Definition

Unter funktionellen Herzbeschwerden versteht man kardiale oder extrakardiale Beschwerden und Symptome, welche mit Kreislaufstörungen im Sinne von Schwindel- und Ohnmachtsanfällen sowie wechselnden Blutdruckwerten einhergehen können, ohne daß organische Erkrankungen der Kreislauforgane vorliegen oder äußere, somatische Einwirkungen stattfinden.
Synonyme sind: funktionelles, kardiovaskuläres Syndrom, vegetative Dystonie, Soldier's Heart (Da-Costa-Syndrom), Herzneurose, Pseudoangina pectoris.

## Epidemiologie

Bereits 1867 verwandte der Wiener Kliniker *Oppenholzer* den Begriff „Herzneurose" und 1871 beschrieb *Da Costa* bei Soldaten Herzbeschwerden, die er als „Irritable Heart" bezeichnete (später: Soldier's Heart). Doch erst nach dem zweiten Weltkrieg wurde dieses Krankheitsbild auch klinisch relevanter; seit diesem Zeitpunkt hat sich die Zahl der Erkrankten zumindest verdoppelt. Die Häufigkeit in der Bevölkerung beträgt ca. 5 %, in der allgemeinen Arztpraxis 10–15 % aller Patienten, der Anteil am Klientel von Kardiologen immerhin 30–40 %. Die Beschwerden treten meist zwischen dem 25. und 40. Lebensjahr auf und nehmen danach schlagartig ab. Frauen sind häufiger als Männer betroffen, sozial höhergestellte Menschen weisen ein höheres Krankheitsrisiko auf.

## Ätiologie und Pathogenese

Das funktionelle kardiovaskuläre Syndrom kann von verschiedenen psychosomatischen Modellen aus betrachtet werden. Man unterscheidet einen psychodynamischen, einen persönlichkeitstheoretischen und einen psychophysiologischen Erklärungsansatz.
Das *psychodynamische Modell* geht von der psychoanalytischen Meinung aus, daß eine nichtabgelöste, stark symbiotische Mutter-Kind-Beziehung später zu einer ausgeprägten Trennungsangst führt. Diese Kranken fürchten in Wirklichkeit nicht die Herzkrankheit, sondern suchen sie, um Partnerkonflikte, Trennung und Depressionen zu vermeiden. Die Bedrohung der eigenen Existenz und unterdrückte Autoaggressionen drücken sich in der Herz-Kreislauf-Symptomatik aus.

*Persönlichkeitstheoretische Ansätze* postulieren bestimmte, durch Tests (MMPI, FPI) ermittelte Persönlichkeitsmerkmale bei Patienten mit funktionellen Herzbeschwerden. Bei diesen Patienten scheint im Vergleich zum Normalkollektiv eine erhöhte Angstbereitschaft, welche oft oberflächlich unter dem Anschein des „krampfhaft Normalen" abgewehrt wird, ein starkes Anlehnungsbedürfnis sowie eine Neigung zur Depression sind feststellbar. Gleichzeitig richtet sich die Aggressivität dieser Patienten eher nach innen als nach außen, und sie neigen zu

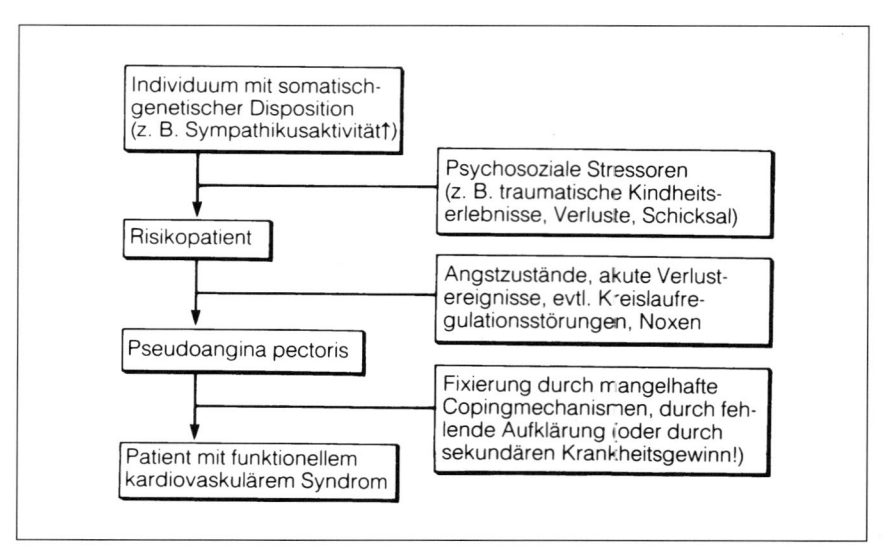

**Abb. 66** Erklärungsmodell zur Entstehung funktioneller Herzbeschwerden.

überkompensatorischen Verhaltensweisen (überzogene Leistungsansprüche, Zwanghaftigkeit).

Die *psychophysiologischen Erklärungsmodelle* gehen davon aus, daß bestimmte somatische Dispositionen vorliegen müssen, die dann im Zusammenwirken mit inneren und äußeren Einflüssen zum Krankheitsbild der *vegetativen Dystonie* führen. An somatischen Grundlagen steht eine erhöhte Sympathikusaktivität im Vordergrund (Tachykardie, Blutdrucksteigerung) sowie eine erhöhte emotionale Erregungsneigung (z. B. in Streßsituationen) und eine erniedrigte zentrale Schmerzschwelle (z. B. bei vertebragen bedingten Wurzelreizerscheinungen). Äußere Einflüsse (Unfall, Tod des Ehepartners etc.) könen dann auf diesem Boden zur akuten Beschwerdesymptomatik führen (Pseudoangina pectoris). Bei Fixierung der Patienten auf diese Beschwerden kommt es zur Chronifizierung (Abb. 66).

## Klinisches Bild

Die wichtigsten Symptome und Beschwerden, die in unterschiedlicher Häufigkeit und Akzentuierung vorkommen, sind in Tabelle 59 aufgeführt.

Die genannten lokalisierten Beschwerden treten häufig mit vegetativen Störungen anderer Organe auf (Gastrointestinaltrakt, Kopf, Atmung). Die Lokalisation und Intensität ist unbeständig, typischerweise treten die kardialen Symptome fast nie während einer Belastung, sondern vorher und nachher auf.

Die Schilderung der Beschwerden ist oft sehr lebhaft, angstbetont und intensiv, jedoch wenig konkret, und steht im krassen Gegensatz zu der bagatellisierenden, verleugnenden Schilderung der Koronarpatienten.

## Spezielle Krankheitsbilder

### Herzphobie

Bei Patienten mit einer Herzphobie (Synonym für Herzneurose) entwickeln sich die organbezogenen Beschwerden oft im Anschluß an einen sympathikovasalen

# Funktionelle Herzbeschwerden

| Lokalisation | Beschwerdebild |
|---|---|
| Herz | Herzklopfen, Herzstolpern, Herzjagen, Schmerzen in Form von Drücken und Stechen (!) in der Brust, z.T. Ausstrahlung in die Arme, Unverträglichkeit der linken Seitenlage |
| Lunge | Anfallsartige Kurzatmigkeit, Beklemmungsgefühle, erschwertes Atmen in Ruhe und unter Belastung |
| Vegetativum | Kopfschmerzen, Tremor, Schwindelgefühle, Schwitzen, Kältegefühl der Akren |
| Psyche | Leistungsschwäche, Müdigkeit, Schlafstörungen, Konzentrationsschwäche, Angstgefühle mit Todesangst, innere Unruhe, Lustlosigkeit |

**Tab. 59** Beschwerden beim funktionellen kardiovaskulären Syndrom.

Anfall oder eine vagovasale Synkope. Bei dieser Gruppe stehen Infarkt- und Todesangst, ängstliche Schonungstendenzen und ein starkes Anklammerungsverhalten im Vordergrund.

### Hyperkinetisches Herzsyndrom

Angstgefühle fehlen meist beim hyperkinetischen Herzsyndrom, welches sich durch eine Ruhetachykardie, erhöhte periphere Durchblutung und psychodynamisch durch eine in der Pubertät eintretende Aggressionshemung auszeichnet.

### Herzrhythmusstörungen

Psychosomatische Herzrhythmusstörungen beschränken sich nur auf Reizbildungsstörungen (Sinus- und supraventrikuläre Tachykardien), supra- und ventrikuläre Extrasystolen. Das anfallsweise auftretende Herzjagen geht mit ängstlichen Erregungszuständen einher, Extrasystolen werden als „Herzstolpern" empfunden. Hierzu neigen oft nach außen hin übergefügige Patienten, welche Konflikte bagatellisieren und rationalisieren und zur Überkompensation neigen.

## Befunde

Häufig finden sich Sinustachykardien, auch in Form von Dauertachykardien mit Frequenzen über 90 pro Minute wie beim hyperkinetischen Herzsyndrom. Anfallsartige Puls- und Blutdruck-Steigerung im Rahmen eines *sympathikovasalen Anfalls* (Herzfrequenz bis 160 pro Minute, Blutdruck bis 220/140 mmHg) gehen mit ausgeprägten Angstgefühlen einher. Bei paroxysmalen Tachykardien (Herzfrequenzen über 160 pro Minute) finden sich nur geringfügige Blutdruckanstiege; im Ruhe-EKG dieser Patienten ist die PQ-Zeit oft verkürzt.

Die Erregungsbildungsstörungen, wie ventrikuläre und supraventrikuläre Extrasystolen, treten bei psychovegetativ labilen Patienten entgegen ihren subjektiven Beschwerden nicht häufiger als bei Gesunden auf. Häufig finden sich degenerative HWS- und BWS-Veränderungen, die zu funktionellen Fehlhaltungen und zu extrakardialbedingten pektangiformen Beschwerden führen.

Der übrige kardiopulmonale Untersuchungsbefund ist unauffällig; die weiterführende (zum Ausschluß einer organischen Erkrankung durchzuführende!) Diagnostik mittels Langzeit-EKG, Belastungs-EKG, Röntgen, Echokardiographie, eventuell sogar Myokardszintigraphie und Koronarangiographie bleiben ohne pathologischen Befund.

## Diagnose und Differentialdiagnose

Auch wenn man beim Schildern der uncharakteristischen, wandernden, belastungsunabhängigen Beschwerden, bei fehlenden EKG-Veränderungen und bei Abwesenheit jeglicher Risikofaktoren, oft schon von Beginn an eine funktionelle Genese denkt, müssen organische Erkrankungen mittels oben erwähnter Diagnostik ausgeschlossen werden. Außer an die Koronarinsuffizienz muß an eine Myo-/Perikarditis, Mitralklappeninsuffizienz und -prolaps sowie an eine symptomatische Hypotonie gedacht werden. Nach Abschluß auch der Umgebungsuntersuchungen zum Ausschluß eines gastrointestinalen Geschwürs, einer Pankreatitis oder von BWS-Läsionen sollte die Diagnose der funktionellen Beschwerden keine Ausschlußdiagnose sein, da das Beschwerdebild relativ klar umrissen ist und Krankheitscharakter hat.

## Therapie

Ein schwerwiegender Fehler ist es, dem Patienten zu versichern, er sei ganz gesund! Dies bedingt Mißtrauen und verstärkte Ängstlichkeit beim Patienten, der dann weiterhin von Spezialist zu Spezialist ziehen wird, denn auch nach ausführlichsten internistisch-kardiologischen Untersuchungen bleiben meist Zweifel an der Richtigkeit der Diagnose. Spricht man die Patienten zu früh auf mögliche seelische Ursachen über Beschwerden an, entfalten sie einen erstaunlichen Widerstand aufgrund ihrer Überzeugung, seelisch „normal" zu sein.
Dem Patienten sollten nicht „sicherheitshalber" und zu dessen Beruhigung kardiologisch wirksame Medikamente verschrieben werden, um eine weitere Fixierung auf eine Organogenese zu vermeiden. Bei Rhythmusstörungen und hypertonen Regulationsstörungen können jedoch Betablocker mit gutem Erfolg eingesetzt werden (z. B. beim hyperkinetischen Herzsyndrom). Tranquilizer, wie z. B. die Benzodiazepine, können die Angstintensität mindern und Schlafstörungen positiv beeinflussen. Sie sollten jedoch nur therapiebegleitend eingesetzt werden.
Die Patienten müssen langfristig gesprächstherapeutisch betreut werden; entspannende, bewegungstherapeutische und verhaltenstherapeutische Maßnahmen sind zusätzlich erforderlich. Tiefenpsychologische Untersuchungen stellen die Indikation zur Psychoanalyse oder zu zentrierten Fokaltherapien.

## Verlauf und Prognose

Aufgrund fehlender Verlaufsbeobachtungen kann hierüber wenig ausgesagt werden. Bei akut ausgelösten funktionellen Herzbeschwerden ist bei entsprechender Führung oder Aufklärung der Patienten mit einer guten Prognose zu rechnen, bei chronifiziertem Leiden besteht wenig Aussicht auf deutliche Besserung. Ab dem 50.–60. Lebensjahr treten die Beschwerden jedoch wegen neu auftretender organischer Beeinträchtigungen zunehmend in den Hintergrund.

---

*Marginalien:*

Eine organische Erkrankung muß in jedem Fall ausgeschlossen werden.

Als Differentialdiagnosen wichtig sind KHK, Myokarditis, Mitralklappenprolaps, Hypertonie.

Das Beschwerdebild hat Krankheitscharakter.

Therapie

Die Patienten sollten nicht zu früh auf seelische Ursachen angesprochen werden, die Beschwerden müssen ernst genommen werden.

Bei tachykarden Rhythmusstörungen helfen Betablocker, Tranquilizer sollten nur therapiebegleitend bei starken Angstzuständen und Schlafstörungen eingesetzt werden.

Verlauf und Prognose

Die Prognose ist unsicher; ab dem 50.–60. Lebensjahr treten jedoch organische Beschwerden in den Vordergrund.

# Gefäßkrankheiten

# Hirngefäßerkrankungen

Ch. Heun-Letsch

## Definition

Hirngefäßerkrankungen sind Erkrankungen der Hirnarterien, deren extrakranieller Zubringerarterien und der Hirnvenen, die zu zentralen neurologischen Ausfallserscheinungen führen. Diese können entweder apoplektiform, also in Form eines Schlaganfalles, auftreten oder sich eher chronisch entwickeln, z. B. in Form der arteriosklerotischen Enzephalopathie (M. Binswanger) oder sich – wie zumeist – als Mischform manifestieren.

Die neurologischen Ausfälle können entweder als Herdsymptome, d.h. als Ausdruck einer lokalen Schädigung, in Form von Bewußtseinsstörungen oder als dementieller Prozeß vorliegen.

Der Schlaganfall, also das schlagartig – apoplektiform – auftretende neurologische Defizit, ist keine Krankheitseinheit, sondern ein Syndrom, dem verschiedene Krankheitsursachen zugrunde liegen können (Tab. 61).

> **Merke:**
> Es ist besser, nicht allgemein vom Apoplex zu sprechen, sondern das Krankheitsbild zu bezeichnen. So sollte der vaskulär bedingte Apoplex, d. h. der Schlaganfall aufgrund einer Gefäßerkrankung, richtiger als vaskulärer zerebraler Insult bezeichnet werden.
> Im weiteren Sinn umfassen die Hirngefäßerkrankungen auch noch die Erkrankungen der Rückenmarkgefäße, die ja ebenfalls zu den Gefäßen des ZNS gehören. Hier einzuordnen sind also auch die Krankheitsbilder des Rückenmarkinfarktes und der spinalen Blutung.

## Epidemiologie

Der vaskuläre zerebrale Insult steht nach Myokardinfarkt und malignen Erkrankungen an dritter Stelle in der Todesursachenstatistik in der BRD. In absoluten Zahlen ausgedrückt, sterben in der BRD jährlich etwa 100 000 Menschen an einem vaskulären zerebralen Insult. Damit stellt er etwa 15 % der Todesfälle.

In den USA läßt sich in den letzten 10 Jahren ein epidemiologischer Rückgang der tödlichen Myokardinfarkte um 13,5 und der tödlichen vaskulären zerebralen Insulte um 17,5 % beobachten. Der Grund dafür liegt in der konsequenten Behandlung der Risikofaktoren, d. h. Langzeitbehandlung der Hypertonie, Reduktion des Rauchens und Veränderung der Eßgewohnheiten mit Verringerung des Serumcholesterins sowie vermehrte sportliche Betätigung.

Der größte Risikofaktor für den vaskulären zerebralen Insult ist die arterielle Hypertonie, gefolgt vom Zigarettenrauchen. Vor allem die hypertonische Massenblutung nimmt durch konsequente Behandlung der Hypertonie ab. Mit der Häufigkeit weiter korreliert sind:

### a) Hirngefäßerkrankungen

Arterielle Hirngefäßerkrankungen
– Ischämische Insulte
  • Infarkt
  • Embolie
– Blutungen
  • Hypertensive Massenblutungen
  • Subarachnoidalblutung (in 60 % aus arteriellen Aneurysmen, in 10 % aus arteriovenösen Angiomen, auch als hypertensive Blutung)
  • Epidurales Hämatom (traumatisch, aus der A. meningea media)
– Entzündliche Arterienerkrankungen
  • Arteriitis temporalis
  • Thrombendangiitis obliterans (Winiwarter-Buerger)
  • Isolierte Vaskulitis des ZNS

Venöse Hirngefäßerkrankungen
– Sinusvenenthrombose (z.B. bei Ovulationshemmern, Migräne)
– Subdurales Hämatom (posttraumatisch, aus Brückenvenen)

### b) Stoffwechselstörungen und metabolische Störungen

– Hypoglykämie (auch Halbseitensymptomatik)
– Hitze
– Elektrolytstörungen
– Hirnödem
– Protein-S- oder -C-Mangel, Antiphospholipidsyndrom mit nachfolgenden arteriellen und venösen Embolien und Thrombosen

### c) Synkopen

– Kardial
– Vaskulär-orthostatisch
– Vagoton

### d) Tumoren

### e) Vergiftungen

### f) Neurologische Erkrankungen

– Epilepsie
– Migraine accompagnée
– Akute rheumatische Fazialisparese
– Multiple Sklerose
– Entzündliche ZNS-Erkrankungen wie Myelitis, Enzephalitis, Meningitis

### g) Hypertensive Krise

Tab. 61  Ursachen des Schlaganfalls.

– Lebensalter (Altersgipfel des ischämischen Insultes bei ca. 70 Jahren)
– Diabetes mellitus
– Alkoholismus
– Ovulationshemmer
– Adipositas
– Hyperlipidämie
– Männliches Geschlecht (nivelliert sich im höheren Lebensalter)
– Psychosoziale Faktoren

# Hirngefäßerkrankungen: Physiologie und Pathophysiologie

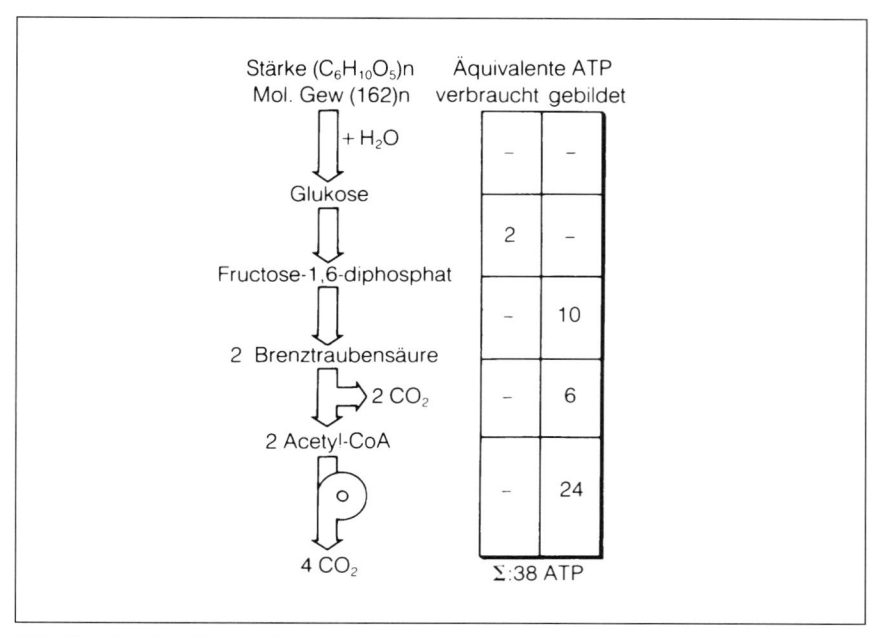

| Stärke $(C_6H_{10}O_5)n$ Mol. Gew (162)n | Äquivalente ATP verbraucht | gebildet |
|---|---|---|
| ↓ + $H_2O$ | – | – |
| Glukose | | |
| ↓ | 2 | – |
| Fructose-1,6-diphosphat | | |
| ↓ | – | 10 |
| 2 Brenztraubensäure | | |
| ↓ → 2 $CO_2$ | – | 6 |
| 2 Acetyl-CoA | | |
| ↓ | – | 24 |
| 4 $CO_2$ | Σ: 38 ATP | |

**Abb. 68** Aerober Glukoseabbau.

## Physiologie und Hirnstoffwechsel

Das Gehirn als besonders stoffwechselintensives Organ mit einem Anteil von 2 % am Gesamtkörpergewicht bedarf 20 % des Herzminutenvolumens. Um die Sauerstoffversorgung des Gehirns konstant zu halten, verfügt es über eine ausgeprägte, subtil reagierende Autoregulation. Diese resultiert aus dem Zusammenspiel zweier Komponenten, nämlich des zerebralen Perfusionsdruckes und des zerebralen Gefäßwiderstandes.

Das Gehirn wird von 4 großen extrazerebralen Gefäßen versorgt. Sie bilden zusammen den Circulus arteriosus Willisii. Er ermöglicht eine kollaterale Versorgung zwischen den Strömungsgebieten der Karotiden und der Vertebrales. Zwischen der völligen Ausbildung und dem völligen Fehlen eines Kollateralkreislaufs sind sämtliche Zwischenformen mit einer teilweisen Kompensation der Durchblutung in den ischämischen Hirnpartien möglich. Demzufolge können in allen Versorgungsgebieten des Gehirns Gefäßstenosen und Verschlüsse unbemerkt ablaufen.

Das Funktionieren der Kollateralen hängt von folgenden Faktoren ab:

1. der Weite der kollateralen Verbindung
2. von der Elastizität, also von der Wandbeschaffenheit; diese nimmt mit zunehmendem Alter ab.
3. von den Druckverhältnissen im Umgehungskreislauf, also vom Blutdruck und den allgemeinen Kreislaufverhältnissen
4. von der Geschwindigkeit, mit der sich ein Arterienverschluß entwickelt.

Bei jungen Menschen kann sogar der vollständige Verschluß einer der Karotiden kompensiert werden.

Als Energielieferant des Gehirns fungiert nahezu ausschließlich die Glukose. Normalerweise werden am Tag etwa 115 g verbraucht, die aerob abgebaut werden mit einer Ausbeute von 38 mol ATP pro mol Glukose. Bei Sauerstoffmangel wird

*Physiologie und Hirnstoffwechsel*

*Das Hirngefäßsystem verfügt über eine ausgeprägte Autoregulation. Diese hält die Perfusion unter den unterschiedlichsten Bedingungen konstant.*

*Das Hirn wird über 4 große Gefäßstämme versorgt, die zusammen den Circulus arteriosus Willisii bilden.*

*Dieser ermöglicht eine kollaterale Versorgung, die je nach Alter des Patienten und nach Schnelligkeit der Entstehung eines Verschlusses das unterschiedlichste Ausmaß annehmen kann.*

*Die Energieversorgung des Gehirns erfolgt über den aeroben Abbau von Glukose.*

| Von 100 vaskulären zerebralen Insulten sind: |
|---|

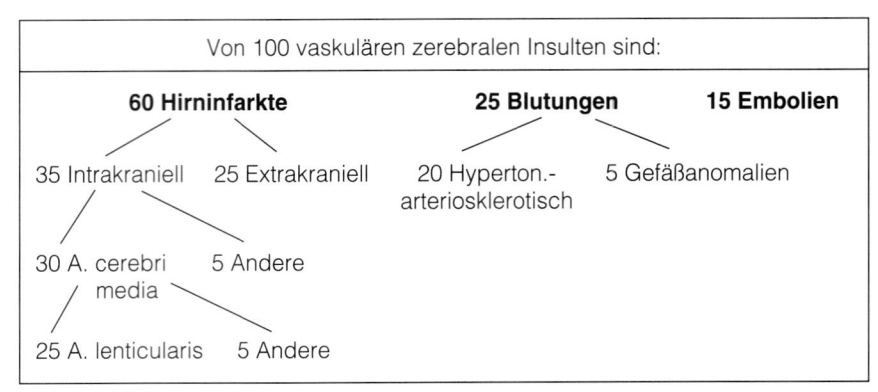

| **60 Hirninfarkte** | **25 Blutungen** | **15 Embolien** |
|---|---|---|
| 35 Intrakraniell   25 Extrakraniell | 20 Hyperton.-arteriosklerotisch | 5 Gefäßanomalien |
| 30 A. cerebri media   5 Andere | | |
| 25 A. lenticularis   5 Andere | | |

Tab. 60 Häufigkeitsverteilung der Ursachen vaskulärer zerebraler Insulte (ohne venöse und entzündliche Ursachen).

sie anaerob abgebaut mit einem Energiegewinn von nur 2 mol ATP pro mol Glukose und unter der vermehrten Freisetzung saurer Stoffwechselprodukte, namentlich Laktat (Abb. 68).

Die Wiederbelebungszeit (Strukturerhaltungszeit) beträgt bei der Hirnrinde 3–8 Minuten, beim Hirnstamm 7–10 Minuten.

## Pathophysiologie

Ursachen der zerebralen Mangeldurchblutungen sind Lichtungseinengungen oder Lumenverschlüsse der Zubringerarterien. Diese können sich ortsständig entwickeln wie bei der Arteriosklerose oder bei den Arteritiden, oder sie können durch eine Verschleppung von Material aus proximalen Gefäßabschnitten oder aus dem Herzen entstehen wie bei den Embolien.
Sie können auch Folge von Druck, Zug oder Knickbildungen an den Arterien sein. Außerdem entstehen Mangeldurchblutungen auch als Folge von Blutverteilungsstörungen wie beim Steal-Mechanismus. Ihm liegen Änderungen der Druckgradienten in Arterien oder Arteriolen zugrunde. Am wichtigsten ist das Subclavian-Steal-Syndrom, das auf einer Abgangsstenose oder Obliteration der Arteria subclavia beruht und das mit unter Belastung des Armes auftretenden Durchblutungsstörungen infolge Strömungsumkehr der ipsilateralen Arteria vertebralis einhergeht.

Bedingungen für das Auftreten von Symptomen bei Stenose der Zubringerarterien sind:
– Einengung des Lumens um mehr als 80 %
– Blutdruckabfall
– Herzrhythmusstörung
– Adam-Stokes-Anfall
– Sick-Sinus-Syndrom
– Bradyarrhythmie

Im Strömungsgebiet der A. vertebralis dominieren die hämodynamischen Ursachen, im Strömungsgebiet der A. carotis interna sind lokale Verschlüsse und embolische Vorgänge häufiger. Ursache der lokalen Schädigung ist in erster Linie die Arteriosklerose, in sehr seltenen Fällen entzündliche Veränderungen, wie z. B. bei der Arteriitis temporalis.
Quelle der Emboliebildung sind atherosklerotische Plaques an den extrakraniel-

# Hirngefäßerkrankungen: Physiologie und Pathophysiologie

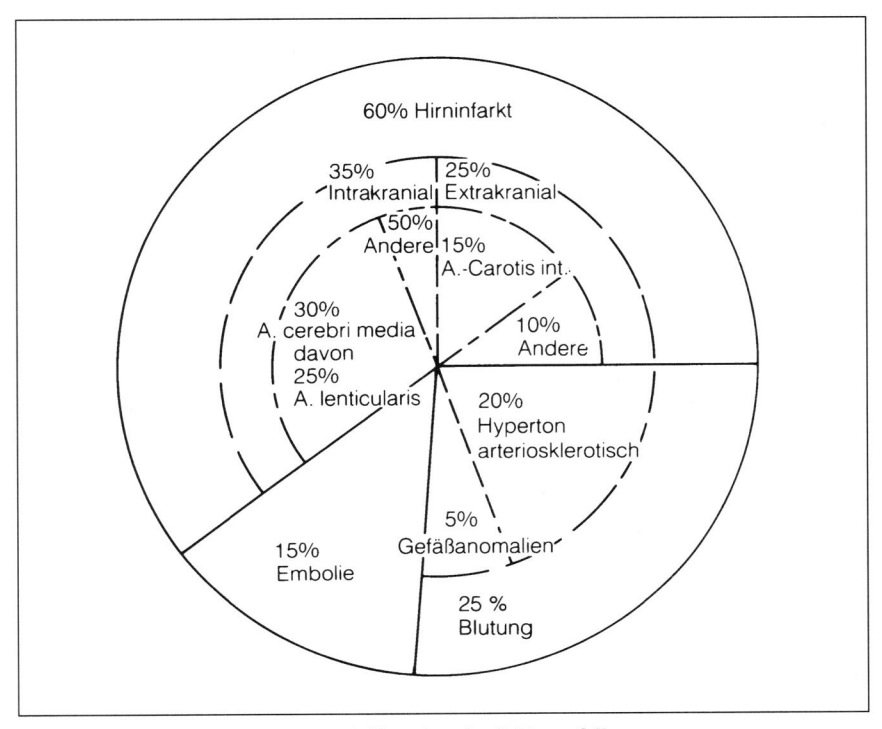

**Abb. 67** Hirngefäßerkrankungen als Ursachen des Schlaganfalls.

len Arterien, speziell an der Karotisgabel. Von hier aus wird atheromatöses Material, nämlich Plättchenaggregate oder Thrombusteile, seltener Cholesterinkristalle, in die zerebrale Strombahn eingeschwemmt. Beweisend für diesen Vorgang ist die Amaurosis fugax, bei der die Embolien am Augenhintergrund unmittelbar beobachtet werden können.

Außerdem können Embolien aus dem Herzen auftreten, selten im Rahmen gekreuzter Embolien bei offenem Foramen ovale aus den tiefen Beinvenen. Bei der Embolie aus dem Herzen handelt es sich um abgelöste Teile eines Thrombus, der bei Rhythmusstörungen oder bei Zustand nach Infarkt auftreten kann.

Hypertensive Blutungen sind Rhexisblutungen der Hirngefäße; sie entstehen oft im Rahmen einer hypertensiven Krise.

Die Subarachnoidalblutung entsteht in 60 % aus einem rupturierten Aneurysma, in 10 % aus einem arteriovenösen Angiom, ferner ebenfalls als hypertensive Rhexisblutung; in 10 % ist die Ursache nicht geklärt.

Intrazerebrale bzw. intrakranielle Hämatome sind meist traumatischer Genese.

Venöse Erkrankungen, vor allem die Sinusvenenthrombose, entstehen durch fortgeleitete Entzündungen, durch Tumoren, in der Schwangerschaft und im Wochenbett sowie nach Hirntrauma.

## Ätiologie

Häufigste Ursache des vaskulären zerebralen Insults ist mit 60 % der Fälle der Hirninfarkt (Enzephalomalazie), der entweder vaskulär oder hämodynamisch ausgelöst wird. Der Anteil der Blutungen beträgt 20 %, in ungefähr 10–15 % liegt eine Embolie zugrunde (Tab. 60), in ca. 5 % eine venöse Hirngefäßerkrankung (unter Berücksichtigung blander und asymptomatischer Sinusvenenthrombosen), in seltenen Fällen die Arteriitis temporalis oder andere entzündliche Gefäßerkrankungen (Abb. 67).

schalteten Arterien oder das linke Herz.

Ätiologie

Ursachen des vaskulären zerebralen Insultes sind:
– in 60 % der Hirninfarkt (Enzephalomalazie)
– in 20 % eine Blutung (Enzephalorrhagie)
– in 10–15 % eine Embolie

# Hirngefäßerkrankungen: Physiologie und Pathophysiologie

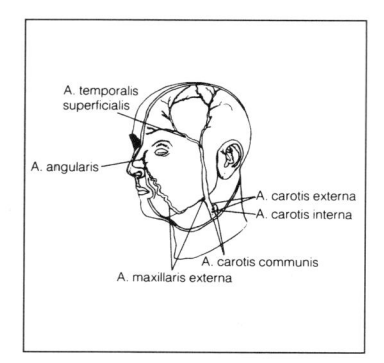

**Abb. 69** Arterielle Versorgung des Gehirns.

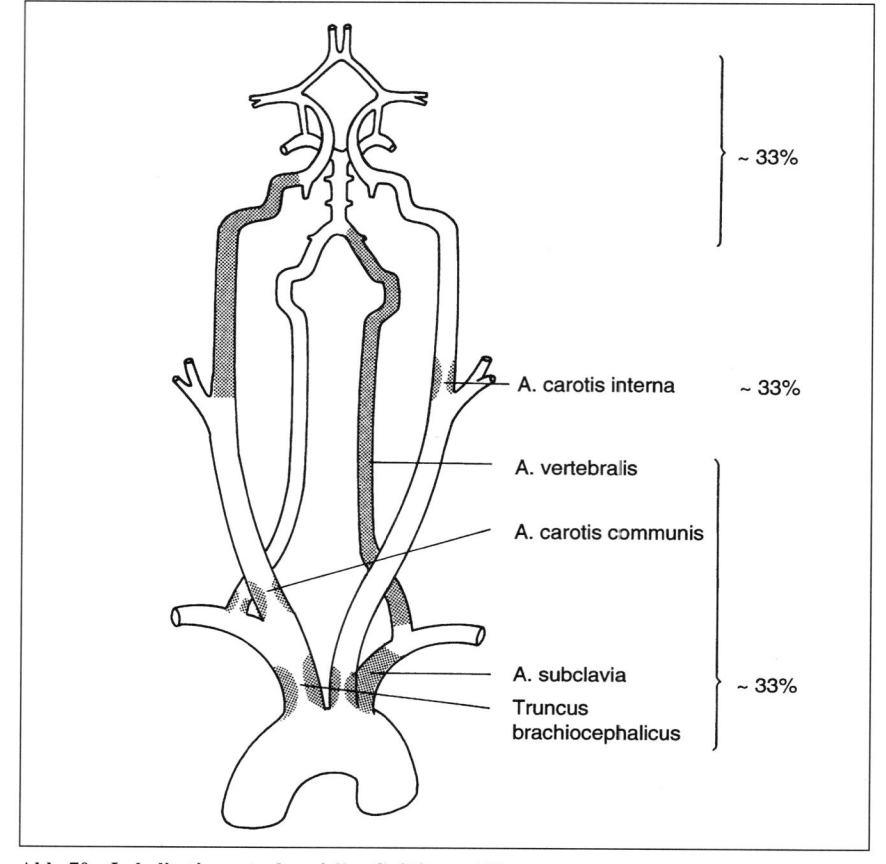

**Abb. 70** Lokalisation extrakranieller Gefäßverschlüsse.

| Arterie | Zahl | Prozent |
|---|---|---|
| Truncus brachiocephalicus | 3 | 0,75+ |
| A. subclavia | 11 | 2,75+ |
| A. carotis communis | 6 | 1,50+ |
| A. carotis int. (Halsabschnitt) | 179 | 44,75+ |
| A. carotis int. (Siphon) | 29 | 7,25° |
| A. cerebri media | 104 | 26,00° |
| A. cerebri anterior | 9 | 2,25- |
| A. vertebralis | 44 | 11,00+ |
| A. basilaris | 5 | 1,25- |
| A. cerebri posterior | 10 | 2,50- |
| + Chirurgisch zugänglich | 60,75 % | |
| ° Chirurgisch bedingt zugänglich | 33,25 % | 94,00 % |
| - Chirurgisch nicht zugänglich | 6,00 % | |

**Tab. 62** Lokalisation und Möglichkeit einer chirurgischen Korrektur bei 400 arteriellen Stenosen, bestimmt durch 4-Gefäß-Angiographie.

– in bis zu 5 % venöse Erkrankungen
– in seltenen Fällen entzündliche Erkrankungen der Arterien.
35–50 % der Verschlüsse liegen extrakraniell, davon sind 75 % einer chirurgischen Therapie zugänglich.

35–50 % der Verschlußprozesse liegen in der arteriellen Einstrombahn des Gehirnes, also im Bereich der 4 Zubringerarterien zwischen Aortenbogen und Schädelbasis (Abb. 69 und 70). Die Erkennung dieser extrakraniellen Gefäßerkrankungen ist ohne besondere technische Hilfsmittel bei der Mehrzahl der Patienten in der Praxis möglich. Rund 75 % sind einer chirurgischen Korrektur zugänglich (Tab. 62).

# Hirngefäßerkrankungen: Klinik

| Schweregrad | | Klinische Kennzeichen | OP.-Indikation |
|---|---|---|---|
| Stadium I | | Asymptomatische Stenose bzw. Verschluß. Objektivierbare pathologische Gefäßbefunde an den Hirngefäßen (Stenosegeräusch, sonographisch und/oder angiographisch nachgewiesener Verschlußprozeß) ohne subjektive Beeinträchtigung | (+) |
| Stadium II („transient ischaemic attack", TIA, intermittierende zerebrovaskuläre Insuffizienz, „little" oder „impending stroke") | 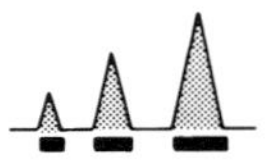 Minuten bis 24 h | Transitorische ischämische (evtl. rezidivierende) Attacken. Dauer der neurologischen Symptome: Minuten bis 24 h mit vollständiger Restitution. Amaurosis fugax | +++ |
| Stadium III (frischer Schlaganfall, zerebraler Infarkt, „frank stroke", „progressive stroke") | 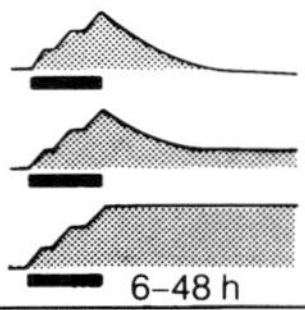 6–48 h | Ischämischer Hirninfarkt<br>a) mit kompletter Restitution<br>b) mit partieller Restitution<br>c) ohne Restitution | (+) |
| Stadium IV (postapoplektischer Endzustand, „completed stroke") | 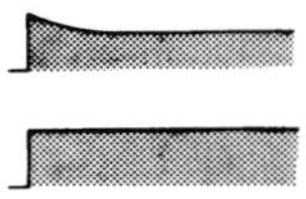 | Kompletter Hirninfarkt mit permanenten neurologischen Symptomen über die 4. Woche hinaus<br>a) mit partieller Restitution<br>b) ohne Restitution | (+) |

**Abb. 71** Schweregrad der zerebralen Ischämie.

Klinisch von größter Bedeutung ist die computertomographische Unterscheidung in
– *Lakunäre Insulte:* 1–1,5 cm große multiple Defekte, oft in der Capsula interna; sie sind Ausdruck einer lokalen Hyalinose der kleinen Gefäße infolge Hypertonie.
– *Territorialinfarkte:* Das gesamte von einer Arterie versorgte Hirngewebe ist betroffen aufgrund eines (embolischen) Verschlusses.
– *Grenzzoneninfarkte:* Betroffen ist die „letzte Wiese" an der Grenze zwischen zwei Versorgungsgebieten bei kritischem Perfusionsdruckabfall hinter einer Stenose.

## Pathologie

Bei der Hirnischämie zeigen sich nach 10–12 Stunden makroskopische Veränderungen in Form von Volumenzunahme und gelatinöser Veränderung des betroffenen Bezirkes (Erweichung). Nach 3–4 Wochen verflüssigt sich die Nekrose, um nach 6 Monaten in einen zystischen Gewebsdefekt überzugehen. Die Nekrose wird durch Makrophagen abgeräumt, es entsteht die enzephalomalazische Pseudozyste.

Pathologie

Aus der Hirnischämie entsteht aufgrund der eintretenden Koagulationsnekrose die enzephalomalazische Pseudozyste.

## Klinisches Bild

### Symptomatik bei ischämischen Insulten

Ischämische Insulte entstehen aufgrund der mangelnden Blutversorgung eines Hirnbezirks. Hierzu gehören also die durch Enzephalomalazie und durch Embolie verursachten Insulte. Die Stadieneinteilung zeigt Abbildung 71.

Klinisches Bild

Symptomatik bei ischämischen Insulten

Die Symptomatik teilt sich in 2 Gruppen nach Verschlüssen aus dem Strömungsgebiet der A. carotis interna

## Neurologische Manifestationen der zerebralen Ischämie

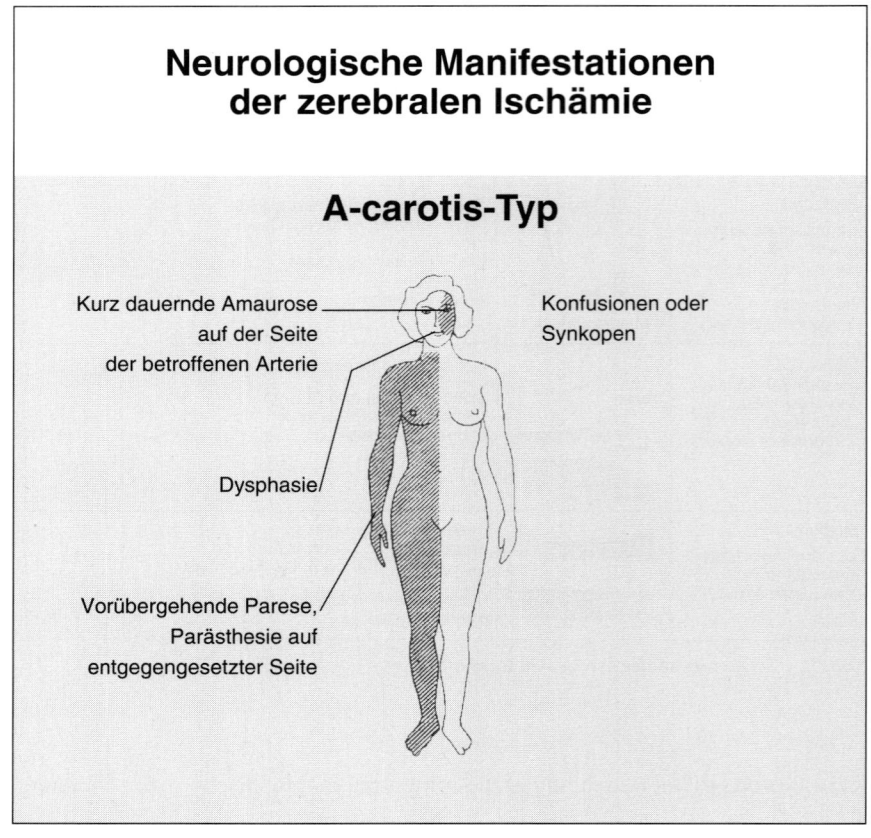

### A-carotis-Typ

- Kurz dauernde Amaurose auf der Seite der betroffenen Arterie
- Konfusionen oder Synkopen
- Dysphasie
- Vorübergehende Parese, Parästhesie auf entgegengesetzter Seite

**Abb. 72**

und der A. vertebralis.

Die Symptomatik bei ischämischen Insulten teilt sich in 2 große Gruppen:

1. Symptomatik von Verschlüssen, die aus dem Strömungsgebiet der A. carotis interna stammen (Abb. 72).
2. Symptomatik von Verschlüssen, die aus dem vertebrobasilären System stammen (Abb. 73).

Die ersteren sind weitaus häufiger.

Leitsymptom bei ersteren ist die motorische oder sensomotorische Hemiparese, mit oder ohne Aphasie.

Bei Verschluß der A. cerebri media oder anterior resultiert in der Regel eine brachiofazial betonte Hemiparese, und zwar entweder rein motorisch oder sensomotorisch. Ist die dominante Hemisphäre betroffen, tritt zusätzlich oder auch isoliert eine Aphasie auf.
Eine beinbetonte Parese weist auf den Verschluß der A. cerebri anterior hin.

Bei Störungen des vertebrobasilären Systems ist die Symptomatik sehr vielfältig.

Die Symptome einer Störung des vertebrobasilären Systems sind sehr vielfältig, nämlich:

- Systematischer Schwindel
- Hinterkopfschmerzen
- Sturzattacken
- Dysarthrie
- Dysphagie
- Hemi- und Tetraparesen
- Hörstörungen
- Augenmuskellähmungen

# Hirngefäßerkrankungen: Klinik

**Neurologische Manifestationen der zerebralen Ischämie**

**A-vertebralis-Typ**

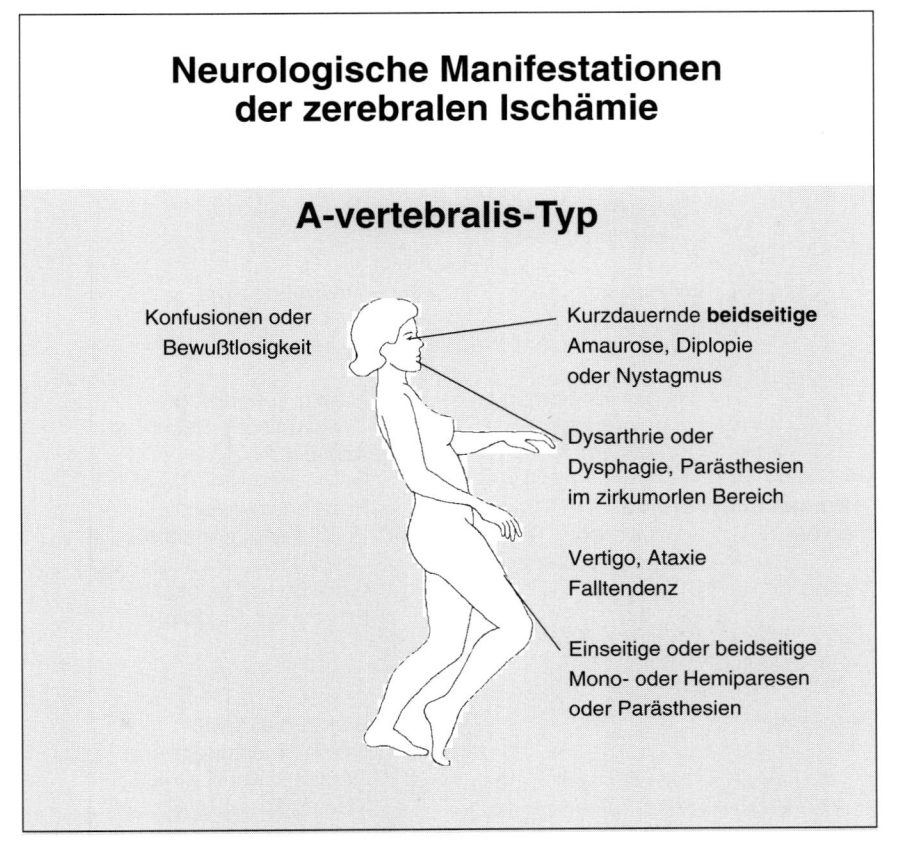

- Konfusionen oder Bewußtlosigkeit
- Kurzdauernde **beidseitige** Amaurose, Diplopie oder Nystagmus
- Dysarthrie oder Dysphagie, Parästhesien im zirkumorlen Bereich
- Vertigo, Ataxie Falltendenz
- Einseitige oder beidseitige Mono- oder Hemiparesen oder Parästhesien

Abb. 73

- Gesichtsfeldstörungen
- Vigilanzstörungen

**Merke:**
Außer bei Hirnstamminfarkten treten nur bei Blutungen Vigilanzstörungen auf.

Störungen im Hirnstammbereich entsprechen dem Alternans-Syndrom: Hirnnervenlähmung und Ataxie treten ipsilateral zur Hirnschädigung, die Sensibilitätsstörungen am Rumpf treten kontralateral als dissoziierte Empfindungsstörungen auf. Reine Kleinhirninfarkte äußern sich in einer homolateralen Ataxie.
Beim Basilarisverschluß als schwerstem Krankheitsbild treten Coma vigile und Tetraplegie mit Augenmuskellähmung auf.
Zur Differentialdiagnose des Hirninfarkts nach Lokalisation des Gefäßverschlusses siehe Tabelle 63.

## Symptomatik bei Hirnblutungen

### Hypertensive Massenblutung

Der akute ischämische Insult ist oft von einer hypertensiven Massenblutung klinisch nicht zu unterscheiden (Tab. 64). Die Diagnose ist computertomographisch zu sichern. Oft sind jedoch Prodromalerscheinungen der Hochdruckkrise vor-

| Gefäß | Homolateral | Kontralateral | Besonderheiten |
|---|---|---|---|
| A. carotis interna | | Halbseitenlähmung, brachiofazial betont Hemihypästhesie<br><br>Gelegentlich homonyme Hemianopsie | Bei Rechtshändern und linksseitiger Gefäßerkrankung, Aphasie, Apraxie Akalkulie |
| A. cerebri media | | Wie oben | Wie oben |
| A. cerebri posterior | | Homonyme Hemianopsie | |
| A. cerebri anterior | | Halbseitenlähmung, beinbetont | Häufig ausgeprägte psychische Störungen Apathie |
| Aa. vertebrales | **Hirnstammsyndrome**<br>Nukleäre Hirnnervenlähmung<br>Zerebelläre Störungen<br>Ataxie<br>Hypotonie<br>Nystagmus | Hemiparese<br>Hemihypästhesie | Pupillenstörungen Pupille eng, annähernd lichtstarr, Blicklähmung Gesichtsfelddefekte Erbrechen, Singultus |
| A. basilaris | Hemi- oder Tetraparese | | Blutdruckkrisen Unregelmäßigkeit von Herzaktion und Atmung Meningismus Bewußtseinsstörungen |

Tab. 63 Differentialdiagnose des Hirninfarkts nach Lokalisation des zugrundeliegenden Gefäßverschlusses.

einer hypertensiven Krise vorhanden. Häufig tritt initial ein heftiger Kopfschmerz mit Vigilanzstörungen auf.

handen, wie Kopfschmerzen, Schwindel, Tinnitus, Unruhe etc. Meist kommt es tagsüber bei psychischer und physischer Belastung zur Blutung, die als Initialsymptom einen heftigen Kopfschmerz, oft verbunden mit Vigilanzstörungen bis zum Koma, zeigt.

## Subarachnoidalblutung

Typisch ist ein schlagartiger Kopfschmerz mit Meningismus, Übelkeit, Vigilanzstörungen.

Die Subarachnoidalblutung hat unabhängig von ihrer Ätiologie eine einheitliche Symptomatik, die sich in schlagartig einsetzendem Kopfschmerz mit Meningismus, begleitet von Übelkeit und Erbrechen, äußert. Zusätzlich treten Vigilanzstörungen auf.

## Intrakranielle venöse und arterielle Hämatome

Das arteriell verursachte epidurale Hämatom geht mit Kopfschmerz, Übelkeit und Somnolenz einher. Das venös bedingte subdurale Hämatom zeigt eine langsam entstehende Symptomatik, manchmal lediglich psychomotorische und mnestische Störungen.

Sie sind in der Regel traumatisch bedingt, auch wenn bei den langsam entstehenden subduralen Hämatomen oft kein oder nur ein Bagatelltrauma erinnert wird. Das epidurale Hämatom, welches durch Blutung aus der A. meningea media resultiert, äußert sich durch Kopfschmerz, Erbrechen, Somnolenz. Das subdurale Hämatom, das durch venöse Blutungen entsteht, zeigt eine unspezifische Symptomatik wie psychomotorische Verlangsamung und mnestische Störungen neben einer sich langsam entwickelnden Halbseitensymptomatik.

# Hirngefäßerkrankungen: Klinik

|  | Hypertensive Blutung | Hirninfarkt |
|---|---|---|
| Altersgipfel | 60 Jahre | 70 Jahre |
| Situation | Aktivität | Ruhe |
| Hypertonie | ++ | + |
| Kopfschmerz | ++ | + |
| Vigilanzstörung | ++ | (+) |
| Liquor | Blutig oder xanthochrom | Unauffällig |
| CT-Befund | Hyperdense Zone | Hypodense Zone |
| Verlagerung der Mittellinie im CT | + | – |

Tab. 64 **Unterscheidung zwischen ischämischem Insult und hypertensiver Massenblutung.**

## Symptomatik der Arteriitis cranialis (temporalis)

Diese wird ausführlich bei den entzündlichen Gefäßerkrankungen besprochen. Hier sollen lediglich der Kopfschmerz, die Myalgien, die mögliche Erblindung und die in seltenen Fällen auftretenden ischämischen Insulte erwähnt werden. Wichtig ist die sofortige Therapieeinleitung mit Kortikoiden.

Symptomatik bei Arteriitis cranialis

Im Vordergrund stehen Kopfschmerz, Myalgien, evtl. Visusstörungen, selten ischämische Insulte.

## Symptomatik bei venösen Erkrankungen

Venöse Hirngefäßerkrankungen (Sinusthrombosen), die als Folge von otogenen oder rhinogenen entzündlichen oder von tumorösen Prozessen entstehen bzw. nach Hirntrauma, im Wochenbett oder in der Schwangerschaft auftreten, äußern sich in Kopfschmerzen, Übelkeit, Erbrechen, häufig auch in Halbseitensymptomatik und epileptischen Anfällen. Typisch sind Hirndruckzeichen und ein Papillenödem.

Symptomatik venöser Erkrankungen

Neben Kopfschmerzen und Übelkeit treten Halbseitensymptomatik, epileptische Anfälle und ein Papillenödem auf.

## Symptomatik des Subclavian-Steal-Syndroms

Hier treten unterschiedliche Zeichen der zerebralen Ischämie zumeist bei der Belastung der oberen Extremität auf.

Subclavian-Steal-Syndrom

Typische Symptomatik bei Belastung der oberen Extremität

## Symptomatik bei Rückenmarksinfarkten und spinalen Blutungen

Hier sind die Symptome einer Myelopathie zu beobachten, d. h. entweder eine radikuläre Symptomatik oder ein evtl. unvollständiges Querschnittssyndrom. Das Spinalis-anterior-Syndrom bei Ischämie der von dieser Arterie versorgten Bezirke zeigt eine dissoziierte Empfindungsstörung.

Symptomatik bei Rückenmarksinfarkten und spinalen Blutungen

Hier findet man die Symptome einer Myelopathie.

- TIAs
- Amaurosis fugax
- Pseudobulbärparalytische Zeichen
  (= Dysarthrie, -phonie, -phagie, pathologisches Weinen und Lachen als Zeichen der supranukleären Schädigung der motorischen Hirnnerven; im Gegensatz zur Bulbärparalyse bei ALS und Poliomyelitis keine Zungenatrophie und keine Faszikulationen)
- Sehstörungen
- Kopfschmerzen
- Schwindel
- Migräneanfälle
- Epileptische Äquivalente
- Synkopen
- Drop attacks
- Psychopathologische Veränderungen
- Äußere Hinweiszeichen: Verstärkte Prominenz und Schlängelung der A. temporalis

Tab. 65  Frühsymptome bei zerebralen Durchblutungsstörungen.

## Diagnostik

### Früherkennung und Frühsymptome

Bei den zerebralen Durchblutungsstörungen ist die Frühdiagnostik (Tab. 65) von großer Wichtigkeit, um durch Ausschaltung von Risikofaktoren und Bekämpfung von Manifestationsfaktoren das weitere Fortschreiten zu stoppen. Ziel ist vor allem die Verhinderung des kompletten Schlaganfalls.

Wichtig ist neben der sorgfältigen Eigenanamnese die Fremdanamnese, da sich der Patient an die Symptome oft nicht erinnert bzw. sie verdrängt und außerdem die neurologische Untersuchung, z. B. nach einer TIA, oft keinen pathologischen Befund ergibt.

### Untersuchungsgang

#### Körperliche Untersuchung

Zu körperlichen Untersuchungsbefunden siehe Tabelle 66.

#### Apparative Untersuchung

Bei den apparativen Verfahren sind solche zu unterscheiden, die als nichtinvasive Methoden für Screening-Untersuchungen geeignet sind, wie Dopplersonographie und Ultraschall-B-Bild-Untersuchung der großen Halsgefäße, und invasive Methoden, die der Diagnosesicherung dienen. Hier ist vor allem die zerebrale Arteriographie zu nennen. Die DSA der Hirngefäße nimmt eine Mittelstellung ein. Weiterhin kommen folgende diagnostische Maßnahmen zum Einsatz:

- Transkranielle Dopplersonographie zur Beurteilung der circulus willisii und zur Aufdeckung intrakranieller Gefäßstenosen
- EEG
- Hirnszintigraphie
- Zerebrales CT

# Hirngefäßerkrankungen: Therapie

Anamnese
- Vorausgegangene TIAs mit erhaltenem Bewußtsein
- Beschwerden einer arteriellen Verschlußkrankheit anderer Lokalisation wie Claudicatio und Angina pectoris

Pulsbefund
- A. carotis communis, externa und interna
- A. maxillaris
- A. angularis
- A. temporalis
- A. subclavia
- Armarterien

Auskultation
Stenosegeräusche an der Karotisgabel und an den supraaortalen Stammarterien (cave fortgeleitetes Herzgeräusch)

Beidseitige Blutdruckmessung an den Oberarmen
Suspekt ist eine Differenz von ≥ 20 mmHg

Apparative Suchtests
- Supraorbitale Dopplersonographie (normale Strömungsrichtung von innen nach außen. Die umgekehrte Strömungsrichtung ist ein Zeichen dafür, daß hier ein Kollateralkreislauf besteht, der das Schädelinnere über die A. orbitalis versorgt). Doppler der A. vertebralis und der Karotiden zum Aufdecken von Stenosen; transkranieller Doppler
- Zerebrales CT
- Angiographie bzw. DSA

**Tab. 66** Möglichkeiten der klinischen Erfassung von zerebralen Gefäßkrankheiten.

Mit Hilfe des zerebralen Computertomogramms läßt sich die in Hinblick auf die spätere Therapie bedeutsame Frage Hirninfarkt – Hirnblutung beantworten sowie die Unterscheidung lakunäre Insulte – Territorialinfarkt – Grenzzoneninfarkt treffen.

## Therapie

### Akuttherapie

> **Merke:**
> Für den Schlaganfall gibt es bis heute keine durch Studien gesicherte effektive Therapie. Wichtig sind daher in erster Linie supportive Maßnahmen.

Schon vor klinischer Aufnahme sollte die Therapie einer hypertensiven Krise oder einer Herz-Kreislauf-Insuffizienz eingeleitet werden:

- Behandlung der hypertensiven Krise mit Nifedipin, Clonidin, Dihydralazin
- Bei gleichzeitigen Zeichen der Herzinsuffizienz auch mit Nitraten oder Diuretika, die außerdem dem oft begleitend vorhandenen Hirnödem entgegenwirken.

Bei den blutdrucksenkenden Maßnahmen ist in zweierlei Hinsicht Vorsicht geboten: Erstens gehen initial erhöhte Blutdruckwerte zumeist innerhalb von 2 Stunden zurück, zweitens sollte bei bekannter Hypertonie der Blutdruck nicht unter 160/190 mmHg gesenkt werden, da die Blutdruckschwelle für die Autoregulation der Hirngefäße bei länger bestehender Hypertonie erhöht und somit bei tieferen Werten eine unerwünschte Verschlechterung der Ischämie zu befürchten ist.

Ein Blutdruckabfall im Rahmen des Insults erfordert aus eben diesen Gründen eine therapeutische Intervention: zunächst die Volumentherapie, unter klinischen Bedingungen die Gabe von Dopamin über den Perfusor.

Vor allem bei der hypertensiven Massenblutung ist die Behandlung des Hirnödems wesentlichstes Therapieziel. Hierzu gehören:
– Hochlagern des Oberkörpers um 30°
– Bei Ateminsuffizienz frühzeitige Intubation und evtl. kontrollierte Hyperventilation zur Senkung des $pCO_2$. Im Rahmen der metabolischen Regulation der zerebralen Durchblutung kommt es zur Vasokonstriktion mit einer nachfolgenden Verminderung des intrazerebralen Volumens. Daraus folgt wiederum die Verminderung des Hirndruckes mit einer verbesserten Perfusion.
– Osmotherapeutika wie Mannit, Sorbit oder Glyzerin
– Streßulkusprophylaxe

Nur beim zerebralen Insult infolge eines Hirntumors bzw. Hirnmetastasen wird das begleitende Hirnödem mit Dexamethason in einer Dosierung von initial 12 mg, dann 4 mg alle 6 Stunden therapiert.

**Thrombozytenaggregationshemmer**

Beim Apoplex sollte die Gabe von ASS erfolgen, und zwar initial 250–500 mg i.v., weiterhin 100 mg/die. Ist eine Blutung ausgeschlossen, erfolgt die „Mediumdose"-Heparinisierung mit 2 x 10 000 IE/die sc.

**Behandlung von TIAs**

Sich häufende und schwere TIAs sind als drohender Apoplex aufzufassen; der Funktionsstoffwechsel der Hirnzellen ist gestört, der Strukturstoffwechsel kann noch erhalten werden. Folgende Maßnahmen sind indiziert (wie auch beim progredienten Insult):
– Gabe von ASS
– Heparinisierung („Medium dose" oder therapeutisch)
– Bei Polyglobulie evtl. Hämodilution
– Cave: zu rasche RR-Senkung!
– Schnellstmöglich Ausschaltung der Risikofaktoren
– Schnellstmögliche Angiographie

**Therapie bei kardiogenen Hirnembolien**

Bei nachgewiesen kardiogenen Hirnembolien ist eine PTT-gesteuerte Vollheparinisierung mit ca. 40 000 IE/die über 14 Tage indiziert; sodann sollte eine orale Antikoagulation erfolgen.

# Hirngefäßerkrankungen: Therapie

> **Merke:**
> Eine Thrombolyse ist nur in besonderen Ausnahmefällen (Basilaristhrombose) indiziert und ist Zentren vorbehalten. Auch eine Vollheparinisierung bei Apoplex ist nur im Rahmen von Studien durchzuführen; in der Regel gilt das Verbot von Antikoagulanzien 4 Wochen nach Apoplex.
> Zerebrale Hämatome werden in der Regel einer chirurgischen Hämatomausräumung zugeführt, ebenso die Subarachnoidalblutung.
> Bei Hirnvenenthrombosen steht die Therapie des Hirndrucks im Vordergrund, bei septischen Venenthrombosen die Antibiose.

## Konservative Therapie

An erster Stelle muß bei der Therapie der zerebralen Gefäßkrankheiten die Prävention genannt werden. Sie besteht in erster Linie in der Ausschaltung der Risikofaktoren (siehe „Ätiologie", S. 323).

An zweiter Stelle steht die Verhinderung der Progredienz bei bereits etablierter Hirngefäßerkrankung, also die Beseitigung von Strömungshindernissen und Emboliequellen, außerdem die Therapie der auslösenden hämodynamischen Faktoren wie Rhythmusstörungen, Herzinsuffizienz unmd Hypotonie. In diesem Zusammenhang ist auch die Therapie respiratorischer Störungen von Bedeutung, mit dem Ziel der Wiederherstellung der Normoxie.

## Krankengymnastische Maßnahmen und Logopädie

Sobald der Patient wieder zur Willkürmotorik fähig ist, sollte diese durch krankengymnastische Übungen auf neurophysiologischer Grundlage stimuliert werden.

Eine früh einsetzende logopädische Behandlung beeinflußt Aphasie und Dysarthrie günstig.

## Medikamentöse Beeinflussung des Hirnstoffwechsels

Für eine Reihe von Pharmaka liegen Studien mit Hilfe von Hirnszintigraphie oder Durchblutungsmessung vor, die eine Wirksamkeit belegen, so z. B. für Pentoxifyllin (Trental®), Naftidrofuryl (Dusodril®) und Ginkgo biloba Spezialextrakt EGb 761 (Tebonin®). Vor allem die Wrksamkeit des Ginko biloba Spezialextraktes EGb 761 ist umfangreich dokumentiert. So konnte z. B. in tierexperimentellen pharmakologischen Untersuchungen nachgewiesen werden, daß EGb 761 die viskosen und elastischen Eigenschaften des Blutes positiv beeinflußt, die Vollblutviskosität senkt und die Durchblutung verbessert.

EGb 761 neutralisiert schädliche Sauerstoffradikale und verhindert die ischämiebedingte, gesteigerte Lipidperoxidation. Die in EGb 761 enthaltenen Ginkgolide haben darüber hinaus PAF-antagnostische Eigenschaften, sie wirken projektiv auf Zell- und Gewebeintegrität und hemmen die Thrombozytenaggregation.

Zahlreiche klinische Studien, die zum größten Teil doppelblind placebokontrolliert durchgeführt wurden, belegen die eindeutige Wirksamkeit von EGb 761 bei dementiellen Erkrankungen und pAVk.

---

*Konservative Therapie*

An erster Stelle steht die Prävention.

Sodann folgt die Ausschaltung von Manifestationsfaktoren mit dem Ziel, die Progredienz bei bereits etablierter Erkrankung zu verhindern.

*Krankengymnastik und Logopädie*

Sie beeinflussen die Genesung günstig.

*Medikamentöse Beeinflussung des Hirnstoffwechsels*

Bei einer Reihe von Medikamenten besteht eine nachgewiesene Wirksamkeit.

## Behandlung von Sekundärschäden

Von nicht zu unterschätzender Wichtigkeit sind pflegerische Maßnahmen zur Vermeidung von Sekundärschäden wie Dekubitalulzera, Kontrakturen, Harnwegsinfekten, Pneumonie etc.

## Operative Therapie

Operative Therapieverfahren stehen bei den zerebralen Gefäßerkrankungen in der Hauptsache für die extrakraniell lokalisierte Form der Arteriosklerose der Hirnarterien zur Verfügung, außerdem noch für manche Formen des Steal-Syndroms (z. B. Subclavian-Steal-Syndrome) und für einige Formen der zerebralen Gefäßanomalien, in erster Linie für Hirnarterienaneurysmen, ferner für intrazerebrale Hämatome und die Subarachnoidalblutung.

Hier sei lediglich auf die operative Therapie der Karotis- oder Vertebralisstenosen eingegangen.

## Indikationen

Hauptindikation für die operative Therapie der zerebralen Durchblutungsstörungen sind die TIAs, die als „Wetterleuchten" eines drohenden Hirninfarkts gewertet werden müssen.

> **Merke:**
> Die Indikation zur Operation besteht nur aus hochgradigen Stenosen (> 70 %) bei fortbestehenden TIAs trotz ASS. Nur dann profitieren die Patienten von der Operation.

Symptomlose Karotis- oder Vertebralisstenosen werden nur entdeckt und verifiziert, wenn aufgrund eines bei der körperlichen Untersuchung gehörten Strömungsgeräusches gedopplert oder angiographiert wird. Es wird allerdings kontrovers diskutiert, ob die symptomlose Stenose in absehbarer Zeit von einem Hirninfarkt gefolgt wird und ob sie damit eine Indikation für eine medikamentöse Therapie oder für die chirurgische Intervention abgibt. Bei symptomloser Stenose wird heute i. a. keine Operationsindikation angenommen. Eine Indikation besteht aber dann, wenn eine Stenose mit zu Seitenlokalisation passender Symptomatik vorliegt und diese trotz bestehender ASS-Therapie auftritt.

Eine strittige Indikation ist der progrediente Insult, bei dem die Symptome mit dem Anwachsen des geschädigten Bezirkes innerhalb von Stunden oder 1–2 Tagen zunehmen. Hier ist in jedem Falle die Angiographie der zu der Symptomatik kontralateralen Seite indiziert, um ein blutendes Gliom oder ein Hämatom auszuschließen, bei dem dann ein entsprechender operativer Eingriff indiziert ist. Beim progredienten ischämischen Insult liegt die OP-Letalität bei etwa 50 %, so daß hier die Indikation sehr umstritten ist.

Beim kompletten ischämischen Insult besteht keine OP-Indikation.

## Operationstechnik

Die Karotisgabel wird freipräpariert, während der Desobliteration wird ein intraluminaler Shunt gelegt. Bei kleinlumigen Arterien oder bei langstreckigen Ste-

nosen kann ein Venenstreifentransplantat (Patch) eingenäht werden. Das Gefäß sollte nicht länger als 20 Minuten nicht perfundiert werden.
Die Engstelle kann auch durch einen Bypass überbrückt werden, der entweder aus einem Venentransplantat oder aus synthetischem Material besteht.
Die Operationsletalität beträgt etwa 3 % bei sorgfältiger Indikationsstellung.

patch aufgenäht.

Die Letalität beträgt 3 %.

## Prognose

Die partielle Rückbildung der Symptomatik nach einem kompletten Schlaganfall kann 2–4 Wochen dauern.
25 % der Patienten sterben, 15 % werden zu Pflegefällen, 44 % bleiben invalide, 16 % werden wieder arbeitsfähig.
Jeder zweite Patient stirbt innerhalb von 5 Jahren an einem Rezidiv oder einem Myokardinfarkt. Durch gute Compliance, betreffend die Blutdruck- und Blutzuckereinstellung, die Beendigung des Rauchens etc. verbessert sich die Prognose. Eine gute Betreuung und Selbsthilfe-Gruppen können die Compliance erhöhen.

Prognose

Die partielle Rückbildung der Symptomatik bei komplettem Insult nimmt bis zu 4 Wochen in Anspruch.

Eine gute therapeutische Compliance verbessert die Prognose.

# Akuter arterieller Verschluß

Ch. Heun-Letsch

## Definition

Unter einem akuten arteriellen Gefäßverschluß versteht man den plötzlich auftretenden Verschluß einer Arterie aufgrund eines ortsständigen Thrombus oder – weitaus häufiger – aufgrund eines Embolus.
Weitere Ursachen siehe Tabelle 67.

## Ätiologie

Ätiologisch kommen als Ursache bzw. Ursprung für den *Embolus* in Frage:

– Rheumatisches Mitral- oder Aortenvitium
– Absolute Arrhythmie bei Vorhofflimmern
– Zustand nach Klappenersatz
– Zustand nach Herzinfarkt (intertrabekuläre Thromben)
– Rhythmisierungsversuch
– Thrombulzeröse Arteriosklerose vorgeschalteter Arterien
– Aortenaneurysmata

Thrombulzerierende Endokarditiden sind heute als Quelle wesentlich seltener geworden.
Die ortsständige *arterielle Thrombose* entsteht im Rahmen der präexistierenden obliterierenden Arteriosklerose oder entzündlicher Gefäßerkrankungen. Außerdem kommt als Ursache auch ein Trauma des Gefäßes in Frage.

## Lokalisation

Prädilektionsstellen für die Embolien sind die spitzwinkligen Teilungsstellen der Arterien, besonders an der unteren Extremität: Iliakal-, Femoral-, Poplitealgabel (Abb. 74).
Der Verschluß liegt in der Regel 2 Handbreit über dem zumeist scharfrandig begrenzten blassen ischämischen Bezirk.

## Klinik und Diagnostik

Leitsymptom ist der peitschenschlagartige Extremitätenschmerz, mit den sogenannten 6 P:

– Pain
– Pallor
– Paresthesia
– Paralysis

# Akuter arterieller Verschluß

| |
|---|
| Arterielle Embolie |
| Arterielle Thrombose |
| Arterienverletzung |
| Arteriospasmus (traumatisch, iatrogen) |
| Aneurysma dissecans |
| Ergotismus |

**Tab. 67** Ursachen akuter arterieller Gefäßverschlüsse.

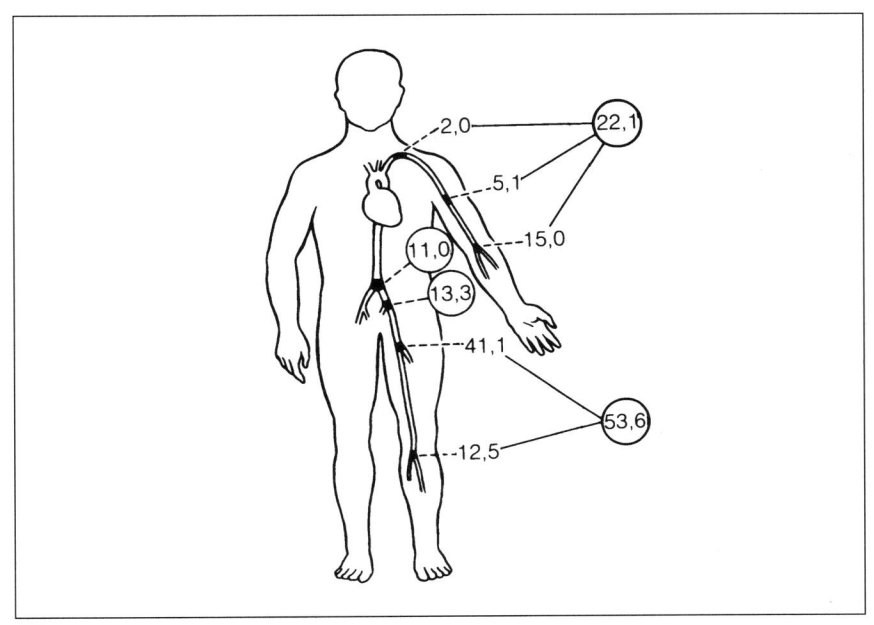

**Abb. 74** Lokalisation von Embolien in %.

- Prostration
- Pulslessness

Ein schmerzbedingter Schockzustand kann hinzutreten.

Bei arterieller Thrombose infolge des vorbestehenden Kollateralkreislaufes bei manifester Stenose sind die klinischen Symptome schwächer ausgeprägt und setzen weniger akut ein. Oft empfindet der Patient nur einen Knick in der Gehstrecke. Neben der rein klinischen Diagnose, die in der Regel auch für die Stellung der Operationsindikation ausreicht, ist die Angiographie diagnostisches Mittel der Wahl. Ferner kommt die Dopplersonographie zum Einsatz.
Beim vollständigen Verschluß ohne Kollateralen entstehen in 6 Stunden irreversible Gewebeschädigungen der hypoxischen Extremitätenabschnitte und nach wenigen Tagen kommt es zur Nekrose.

## Differentialdiagnose

Der akute arterielle Verschluß mit seinen typischen Schmerzsymptomen muß differentialdiagnostisch abgegrenzt werden gegen:

---

Schmerzbedingter Schock

Bei der arteriellen Thrombose mit vorbestehender Stenose ist die Symptomatik weniger akut als bei der Embolie.
Neben der klinischen Diagnosestellung kommen Arteriographie und arterieller Doppler zum Einsatz.

Differentialdiagnose

Differentialdiagnostisch muß eine Reihe von Erkrankungen abgegrenzt werden.

- Akute Ischialgie
- Phlegmasia coerulea dolens
- Akute Venenthrombose
- Muskelfaserriß
- Arterielle Pseudoembolie (Spasmus bei versehentlicher i.a. Injektion)
- Aneurysma dissecans aortae

## Therapie

Auch hier ist die sofortige Klinikeinweisung – in der Regel auf eine chirurgische Abteilung – erforderlich.

> **Merke:**
> Der akute Arterienverschluß ist ein Ereignis, das klinisch überall diagnostiziert werden kann und sofortiges Handeln erfordert. Der Preis der zu spät gestellten Diagnose ist die Amputation.

Während des Transportes sind folgende Maßnahmen vorzunehmen:

- Schmerzbekämpfung
- 10–20 000 IE Heparin i.v.
- Infusion zur Schockbehandlung
- Tieflagerung und Polsterung der betroffenen Extremität

Kontraindiziert sind:

- Externe Wärmezufuhr
- Wechselbäder
- Hochlagerung der Extremität
- Vasodilatanzien
- Abwarten einer spontanen Besserung ohne diagnostische Abklärung

Therapie der Wahl vor allem bei proximalen Verschlüssen ist die chirurgische Intervention mit Embolektomie durch den Foggarty-Katheter, evtl. in Lokalanästhesie. So kann der Embolus mitsamt dem Appositionsthrombus problemlos entfernt werden.

Alternativ kommt eine thrombolytische Behandlung mit Streptokinase in Frage, vor allem bei peripherer Lokalisation und multiplen Embolien oder wenn die Operation abgelehnt wird.

## Prophylaxe

Prophylaktisch ist die Antikoagulation, bei Kontraindikationen gegen diese die Antiaggregation geeignet, die Bildung von Emboli bei Herzwandaneurysmen, nach Klappenersatz, bei Rhythmisierung etc. zu vermeiden.

---

Therapie

Die sofortige stationäre Einweisung ist erforderlich.

Während des Transportes:

Schmerzbekämpfung, Heparinisierung, Schockbehandlung

Kontraindikationen

Bei proximalen Verschlüssen ist die chirurgische Intervention Mittel der Wahl.

Bei peripheren Verschlüssen kommt die medikamentöse Thrombolyse zum Einsatz.

Prophylaxe

Vermeidung der Bildung von Emboli durch Antikoagulation/Antiaggregation bei emboliegefährdeten Patienten

# Chronische periphere arterielle Verschlußkrankheit (AVK)

Ch. Heun-Letsch

## Definition

Die periphere arterielle Verschlußkrankheit (AVK) ist der Oberbegriff für Krankheitsbilder, die durch Stenose oder Verschluß größerer, mittlerer und kleinerer Gliedmaßenarterien entstehen.
Die Bezeichnung AVK ist unabhängig von der Ätiologie, da degenerative und entzündlich bedingte Arterienverschlüsse oder Arterienstenosen gleichartige Veränderungen hervorrufen.

## Epidemiologie

Mit der Alterszunahme der Bevölkerung gewinnt auch die AVK ständig an Bedeutung. In letzter Zeit wurden mehrere prospektive Studien zur Häufigkeit der AVK in der Bevölkerung durchgeführt. Die Basler Studie, bei der 2 630 scheinbar gesunde männliche Beschäftigte der chemischen Industrie in Basel untersucht wurden, erbrachte folgende Häufigkeit der AVK:

1. Eine 5-Jahres-Inzidenz von 80/1 000, diese ist identisch mit der Inzidenz der KHK.
2. Von diesen waren 25 % symptomatisch, 75 % asymptomatisch.
3. 30 % der Neuerkrankungen betrafen Männer unter 54 Jahren.
4. Jeder 5. der Erkrankten stirbt innerhalb von 5 Jahren (das entspricht einer Minderung der Lebenserwartung von 10 Jahren).
5. Bei 75 % trat eine deutliche Progredienz nach 2,5 Jahren ein (am raschesten an der A. femoralis).
6. Männer waren 5mal häufiger betroffen als Frauen.

## Ätiologie

90–95 % der AVK-Fälle sind durch die arteriosklerotische Gefäßkrankheit bedingt, also durch eine Arteriosclerosis obliterans. Für die Arteriosklerose der peripheren Gefäße sind die Risikofaktoren Zigarettenrauchen, Hyperlipoproteinämien und Diabetes mellitus an erster Stelle zu nennen. Die restlichen 5–10 % sind durch entzündliche Gefäßerkrankungen, also Angiitiden, verursacht.

## Pathophysiologie

Druckgefälle, Gefäßquerschnitt, Gefäßlänge und Viskosität sind Parameter, die die Stromgröße bestimmen. Nach dem Hagen-Poisseuilleschen Gesetz hat der Querschnitt die größte Bedeutung, da er in vierter Potenz in die Stromgleichung eingeht (Tab. 68). Das Durchflußvolumen wird bei der AVK also in erster Linie vom Ausmaß der Stenosierung bestimmt, in zweiter Linie erst durch Faktoren,

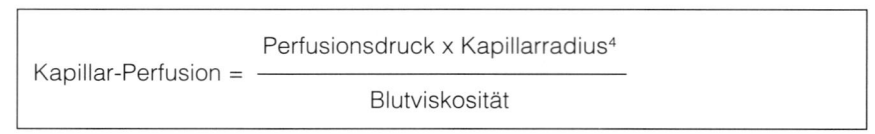

$$\text{Kapillar-Perfusion} = \frac{\text{Perfusionsdruck} \times \text{Kapillarradius}^4}{\text{Blutviskosität}}$$

**Tab. 68** Hagen-Poiseuillesches Gesetz.

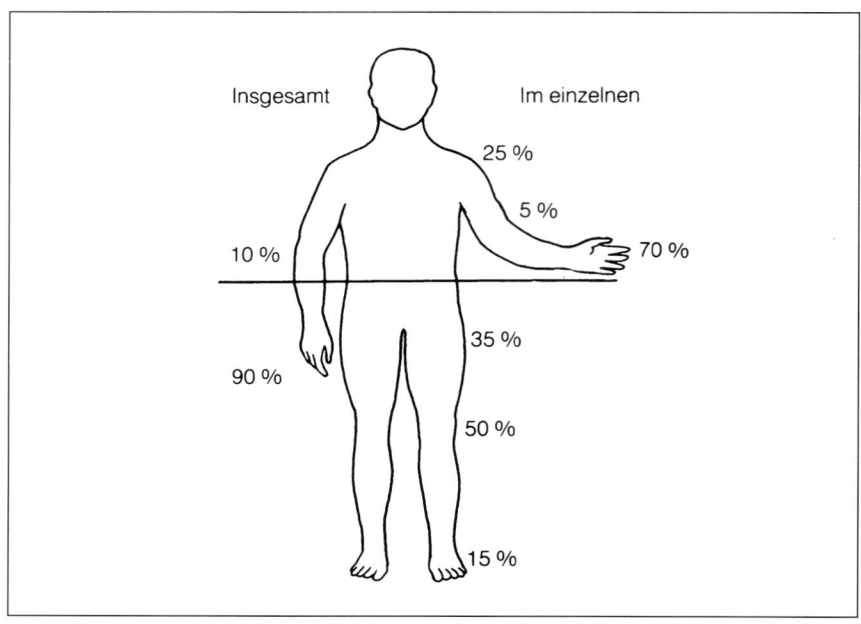

**Abb. 75** Verschlußlokalisation bei AVK.

die das Druckgefälle über der Stenose bestimmen, wie z. B. die verminderte Vis à tergo eines insuffizienten Herzens, oder durch Faktoren, die die Viskosität des Blutes beeinflussen, wie z B. eine Viskositätserhöhung durch eine reaktive Polyglobulie im Rahmen einer pulmonalen Erkrankung.

## Stadieneinteilung und klinisches Bild

### Stadieneinteilung

Je nach Schweregrad wird die AVK nach *Fontaine* in 4 Stadien eingeteilt:

- *Stadium I:* Subjektive Beschwerdefreiheit bei vorliegender AVK
- *Stadium II:* Belastungsschmerz, Claudicatio intermittens
  Stadium IIa: Gehstrecke über 200 m
  Stadium IIb: Gehstrecke unter 200 m
- *Stadium III:* Ruheschmerzen
- *Stadium IV:* Nekrobiosen bzw. Gangrän

### Lokalisation

In nahezu 90 % der Fälle ist ausschließlich die untere Extremität betroffen (Abb. 75); hier werden 3 Lokalisationsformen unterschieden:

1. *Beckentyp:* Er macht etwa 1/3 aller Fälle aus. Eingeschlossen ist darin auch der distale Aortenverschluß unterhalb des Abganges der Nierenarterien (Leriche-Syndrom).
2. *Oberschenkeltyp:* Er tritt etwa in der Hälfte der Fälle auf und betrifft zu 95 % die Arteria femoralis, die im klinischen Sprachgebrauch als Arteria femoralis superficialis bezeichnet wird.
3. *Unterschenkeltyp oder peripher-akraler Typ:* Er wird in den Unterschenkeltyp mit dem Verschluß einer oder mehrerer Unterschenkelarterien und in den peripher-akralen Typ mit dem Verschluß der A. dorsalis pedis differenziert. Davon abzugrenzen ist die Mikroangiopathia diabetica.

> 1. Beckentyp inkl. Leriche-Syndrom
>
> 2. Oberschenkeltyp
>
> 3. Unterschenkeltyp und peripher-akraler Typ

## Klinik

### Klinik der AVK der aortoiliakalen Gefäße (Beckentyp)

Ein totaler, zumeist thrombotischer Verschluß der Aorta unterhalb des Abganges der Nierenarterien wird als Leriche-Syndrom bezeichnet. Typisch dafür ist ein klammerartiger Schmerz der Beckenmuskulatur, der häufig in die Oberschenkelmuskulatur ausstrahlt.

Neben dem Belastungshinken, der Claudicatio intermittens, können auch belastungsabhängige abdominale Schmerzen beim Gehen auftreten, die als „mesenteric steal syndrome" oder „aorto-iliac steal syndrome" bezeichnet werden. Diese entstehen, wenn der A. mesenterica inferior via A. rectalis superior – A. rectalis inferior – A. iliaca interna Blut zugunsten der Beinmuskulatur entzogen wird. Ferner tritt eine erektile Dysfunktion auf.

> Klinik
>
> Beckentyp
>
> Hier stehen Schmerzen der Beckenmuskulatur im Vordergrund, die in die Oberschenkel ausstrahlen können.
>
> Falls die Beinmuskulatur über Kollateralen versorgt wird, die dem Mesenterialstromgebiet Blut entziehen, kann es zu belastungsabhängigen abdominalen Beschwerden kommen. Typischerweise tritt Impotenz auf.

### Klinik der AVK der femoropoplitealen Gefäße (Oberschenkeltyp)

Hier entstehen die typischen Claudicatio-intermittens-Beschwerden an der Muskulatur der Waden, das typische „Raucherbein" oder die „Schaufensterkrankheit". Der Verschluß sitzt in der Regel 2 Handbreit über der Stelle, an der die Beschwerden auftreten.

> Oberschenkeltyp
>
> Hier steht das Belastungshinken im Vordergrund, wobei die Schmerzen ca. 2 Handbreit unterhalb des Verschlusses beginnen.

### Klinik der AVK der peripher-akralen Gefäße (Unterschenkeltyp und peripher-akraler Typ)

Hier stehen seltener Schmerzen im Bereich der Fußsohle im Vordergrund, sondern vielmehr ein Kältegefühl des Fußes und der Zehen sowie Ulzerationen im Akralbereich.

Die *Mikroangiopathia diabetica* als Sonderfall der peripher-akralen AVK ist durch folgende Trias gekennzeichnet:

– Tastbarer Puls
– Fehlende Claudicatio
– Nekrobiosen mit erhöhter Infektiosität

Die Nekrosen beginnen akral und weisen eine erhöhte infektiöse Gefährdung auf. Die oft ausgedehnten peripheren Nekrosen sind bei diabetischer Neuropathie schmerzlos, der Fuß ist bei entzündlichen Begleiterscheinungen oft warm. Begleitend tritt eine Osteoarthropathie auf.

> Unterschenkeltyp und peripher-akraler Typ
>
> Hier stehen Kältegefühl der Füße und akrale Ulzerationen im Vordergrund.
>
> Beim Sonderfall der diabetischen Mikroangiopathie treten frühzeitig Nekrobiosen auf, wobei die Fußpulse erhalten sind und keine Claudicatio intermittens vorliegt. Die Nekrosen sind oft infiziert, jedoch schmerzlos.

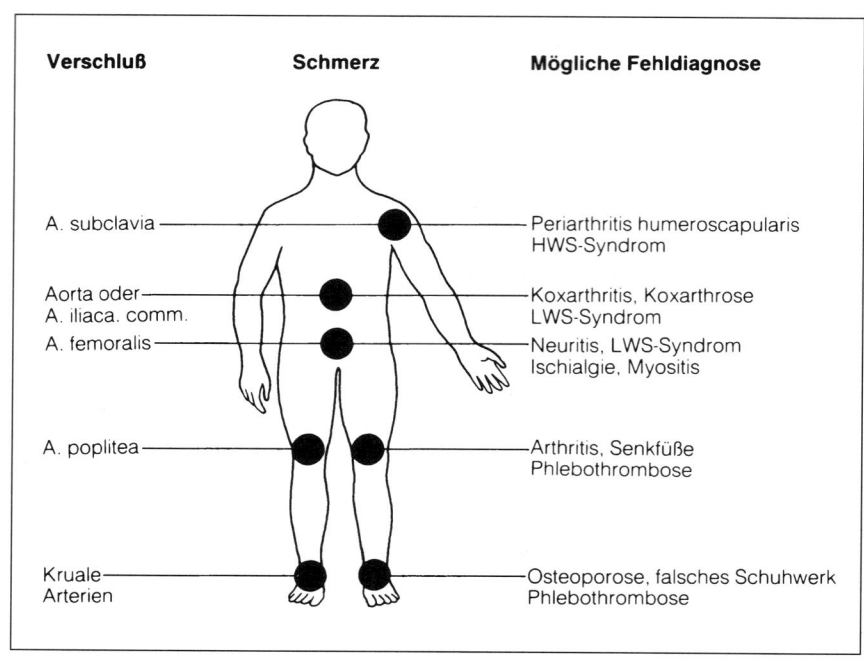

| Verschluß | Schmerz | Mögliche Fehldiagnose |
|---|---|---|
| A. subclavia | (Schulter) | Periarthritis humeroscapularis, HWS-Syndrom |
| Aorta oder A. iliaca. comm. | (Hüfte) | Koxarthritis, Koxarthrose, LWS-Syndrom |
| A. femoralis | (Oberschenkel) | Neuritis, LWS-Syndrom, Ischialgie, Myositis |
| A. poplitea | (Knie/Wade) | Arthritis, Senkfüße, Phlebothrombose |
| Kruale Arterien | (Fuß) | Osteoporose, falsches Schuhwerk, Phlebothrombose |

**Abb. 76** Schmerzlokalisation, Verschlußlokalisation und mögliche Fehldiagnosen.

## Differentialdiagnostische Überlegungen

Ein Belastungshinken kann außer bei der AVK auftreten bei:

- *Claudicatio intermittens spinalis* = neurogene Claudicatio bei einer Einengung des Spinalkanales durch Spondylosis deformans, Spondylarthrose, Spondylolisthesis u. ä.
- *Venenleiden* wie Beckenvenenverschluß, wenn die Venen das bei Belastung anfallende Blutvolumen nicht drainieren können (*Claudicatio venosa*)
- *Hämorheologischer Claudicatio*, bei der im Rahmen einer Polyzytämie, eines multiplen Myeloms oder einer Leukämie die Blutviskosität heraufgesetzt ist.

# Diagnostik

Die AVK ist eine Erkrankung, deren Diagnose mit klinischen Untersuchungsverfahren gestellt werden kann. Apparativ erhobene Untersuchungsbefunde dienen lediglich der Diagnosesicherung bzw. Bestätigung des Schweregrades.

## Klinische Diagnostik

Die klinische Diagnostik besteht aus:

1. *Anamnese:* Fragen nach Hypertonie, Diabetes mellitus, KHK, zerebrovaskulären Erkrankungen, Gicht, Amputationen, Gangrän, Venenleiden sowie Fragen nach Symptomen wie Kältegefühl, Parästhesien, Belastungsschmerz, Ruheschmerz
2. *Inspektion:* unter Beachtung von Hautkolorit, Zustand der Nägel, Nekrosen, Varikosis, Thrombophlebitis, trophischen Störungen, posttrombotischem Syndrom, Hauttemperatur

# AVK: Diagnostik

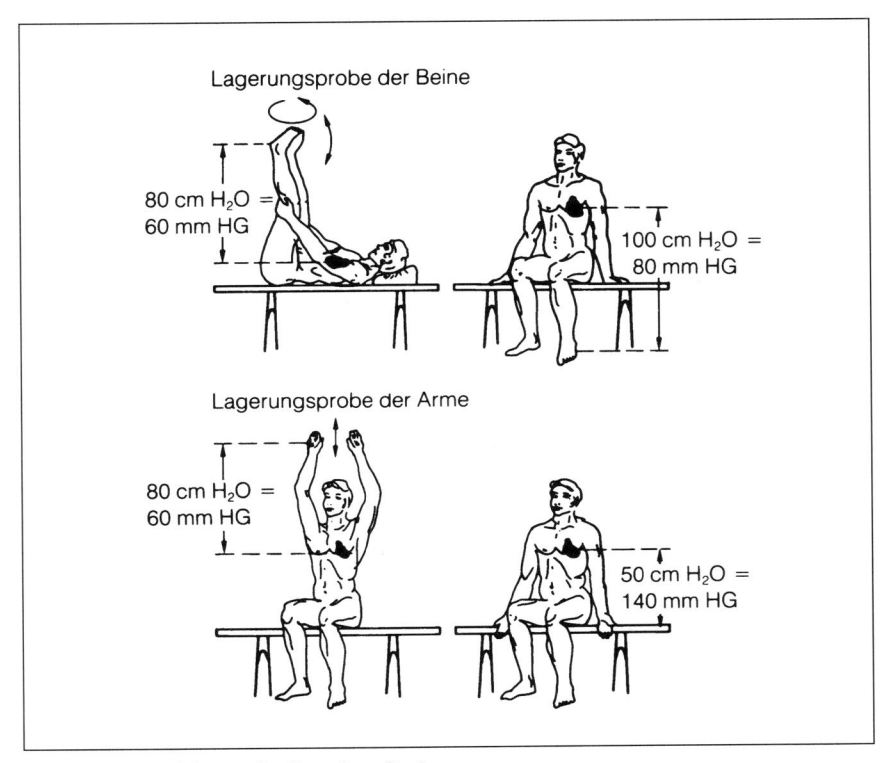

**Abb. 77** Durchführung der Ratschow-Probe.

3. *Palpation* der peripheren Pulse, der Temperatur, Wadendruckschmerz, von Ödemen, Druckdolenz der Venenstränge
4. *Gefäßauskultation* vor und nach Belastung, zum Erkennen von Stenose oder Sklerosegeräuschen
5. *Ratschow-Lagerungsprobe*
6. *Allen-Test*
7. *Kontrollierter Gehstrecke*, meist mit Hilfe des Laufbandergometers
8. *Messung des Blutdruckes* in der A. tibialis posterior und A. dorsalis pedis unter Kontrolle des Blutflusses in diesen Arterien mit der Doppler-Sonde

## Durchführung der klinischen Tests

*Ratschow-Probe*

Die von *Ratschow* eingeführte Untersuchung gibt Auskunft über den Kompensationsgrad eines arteriellen Verschlusses im Bereich der Bein- oder Beckenarterien. Dabei hebt der auf dem Rücken liegende Patient mit Unterstützung der Arme beide Beine senkrecht hoch und führt 2 Minuten lang kreisende Bewegungen im Bereich der Sprunggelenke aus (Abb. 77).
Anschießend setzt er sich auf und läßt beide Füße locker nach unten hängen. Bei normalem arteriellem Gefäßbefund kommt es innerhalb von 5–10 Sekunden zu einer diffusen Hautrötung und innerhalb von 15–20 Sekunden zu einer zunehmenden Venenfüllung im Bereich des Fußrückens.
Bei arteriellem Verschluß oder hochgradiger Stenose treten auf der betroffenen Seite eine fleckförmige oder diffuse Abblassung der Fußsohle oder auch Schmerzen im Bereich der Wade auf. Die Venenfüllung setzt verspätet ein.
Bei hochgradigen Stenosen beobachtet man auch zuerst die Wiederauffüllung der Venen und erst anschließend eine reaktive Hyperämie.

---

Palpation, vor allem der Pulse

Gefäßauskultation

Ratschow-Lagerungsprobe
Allen-Test
Kontrollierte Gehstrecke
Blutdruckmessung und Blutflußkontrolle

Durchführung der klinischen Tests

Ratschow-Probe

Die hochgestreckten Füße werden zwei Minuten lang bewegt und anschließend, während sie wieder nach unten hängen, die Rötung und Wiederauffüllung der Venen im Seitenvergleich beobachtet.

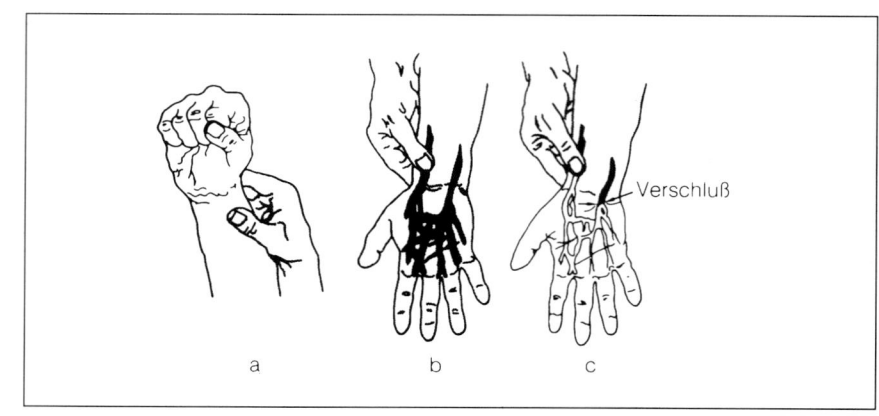

Abb. 78 Allen-Test: Der Untersucher komprimiert beidseits die A. radialis, während der Patient kräftig die Faust öffnet und schließt.

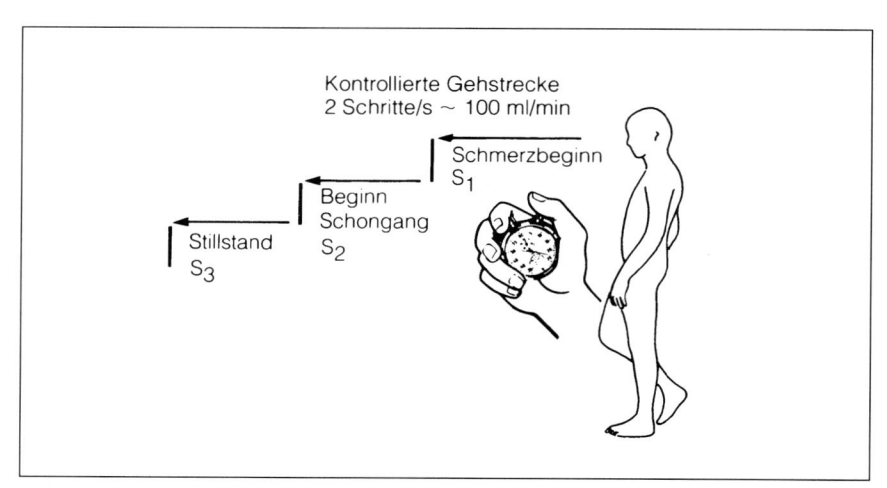

Abb. 79 Kontrollierte Gehstrecke (120 Schritte/min).

*Allen-Test*

An der oberen Extremität wird analog zur Ratschow-Probe die Faustschlußprobe durchgeführt (Abb. 78). Beim Allen-Test führt der Patient Faustschlußbewegungen durch, während jeweils A. ulnaris oder radialis komprimiert werden. Bei gesunden Arterien wird der Verschluß jeweils einer Arterie durch die andere kompensiert, bei Komprimierung der gesunden und Stenose der anderen kommt es zur Abblassung der Handfläche während der Übung.

*Gehtest*

Der Gehtest wird mit normierter Schrittzahl (120/min, Abb. 79) oder auf dem Laufband (mit 3,5 km/h bei 10 % Steigung) ausgeführt. Vermerkt werden Beginn der Schmerzen (S 1), Beginn des Schongangs (S 2) und Stillstand (S 3).
Der Gehtest ist lediglich in Stadium II indiziert. Im Stadium I bleibt er – definitionsgemäß – ohne Ergebnis, in den Stadien III und IV ist jede Belastung kontraindiziert.

---

Allen-Test

Während jeweils A. ulnaris und radialis komprimiert werden, wird die Durchblutung der Hand bei Faustschlußbewegungen beobachtet.

Gehtest

Der Gehtest wird entweder mit normierter Schrittzahl oder auf dem Laufbandergometer durchgeführt.

# AVK: Diagnostik

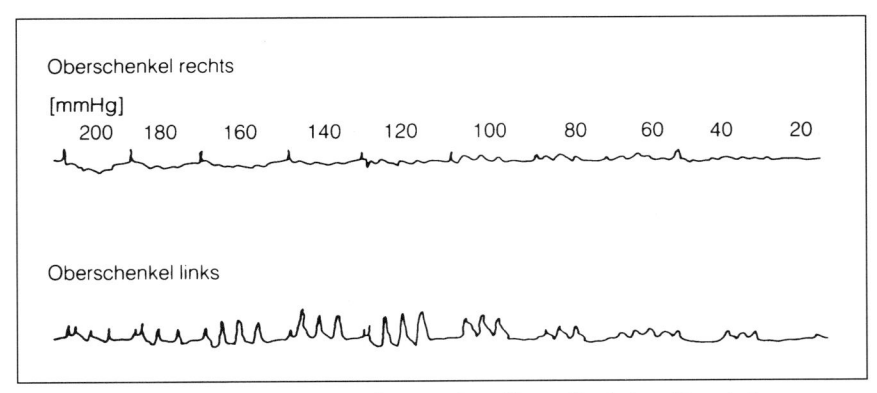

**Abb. 80** Oszillogramm: Unten Normalkurve; obere Kurve distal eines Strombahnhindernisses mit starker Einschränkung der Amplitude, Abrundung der Kurvengipfel und Verschiebung der maximalen Amplitude nach niedrigen Stauungsdrücken.

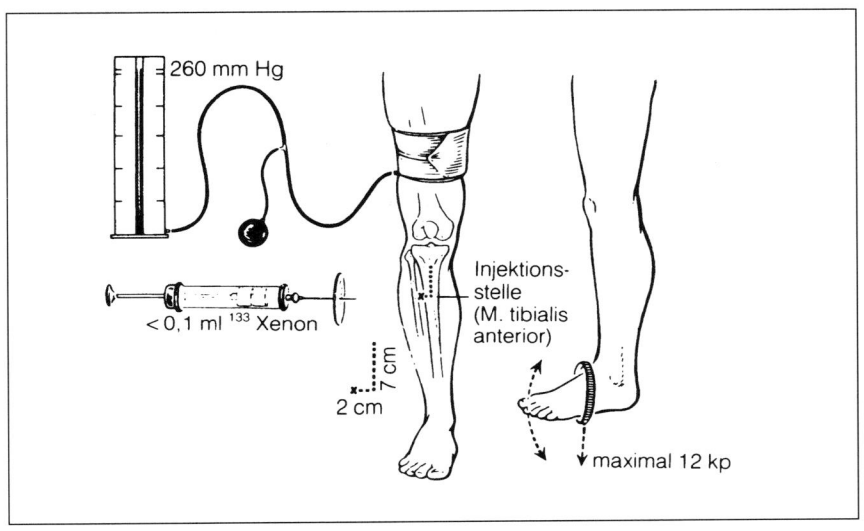

**Abb. 81** Technik der Muskelgewebs-Clearance mit Xenon-133.

> **Merke:**
> Das Gehtraining darf nur 2/3 der schmerzfreien Gehstrecke betragen.

## Apparative Diagnostik

Die apparative Diagnostik besteht aus:

- Dopplersonographie und Duplexsonographie
- Arteriographie oder digitaler Subtraktionsangiographie
- Oszillographie (Abb. 80), Rheographie
- Venenverschlußplethysmographie
- Muskelgewebsclearance mit Xenon-133 (Abb. 81)

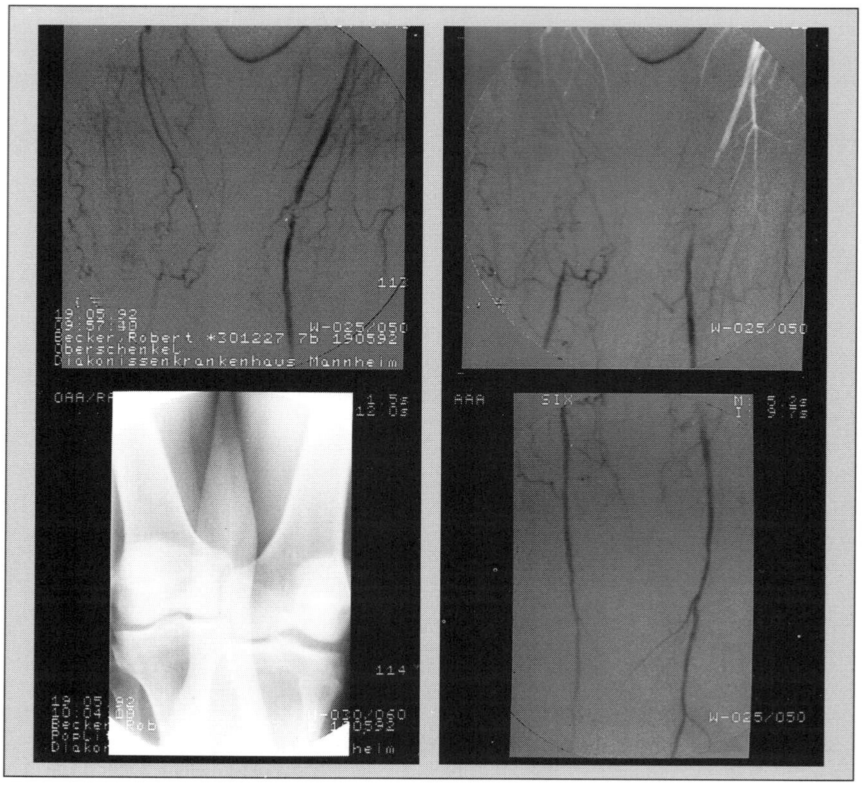

**Abb. 82　DSA bei AVK.**

Klinisch spielen die beiden ersten die größte Rolle. Die Dopplersonographie läßt sich als nichtinvasives Verfahren ambulant einsetzen und dient außerdem der Verlaufskontrolle.

Während früher zur letztgültigen Absicherung die Aorto-Arteriographie durchgeführt werden mußte, ist durch die wesentlich komplikationsärmere digitale Subtraktionsangiographie mit intravenöser Kontrastmittelgabe heute die bildgebende Diagnostik wesentlich früher einsetzbar (Abb. 82). Hierdurch lassen sich auch z. B. kurzstreckige Stenosen frühzeitig lokalisieren und können der perkutanen Katheterdilatation zugeführt werden.

Dopplersonographie und digitale Subtraktionsangiographie spielen die größte Rolle.

## Therapie

Ziele aller therapeutischen Bemühungen sind die möglichst vollständige Wiederherstellung der Strombahn und die Normalisierung der Substratversorgung der betroffenen Areale.

Die Wiedereröffnung der Strombahn, also die Beseitigung oder Aufweitung der Stenose, kann durch chirurgische Intervention durch Katheterdilatation oder durch eine Thrombolyse erfolgen, wobei letztere nur möglich ist, solange der Thrombus noch nicht vollständig bindegewebig organisiert und endothelialisiert ist.

Ist eine solche Wiedereröffnung nicht möglich, muß auf die Erweiterung von Kollateralen und die Verbesserung der Fließeigenschaften des Blutes hingearbeitet werden.

Eine *kausale* Therapie ist nur durch die Therapie der Arteriosklerose, also durch das Ausschalten der Risikofaktoren möglich. In jedem Fall sind einschneidende Maßnahmen zur Umstellung der Lebensweise erforderlich (Tab. 69). Diese sollten bereits im Stadium I einsetzen, um erfolgversprechend zu sein.

Therapie

Therapeutisches Ziel ist die Wiederherstellung der Strombahn.

Diese kann entweder chirurgisch wiedereröffnet oder dilatiert werden, ein verschließender Thrombus kann auch lysiert werden.
Ist dies nicht möglich: Erweiterung von Kollateralen
Verbesserung der Blutviskosität
Eine kausale Therapie der AVK ist nur durch Ausschaltung der Risikofaktoren möglich.

# AVK: Therapie

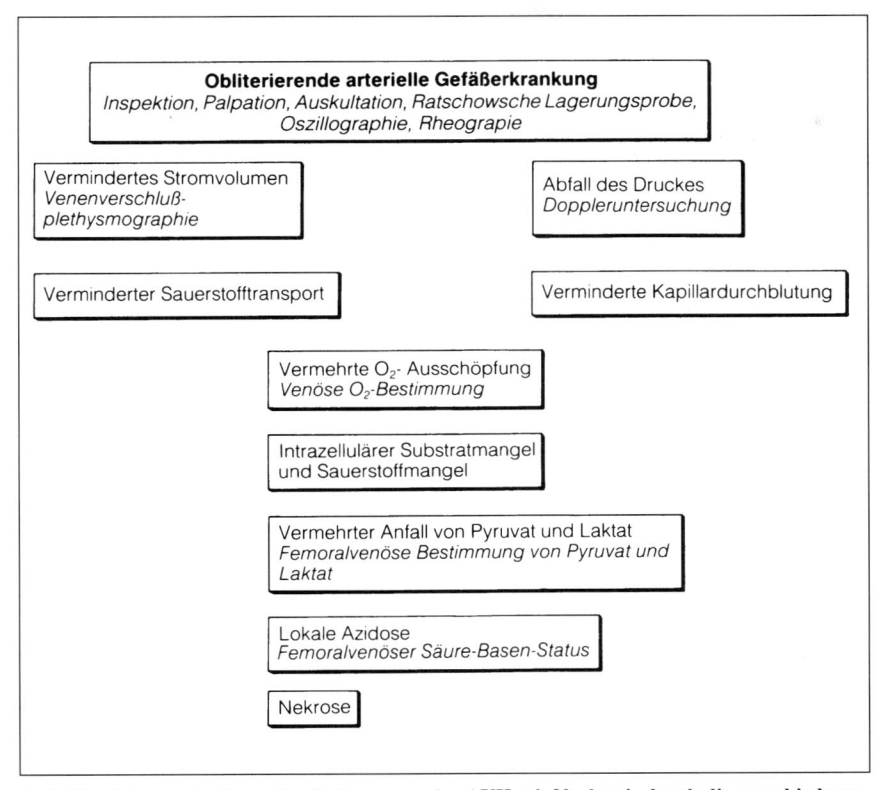

**Obliterierende arterielle Gefäßerkrankung**
*Inspektion, Palpation, Auskultation, Ratschowsche Lagerungsprobe, Oszillographie, Rheograpie*

- Vermindertes Stromvolumen
  *Venenverschluß-plethysmographie*
- Abfall des Druckes
  *Doppleruntersuchung*
- Verminderter Sauerstofftransport
- Verminderte Kapillardurchblutung
- Vermehrte O$_2$- Ausschöpfung
  *Venöse O$_2$-Bestimmung*
- Intrazellulärer Substratmangel und Sauerstoffmangel
- Vermehrter Anfall von Pyruvat und Laktat
  *Femoralvenöse Bestimmung von Pyruvat und Laktat*
- Lokale Azidose
  *Femoralvenöser Säure-Basen-Status*
- Nekrose

Abb. 83  Schema der formalen Pathogenese der AVK mit Nachweis durch die verschiedenen Untersuchungsmethoden.

1. Beseitigung von Risikofaktoren
   - Rauchverbot
   - Diätberatung, Gewichtsreduktion
   - Medikamentöse Behandlung von Hypertension, Hyperlipoproteinämie, Hyperurikämie und Diabetes mellitus
2. Behandlung von
   - Herzinsuffizienz, Rhythmusstörungen und Hypotonie (= Verbesserung der zentralen Hämodynamik)
   - Anämie, Polyzythämie, Polyglobulie
3. Vernünftige Lebensweise
   - Regelmäßige Bewegung
   - Vermeiden von Kälte- und Wärmeexposition
   - Keine lokalen Wärmeanwendungen
   - Vorsicht bei Fußpflege, Verbänden u. a.

Tab. 69  Allgemeine Maßnahmen in der Therapie der AVK.

Die therapeutischen Ansätze bei der AVK unterscheiden sich nach dem Schweregrad des Leidens (Tab. 70).

**Merke:**
Im Stadium II ist die Verlängerung der Gehstrecke therapeutisches Ziel, im Stadium III und IV geht es um die Erhaltung der Extremität.

Stadium I:
- Aktives Gefäß- und Muskeltraining (Ganzkörperbelastung) zur Verbesserung der Durchblutung und des Metabolismus der Skelettmuskulatur

Stadium IIa:
- Aktives Gefäß- und Muskeltraining (organbezogen)
- Antikoagulation, Thrombozytenaggregationshemmung
- Metabolisch wirksame Pharmaka
- Vasodilatanzien i.a.
- Vasoaktive Substanzen
- Perfusionsdruckerhöhung
- Verbesserung der Fließeigenschaften des Blutes

Stadium IIb, III, IV:
- Perfusionsdruckerhöhung durch Tieflagerung der Extremität
- Metabolisch wirksame Pharmaka
- Chirurgische Maßnahmen (Katheterverfahren, Thrombendarteriektomie, evtl. Sympathektomie)
- Übungsbehandlung nur im Stadium IIb, keinesfalls im Stadium III oder IV
- Antikoagulation, Aggregationshemmer
- Thrombolyse
- Verbesserung der Fließeigenschaften des Blutes, z. B. isovolämische Hämodilution
- Lokale und systemische Infektionsbehandlung

Letztere Stadien sind immer stationär zu behandeln!

Tab. 70 Differentialtherapeutische Ansätze je nach Stadium der AVK.

## Prävention

Wir unterscheiden die primäre Prävention, die vor Veränderungen an den Gefäßen einsetzt, von der sekundären, die bei schon ausgeprägten Gefäßläsionen zum Einsatz kommt.
Die Prävention entspricht der Ausschaltung der Risikofaktoren für die Arteriosklerose. Sie ist die einzige kausale Behandlungsmöglichkeit der Arteriosklerose.

> **Merke:**
> Weiterrauchende Patienten machen all unsere therapeutischen Bemühungen zunichte.

## Verbesserung der zentralen Hämodynamik

Bei Verdacht auf eine latente Herzinsuffizienz, erst recht beim Vorliegen einer manifesten Herzinsuffizienz, sollte durch deren Behandlung die Vis à tergo des Blutstromes erhöht werden. Die Beseitigung tachykarder und bradykarder Rhythmusstörungen verbessert die periphere Durchblutung signifikant.

## Perfusionsdruckerhöhung

Die Erhöhung des hydrostatischen Druckes wird durch Tieflagern der Extremität erreicht. Dadurch kann, vor allem wenn bereits ein Ruheschmerz vorliegt, der kri-

# AVK: Therapie

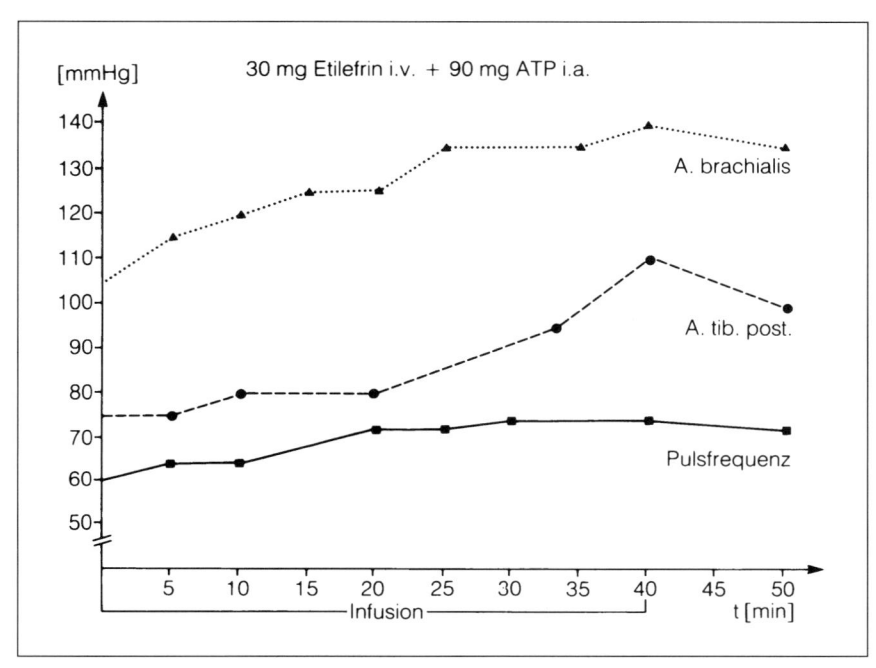

**Abb. 84 Effekt einer geringen Systemblutdrucksteigerung mit Etilefrin.**

tische Verschluß überwunden werden. Eine Langzeitwirkung bei der Behandlung von Hypotonien läßt sich durch die Gabe von retardierten Präparaten von Etilefrin erreichen (Abb. 84).

## Aktives Muskeltraining

Die aktive Übungsbehandlung wird als die wesentlichste und wirkungsvollste aller Behandlungsmaßnahmen angesehen. Das Gehtraining gilt als die einfachste und natürlichste Stimulation zur Ausbildung eines funktionstüchtigen Kollateralkreislaufes. Insbesondere sind dafür die Ratschow-Lagerungsübungen sowie Zehenstandsübungen und dosiertes Laufen geeignet.

Die aktive Belastung darf nur 2/3 der Schmerzgrenze erreichen, dann sind längere Erholungsphasen notwendig. Nur regelmäßige, konsequente Übung ermöglicht einen dauerhaften Erfolg.

> **Merke:**
> Die Übungsbehandlung ist nur bei ausreichender Ruhedurchblutung angezeigt. Sie ist also in den Stadien III und IV kontraindiziert.

Die Wirkungsweise des Muskeltrainings ist identisch mit der Wirkungsweise des Trainings beim Gesunden:

- Zunahme der metabolischen Kapazität durch Zunahme der Mitochondrienzahl, des Myoglobingehaltes und des Glykogengehaltes der Muskelzellen
- Aktivitätssteigerung oxydativer Enzyme
- Hämodynamische Effekte wie vermehrte Vaskularisierung und damit Verminderung des kollateralen Widerstandes

---

und Behandlung einer evtl. vorliegenden Hypotonie erhöht werden.

Aktives Muskeltraining

Die aktive Muskelübung ist die wichtigste therapeutische Maßnahme in den Stadien I und II.

Die Maßnahme wirkt wie das Muskeltraining beim Gesunden.

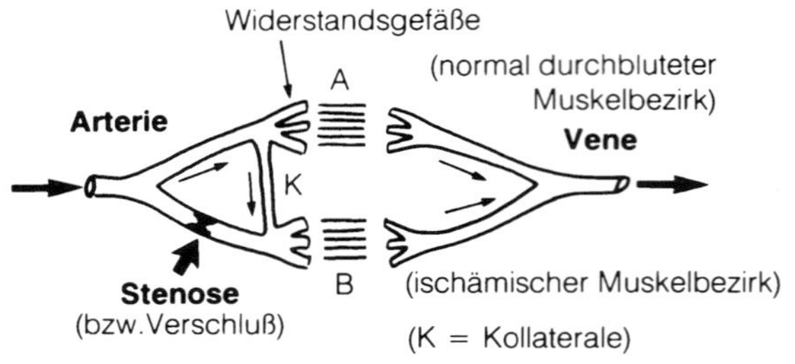

Abb. 85 Schematische Darstellung des Steal-Phänomens.

– Hämorheologische Effekte mit verminderter Blutviskosität
– Erhöhung der Vis à tergo und der Sauerstoffsättigung durch kardiopulmonale Trainingseffekte und Steigerung der Sauerstofftransportkapazität des Blutes

## Vasodilatanzien

### Systemische Applikation

Da die normale Muskelarbeit und die dabei anfallenden Stoffwechselprodukte einen adäquaten Reiz zur Weitstellung der Endstrombahn in der Muskulatur darstellen, ist diese durch die systemische Applikation von Vasodilatanzien nicht mehr zu erweitern. Das heißt, distal einer Stenose sind die Gefäße bereits maximal weit. Die stenosierte Gefäßstrecke selbst ist keiner medikamentösen Beeinflussung mehr zugänglich.
Lediglich die gesunden Anteile des Strombettes können sich noch erweitern und entziehen den stenosierten Anteilen Blut (Steal-Effekt, Abb. 85). Vasodilatanzien senken zudem den Systemblutdruck und tragen somit durch Senkung des Perfusionsdruckes in den durchblutungsgestörten Regionen zu einer weiteren Verschlechterung der Durchblutungssituation bei.
Zudem werden die Vasodilatanzien zumeist in pharmakologisch unwirksamer Dosis appliziert.
Sie haben eine Einsatzberechtigung lediglich beim peripher-akralen Typ der Durchblutungsstörungen mit Nekrobiosen. Hier können vor allem Nikotinsäureabkömmlinge verwendet werden.

### Intraarterielle Applikation

Durch die intraarterielle Applikation vermeidet man, sofern kurzwirksame Vasodilatanzien verwendet werden, die vor der Rezirkulation in den Kreislauf bereits abgebaut sind, die systemische Wirkung und den Steal-Effekt. Die am besten geeignete Substanz ist dabei ATP, und zwar 20 x 40 mg, durch Perfusor in einer Geschwindigkeit von 1 mg/min.

### Vaso- und stoffwechselaktive Pharmaka

Hier steht eine große Zahl von Substanzen und Präparaten zur Verfügung, die entweder durch eine Verbesserung des Substratangebotes oder durch eine Verbesserung der Substratverwertung wirken sollen. Für einige dieser Substanzen stehen Studien zur Vefügung, die die Wirksamkeit belegen, so z. B. für Ginkgo bi-

---

**Vasodilatanzien**

Systemische Applikation

Da die Strombahn in der betroffenen Gliedmaße durch metabolische Reize bereits maximal erweitert ist, läßt sich durch die systemische Gabe von Vasodilatanzien keine zusätzliche Erweiterung erzielen.

Es droht die Gefahr des Stealeffektes durch Erweiterung der gesunden Strombahnanteile.

Eine Einsatzberechtigung haben sie beim peripher-akralen Typ mit Nekrosen.

Intraarterielle Applikation

Kurzwirksame Vasodilatanzien werden bei intraarterieller Applikation metabolisiert, bevor sie rezirkulieren. Der Steal-Effekt wird dadurch ausgeschaltet.

Vaso- und stoffwechselaktive Pharmaka
Für einige der vielen angebotenen Substanzen ist eine Wirkung nachgewiesen, ihre Wirksamkeit bei der AVK ist jedoch nach wie vor umstritten.

# AVK: Therapie

1. Aderlaß (400–500 ml)
2. Gleichzeitig Infusion von HAES-steril® oder autologem Plasma
3. Hämatokrit absenken auf ca. 38 %
   Hb nicht unter 12 g%

**Tab. 71** Vorgehen bei isovolämischer Hämodilution.

- Dekompensierte Herzinsuffizienz
- Lungenödem
- Manifeste Niereninsuffizienz

**Tab. 72** Kontraindikationen für die Hämodilution.

loba Spezialextrakt EGb 761 (s. a. unter Kap. „Medikamentöse Beeinflussung des Hirnstoffwechsels", S. 333), für Bencyclan, für Pentoxifyllin, für Naftidrofuryl und andere.

## Verbesserung der rheologischen Eigenschaften des Blutes

### Isovolämische Hämodilution

Hierunter versteht man die Reduktion des Hämatokritwertes bei konstantem intravasalem Volumen. Der Hämatokrit wird durch mehrfache Blutentnahmen von 300–500 ml und der Infusion der gleichen Menge Hydroxyäthylstärke auf 38 % gesenkt. Bei diesem Wert ist die Viskosität bei der langsamen poststenotischen Strömungsgeschwindigkeit optimal. Die gleichzeitig verringerte Sauerstoffbindungskapazität zeigt keine nachteilige Wirkung; sie wird durch ein erhöhtes Herzzeitvolumen kompensiert (Tab. 71 und 72).

### Defibrinierung

Die Defibrinierung mit dem Schlangengiftenzym der Grubenviper dient ebenfalls der Viskositätsverbesserung. Sie ist jedoch nur möglich im Rahmen einer internistischen Polypragmasie. Allein oder in Kombination mit anderen Maßnahmen kann sie ein Stadium III in ein Stadium II überführen.

### Verbesserung der Erythrozytenverformbarkeit

Diese ist durch Pentoxifyllin, Naftidrofuryl oder Bencyclan erreichbar. Auch Calciumdobesilat hat eine ähnliche Wirkungsweise. Die erleichterte Kapillarpassage der sauerstoffbeladenen Erythrozyten erhöht den Sauerstoffpartialdruck im geschädigten Gewebe mit der Folge der schnelleren Abheilung der Nekrobiosen und einem Rückgang der Ruheschmerzen.

## Antikoagulanzien und Antiaggregativa

Die Wirkung der Antikoagulanzien beruht auf einer Einflußnahme auf das plasmatische Gerinnungssystem mit Verlangsamung oder Unterbrechung der Fibrinbildung.

- Die sog. ektatisch-aneurysmatische Form der Arteriosklerose
- AVK und gleichzeitig bestehende absolute Arrhythmie
- Ein Mehretagenbefall sowie eine gleichzeitige Stenose oder Obliteration an anderer Lokalisation, wie beispielsweise an den extrazerebralen Zubringerarterien
- Eine sog. kritische Stenose an strategischer Stelle
- Eine kurzstreckige Femoralisobliteration
- Ein Zustand nach Dotter-Katheterisierung oder rekonstruierender Operation im Bereich der femoropoplitealen Etage

**Tab. 73 Indikationen zur Antikoagulation bei AVK.**

*Antiaggregativa durch die Hemmung der Thrombozytenaggregation.*

Die Thrombozytenaggregationshemmer hemmen durch Inhibierung der Thromboxan-$A_2$-Synthese die bei der AVK pathologisch gesteigerte Thrombozytenaggregation.

*Vor allem bei Mehretagenbefall, Z.n. chirurgischer Therapie der AVK und nach Thrombolyse ist die Absenkung des Quickwertes auf 30–40 % als therapeutische Maßnahme von erwiesener Wirksamkeit. Bei Kontraindikationen gegen Cumarine sollten Antiaggregativa eingesetzt werden.*

Der Wert der Langzeitantikoagulation mit einem Quick von 30–40 % ist erwiesen und besteht vor allem in der Vorbeugung akuter Arterienverschlüsse durch Abscheidungsthromben. Indikationen bestehen vor allem bei Mehretagenbefall, Zustand nach Dotter-Katheterisierung, rekonstruktiver Operation oder Thrombolyse, bei Zustand nach peripheren Embolien und bei gleichzeitig vorliegender absoluter Arrhythmie. Sofern die Antikoagulation mit Cumarinen kontraindiziert ist, sollten die Aggregationshemmer Verwendung finden (Tab. 73).

Der Nutzen von Thrombozytenaggregationshemmern wie ASS bei der AVK ist erwiesen. Er bedarf jedoch noch weiterer Bestätigungen hinsichtlich der Dosierung, z. Zt. schwankt die Dosierung von Acetylsalicylsäure bei der AVK zwischen 30 und 500 mg/d.

*Kontraindikationen*

Kontraindikationen für die Therapie mit Cumarinen sind:
- Frischer, weniger als 4 Wochen zurückliegender Apoplex
- Zerebrale Metastasen
- Frische Operationen (bis 14 Tage)
- i.m.-Injektionen
- Z.n. Aortographie, hämorrhagische Diathesen, Magen-Darm-Ulzera
- Schwangerschaft
- Schwere Nieren-, Leber-, Pankreaserkrankungen, unbehandelte Hypertonie
- Endocarditis lenta
- Hämorrhagische Pneumonie

Kontraindikationen für die Behandlung mit Aggregationshemmern sind vor allem:
- Neigung zu Magen-Darm-Ulzera
- Asthma
- Gravidität

*Thrombolyse*

## Thrombolyse

Das körpereigene System der Fibrinolyse, das physiologischerweise den Körper vor übermäßigen Fibrinabscheidungen schützt, kann medikamentös aktiviert werden. Das für die Aktivierung der Fibrinolyse zuständige Enzym ist das Plasmin, das unter der Einwirkung von physiologischen blut- oder gewebsständigen Aktivatoren oder durch medikamentöse Aktivatoren aus Plasminogen entsteht.

*Die Thrombolytika Streptokinase und Urokinase aktivieren das körpereigene fibrinolytisch wirksame Plasminogen durch dessen Umwandlung zu Plasmin.*

# AVK: Therapie

Zur therapeutischen Aktivierung stehen Streptokinase, Urokinase, rTPA und APSAC zur Verfügung.

## Stellenwert

Die Thrombolyse durch Induktion der körpereigenen Fibrinolyse hat sich vor allem in der Akutbehandlung plötzlich aufgetretener, entweder lokal oder embolisch bedingter arterieller Verschlüsse bewährt, und zwar vor allem bei Verschlüssen unterhalb der Kniekehle oder des Ellenbogens. Oberhalb dieser Gelenke ist der chirurgischen Therapie der Vorzug zu geben.
Je schneller die Therapie erfolgt, desto größer sind die Erfolgsaussichten. Aber auch ältere Arterienobliterationen, vor allem im Bereich der großen Gefäße, sind noch einer thrombolytischen Behandlung zugänglich, im Aortoiliakalbereich u. U. noch nach Monaten.
Die Wertigkeit der Thrombolyse wird dadurch eingeschränkt, daß nur ca. 3–5 % der Patienten mit AVK unter Beachtung der Kontraindikationen dafür in Frage kommen.
Der vielversprechende Ansatz mit TPA (tissue plasminogen aktivator) als gentechnologisch hergestelltem körpereigenem Aktivator hat hinsichtlich der erwarteten geringeren Blutungskomplikationen noch nicht den gewünschten Erfolg gezeigt. Hier wird jedoch auch eine lokale Lyse über einen Katheter mit entsprechend geringer Dosis und geringeren systemischen Nebenwirkungen durchgeführt.

**Stellenwert**

Ihre Bedeutung hat die Thrombolyse vor allem in der Therapie akut aufgetretener Verschlüsse, und zwar sowohl lokal wie embolisch bedingter.

Je größer das Gefäß, desto länger nach dem Verschluß ist die Lyse noch erfolgversprechend. Bei Verschlüssen im Bereich der Aorta kann sie noch nach Wochen indiziert sein.

Die Wertigkeit von TPA kann noch nicht abschließend beurteilt werden.

## Indikationen und Kontraindikationen

Die thrombolytische Therapie ist, falls keine Operabilität besteht, in den Stadien III und IV immer zu erwägen, im Stadium II b müssen Für und Wider sorgfältig bedacht werden.
Die Kontraindikationen sind sehr streng zu beachten, da ihre Mißachtung eine vitale Gefährdung bedeuten kann. Sie sind identisch mit denen für eine Antikoagulanzientherapie (s. o.). Zusätzlich sind wegen allergischer Reaktionen vorausgegangene Streptokokkeninfekte mit hohem Antistreptolysintiter eine Kontraindikation für die Streptokinase.

**Indikationen und Kontraindikationen**

In den Stadien III und IV ist ihr Einsatz immer zu erwägen, im Stadium II b besteht eine relative Indikation.

Die Kontraindikationen entsprechen denen der Antikoagulanzien (s. o.).

## Durchführung

Sie wird heute zumeist als ultrahohe Kurzlyse mit 9 Mio I.E. Streptokinase in 6 Stunden (= 1,5 Mio IE/h) durchgeführt, und zwar in 2–3 Zyklen im 24-h-Abstand.

**Durchführung**

Sie wird heute als ultrahohe Kurzlyse mit 9 Mio IE in 6 Stunden durchgeführt.

## Bedeutung von Prostazyklin

Prostazyklin ist der stärkste bekannte Thrombozytenaggregationshemmer und der stärkste endogene Vasodilatator. Es ist verantwortlich für den Gerinnungsschutz des Endothels. Möglicherweise spielt sein Mangel eine Rolle in der Pathogenese der Atherosklerose: In atheromatösen Plaques wird weniger Prostazyklin gebildet als in gesunden Gefäßanteilen.
Die intravenöse und intraarterielle Applikation von Prostazyklin bzw. seiner chemisch veränderten, synthetischen Analoga, wie Alprostadil (prostavasin®), wird routinemäßig durchgeführt. Vor allem die intraarterielle Infusion zeigt z. T. beeindruckende Verbesserungen, die oft über 6 Monate andauern.

**Prostazyklin**

Die intraarterielle oder intravenöse Gabe des Thrombozytenaggregationshemmers und Vasodilatators Prostazyklin bzw. seiner chemischen Derivate zeigt z. T. beachtliche Ergebnisse.

|  | Stadium I<br>Keine<br>Symptome | Stadium II<br>Claudicatio<br>intermittens | Stadium III<br>Pränekrose,<br>Ruheschmerz<br>(in Horizon-<br>tallage) | Stadium IV<br>Nekrose |
|---|---|---|---|---|
| Becken-Typ<br>Aorta-Iliaka-Typ<br>Alle Beinpulse<br>fehlen: Verschluß<br>oberhalb des<br>Leistenbandes<br>(und tiefer) | Keine<br>Operations-<br>notwendigkeit | Relative<br>Operations-<br>Indikation | Absolute<br>Operations-<br>Indikation | |
| Oberschenkel-Typ<br>Femoralis-Poplitea-<br>Typ<br>Leistenpuls tastbar<br>Knie- und Fußpulse<br>fehlen: Verschluß<br>am Oberschenkel<br>(und tiefer) | | | | |
| Unterschenkel-Typ<br>Leisten- und Knie-<br>pulse tastbar,<br>Fußpulse fehlen:<br>Verschluß am<br>Unterschenkel | | Operation technisch nicht möglich | | |

**Abb. 86  Operationsindikation bei den verschiedenen AVK-Stadien.**

Nebenwirkungen sind Flush, Kopfschmerz und Blutdruckabfall.

Nebenwirkungen wie Flush, Kopfschmerzen und Blutdruckabfall zwingen manchmal zur Dosisreduktion oder zum Absetzen der Therapie.

Chirurgische Maßnahmen

## Chirurgische Maßnahmen

Abbildung 86 gibt Auskunft über die Operationsindikation bei der AVK. Insgesamt sind etwa 25 % aller Patienten mit AVK einem operativen Eingriff zugänglich.

Perkutane transluminale Rekanalisation

### Perkutane transluminale Rekanalisation

Sie wird hauptsächlich bei isolierten kurzstreckigen Stenosen im femoropoplitealen, aber auch im iliakalen Bereich angewandt.

Die Rekanalisierung nach *Dotter* in der Modifikation nach *Grüntzig* und *Zeitler* wird überwiegend im femoropoplitealen Bereich durchgeführt. Die proximale A. femoralis muß offen sein. Bevorzugte Indikation sind kurzstreckige, mehrere Zentimeter lange, isolierte Stenosen bzw. Verschlüsse.
Zu beachten ist dabei, daß die endgültige Verbesserung der Durchblutung durch erst allmähliches Wiedereinsetzen der Vasomotion bis zu 6 Monate auf sich warten lassen kann.

Sie kann auch in Lokalanästhesie durchgeführt werden.

Da der Eingriff in Lokalanästhesie durchgeführt werden kann, ist er auch bei schlechtem Allgemeinzustand des Patienten möglich. Ein Gefäßchirurg muß immer bereit stehen, um Blutungen, Perforationen und weitere Thrombosierungen operativ anzugehen.
Etwa 10 % aller von einer AVK Betroffenen kann so – u. U. mehrfach – einfach und elegant geholfen werden.

# AVK: Therapie

### Sympathektomie, Thrombendarteriektomie und Bypass

Die Sympathektomie vermag lediglich die Hautdurchblutung zu verbessern und ist deshalb vor allem beim peripheren Verschluß mit Nekrosen indiziert. Man kann sich vor der Operation durch eine medikamentöse Sympathikusblockade Aufschluß über die Wirkung des Eingriffes verschaffen.

Sie ersetzt jedoch keinesfalls die gefäßrekonstruierenden operativen Maßnahmen wie Thrombendarteriektomie und Bypass-Operation und wird mitunter simultan durchgeführt. Bei ersterer wird das verschließende Material samt der Intima entfernt, bei letzterer, bei der anatomische und extraanatomische Verfahren unterschieden werden, kommen entweder körpereigene Venen (V. saphena parva), oder – vor allem im aortoiliakalen Bereich – moderne Kunststoffe zum Einsatz.

### Behandlung von Nekrobiosen

Bei der Behandlung der Nekrosen und Nekrobiosen ist die Prophylaxe wichtig, d. h. die Vermeidung von thermischen und traumatischen Schädigungen, die rechtzeitige Behandlung von Fußmykosen, entsprechendes Schuhwerk und besondere Vorsicht bei der Fußpflege.

### Nichtdiabetische Nekrosen

Die arteriellen, nichtdiabetischen Nekrosen finden sich vor allem akral, sie sind kalt, die Umgebung mitunter zyanotisch. Bei ihrer Behandlung sind folgende Punkte zu beachten:

- Grundsätzlich muß an jede Nekrose Licht und Luft
- Vermeidung von Salben oder Verbänden, die das Bakterienwachstum fördern können
- Reinigung der Nekrosen durch Kochsalz, Kaliumpermanganat, Wasserstoffperoxid
- Trockenföhnen
- Antibiose bei bakterieller Infektion entweder mit ß-laktamasefesten Penicillinen oder Cephalosporinen intravenös oder mit Gyrasehemmern.

### Sonderstellung der diabetischen Gangrän

Die diabetische Nekrose ist meist im Bereich des Fußballens und des Fußrückens lokalisiert. Dabei ist der Fuß warm und die Umgebung läßt entzündliche Veränderungen erkennen. Bemerkenswert sind die Schmerzlosigkeit und die häufig begleitend auftretende Osteoarthropathie.

Bei ihrer Behandlung sind folgende Punkte zu beachten:

- Scharfe Diabeteseinstellung
- i.v.- oder i.a.-Antibiose
- Fußbäder in Kaliumpermanganat
- Vorsichtiges Abtragen lockerer Nekrosen
- Anwendung verschiedener granulations- und epithelialisierungsfördernder Mittel

Cholesterin-Embolien

**Cholesterin-Embolien (Atherom-Embolien)**

Von vorgeschalteten atheromatösen Beeten embolisieren atheromatöses Material und Cholesterinkristalle in die Peripherie und verursachen dort ischämische Schäden. Bei Embolisation in kleinste Gefäße kann eine Vaskulitis initiiert werden durch BSG-Erhöhung und eventuelles Auftreten einer Livedo racemosa (s. Kap. „Entzündliche Gefäßerkrankungen, S. 391). Auch das Bild des „Blue-toe"-Syndroms kann auftreten, mit anfallsartiger Zyanose einzelner Zehen..
Die Therapie ist schwierig. ASS kann Erfolge zeigen, ansonsten gilt die allgemeine Therapie bei AVK bis hin zum operativen Ausschalten des atheromatösen Beetes, z. B. durch TEA.

# Funktionelle arterielle Durchblutungsstörungen

Ch. Heun-Letsch

Krankheitsbilder, bei denen eine arterielle Durchblutungsstörung vorliegt, ohne daß sie durch eine organisch faßbare Veränderung der Arterien bedingt ist, werden unter dem Oberbegriff der funktionellen arteriellen Durchblutungsstörungen zusammengefaßt.

Der Durchblutungsstörung liegt eine nervale Fehlsteuerung im Sinne eines Vasospasmus oder einer funktionellen Gefäßerweiterung zugrunde. Weiter sind als Ursache hämorheologische Veränderungen möglich, so z. B. die Polycythaemia vera oder auch die reaktive Polyglobulie bei Lungenerkrankungen.

## Raynaud-Syndrom

### Definition

Die Raynaud-Krankheit (primäres Raynaud-Syndrom) ist eine vasospastische Störung der Fingerarterien unbekannter Ätiologie.

### Ätiologie und Pathogenese

Die vasospastischen Anfälle können sowohl durch emotionale wie auch durch physikalische Stimuli (z. B. Kälte) ausgelöst werden. Sie beruhen auf einer überschießenden Reaktion der glatten Muskulatur der Fingerarterien, die zum Abfall der arteriolären und kapillären Strömungsgefälle bis hin zur Stase führt.

Nicht selten ist das Raynaud-Syndrom auch mit der vasospastischen Form der Angina pectoris (Prinzmetal- oder Variant-Angina) und mit rezidivierenden Migräneanfällen kombiniert, was auf eine Spasmusbereitschaft nicht nur der akralen Gefäße hinweist.

Die Raynaud-Krankheit (= primäres Raynaud-Syndrom) muß gegen das Raynaud-Phänomen (= sekundäres Raynaud-Syndrom) abgegrenzt werden, dem eine organische Gefäßschädigung oder eine Systemerkrankung zugrunde liegt (Tab. 74).

### Klinik

Nach meist physikalischen Stimuli, wie z. B. Kälte, aber auch nach emotionaler Belastung kommt es zu schmerzhaften Spasmen der Gefäßmuskulatur der Fingerarterien mit Blässe, dann Zyanose und anschließender Hyperämie (Trikolore). Wie die primäre Raynaud-Krankheit tritt auch das sekundäre Raynaud-Syndrom intermittierend auf, im Gegensatz zu ersterer jedoch zumeist einseitig.

Trophische Störungen und mehr oder weniger ausgeprägte Nekrosen bei schweren und häufigen Anfällen kommen in erster Linie beim sekundären Raynaud-Syndrom vor.

- Frühsymptom der Sklerodermie oder verschiedener Kollagenosen
- Paraneoplastisches Syndrom
- Folge chronischer Hämodialyse
- Nebenwirkung von ß-Rezeptorenblockern, Ovulationshemmern, Belladonnaalkaloiden oder ergotaminhaltigen Substanzen (Migränemitteln)
- Neurologische Erkrankungen wie Karpaltunnelsyndrom, Brachialgia paraesthetica nocturna
- HWS-Syndrom
- AVK
- Polyzythämie
- Kälteagglutinationskrankheit
- Multiple Sklerose
- Thrombendangiitis obliterans
- Syringomyelie
- Morbus Waldenström
- Polycythaemia vera

**Tab. 74  Mögliche Ursachen des sekundären Raynaud-Syndroms.**

- Rauchverbot
- Kälteschutz
- Schutz vor Traumen
- Physikalische Maßnahmen wie Faustschlußübungen, Bäder, Massagen
- Vermeiden von Arbeiten mit vibrierenden Werkzeugen
- Versuch mit autogenem Training, Biofeedback, Psychotherapie je nach Ausmaß der Erkrankung und Auslösung der Symptome
- Kalziumantagonisten
- Nitrosalben
- Prazosin (1–2 mg/d) bei hypertonen Blutdruckwerten
- Complamin, Nikotinsäurederivate, Pentoxifyllin und Naftidrofuryl
- Alprostadil (prostavasin®) i.v. und i.a.

**Tab. 75  Therapeutische Möglichkeiten beim primären Raynaud-Syndrom.**

## Diagnostik

Die Diagnose wird in erster Linie klinisch gestellt. Zur Sicherung dient der Provokationstest mittels eines kalten Handbades, ferner die Angiographie im Anfall mit Normalisierung der Arterien, z. B. unter Nitro-Gabe. Nach den genannten Grundkrankheiten des sekundären Raynaud-Syndroms muß systematisch gefahndet werden.

## Therapie

Während das sekundäre Raynaud-Syndrom in erster Linie durch Ausschalten der zugrundeliegenden Ursachen behandelt wird und erst in zweiter Linie symptomatisch, ist eine kausale Therapie beim primären Raynaud-Syndrom nicht möglich. Hier steht dann die symptomatische Therapie im Vordergrund (Tab. 75). Im Mittelpunkt der Bemühungen steht außerdem die Aufklärung des Patienten über die relativ harmlose Natur der Erkrankung.

---

*Diagnostik*

Klinisch, Provokationstest im kalten Wasserbad, Angiographie im Anfall

*Therapie*

Beim sekundären Raynaud-Syndrom steht die Behandlung der Grundkrankheit im Vordergrund, beim primären Raynaud-Syndrom dagegen die symptomatische Therapie.

# Akrozyanosen

**Definition**

Unter Akrozyanosen versteht man funktionelle Störungen der Gefäßdurchblutung mit einer typischen blauroten, schmerzhaften, nur langsam weichenden Verfärbung der Finger oder peripherer Extremitätenabschnitte, u. U. mit teigiger Schwellung.

**Ätiologie und Pathogenese**

Die Ätiologie ist unbekannt. Es wird eine konstitutionelle, nicht selten familiär gehäufte Entstehung im terminalen Strombahngebiet der Haut angenommen. Akrozyanosen treten auch sekundär bei Kollagenosen und Herzinsuffizienz auf.

**Klinik**

Bereits bei unerheblichem Abfall der Außentemperatur treten eine Zyanose der Hände und Füße mit deutlichem Kältegefühl und Anschwellungen, vermehrte Schweißbildung und gelegentlich ein unangenehmes Taubheitsgefühl auf.

**Diagnostik**

Die Diagnostik dient vor allem dem Ausschluß evtl. zugrundeliegender kardiopulmonaler Erkrankungen, ansonsten wird sie aufgrund der typischen Klinik gestellt.

**Therapie**

Eine anhaltende effektive medikamentöse Therapie gibt es nicht. Die wichtigsten Maßnahmen sind die Vermeidung von Kältereizen und Gefäßtraining, außerdem Nikotinverbot. Bei Hypotonie ist eine Blutdruckanhebung indiziert.

**Sonderformen**

Eine Sonderform der Akrozyanosis ist die *Erythrocytanosis crurum puellarum*, die vor allem bei jungen Mädchen und Frauen auftritt und nicht an den Akren, sondern an den Beinen lokalisiert ist.
Die *Akrodynie* ist ein seltenes Krankheitsbild mit palmoplantarer Zyanose bei Kleinkindern, vermutlich in den meisten Fällen durch Quecksilber- oder andere Schwermetallintoxikationen.

# Livedo reticularis

**Definition**

Bei dieser Krankheit handelt es sich um eine funktionelle Zirkulationsstörung mit netzförmiger Zeichnung der Haut besonders in den proximalen Extremitätenabschnitten durch Erweiterung subkutaner Gefäßplexus.

## Ätiologie und Pathogenese

Ätiopathogenetisch liegt der Livedo reticularis ebenso wie der Akrozyanose eine im einzelnen noch unklare Regulationsstörung der Hautgefäße zugrunde. Die Marmorierung entsteht durch die anatomische Anordnung der erweiterten subkutanen Gefäßplexus.

## Klinik

Grobmaschige Marmorierung der Haut an den proximalen Extremitätenabschnitten und am Stamm.

## Diagnostik

Wie bei den anderen funktionellen Gefäßerkrankungen dient die Diagnostik in erster Linie dem Ausschluß organisch bedingter Angiopathien.

## Therapie

Eine medikamentöse Therapie ist nicht indiziert. Hilfreich ist oft eine allgemeine Roborierung.

# Erythromelalgie

## Definition

Sie ist eine seltene Krankheit mit schmerzhafter Schwellung, Rötung und erhöhter Temperatur der Hände oder der Füße.

## Ätiologie und Pathogenese

Die Erythromelalgie ist eine pathologische Gefäßreaktion auf Wärme.
Die Ursache der primären Erythromelalgie ist unbekannt. Auslöser der senkundären Erythromelalgie können AVK, Zustand nach Thrombophlebitis, Diabetes mellitus, Hypertonie und Polyzythämie sein.

## Klinik

Schmerzattacken treten in Händen und Füßen bei Erreichen eines kritischen thermischen Punktes auf.

## Diagnostik

Auch hier steht die Suche nach einer Grundkrankheit im Vordergrund. Differentialdiagnostisch müssen die Palmarerytheme vor allem bei Leberzirrhose abgegrenzt werden, die weder schmerzhaft sind noch anfallsartig auftreten.

## Pernionen (Frostbeulen)

### Definition

Pernionen sind blautrote, ödematisierte Knoten, vor allem an den Händen, Unterschenkeln und Füßen, die bereits bei geringer Kälteeinwirkung aufgrund einer funktionellen Störung der peripheren Gefäße entstehen.

### Ätiologie und Pathogenese

Wie bei den anderen funktionellen Angiopathien letztlich ungeklärt, in erster Linie werden Kälteschäden angenommen.

### Klinik

Typisch ist das Auftreten von rötlich-lividen, flachen Infiltraten im Bereich kälteexponierter Hautareale, die bis zu derben kutan-subkutanen Knoten mit Blasenbildung und Ulzeration heranwachsen können, vor allem bei feuchtkaltem Wetter im Spätherbst und im zeitigen Frühjahr.

### Diagnostik

Differentialdiagnostisch ist der gesamte Formenkreis der Erytheme einschließlich M. Boeck abzugrenzen. Typisch sind die Lokalisation an kälteexponierten Arealen und das saisonale Auftreten.

### Therapie

Pernionen können durch geeignete Kleidung und Fernhalten von Kältereizen weitgehend verhindert werden.

## Ergotismus

Diese Durchblutungsstörung infolge einer erhöhten Ergotaminzufuhr, meist bei Migräne, beruht auf einer spastischen Stenose der muskulären Arterien.
Die Therapie besteht im Absetzen des Medikamentes, in schweren, akuten Fällen sind Nitro-Infusionen indiziert.
Früher wurde Ergotismus häufig durch eine Nahrungsmittelvergiftung (Mutterkornalkaloide aus mit Claviceps purpurea befallenem Roggen) ausgelöst.

## Sudeck-Dystrophie

Hierbei handelt es sich um trophische Störungen durch vegetative Fehlinnervation nach Traumen.
Die Therapie besteht in Ruhigstellung, Analgesie und antiphlogistischer Behandlung. Näheres siehe Lehrbücher der Orthopädie.

# Viszerale Durchblutungsstörungen

Ch. Heun-Letsch

## Definition

Viszerale Durchblutungsstörungen treten entweder in der chronischen Form als Angina abdominalis (Morbus Ortner) oder in der akuten Form als akuter Mesenterialinfarkt in Erscheinung.

## Epidemiologie

Trotz der Häufigkeit und des Ausmaßes der arteriosklerotischen Veränderungen der Aorta abdominalis werden Durchblutungsstörungen der Mesenterialorgane nur selten beobachtet, wohl in erster Linie wegen der ausgeprägten Möglichkeiten von Kollateralkreisläufen.

## Ätiologie

Ursachen von mesenterialen Durchblutungsstörungen sind vor allem Embolien und die Arteriosklerose der Mesenterialarterien, seltener entzündliche Veränderungen.

## Pathophysiologie

Wegen der guten Kollateralversorgung bleibt ein Verschluß der A. mesenterica inferior oft ohne Symptome, der Verschluß der beiden anderen großen Baucharterien – A. mesenterica superior und Truncus coeliacus – führt in der Regel zu den typischen Ischämiesymptomen.
Diese bewirken dann bei einer Strukturerhaltungszeit des Darmes von etwa 2 Stunden (hämorrhagische) Darmnekrosen mit Ileus und Gangrän der Darmwand und Durchwanderungsperitonitis.

## Klinisches Bild

### Angina abdominalis

Sie ist gekennzeichnet durch die Symptomentrias:

- Intermittierender Bauchschmerz, vor allem nach Nahrungsaufnahme
- Malabsorptionssyndrome
- Pathologische Gefäßgeräusche.

Ein sicherer Zusammenhang der Schmerzen mit der Nahrungsaufnahme ist jedoch nicht immer gegeben.

# Viszerale Durchblutungsstörungen

**Akuter Mesenterialinfarkt**

Im Initialstadium steht der nicht genau lokalisierbare Abdominalschmerz mit Brechreiz, Darmblutungen und Stuhldrang im Vordergrund, fast immer verbunden mit einem Schockzustand und motorischer Unruhe.
Die Peristaltik ist sehr ausgeprägt, es sind keine Resistenz und keine Abwehrspannung zu finden.
Typischerweise bessert sich im Intervallstadium die Symptomatik, um im Spätstadium – nach 12 Stunden – in einen massiven Schockzustand mit Fehlen der Peristaltik und heftigen Abdominalschmerzen überzugehen.

## Diagnostik

Im Vordergrund steht bei bekannter Arteriosklerose die klinische Symptomatik.

Die Abdomenleeraufnahme im Stehen zeigt erst im Spätstadium Spiegel und stehende Schlingen, beweisend ist nur die Mesenterialarteriographie.

## Therapie

Bei der Angina abdominalis lindern oft häufige kleine Mahlzeiten die Beschwerden, evtl. auch die Gabe von Nitraten.
Beim akuten Mesenterialinfarkt ist die sofortige operative Intervention mit Wiederherstellung der Strombahn oder Darmresektion indiziert.
Konservativ ist eine Schockbehandlung angezeigt. Die Thrombolyse ist kontraindiziert, da sie die Darmblutung verstärken würde.

## Prognose

In den meisten Fällen werden die Erkrankten zu spät eingewiesen und damit zu spät der Operation zugeführt. Bei dringendem Verdacht und fehlender Möglichkeit zur Angiographie sollte eine explorative Laparotomie erfolgen. Bei dem häufig schlechten Allgemeinzustand der Patienten ist diese oft nicht möglich, so daß die Prognose insgesamt sehr schlecht ist.
Die Operation im Spätstadium hat eine Letalität von 80 %, der Spontanverlauf von nahezu 100 %.

## Mesenterialvenenthrombose

Sie hat eine nahezu identische, nicht ganz so ausgeprägte Symptomatik bei besserer Prognose. Auch hier ist die Operation indiziert.

---

**Akuter Mesenterialinfarkt**

Im Initialstadium Bauchschmerzen mit gesteigerter Peristaltik, oft Schock ohne Resistenzen und Abwehrspannung

Sodann Besserung der Symptomatik, im Spätstadium Ileus, Bauchschmerz, Schock

Diagnostik

Typischer Verlauf bei bekannter allgemeiner Arteriosklerose. Im Spätstadium zeigt die Abdomenaufnahme Spiegel und stehende Schlingen.

Therapie

Bei der Angina abdominalis mindern oft kleine Mahlzeiten die Beschwerden,
beim Infarkt kommt nur die sofortige Operation im Frühstadium in Frage.

Prognose

Sie ist bei meist zu später Diagnose und oft schlechtem Allgemeinbefinden der Patienten sehr schlecht.

Mesenterialvenenthrombose

Symptomatik ähnlich, Prognose besser als beim arteriellen Infarkt.

# Venenerkrankungen
# – Allgemeiner Teil –

Ch. Heun-Letsch

## Einteilung

Im allgemeinen kann man die Venenerkrankung aufteilen in obliterierende und ektasierende Venenerkrankungen.

Zu den *obliterierenden* gehören:

a) Thrombophlebitis oberflächlicher Venen
   - Thrombophlebitis der oberflächlichen Beinvenen
   - Mondor-Krankheit (Thrombose der V. thoracoepigastrica)
   - Phlebitis saltans
   - Kragenknopfphlebitis

b) Thrombose tiefer Venen
   - Paget-von-Schrötter-Syndrom (Axillarvenenthrombose)
   - Tiefe Beinvenenthrombose in der Form der Phlegmasia alba dolens und coerulea dolens
   - Thrombose als paraneoplastisches Syndrom

c) Postthrombotisches Syndrom
   - Ödeme, trophische Hautveränderungen
   - Sekundäre Varizen
   - Ulcus cruris postthromboticum

Zu den *ektasierenden* Venenerkrankungen gehören:

- Besenreiservarizen
- Stammvarikosis der V. saphena magna und parva
- Astvarikosis
- Insuffizienz der Vv. perforantes
- Ulcus cruris varicosum

## Epidemiologie

Die Erkrankungen der Venen werden in ihrer Häufigkeit und Bedeutung häufig unterschätzt. Epidemiologisch gesehen, leidet fast jeder achte Bundesbürger unter einer chronisch-venösen Insuffizienz, das entspricht ungefähr 5,3 Millionen. Fast eine Million Bundesbürger haben ein Ulcus cruris venosum.

## Pathophysiologie

Die Venen sind sowohl Blutleiter als auch Blutspeicher. Im Stehen ist das Venensystem maximal belastet; der Druck liegt bei ca. 90 mmHg. Beim Gehen sinkt der Druck in den Fußrückenvenen auf rund 20 mmHg ab.

# Venenerkrankungen – Allgemeiner Teil

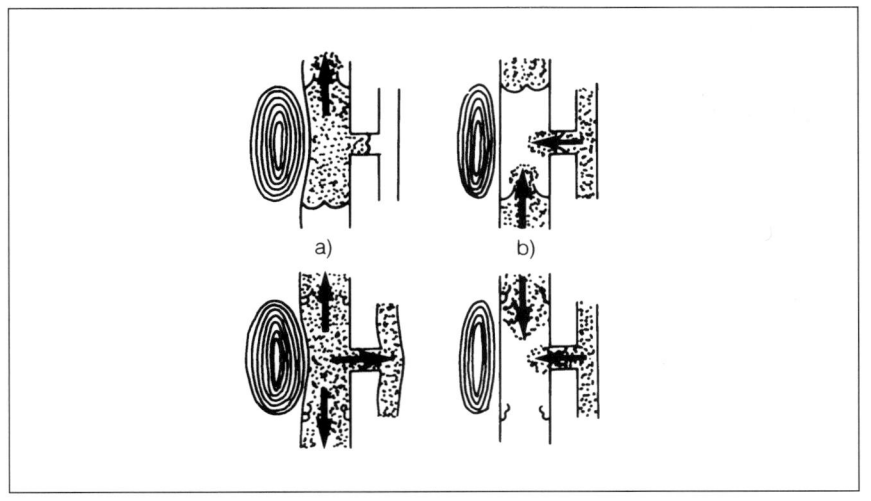

**Abb. 87** Mechanismus der Unterschenkelpumpe. a) Kontraktion. b) Erschlaffung. oben: funktionsfähige Klappen. Unten: insuffiziente Klappen.

Pathologischerweise, z. B. bei erhöhtem Widerstand infolge Querschnittsreduktion bei Venenthrombose, kommt es zur venösen Hypertension (Abb. 87).
Für die normale Venenfunktion besonders bedeutsam sind die Taschenklappen, die einen Blutrückfluß und damit eine Gefäßerweiterung verhindern. Die Zahl der Klappen in den einzelnen Venen und Venenabschnitten ist sehr unterschiedlich. Durch den Rückfluß von Blut bei Klappeninsuffizienz entsteht ebenfalls eine „venöse Hypertension".
Folgen der venösen Hypertension sind Ödeme, Erythrozytenaustritt mit Hämosiderinablagerungen und Melaninvermehrung sowie eine Vermehrung der kollagenen Fasern mit nachfolgender subkutaner Fibrosklerose. Die Haut wird atrophisch, weiß glänzend.
Oft pfropft sich ein Ekzem auf. Mikrotraumen führen zu Nekrosen und Ulzerationen.
Im Bereich der druckbelasteten Venen und Varizen findet man einen Umbau der Venenwand (Mediadysplasie) mit einem Untergang der glatten Muskelzellen.
Hämodynamisch sind die Verhältnisse sehr komplex, zum einen wegen des sehr variablen Volumens dieses Niederdrucksystems, zum anderen wegen der wechselnden extravasalen Druckverhältnisse sowie der engen Bindung an den Gewebsstoffwechsel und an das Lymphsystem.

## Klinik

Venenerkrankungen führen oft zu diffusen Beinbeschwerden, wie Schwere, Schwellungs- und Spannungsgefühl, außerdem oft zu den „restless legs", die besonders bei längerem Stehen bzw. Sitzen stören und oft abends am Einschlafen hindern, sowie zu nächtlichen Wadenkrämpfen.
Sofern venös bedingt, nehmen die Beschwerden im allgemeinen tagsüber, bei statischer Belastung sowie in der warmen Jahreszeit zu.
Infolge der chronischen Venenerkrankung entsteht die chronisch-venöse Insuffizienz, die sowohl als postthrombotisches Syndrom als Folge der tiefen Venenthrombose als auch als Komplikation der Varikosis sowie von Klappeninsuffizienzen auftreten kann.
Im Rahmen des postthrombotischen Syndroms bewirkt die chronisch venöse Insuffizienz das Auftreten von sekundären Varizen. Sowohl im Rahmen der

---

Bei erhöhtem Widerstand durch verringerten Querschnitt entsteht ebenso wie bei Störung der Klappenfunktion die venöse Hypertonie.

Folgen des venösen Hochdrucks sind Erythrozytenaustritt, Pigmentablagerung und eine Atrophie der Haut.

Neben einem Ekzem entstehen häufig Nekrosen und Ulzera.
Der Umbau in den Venenwänden führt zum Verlust der glatten Muskulatur.

Klinik

Die Klinik ist bei allen Venenerkrankungen relativ monomorph: Schmerzen, Spannungsgefühl, Schwere, „restless legs" mit einer Verschlimmerung im Stehen und in der warmen Jahreszeit.
Als Folge der Venenerkrankungen entsteht die chronisch-venöse Insuffizienz mit Ödemen, Stauungsdermatosen und Ulcera cruris.
Bei der obliterierenden Venenerkrankung bilden sich sekundäre Venenek-

tasien, die sekundären Varizen.

Bei den Hautveränderungen unterscheidet man 3 Stadien:
1. Hautvenenerweiterung

2. Hyper- und Depigmentierungen, entzündliche Verdickung der Haut

3. Ulcus cruris venosum.

primären Varikosis als auch des postthrombotischen Syndroms verursacht die chronisch- venöse Insuffizienz:

– Ödeme
– Stauungsdermatosen, -dermatitiden und als deren Maximalform
– Ulcera cruris venosa.

Die Hautveränderungen lassen sich in 3 Stadien gliedern:

1. Intradermale und subkutane Venen sind erweitert, während trophische Hautveränderungen fehlen.
2. Hyper- und Depigmentierungen, unter anderem die Atrophie blanche, sowie gelegentlich als Vorstadium des Ulcus eine schmerzhafte entzündliche Verdickung von Haut- und Unterhautgewebe.
3. Ulcus cruris venosum.

# Venenerkrankungen
# – Spezieller Teil –

Ch. Heun-Letsch

## Obliterierende Venenerkrankungen

### Thrombophlebitis superficialis

#### Definition

Die Thrombophlebitis superficialis ist eine Entzündung und mitunter Thrombosierung der oberflächlichen Venen, ein relativ harmloses Leiden, das wenig Komplikationen beinhaltet und zumeist ohne Folgen ausheilt.

#### Epidemiologie

Nach der Basler Venenstudie leiden 6 % der Männer und 14 % der Frauen unter einer Phlebitis.

#### Klinik

Lokalisierter Schmerz in der strangförmig verdickten subkutanen Vene mit Rötung und Temperatursteigerung der Haut, am häufigsten an der unteren Extremität.

#### Diagnostik

Die Diagnose wird durch Inspektion und Palpation gestellt.

#### Therapie

Kompressionsverband und Aufforderung zu tüchtigem Umhergehen, lokal Salben und Alkoholumschläge bei hochgelagertem Bein. Bei stärkerer Ausprägung ist die orale Gabe von Antiphlogistika indiziert, nur bei bakterieller Superinfektion Antibiotika, evtl. Stichinzision mit Thrombektomie.

#### Sonderformen

Die *Thrombophlebitis saltans sive migrans* hat einen wechselnden springenden Verlauf an den oberflächlichen Hautvenen und tritt im Rahmen allergischer Reaktionen, schwerer Infektionskrankheiten, maligner Tumoren (Pankreaskarzinom) auf, manchmal auch als Vorläufer der Thrombendangiitis obliterans (Winiwarter-Buerger-Krankheit).

- Längere Bettruhe
- Herzinsuffizienz
- Chirurgischer Eingriff und Trauma vor allem im Becken-Bein-Bereich
- Gynäkologische oder Prostataerkrankungen
- Schwangerschaft
- Ovulationshemmer
- Höheres Alter
- Bösartige Erkrankungen
- Infektionskrankheiten
- Übergewicht; Kachexie
- Nikotinabusus?
- Varikosis
- Familiäre Disposition
- Klimatische Einflüsse
- Gerinnungsstörungen wie Protein-C- und -S-Mangel und Antiphospholipidmangel

**Tab. 76  Prädisponierende Faktoren einer venösen Thrombose.**

Als *Mondor-Krankheit* bezeichnet man die Lokalisation der Thrombophlebitis an den Venen der vorderen Thoraxwand.

Die *Kragenknopfphlebitis* ist eine Thrombophlebitis, die, verbunden über eine V. perforans, über einer tiefen Phlebothrombose liegt.

## Tiefe Phlebothrombose

### Definition

Unter einer Phlebothrombose versteht man einen akuten thrombotischen Verschluß tiefer Venen meist im Bereich der unteren Extremität, jedoch auch im Bereich der Arme und des Gehirns.
Sie ist ein gefährliches Leiden mit der Akutgefahr einer Lungenembolie mit tödlichem Ausgang und der Spätkomplikation eines postthrombotischen Syndroms mit schweren Dauerschäden.

### Epidemiologie

Die Venenthrombose und ihre Komplikationen wie Lungenembolie und postthrombotisches Syndrom machen etwa 4 % der Einweisungen in die medizinischen Kliniken aus, wobei die Zahlen je nach Krankengut erheblich schwanken können.

### Ätiologie

Für die Ätiopathogenese gilt nach wie vor die Virchowsche Trias von 1856:

- Gefäßwandschädigung
- Verlangsamung des Blutstroms
- Erhöhte Gerinnungsneigung des Blutes.

Als disponierende Faktoren gelten vor allem (Tab. 76):

# Venenerkrankungen: Phlebothrombose

- Alter
- Weibliches Geschlecht
- Hormonelle Kontrazeption, vor allem in Verbindung mit Rauchen
- Übergewicht
- Immobilisation
- Operationen
- Tumorerkrankungen
- Protein-S- oder C-Mangel oder Phospholipid-Antikörper-Syndrom

Bei chirurgischen Eingriffen ist vor allem der Hüftgelenkersatz (TEP) zu nennen, auch bei Beckenfrakturen tritt die Phlebothrombose häufig als Komplikation auf, ferner nach Operationen im Abdominalbereich.

*Hüftfrakturen und -operationen stellen ein besonderes Risiko dar.*

## Lokalisationen

*Tiefe Bein- und Beckenvenenthrombose (Phlegmasia alba dolens)*

Die tiefe Bein- und Beckenvenenthrombose ist die häufigste Form unter den tiefen Venenthrombosen. Sie äußert sich in Schmerzen, die spontan, auf Druck oder beim Husten auftreten. Das voll entwickelte klinische Bild ist durch das erhebliche Stauungsödem charakterisiert.
Im Gegensatz zu den arteriellen Durchblutungsstörungen führen Störungen des venösen Rückflusses zu Schmerzen im Stehen, die sich während des Gehens bessern. Außerdem können nächtliche Wadenkrämpfe auftreten, die jedoch auch noch andere Ursachen haben können und so für die tiefe Phlebothrombose nicht unbedingt pathognomonisch sind. Im Zweifelsfall entscheidet die therapeutische Lagerungsprobe, bei der das gewickelte Bein erhöht gelagert wird. Bei der arteriellen Durchblutungsstörung verschlimmert dies die Symptomatik, während es bei der venösen Erkrankung zu einer deutlichen Besserung führt.

*Lokalisationen*

*Tiefe Beinvenenthrombose*

*Als häufigste Form fällt sie durch Schmerzen im Bein auf oder durch das Stauungsödem, das bereits ein Spätsymptom darstellt.*
*Venös bedingte Schmerzen bessern sich im Gegensatz zu arteriell bedingten beim Gehen.*

> **Merke:**
> Die tiefe Bein- und Beckenvenenthrombose kann auch völlig asymptomatisch verlaufen.

Folgende Differentialdiagnose ist klinisch zu beachten (Tab. 77).

Typische Befunde sind:
- Warnvenen über der Tibiakante (oberflächliche Kollateralen)
- Lokale Zyanose
- Zunahme von Umfang und Konsistenz auf der betroffenen Seite besonders im Stehen
- Allgemeinreaktionen wie Tachykardie, Fieber, Unruhe.

*Befunde*

Die klinische Untersuchung (s. Abb. 9, S. 49) beinhaltet:
- Palpation der Meyerschen Druckpunkte entlang der Venenlage (druckschmerzhafte Venenstränge)
- Auslösung von Schmerzen durch rasche Dorsalflexion des Fußes bei gestrecktem Knie (Homans-Zeichen), durch Handkantenschlag auf den Fuß (Payr-Zeichen) sowie durch Kompression der Wadenmuskulatur (Lowenberg-Zeichen).

*Klinische Untersuchungsverfahren*

Ödeme
- Lymphödem
- Kardiales Ödem
- Hypalbuminämisches Ödem
- Selbststau (faktitiell)

Schmerzen
- Arterielle Durchblutungsstörungen
- Degenerative Gelenk- und Wirbelsäulenerkrankungen
- Neurologische Erkrankungen (häufig kombinierte Ursachen)

Ulcus cruris
- Ulcus cruris venosum (90 %)
    - Ulcus cruris postthromboticum
    - Ulcus cruris varicosum
- Ulcus cruris arteriosum
- Dekubitalulkus
- Diabetische Angiolopathie
- Infektionskrankheiten (Lues, TB u.a.)
- Neoplastische Veränderungen
- Hämatologische Erkrankungen (z.B. Mykosis fungoides)

Tab. 77 Differentialdiagnose venöser Erkrankungen.

Apparative Untersuchungsmethoden sind die Ultraschall-Doppler-Methode, die Phlebographie und die Kompressionssonographie

An apparativen Untersuchungsmethoden kommen die Untersuchung mit der Ultraschalldopplersonde und die Phlebographie zum Einsatz, die vor allem der Diagnosesicherung dient und den anderen Untersuchungsmethoden überlegen ist (Abb. 88). Ein äußerst zuverlässiges Verfahren ist die Kompressionssonographie, wodurch die Phlebographie in vielen Fällen entbehrlich wird (s. Kap. „Apparative Untersuchungsmethoden", S. 50).

Sofortmaßnahmen
- 5–10 000 IE Heparin
- Stationäre Einweisung
- Bettruhe (außer US-Thrombose)
- Kompressionsverband

*Sofortmaßnahmen*
Ambulant werden 5 000–10 000 I.E. Heparin i.v. gegeben und der Patient stationär eingewiesen.
Strikte Bettruhe (mit Ausnahme der Unterschenkelvenenthrombose) ist erforderlich bei sofortiger Hochlagerung der Extremität und Anlegung eines Kompressionsverbandes bis zu den Leisten.

Therapie
Thrombolyse, bei Kontraindikationen chirurgische Thrombektomie.

*Therapie*
Nach phlebographischer Bestätigung der Thrombose wird die endgültige Therapie eingeleitet (Abb. 89): Thrombolyse in Form der ultrahohen Kurzlyse mit 9 Mio. IE Streptokinase in 6 Stunden in 2–3 Zyklen in 24stündigem Abstand oder in Form der konventionellen Lyse.
Bei Kontraindikationen gegen diese Lyse erfolgt die PTT-gesteuerte Vollheparinisierung oder chirurgische Thrombektomie.
Die Vorteile der Thrombolyse gegenüber der Thrombektomie bestehen in der raschen Auflösung frischer Thromben auch in den kleinen peripheren Venen sowie in der Erhaltung des Klappenapparates. Außerdem wird das Risiko einer Lungenembolie vermindert.

Die Thrombolyse ist bis zum 8. Tag möglich.

Die Thrombolyse wird nur bis zum 8. Tag vorgenommen, danach ist die Antikoagulation mit Heparin oder mit Cumarinderivaten indiziert. Nur ausnahmsweise, z. B. bei jüngeren Frauen und Mädchen, wird die Lyse noch bei länger zurückliegenden Thrombosen durchgeführt.

Zur Nachbehandlung dienen die halbjährige Antikoagulation und das Tragen von Kompressionsstrümpfen.

Anschließend ist eine halbjährige Antikoagulation und das Tragen von Kompressionsstrümpfen erforderlich.
Bei reinen Unterschenkelvenenthrombosen kann abhängig vom Ausmaß auf die Antikoagulation verzichtet werden, bei Beckenvenenthrombose sollte die Anti-

# Venenerkrankungen: Phlebothrombose

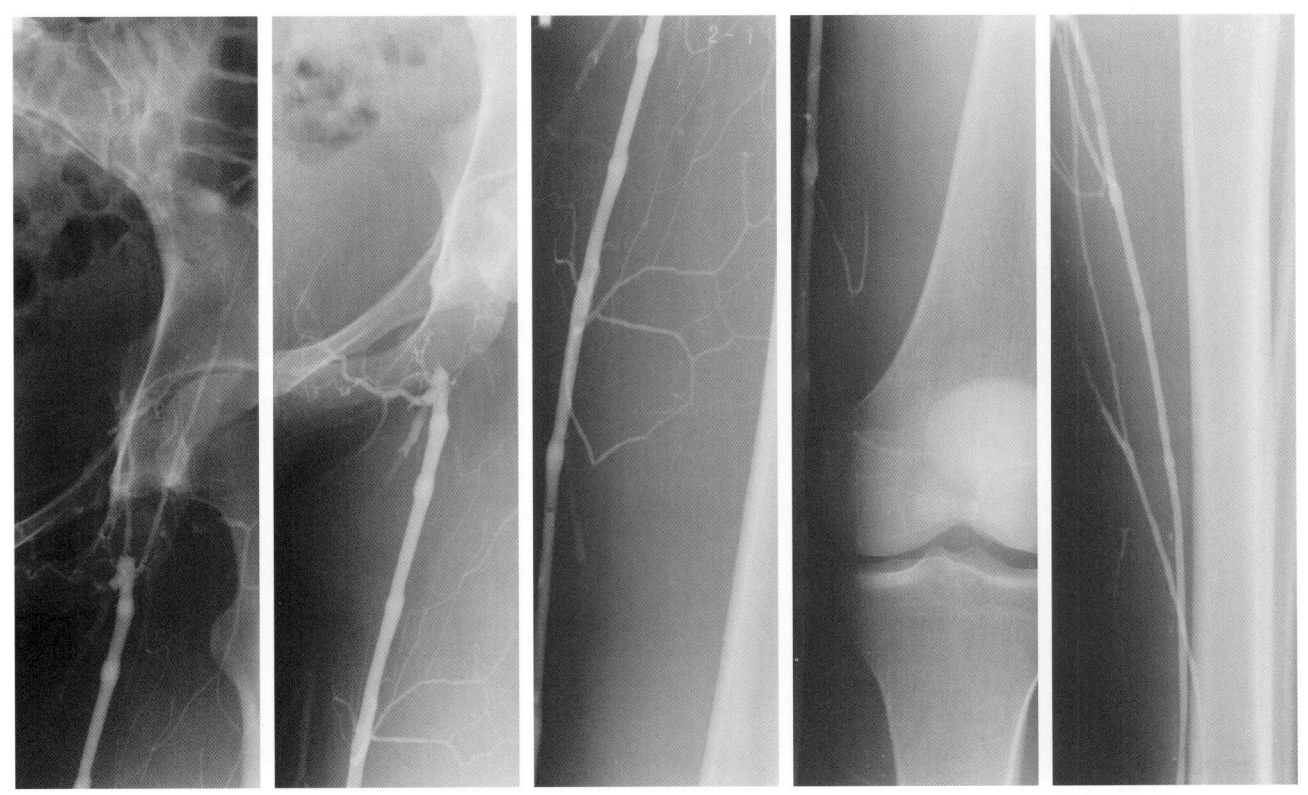

**Abb. 88a** Phlebographie li. Bein: fehlende Darstellung der tiefen Beinvenen einschl. Beckenvene; das Kontrastmittel fließt über die V. saphena magna ab.

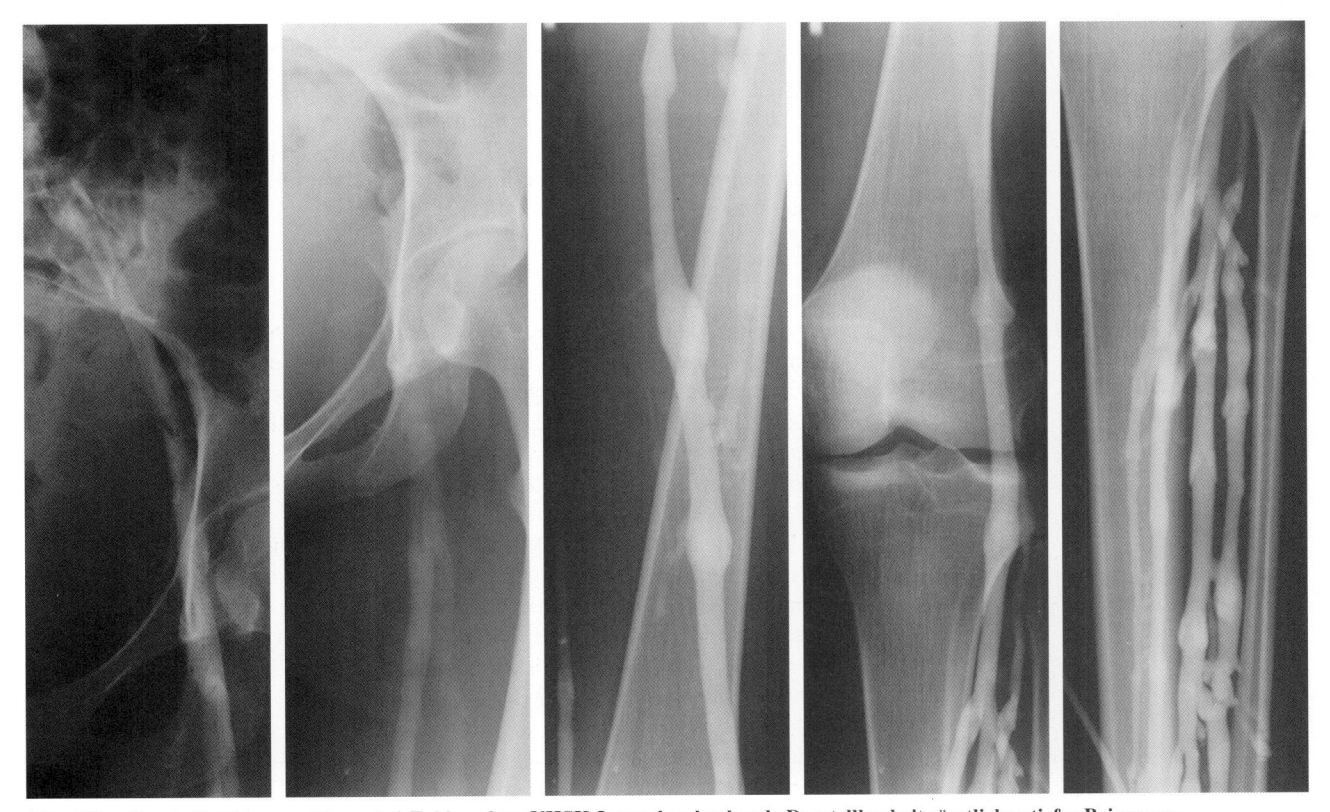

**Abb. 88b** Kontrollphlebographie nach 3 Zyklen einer UHSK-Lyse: durchgehende Darstellbarkeit sämtlicher tiefer Beinvenen.

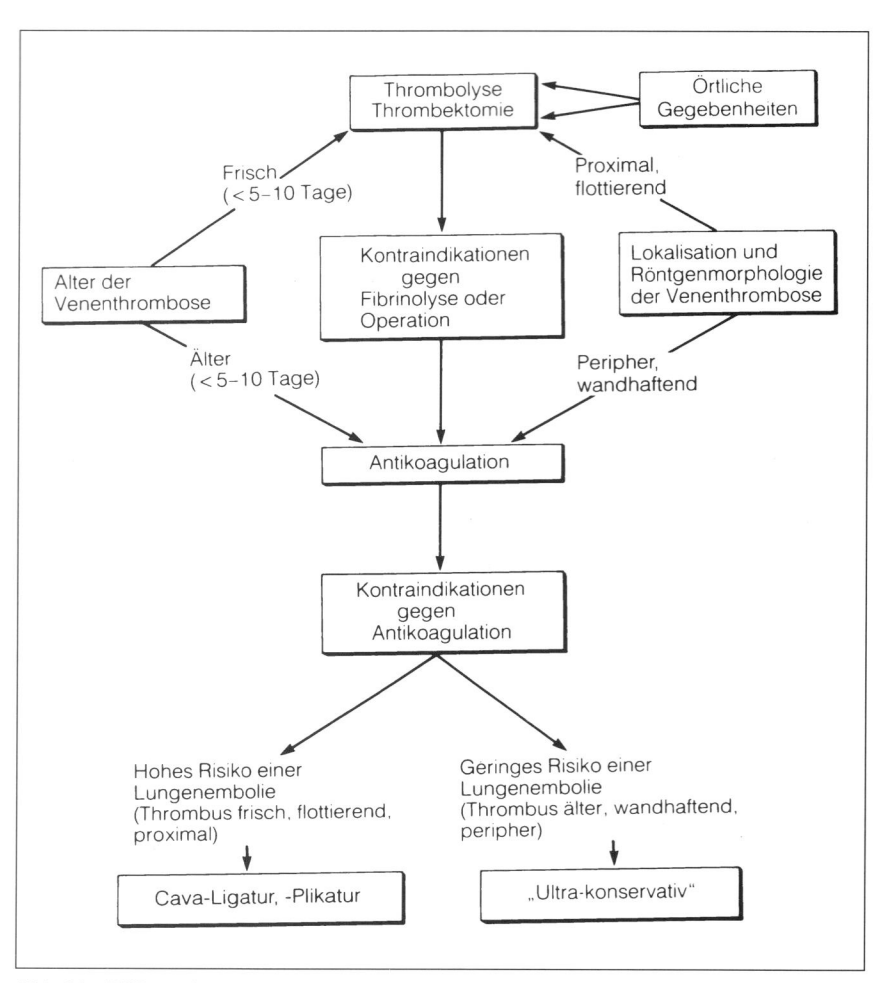

```
                    ┌─────────────┐      ┌─────────────┐
                    │ Thrombolyse │◄─────│  Örtliche   │
                    │Thrombektomie│      │Gegebenheiten│
                    └─────────────┘      └─────────────┘
                     ▲         ▲
              Frisch╱          │    Proximal,
           (<5-10 Tage)        │    flottierend
                               │
   ┌──────────┐        ┌──────────────┐        ┌──────────────┐
   │ Alter der│        │Kontraindikat.│        │Lokalisation u│
   │Venenthromb.│      │    gegen     │        │Röntgenmorphol│
   │          │        │Fibrinolyse od│        │der Venenthromb│
   └──────────┘        │  Operation   │        └──────────────┘
        │              └──────────────┘                │
        │ Älter                │             Peripher,
        │(<5-10 Tage)          │             wandhaftend
        ▼                      ▼                       ▼
                    ┌─────────────────┐
                    │ Antikoagulation │
                    └─────────────────┘
                             │
                             ▼
                    ┌─────────────────┐
                    │Kontraindikation.│
                    │      gegen      │
                    │ Antikoagulation │
                    └─────────────────┘
                      ╱            ╲
   Hohes Risiko einer              Geringes Risiko einer
   Lungenembolie                   Lungenembolie
   (Thrombus frisch, flottierend,  (Thrombus älter, wandhaftend,
    proximal)                       peripher)
         ▼                                  ▼
   ┌──────────────────┐            ┌──────────────────┐
   │Cava-Ligatur,-Plikatur│        │ „Ultra-konservativ" │
   └──────────────────┘            └──────────────────┘
```

**Abb. 89 Differentialtherapie bei tiefer Phlebothrombose.**

koagulation für ein Jahr durchgeführt werden. Über die Kontraindikationen der Antikoagulation informiert Tabelle 78.

> **Merke:**
> Entscheidend sind die Prophylaxe bei Krankheiten, Operationen sowie bei Immobilisation mit Heparin in einer Dosierung zwischen 3 x 5 000 und 3 x 7 500 IE pro Tag und eine konsequente Kompressionsbehandlung.

*Thrombose der Vena jugularis und der Hirnsinus*

Dieses Krankheitsbild mit intrakranieller Drucksteigerung, Kopfschmerz, Erbrechen, Nackensteifigkeit, Krämpfen, Paresen, Bewußtseinstrübung und apoplektiformen Erscheinungen wird ausführlicher in neurologischen Lehrbüchern behandelt.

*Axillarvenenthrombose (Paget-von-Schrötter-Syndrom)*

Dabei handelt es sich um einen Venenverschluß thrombotischer Genese in erster Linie im Bereich der thorakobrachialen Verbindung beim Durchtritt zwischen Schlüsselbein und erster Rippe. Sie macht 1–2 % aller Venenthrombosen aus und

---

Thrombose der Vena jugularis und der Hirnsinus

Axillarvenenthrombose

Sie ist eine vergleichsweise seltene Lokalisation (ca. 2 % aller tiefen Venenthrombosen).

# Venenerkrankungen: Phlebothrombose

**A**ugenhintergrundsveränderungen
**B**lutdrucksteigerungen über 200/120 mmHg
**C**erebrovaskulärer Insult innerhalb der letzten 3 Wochen
**D**ebilität bzw. Demenz des Patienten
**E**ingriffe an parenchymatösen Organen in den letzten 8–10 Tagen
**F**loride Blutungen an inneren Organen
**G**ravidität (nicht gegen Heparin)
**H**ämorrhagische Diathesen
**I**nkompetenz des überwachenden Arztes
**K**onsumierende Erkrankungen
**L**eberinsuffizienz
**M**alignome im Endstadium
**N**iereninsuffizienz schweren Grades

Tab. 78  ABC der Kontraindikationen gegen Antikoagulation.

ist durch eine traumatische Wandschädigung bedingt, in letzter Zeit auch häufiger durch Subklavia-Katheter.
Sie äußert sich in einer Schwellung des gesamten Armes mit starken Schmerzen, Blaufärbung und Schweregefühl. Es bildet sich sehr schnell ein Kollateralkreislauf oberflächlicher Venen am Schultergürtel aus.
Die Diagnose wird durch klinische Untersuchung, Phlebographie und Dopplersonographie gestellt.
Die Therapie besteht wie bei der Beinvenenthrombose in der Heparinisierung und, sofern möglich, in der späteren Beseitigung der Ursache, z. B. Halsrippen u. ä. Eine Thrombolyse ist in der Regel nicht indiziert.

*Phlegmasia coerulea dolens*

Im Gegensatz zu einer schweren, aus den Beinvenen aufsteigenden Beckenvenenthrombose, die auch als Phlegmasia alba dolens bezeichnet wird, ist die P. coerulea dolens eine gefährlichere Sonderform, bei der durch Verschluß sämtlicher venöser Abflußbahnen des Beines ein so umfangreiches Ödem auftritt, daß auch die Arterien komprimiert werden.
Der aus der Versackung des Blutes in das Bein entstehende Volumenmangelschock kann vital bedrohliche Ausmaße annehmen. Hier muß sofort eine operative Thrombektomie erfolgen, wird diese abgelehnt, die Thrombolyse.

*Postthrombotisches Syndrom*

Im Gegensatz zur Komplikation der Frühphase der tiefen Venenthrombose, die in der Lungenembolie besteht, ist die Komplikation der Spätphase das postthrombotische Syndrom. Ursächlich liegt ihm die persistierende Strombahnbehinderung im Bereich der tiefen Beinvenen durch den bindegewebig organisierten Thrombus zugrunde.
Etwa 50–85 % der an einer tiefen Beinvenenthrombose Erkrankten entwickeln ein postthrombotisches Syndrom verschiedenen Schweregrades.

---

Auch hier stehen Schmerzen und Schwellung im Vordergrund.

Diagnostik und Therapie entsprechen weitgehend denen bei der Beinvenenthrombose.

Phlegmasia coerulea dolens

Hier werden durch den Druck des entstehenden Ödems die Beinarterien abgedrückt. Es entsteht ein akut lebensbedrohliches Krankheitsbild.

Postthrombotisches Syndrom

Es ist die Spätkomplikation der tiefen Venenthrombose.

Zum postthrombotischen Syndrom gehören folgende Erscheinungen:

1. Entwicklung von sekundären Varizen:
Durch den Kollateralkreislauf über die Venae perforantes und die oberflächlichen Beinvenen werden diese überlastet und erweitert.

2. Entwicklung von Stauungsödemen:
Durch den unzureichenden Flüssigkeitsabtransport über die oberflächlichen Beinvenen und die Lymphgefäße, die dieser Anforderung nicht gewachsen sind, entsteht das Stauungsödem, das natürlich zunächst differentialdiagnostisch abgeklärt werden muß.
Es führt zu trophischen Störungen der Haut sowie zum Anschwellen vor allem der Knöchelgegend, der Unter- oder sogar Oberschenkel, zu Schweregefühl und Spannungsschmerz. Typisch ist eine mehrjährige Verlaufszeit mit zunehmender Verschlimmerung vor allem in der warmen Jahreszeit.
Die zunächst weichen Ödeme indurieren später, oft mit brauner Pigmentierung der Haut als sogenannter Stauungsdermatose mit zusätzlicher Ausbildung von Ekzemen und mykotischer und bakterieller Superinfektion.

3. Ulcus cruris venosum:
Aus der Stauungsdermatose kann sich das Ulcus cruris venosum entwickeln, welches die häufigste Form des Ulcus cruris darstellt und die Innenseite des Unterschenkels, in erster Linie die Knöchelregion, bevorzugt.

*Diagnostik*

Zur Diagnostik des postthrombotischen Syndroms dient die Prüfung der Durchgängigkeit des tiefen Venensystems. Hier ist an erster Stelle der Linton-Test zu nennen: Entleeren sich beim Stau der oberflächlichen Beinvenen mittels eines Stauschlauches nach dem Hochheben des Beines die Gefäße, so ist davon auszugehen, daß die tiefen Beinvenen weitgehend frei sind.
Genaueren Aufschluß geben die Ultraschall-Doppler-Untersuchung und die Phlebographie.

*Therapie*
Die Therapie besteht in erster Linie in der konsequenten Kompressionsbehandlung durch wenig dehnbare Verbände und festsitzende, maßangefertigte Kompressionsstrümpfe (Abb. 90).

Die Kompressionsbehandlung kann unterstützt werden mit Pharmaka wie Aescin (Roßkastanienextrakt), Saponine oder Flavonoide. Auch unter Wobenzym® konnte eine Verbesserung der Symptomatik des postthrombotischen Syndroms nachgewiesen werden.
Eine chirurgische Therapie durch Schaffen venöser Ersatzwege ist nur bei isolierten Beckenvenenverschlüssen möglich.
Wichtig sind auch balneophysikalische Maßnahmen und krankengymnastische Übungen, besonders durch Betätigung der Wadenmuskelpumpe.

*Thrombosen als paraneoplastisches Syndrom*

Es gilt als alte Erfahrungstatsache, daß beim Auftreten sog. spontaner Phlebothrombosen immer an ein Malignom gedacht werden muß, insbesondere an ein Bronchial-, Pankreas- oder Prostatakarzinom. Die Phlebothrombose kann Erstsymptom der Geschwulst sein.

---

Folgende Erscheinungen bestimmen das klinische Bild:
– Sekundäre Varizen

– Stauungsödeme

Diese haben eine mehrjährige Verlaufszeit und führen zu trophischen Störungen mit einer Verschlimmerung in der warmen Jahreszeit.
Sie verursachen Schmerzen und Spannungsgefühl und führen zur Stauungsdermatose.

– Ulcus cruris venosum
Es bevorzugt den peripheren Unterschenkel.

Linton-Test

Zur Diagnosesicherung dienen Ultraschall-Doppler-Untersuchung und Phlebographie.

Therapie
Kompressionsbehandlung, unterstützt durch verschiedene venenwirksame Pharmaka

Wichtig sind auch balneophysikalische Maßnahmen.

Thrombosen als Paraneoplasie

Besonders bei Bronchial-, Pankreas- und Prostatakarzinomen kann die sog. spontane Thrombose Erstsymptom sein.

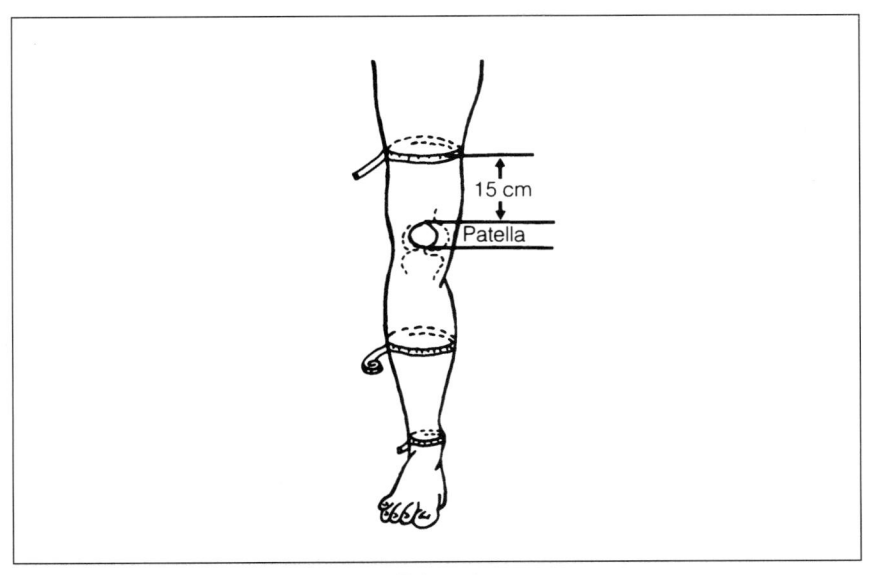

**Abb. 90** Meßstellen zur Bestimmung des Beinumfanges.

Ursächlich sind vermutlich die Verschlechterung der Fließeigenschaften des Blutes durch Polyglobulie und Dysproteinämie sowie weitere Stoffwechselstörungen, die mit einer Erhöhung der Strukturviskosität des Blutes einhergehen. Außerdem scheinen Tumorzellen humorale Stoffe zu produzieren, die thromboplastische Substanzen freisetzen.

## Variköser Symptomenkomplex (ektasierende Venenerkrankungen)

Varizen haben ethymologisch und medizinisch mit „Krampfadern" nichts zu tun (Tab. 79).

Bei den ektasierenden Venenerkrankungen können folgende Formen unterschieden werden:

1. Stammvarikosis (= Varikosis der Venenhauptstämme).
   Die Vena saphena magna ist dabei häufiger betroffen als die Vena saphena parva.
2. Retikuläre Varizen (= Varizen der Venenseitenäste).
   Sie entwickeln sich meist bei Frauen in der Schwangerschaft.
3. Besenreiservarizen.
   Dies sind Varizen der kleinen Sammelvenen und treten vor allem bei Frauen an den Oberschenkeln auf.

> **Merke:**
> Die Unterscheidung zwischen primären und sekundären Varizen ist von größter Bedeutung!
> Primäre Varizen sind anlagebedingte Venenerweiterungen, sekundäre entstehen als Kollateralen bei Strombahnhindernissen im Bereich der tiefen Beinvenen.

| | | | |
|---|---|---|---|
| Die Wurzel Krampf | = Indogerm. | Gremb | |
| | Urgerm. | Kremb | = Krumm |
| | | Krimb | |
| Alhochdeutsch | Krimpfan | | = Krümmen |
| Mittelhochdeutsch | Krimpfen | | |
| Althochdeutsch | Kramph | | |
| Mittelhochdeutsch | Krampf | | = Krumm |
| | Krimpf | | |
| Niederländisch | Kramp | | |
| Angelsächsisch | Cramp | | |

Zum germanischen Adjektiv krampa gehören: Krampe, Krempe

Krampfader = Krummader

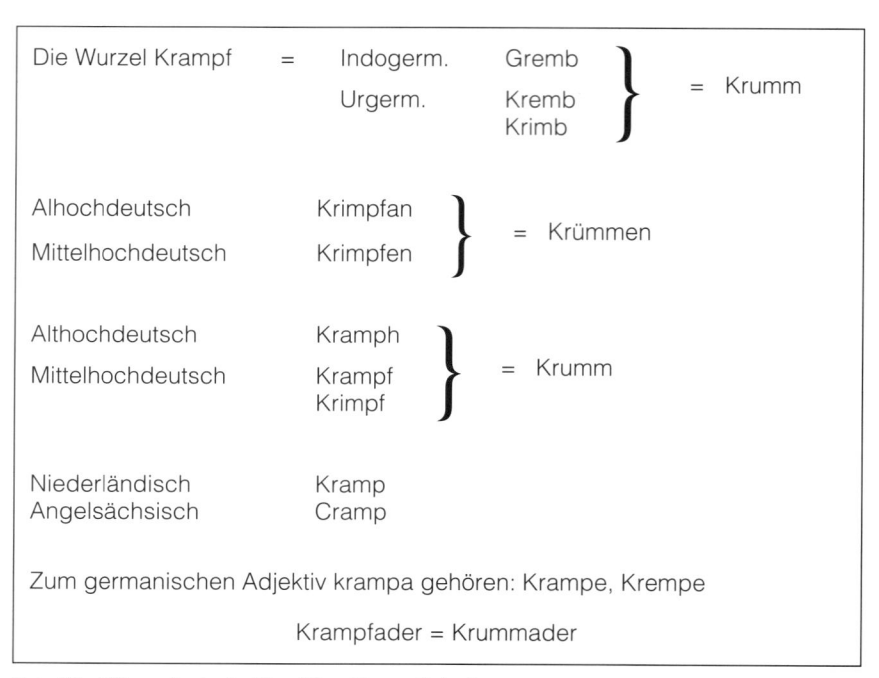

**Tab. 79** Ethymologie des Begriffes „Krampfader".

Bei der primären Varikosis handelt es sich um die Erweiterung der großen oberflächlichen Venensysteme des Beines. Sie ist oft kombiniert mit einer Klappeninsuffizienz der Vv. perforantes und der Vv. communicantes.

Ursächlich liegen eine anlagebedingte Wandschwäche der Venen sowie die Insuffizienz der Venenklappen zugrunde. Ätiologisch beteiligt sind auch langes Stehen, abschnürende Kleidungsstücke, chronische Obstipation, Adipositas und Gravidität.

Mit zunehmender Dauer der Varikosis kommt es im Gefolge der Klappeninsuffizienz zur Beeinträchtigung der Mikrozirkulation und zur chronisch-venösen Insuffizienz. Auch hier können wie beim postthrombotischen Syndrom Ödeme, Stauungdermatose und Ulcera cruris resultieren.

Klinisch stehen Spannungsschmerzen, Schweregefühl, Wadenkrämpfe und Unruhegefühl in den Beinen („restless legs", die am Einschlafen hindern können) im Vordergrund, bisweilen auch die unter Umständen erhebliche ästhetische Beeinträchtigung.

Erster Schritt in der Diagnostik ist die Inspektion und Palpation.

Folgende klinische Tests, die der Prüfung der Suffizienz verschiedener Venenstämme bzw. exakter der Prüfung der Suffizienz der Klappensysteme der verschiedenen Venenstämme dienen, sind indiziert:

1. *Trendelenburg-Versuch*
Er dient insbesondere zur Funktionsprüfung der Vena saphena magna und der Venae perforantes vor allem des Oberschenkels. Im Liegen werden bei angehobenem Bein die erweiterten Venen ausgestrichen. Sodann komprimiert man mit einer Staubinde die Vena saphena magna unterhalb ihrer Mündung in die Vena femoralis im Bereich des Leistenbandes und läßt den Patienten aufstehen.
Füllen sich die Varizen innerhalb von 30 Sekunden nach dem Aufstehen nur langsam oder gar nicht, nach Lösung der Stauung jedoch rasch von proximal her, so liegt eine Insuffizienz der Vena saphena magna bei Suffizienz der Venae perforantes vor.

Die relativ rasche Auffüllung von distal her kann entweder über insuffiziente Venae perforantes oder über Anastomosen mit der insuffizienten Vena saphena parva erfolgen.

*2. Perthes-Versuch*
Damit wird die Funktionsfähigkeit der tiefen Venen und der Venae perforantes untersucht.
Beim stehenden Patienten legt man proximal der gefüllten Venen am Ober- oder Unterschenkel einen Stauschlauch an, mit dem er kräftig umhergehen soll. Die völlige Entleerung der Varizen bei Muskelarbeit spricht für eine Suffizienz der Venae perforantes bei intaktem tiefem Venenabfluß.
Eine unvollständige Entleerung findet sich bei mäßiger Klappeninsuffizienz der Verbindungsvenen. Eine unveränderte Füllung der Varizen weist auf eine erhebliche Insuffizienz der Venae perforantes und eine Behinderung der Strömung in den tiefen Venen hin. Eine Zunahme der Füllung spricht für ein ausgeprägtes postthrombotisches Syndrom mit Strömungsumkehr im Bereich der Venae perforantes.

Weitere diagnostische Methoden sind die *Venendruckmessung, Ultraschall-Doppler-Untersuchung* und *Venenverschlußplethysmographie* sowie die *Phlebographie*. Der langsame venöse Blutstrom läßt sich durch die niedrigere Frequenz des Strömungssignals leicht vom höherfrequenten arteriellen Signal unterscheiden. Eine Insuffizienz der Vena saphena magna und der Crosse (= Mündungskrümmung der Vena saphena magna vor ihrer Einmündung in die Vena femoralis) läßt sich durch den Valsalva-Preßversuch nachweisen, bei dem durch die intraabdominelle Druckerhöhung ein mittels Doppler feststellbarer Rückfluß in die Vene stattfindet.

Die Therapie besteht vor allem im Hochlagern der Beine, besonders nachts, und in exakter Kompressionsbehandlung. Als weitere Behandlungsmethoden stehen die Verödungstherapie sowie die operative Varizenausschaltung („Stripping") zur Verfügung.

## Behandlung des Ulcus cruris venosum

Ein Ulcus cruris ist am häufigsten venöser Genese.
Die wichtigsten therapeutischen Maßnahmen sind die konsequente Kompressionstherapie und die aktive Bewegungstherapie. Über stark sezernierenden Ulzera muß der Kompressionsverband gefenstert werden, so daß eine Lokalbehandlung möglich ist. Bei Stauungsödemen muß eine vorübergehende Ödembehandlung mit milden Diuretika erfolgen.
Erster Schritt in der Lokalbehandlung ist die mechanische Säuberung durch schwach antiseptische Lösungen oder auch nur durch lauwarmes Wasser. Anschließend sollten die Ulzera trockengeföhnt werden.
Schmierig belegte Ulzera können außerdem durch enzymhaltige Zubereitungen wie Varidase® oder Fibrolan® gereinigt werden.
Zweiter Schritt ist das Anstreichen der Ulkusumgebung mit Gentianaviolett oder Brilliantgrünlösung.
Das Ulkus selbst wird in einem dritten Schritt mit Pasta zinci mollis abgedeckt (Rp. olio olivarum 30,0, pasta zinci ad 100). Diese wirkt schmerzlindernd, kühlend und granulationsfördernd. Salben und Puder sind nicht indiziert, da sie einen Nährboden für Bakterien und Pilze darstellen und zur Allergisierung führen können.

> **Merke:**
> Wichtig für die Behandlung der Ulzera sind Licht und Luft.

U. U. kommen systemische Antibiose oder lokale Kortikoidtherapie in Frage, evtl. auch die Spalthautdeckung.

Bei bakterieller Superinfektion ist unter Umständen eine systemische antibiotische Therapie angezeigt, und zwar mit Cefotaxim oder Gyrasehemmern.
Bei heftig nässenden akuten Umgebungsekzemen können manchmal lokale Kortisonbehandlungen nötig werden.
Als letzte Möglichkeit kommt die Hauttransplantation in Frage.

# Lymphgefäßerkrankungen

Ch. Heun-Letsch

Für den Gewebestoffwechsel gleichermaßen wichtig wie das Venensystem ist das Lymphsystem. Die Gewebeflüssigkeit sammelt sich in präformierten Spalten des Bindegewebes, wo sie in blind endende, mit einschichtigem Endothel ausgekleidete Lymphgefäße eintritt. Die Lymphkapillaren vereinigen sich zu einem ausgeprägten Lymphgefäßnetz, das ab einer gewissen Gefäßgröße Klappen und glatte Muskelzellen in den Gefäßwänden besitzt.

Die Erkrankungen der peripheren Lymphbahnen lassen sich wie folgt aufteilen:

## Akute Lymphangiitis

Die akute entzündliche Erkrankung der peripheren Lymphbahnen tritt nach lokaler bakterieller Infektion auf. Objektiv imponieren gerötete, druckempfindliche subkutan liegende Stränge entlang der peripheren Lymphgefäße, die mit Schwellung und Schmerzen der regionalen Lymphknoten einhergehen. Allgemeine Entzündungserscheinungen wie subfebrile oder septische Temperaturen sind je nach Ausmaß der Infektion zu beobachten.

Die Therapie besteht in der Ruhigstellung der betroffenen Extremität, sowie in feuchten Umschlägen und Antibiose. Gegebenenfalls ist die chirurgische Behandlung indiziert.

## Chronische Lymphangiopathien

Führendes Symptom der chronischen Lymphangiopathien ist das lokale oder diffuse Ödem, das im Anfangsstadium eine weiche, teigige, gut eindrückbare, im fortgeschrittenen Stadium eine derbe Konsistenz bei normaler oder blasser Hautfarbe besitzt.

Es kann als primäres und als sekundäres Lymphödem auftreten.

*Primäres Lymphödem*

Dem primären Lymphödem liegt eine Entwicklungsstörung zugrunde, nämlich eine Aplasie oder Hypoplasie der Lymphgefäße, die familiär kongenital sein kann (Nonne-Milroy-Erkrankung) oder familiär nichtkongenital (Maladie du Meige). Daneben gibt es die idiopathische, nichtfamiliäre Form.

Bei allen ist das weibliche Geschlecht bevorzugt. In der Regel kommt es zur Verschlimmerung während der Menses und der heißen Jahreszeit.

*Sekundäres Lymphödem*

Ihm liegt eine Verödung oder Obliteration der Lymphgefäße durch Entzündung, Traumen, Radiatio, Operation (z. B. nach Lymphadenektomie in der Achselhöhle) oder Filariose zugrunde.

Hauptsymptom ist das Ödem, im extremen Fall die Elephantiasis, die einer monströsen Schwellung der Extremität entspricht.

> Die wichtigste therapeutische Maßnahme ist die Kompressionsbehandlung.

Die Therapie besteht in Kompression und leicht diuretischen Maßnahmen, evtl. pneumatischer Wechseldruckbehandlung oder manueller Lymphdrainage, Infektionsprophylaxe sowie bei den sekundären Formen der Herdsanierung.

# Lungenembolie

Ch. Heun-Letsch

## Definition

Unter Lungenembolie versteht man die thromboembolische Verlegung einer oder mehrerer Lungenarterien.
In Abhängigkeit vom Ausmaß der Einengung können die Folgen einer Lungenembolie von klinisch stumm bis zum akuten, völlig unvorhersehbaren tödlichen Ereignis reichen.

## Epidemiologie

Wenngleich die absolute Zahl der tödlichen Lungenembolien nicht genau bekannt und dank der Thromboseprophylaxe in den letzten 15 Jahren deutlich rückläufig ist, ist sie dennoch immer noch zu hoch.
In den Sektionsstatistiken wird die Lungenembolie in 2–15 % der Fälle als Todesursache genannt, in bis zu 60 % werden ältere und frische Thromben gefunden. Diese Zahlen stehen in krassem Gegensatz zu den intra vitam diagnostizierten Lungenembolien. Man schätzt, daß nur ca. 10–30 % der Lungenembolien ante mortem diagnostiziert werden.
In Abhängigkeit von Lokalisation und Dauer eines chirurgischen Eingriffes tritt eine tödliche Lungenembolie bei 0,2–0,5 % aller Operierten auf, besonders betroffen sind Eingriffe im Beckenbereich, vor allem am Hüftgelenk.

## Ätiologie

Nahezu 90 % aller Lungenembolien sind Folge tiefer Oberschenkel- oder Beckenvenenthrombosen, wobei letztere die größere Rolle spielen. Nur ein Drittel der Thrombosen werden klinisch auffällig, bevor sie zur Lungenembolie führen. Auch an eine Herkunft der Thromben aus dem Plexus venosus prostaticus oder uterinus muß gedacht werden.

## Pathophysiologie

Die Lungenembolie hat in pathophysiologischer Hinsicht 2 Hauptfolgen: 1. die akute Rechtsherzüberlastung durch den plötzlich erhöhten pulmonalen Widerstand, 2. die Störung des Gasaustausches mit Sauerstoffuntersättigung und weiteren metabolischen Störungen.
Der Tod tritt bei hochgradiger Okklusion durch akutes Rechtsherzversagen ein. Wahrscheinlich spielen auch eine reflektorische Broncho- und Vasokonstriktion eine zusätzliche Rolle.

| Diagnose | Fulminante LE | Massive LE | Submassive LE | Kleine oder multiple rezidivierende Mikroembolien |
|---|---|---|---|---|
| Stadium | IV | III | II | I |
| Pathologisch-anatomisch | Verlegung PA-Stamm | Verlegung eines PA-Astes oder mehrerer Lappenarterien | Verlegung von Segmentarterien | Verlegung peripherer Äste |
| Klinik | Plötzliches Auftreten von Schock, Tachypnoe und -kardie Zyanose, Galopprhythmus, Bewußtlosigkeit, Kreislaufstillstand, Exitus letalis | Plötzliches Auftreten von Tachypnoe, Dyspnoe, Zyanose, Brustschmerz, Tachykardie, Bewußtlosigkeit, Kreislaufstillstand, Schock | Plötzliches Auftreten von Dyspnoe, Tachypnoe, Brustschmerz, Tachykardie, Unwohlsein, Fieber | Uncharakteristisches oder plötzliches Auftreten von mäßiger Dyspnoe, Tachypnoe, Brustschmerz, Husten, Hämoptysen, Pleuraerguß, Fieber |
| System-arterieller Druck | Stark erniedrigt | Erniedrigt | Normal bis leicht erhöht | Normal |
| Pulmonal-arterieller Druck | 30 | 30 | Normal bis leicht erhöht | Normal |
| $PaO_2$ | 50 | 65 | 80 | Normal |
| $PaCO_2$ | 30 | 30 | 35 | Normal |
| Therapie | Reanimation, Notembolektomie oder Thrombolyse | Reanimation, Thrombolyse oder Embolektomie | Heparin oder Thrombolyse | Heparin oder Antikoagulanzien |

Tab. 80 Schweregrade der Lungenembolie.

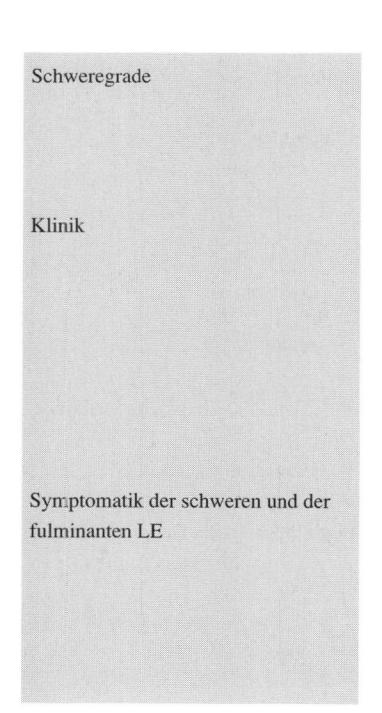

## Schweregrade

Man unterscheidet in der Regel vier Schweregrade der Lungenembolie (Tab. 80).

## Klinisches Bild

> **Merke:**
> Die Symptomatik der Lungenembolie reicht von der völligen Beschwerdefreiheit über atemabhängige Thoraxschmerzen (Pleuraschmerzen) bis zur Erstickungsangst mit Schocksymptomatik bei schweren Lungenembolien.

Die schwere Lungenembolie mit einer Verlegung von 50 % des Gesamtquerschnittes der Lungenstrombahn und die fulminante Lungenembolie mit einer Verlegung von 2/3 des Gesamtquerschnittes gehen mit der folgenden Symptomatik einher:

– Plötzlich einsetzender, präkordialer und retrosternaler Schmerz, der auf Nitropräparate nicht anspricht

- Plötzliches Auftreten eines Schockzustandes, evtl. mit Kreislaufstillstand und Bewußtlosigkeit
- Todesangst
- Kardiogener Schock bzw. Hypotonie
- Dyspnoe, Tachypnoe, Orthopnoe
- Tachykardie, Rhythmusstörungen
- Lippenzyanose, Plethora im Kopfbereich, sofern kein Schocksyndrom oder eine hypoxämisch bedingte Koronarinsuffizienz vorliegt
- Husten mit Hämoptoe
- Motorische Unruhe
- Akute obere Einflußstauung, Halsvenenstauung
- Verminderte Atemexkursion auf der betroffenen Seite
- Temperaturerhöhung
- Schweißausbruch

Kleine oder multiple rezidivierende Mikroembolien mit Verlegung peripherer Äste können uncharakteristische, plötzlich auftretende Phasen von mäßiger Dyspnoe, Tachypnoe und Brustschmerzen verursachen sowie Husten, Hämoptysen, Fieber und Pleuraergüsse.

*Kleinere LE zeigen sich in Luftnot, Husten, Thoraxschmerz.*

## Diagnostik

*Auskultation*

Neben einem akzentuierten Pulmonalisschlußton ist evtl. ein dritter Herzton auszukultieren (protodiastolischer Galopp).

*Evtl. akzentuierter Pulmonalschlußton oder Galopprhythmus*

*Perkussion*

Man findet perkutorisch eventuell eine Dämpfung auf der betroffenen Lungenseite, außerdem einen Zwerchfellhochstand und eine eingeschränkte Zwerchfellbeweglichkeit.

*Neben einer Dämpfung findet sich ein Zwerchfellhochstand und eine eingeschränkte Beweglichkeit.*

*Zentraler Venendruck*

Der ZVD zeigt so gut wie immer erhöhte Werte.

*Der ZVD ist erhöht.*

*Laboruntersuchungen*

Die Laborwerte sind uncharakteristisch, haben jedoch einen differentialdiagnostischen Wert zur Abgrenzung gegenüber dem Myokardinfarkt, da dieser ein spezifisches Enzymmuster aufweist.
Mitunter ist die LDH erhöht, dies ist jedoch nicht pathognomonisch. Beim Myokardinfarkt ist der Quotient LDH/HBDH < 1,3, bei der Lungenembolie liegt er in der Regel zwischen 1,3 und 1,6.

*Laborwerte sind vor allem differentialdiagnostisch in bezug auf den Myokardinfarkt wichtig.*

*Blutgasanalyse*

Je nach Schwere der Lungenembolie sinkt der arterielle $pO_2$ bei erniedrigtem $pCO_2$. Letzterer ist wegen der kompensatorischen Hyperventilation der noch perfundierten Lungenanteile und des dadurch vermehrten Abatmens von $CO_2$ vermindert.

*Je nach Schwere der LE verändern sich die Werte bei der Blutgasanalyse.*

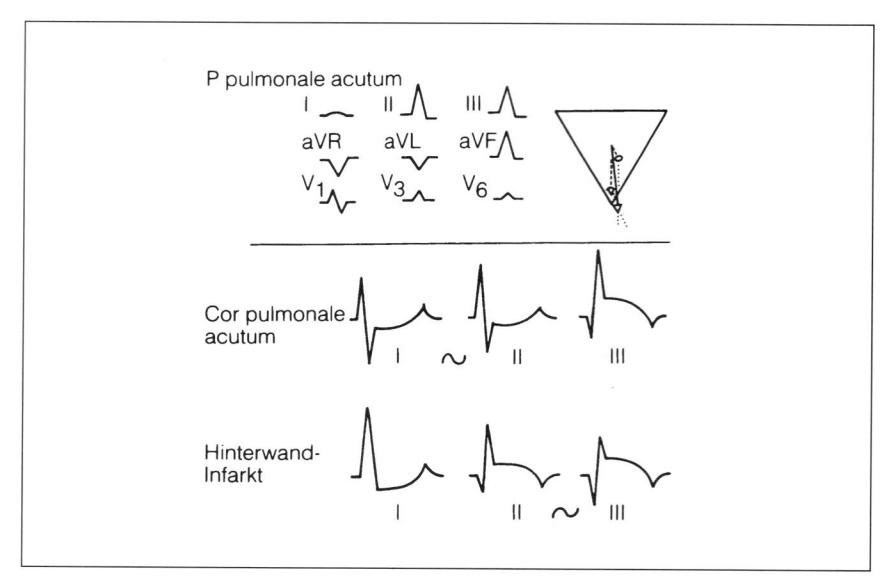

Abb. 91  EKG bei Lungenembolie in Abgrenzung zum Infarkt-EKG.

*Das EKG ist nur bei schweren Fällen richtungsweisend.*

*EKG*

Das EKG gibt nur bei schweren Lungenembolien Hinweise, und zwar in Form von:

- Sinustachykardie
- Rhythmusstörungen
- Akutes p-pulmonale p-dextrokardiale mit spitz-hohem p in II und III, die 1/4 von R übersteigen
- Rechtsdrehung der Achse von QRS
- $S_I$-$Q_{III}$-Typ (= Mc Ginn-White-Typ)
- Rechtsschenkelblock
- ST- und T-Veränderungen

*Vor allem der Vergleich mit Vor-EKGs ist wichtig.*

Die genannten Veränderungen sind vor allem im Vergleich mit Vor-EKGs von Bedeutung. Wichtig ist die Anfertigung eines EKG außerdem zur Abgrenzung gegen einen Myokardinfarkt (Abb. 91).

*Röntgen*

*Die Hinweise in der Röntgenaufnahme sind oft uncharakteristisch und treten häufig erst spät auf.*

Die Röntgenaufnahme ist oft uncharakteristisch, meist finden sich erst recht spät entsprechende Hinweise, wie z. B.:

- Zwerchfellhochstand
- Verminderte Atemexkursion der betroffenen Seite
- Westmark-Zeichen (hell erscheinende ischämische Zonen, bedingt durch Gefäßabbruch)
- Dilatation der Hilusarterien
- Dilatation des rechten Ventrikels
- Plattenatelektasen
- Infarktpneumonie und Pleuraerguß als Spätsymptome

# Lungenembolie

*Lungenszintigraphie*

Sie ist als Screening-Methode für die weitere Diagnostik bei klinischem Verdacht auf Lungenembolie ebenso gut geeignet wie als Suchmethode nach klinisch stummer Lungenembolie. Ein negatives Lungenperfusionsszintigramm schließt eine hämodynamisch wirksame Lungenembolie zu über 90 % aus. Ein positives hingegen ist vor allem bei vorbestehenden pathologischen Lungenbefunden nur bedingt verwertbar.
Bei vorbestehenden Lungenveränderungen muß die Perfusionsszintigraphie mit einer Ventilationsszintigraphie kombiniert werden, sofern man sich nicht zur Angiographie entschließt.

*Computertomographie*

Im CT lassen sich erweiterte zentrale und peripher verengte Gefäße sowie bestimmte Parenchymveränderungen nachweisen. Es kann auch als nichtinvasive Methode vor der Pulmonalisangiographie eingesetzt werden.

*Pulmonalisangiographie*

Diese hochspezifische und hochsensitive Methode dient der Diagnosesicherung. Sie allein ist beweisend.
Neuerdings wird sie auch durch die venöse digitale Subtraktionsangiographie ersetzt. Auch sie kann falsch negativ sein, nämlich dann, wenn die betroffenen Gefäße kleiner als 0,2 mm im Durchmesser sind. Bei der Embolisierung solch kleiner Gefäße kann das klinische Bild durch die reflektorische Engerstellung der Gefäße erheblich eklatanter in Erscheinung treten, als es der tatsächlichen Embolisierung entspricht. Bei Bestätigung der Diagnose sollte umgehend eine lokale Thrombolyse angeschlossen werden.

## Differentialdiagnose

Differentialdiagnostisch müssen folgende Krankheiten abgeklärt werden:

- Myokardinfarkt (im Gegensatz zur Lungenembolie Blässe, Kaltschweißigkeit, Schmerzausstrahlung)
- Akute Linksinsuffizienz mit Lungenödem
- Spontanruptur der Aorta und Aneurysma dissecans aortae
- Fett- oder Luftembolie
- Perimyokarditis (evtl. Perikardreiben)
- Herzbeuteltamponade
- Spontanpneumothorax (Auskultation und Perkussion)
- Lumbago im Bereich der HWS und BWS (Bewegungseinschränkung)
- Pleuritis, Pneumonie
- Interkostalneuralgie
- Zerebrovaskuläre Insulte (Halbseitensymptomatik)

## Therapie

Die *Sofortmaßnahmen* sind symptomatisch:

- Reanimationsmaßnahmen
- Analgetika

---

Szintigraphie

Sie ist als Screening-Methode gut geeignet. Ein Negativbefund schließt eine LE mit großer Sicherheit aus. Ein positiver Befund kann auch in anderen Lungenerkrankungen begründet sein.

CT

Im CT lassen sich Lungengefäße und Parenchym beurteilen.

Angiographie

Sie ist hochspezifisch und hochsensitiv.

Sie kann als arterielle Angiographie, oder – mit geringerer Sensitivität – in der DSA-Technik durchgeführt werden und ist allein beweisend für eine LE.

Differentialdiagnose

Therapie

Die Sofortmaßnahmen sind symptomatisch.

- Sedativa
- Sauerstoffgabe, zentralvenöser Zugang, Azidoseausgleich
- Bei Schock und Hypoxämie: Katecholamine
- Beginn der Antikoagulation mit Heparin 15 000–20 000 I.E. i.v.
- Antibiotikum gegen die Infarktpneumonie
- Sofortige stationäre Einweisung, während des Transportes Kompression und Hochlagerung der Beine. Von manchen Intensivmedizinern wird bereits die ambulante Einleitung der Lyse mit Streptokinase gefordert.

Stationär kann dann die *Kausaltherapie* erfolgen: In erster Linie als medikamentöse Thrombolyse, heute zumeist als ultrahohe Kurzlyse (siehe Kapitel AVK) oder als rTPA Lyse (100 mg/2 h, davon 20 mg als Bolus). Die Lyse bleibt als Ultima ratio dem Stadium III-IV vorbehalten, anschließend 10–14tägige Vollheparinisierung mit 30 000 IE pro Tag bei strenger Bettruhe mit gewickelten Beinen. Bei leichteren Verläufen kann die Heparinisierung auch ohne vorangehende thrombolytische Therapie erfolgen.

Falls die medikamentöse Lyse versagt, oder falls Kontraindikationen vorliegen, kann in entsprechend ausgerüsteten Kliniken die pulmonale Embolektomie vorgenommen werden, z. B. als Trendelenburg-Operation oder nach medialer Sternotomie mit Hilfe des extrakorporalen Kreislaufs.

Nach erfolgreicher Therapie der Lungenembolie ist eine Antikoagulation für mindestens ein halbes, besser jedoch ein ganzes Jahr erforderlich.

## Prognose

Die fulminante Lungenembolie mit einer Verlegung von mehr als 2/3 der Lungenstrombahn führt ohne Behandlung innerhalb von 30 Minuten bei 70–85 % der Patienten zum Tode. Daraus leitet sich die Forderung nach therapeutischen Maßnahmen auf den bloßen Verdacht hin ab, auch wenn die diagnostische Absicherung noch aussteht.

Die massive Lungenembolie stellt ein lebensbedrohliches Ereignis dar, das zur therapeutischen Intervention innerhalb von 30–60 Minuten zwingt.

Submassive Lungenembolien werden überlebt, sofern keine kardiopulmonalen Erkrankungen vorbestehen.

Chronisch rezidivierende Embolien sind häufig die Ursache für eine vermeintlich primäre pulmonale Hypertonie.

Die Rezidivquote der Lungenembolie wird mit 30 % angegeben.

# Entzündliche Gefäßerkrankungen

Ch. Heun-Letsch

Die entzündlichen Gefäßerkrankungen treten zwar insgesamt gesehen selten auf, sie sind jedoch zum großen Teil einer medikamentösen Therapie zugänglich, so daß sich ihre zum Teil schwerwiegenden Komplikationen, wie z. B. die Erblindung bei der Arteriitis temporalis, vermeiden lassen. Dies macht sie trotz ihrer Seltenheit relevant für die allgemeinärztliche Praxis.

## Einteilung

Nach dem Ort des Auftretens teilt man die Vaskulitiden ein in:

- Arteriitis temporalis, Takayasu-Arteriitis: große bis mittlere Arterien
- Kawasaki-Syndrom, Thrombendangiitis obliterans, Panarteriitis nodosa: mittlere und kleinere Arterien
- Granulomatöse Formen (Wegenersche Granulomatose, Churg-Strauss-Syndrom): Arteriolen und Venolen
- Nicht granulomatöse Formen (Hypersensitivitätsangiitiden, Kollagenosen): Arteriolen und Venolen

## Thrombendangiitis obliterans (Winiwarter-Buerger)

### Epidemiologie

Diese Krankheit, die hauptsächlich zigarettenrauchende junge Männer in der Altersgruppe der 20–30jährigen betrifft, scheint in ihrer Häufigkeit rückläufig.

### Definition

Sie ist eine in der Intima beginnende, entzündliche Gefäßerkrankung von segmentalem Befall und beginnt typischerweise in der Peripherie mit dem Befall kleiner und mittlerer Venen, dann breitet sie sich auf die kleinen und mittleren, später dann auf die größeren Arterien aus.

### Klinik

Am Anfang stehen klinisch der Verschluß von Unterschenkel-, Unterarm und Digitalarterien im Vordergrund, oft nach vorausgehenden Phlebitiden. Sie geht später in arteriosklerotische Veränderungen über; der primär entzündliche Charakter ist dann auch histologisch nicht mehr nachweisbar.

## Diagnostik

Bei der Diagnostik stehen die Entzündungszeichen wie erhöhte BSG und Blutbildveränderungen sowie Erhöhung der Akute-Phase-Proteine im Vordergrund.

*BSG und Akute-Phase-Proteine erhöht*

## Therapie

Erfolgversprechend ist nur das Beendigen des Rauchens. Nach Übergang in arteriosklerotische Veränderungen ist die Therapie dementsprechend. Man kann eine Therapie mit Azothioprin plus Kortison oder auch Alprostadil (prostavasin®) i.v. versuchen.

# Arteriitis temporalis bzw. cranialis und Polymyalgia rheumatica

Es handelt sich hier um zwei verschiedene Verlaufsformen derselben Erkrankung, die durch eine Riesenzellarteriitis gekennzeichnet ist.

## Definition

Es handelt sich um eine hochentzündliche, nekrotisierende und zum Teil granulomatöse Angiitis, die histologisch durch Riesenzellen gekennzeichnet ist.

*Kennzeichnend sind die Riesenzellen.*

## Epidemiologie

Vorwiegend, jedoch nicht ausschließlich betroffen sind Frauen jenseits des 60. Lebensjahres.

*Vorwiegend bei Frauen über 60*

## Klinik

Im Vordergrund der Symptomatik stehen Schmerzen, bei Arteriitis temporalis als heftige Kopfschmerzen, vor allem im Schläfen-, aber auch im Kieferbereich, bei Polymyalgia rheumatica als muskelkaterartige Gliederschmerzen.
Manchmal wird auch über Sehstörungen geklagt, diese sind dann als Zeichen der drohenden Erblindung ein Alarmsymptom. Bisweilen liegt auch Fieber vor, oder es fällt die druckschmerzhafte, geschlängelte, verhärtete Arteria temporalis auf.

*Charakteristisch sind Kopf- bzw. Gliederschmerzen.*

## Diagnostik

Die diagnostische Sicherung fußt im Zusammenhang mit der Klinik auf folgenden Befunden:

– Massiv erhöhte BSG
– Sofortiges Ansprechen der Blutsenkung wie der Klinik auf Kortikosteroide
– Histologisches Bild der Riesenzellarteriitis
– Polymyalgia-rheumatica-Antikörpertiter; dieser ist zwar hoch sensitiv, jedoch nicht sehr spezifisch, vor allem bei erhöhtem C-reaktivem Protein ist er falsch positiv.

*Histologisches Bild der Riesenzellarteriitis ist beweisend.*

# Entzündliche Gefäßerkrankungen

**Therapie**

Wegen der möglichen Erblindung hat sofort – auch schon im Verdachtsfall! – die Therapie mit Kortikosteroiden zu erfolgen, und zwar 100 mg Prednisonäquivalent/d mit nachfolgender Dosisreduktion und Erhaltungsdosis von 10–20 mg/d über mindestens 2 Jahre. Sodann kann ein Auslaßversuch vorgenommen werden.
Das prompte Ansprechen auf die Steroide hat diagnostischen Charakter.
Bei der reinen Polymyalgie sind initial geringere Kortison-Dosen notwendig.

## Panarteriitis nodosa (PAN)

Die PAN ist eine nekrotisierende Vaskulitis der mittleren und kleineren Arterien mit Beteiligung der Viszeral- und Nierengefäße. Es handelt sich um einen segmentalen Befall vor allem im Bereich von Aufzweigungen.
Das Vorhandensein von Hepatitis-B-Antigen im Blut bei etwa 30 % der Erkrankten weist auf eine Verursachung durch Immunkomplexe hin.

Betroffen sind:

- Niere in 85 % (Niereninsuffizienz, Hypertonie)
- Herz in 75 % (Herzinsuffizienz, Perikarditis)
- GI-Trakt in 50 % (Bauchschmerzen, Mesenterialinfarkte (GI-Blutungen)
- Gelenke und Muskeln in 40 % (Arthralgien, Myalgien, Arthritiden)
- Periphere Nerven in 30 % (Mono- und Polyneuropathien)
- ZNS in 25 % (Apoplex)
- Haut in 20 % (Exantheme, Knoten, Raynaud-Phänomen)

Klinische und Laborbefunde:

- Fieber
- BSG-Erhöhung
- Leukozytose
- Positive Rheumafaktoren

Die Diagnose wird über eine Probeexzision der betroffenen Stellen gestellt.
Unbehandelt ist die Prognose schlecht, der Tod tritt in der terminalen Niereninsuffizienz ein.
Therapeutisch wirkungsvoll ist die Gabe von 100 mg Prednison/d bis zur Senkungsnormalisierung, sodann eine jahrelange Erhaltungsdosis. Besonders wirksam ist die Kombination aus Prednison 1 mg/kgKG/d mit Cyclophosphamid 2 mg/kgKG/die (Fauci-Schema). In verzweifelten Fällen kommt die Plasmapherese zum Einsatz.

## Allergische Angiitiden und Churg-Strauss-Syndrom

Es handelt sich um eine nekrotisierende granulomatöse Angiitis mit vorwiegendem Lungenbefall und einer Eosinophilie im Blutbild bis 1 000 Eosinophile/µl. Die Krankheit fällt durch schweres Asthma und röntgenologisch sichtbare Infiltrate der Lungen auf.
Nach bioptischer Sicherung verbessert die Steroidtherapie die 5-Jahres-Überlebensrate von 25 auf 50 %; auch hier kann Cyclophosphamid zum Einsatz kommen.

---

*Marginalien:*
- Therapie
- Promptes Ansprechen auf Kortikosteroide
- Panarteriitis nodosa (PAN)
- Segmentaler Befall vor allem im Bereich von Gefäßaufzweigungen
- Lokalisation
- Befunde
- Diagnose durch Probeexzision
- Therapie
- Prednison plus Cyclophosphamid, evtl. Plasmapherese
- Churg-Strauss-Syndrom

## Hypersensitivitätsangiitis

Diese Angiitiden kommen nach Antigenexposition zum Ausbruch. Bei dem Antigen handelt es sich zumeist um Medikamente. Klinisch in Erscheinung tritt in erster Linie die Hautmanifestation mit Knoten, Papeln, Blasen etc.
Bei Kindern tritt die Hypersensitivitätsangiitis als Purpura Schoenlein-Henoch auf mit Arthralgien, Fieber und einer Glomerulonephritis.
Eine weitere Sonderform ist die Serumkrankheit.
Therapeutisch im Vordergrund steht das Vermeiden der Noxe, evtl. bei fehlender Spontanremissionstendenz Prednison 1 mg/kgKG/d.

## Wegenersche Granulomatose

Hierbei handelt es sich um eine granulomatöse Vaskulitis des oberen und unteren Respirationstraktes mit Glomerulonephritis. Sie tritt mit blutigem Schnupfen oder anderen Symptomen des Befalles der Sinus oder des Nasen-Rachen-Raumes oder Otitis media auf sowie mit Zeichen des pulmonalen Befalles wie Husten, Hämoptysen, Dyspnoe. Zeichen der Glomerulonephritis sind Mikrohämaturie, Proteinurie, Kreatininanstieg oder Hypertonus.
Nach bioptischer Sicherung erfolgt die Therapie mit Prednison und Cyclophosphamid nach dem Fauci-Schema (s. o.). Bei geringerer Aktivität kommt auch Azathioprin zum Einsatz.

## Takayasu-Syndrom (pulsless disease)

Die Takayasu-Arteriitis ist eine entzündliche stenosierende Erkrankung der mittleren und großen Arterien mit bevorzugtem Befall des Aortenbogens und seiner Abgänge. Sie ist sehr selten und tritt bei jungen Frauen auf. Häufiger ist sie in Südostasien; eine Assoziation mit HLA-Antigenen ist beschrieben. Neben Allgemeinsymptomen wie Fieber, Abgeschlagenheit, Gewichtsverlust tritt die Krankheit durch die mangelnde Versorgung der betroffenen Endorgane in Erscheinung, so vor allem als Apoplex. Bei der Untersuchung fällt die Pulslosigkeit auf.
Therapeutisch steht auch hier die Gabe von Glukokortikoiden im Vordergrund; evtl. kommen angioplastische Maßnahmen in Betracht.

## Kawasaki-Syndrom (Mukokutanes Lymphknotensyndrom)

Hierbei handelt es sich um eine Systemerkrankung des Kindesalters. Es bestehen hohes Fieber, eine zumeist zervikale Lymphadenitis sowie ein Palmarerythem mit einer halbmondförmigen Schuppung der Fingerspitzen. Es können auch eine Perikarditis oder Myokarditis, Aortenaneurysmen (in ca. 3 % mit letalem Ausgang) auftreten.
Die Therapie besteht in der Gabe von Aspirin® (bis zu 100 mg/kgKG/die für 14 Tage) sowie Gammaglobulinen (400 mg/kgKG/die).

## Vaskulitiden bei Kollagenosen

Periphere Gefäßverschlüsse, vor allem der Digitalarterien können im Rahmen von Kollagenosen (Systemischer Lupus erythematodes, Sklerodermie, Dermatomyo-

sitis, pcP) vorkommen. Sie können als sekundäres Raynaud-Phänomen in Erscheinung treten. Seltener ist der Befall der Viszeralarterien.
Die Basis der Therapie sind Glukokortikoide in einer Anfangsdosis von 1–max. 2 mg/kg/KG/die.

## Isolierte Vaskulitis des ZNS

Diese seltene Vaskulitis befällt, wie der Name schon sagt, lediglich Gefäße des ZNS ohne andere Zeichen einer systemischen Vaskulitis. Es zeigen sich in der Regel mononukleäre Zellformationen. Klinisch findet man fokale neurologische Ausfälle, Persönlichkeitsänderungen oder schwere Kopfschmerzen. Die Diagnose wird mittels der Angiographie oder mit dem NMR gestellt.
Die Prognose ist schlecht, scheint jedoch durch Steroide oder durch das Fauci-Schema verbessert zu werden.

## Livedo racemosa

Hierbei handelt es sich um ein blitzfigurenartiges Hautsymptom aufgrund granulomatöser Wandveränderungen der Venolen und Arteriolen bei Vaskulitiden. Ursprünglich bei der Lues beobachtet, ist die Livedo racemosa heute interessant als mögliches Erscheinungsbild der Cholesterinembolien (Atheroembolien). Auch kann sie im Rahmen des „Sneddon"-Syndroms mit Thrombopenie und Apoplexen bei Jüngeren auftreten. Dies wird heute in kausalen Zusammenhang mit dem Phospholipid-Antikörper-Syndrom gebracht.

# Sachregister

## A

α1-Rezeptorenblocker 304
α2-Stimulatoren 304
ACE-Hemmer 298
Acetylsalicylsäure 211, 352
Affosche Knötchen 125
Afterload 262
Akrozyanosen 359
Akuter Myokardininfarkt, Therapie 212f
Allen-Test 45, 343, 344f
Allergische Angiitiden 389
Anamnese 21
Anatomische Projektionsfelder 28
Aneurysma 196
Angina abdominalis 362
Angina pectoris 190
–, decubitus 192
–, gravis 191
–, instabile 191
–, vera 191
Angiologische Untersuchungsmethoden 44f
Angioplastie, perkutane transluminale (PTA) 215
Angiotensin II 262
Angiotensin-Converting-Enzym-Hemmer 272
Antiachykarde Systeme 252
Antiaggregativa 211, 351
Antiarrhythmika 248
Antibradykarde Systeme 251
Antidiuretisches Hormon (ADH) 263
Antikoagulanzien 211
Antikoagulation 348, 352
Antisympathikotonika 304
Aortendehnungston 25
Aorteninsuffizienz 111
Aortenisthmusstenose 63, 73f
–, Erwachsenentyp 73
–, infantiler Typ 73
Aortenklappenfehler, doppelt 114
Aortenöffnungston 25
Aortenstenose 63, 83f, 108f
Apparative Untersuchungsmethoden 30f
Arachnodaktylie 95
Arteria cerebri anterior 326
Arteria cerebri media 326
Arterieller Verschluß, akuter 336

–, Ätiologie 336
–, Definition 336
–, Differentialdiagnose 337
–, Klinik und Diagnostik 336
–, Lokalisation 336
–, Prophylaxe 338
–, Therapie 338
Arteriitis cranialis 329, 388
–, temporalis 388
Arteriographie 47
Arteriosklerose 182
Astvarikosis 364
Asymmetrische Septumhypertrophie ohne Obstruktion 146
Asystolie 228
Atrioventrikulärer Block 230
Atropin-Test 233, 242
Aufsättigung mit Digitalisglykosiden 271
Ausgeglichener Versorgungstyp 182
Auskultation 22
Auskultatorische Projektionsfelder 28
Austin-Flint-Geräusch 29, 102
AV-Rhythmen 236
AV-Tachykardie 240
AVK, Ätiologie 339
AVK, Definition 339
AVK, Epidemiologie 339
AVK, Pathophysiologie 339
Axillarvenenthrombose 372

## B

B-Bild-Kompressionssonographie 50
B-Bild-Sonographie 46
Banding 73
Barlow-Syndrom 106
Beckentyp 341
Beckenvenenthrombose 381
Becksche Trias 168
Belastungs-Blutdruckmessung 293
Belastungs-EKG 30, 192, 232
Besenreiservarizen 364
Betablocker 206, 301
Bland-White-Garland-Syndrom 63, 92
Blue-toe-Syndrom 356
Blutdruckmessungen 292f

Blutkultur 130
Botalli apertus 63
Bradykarde Störungen 230
Bradykardie-Tachykardie-Syndrom 242
Bypass 355
Bypass-Operation 216

## C
Canalis atrioventricularis, inkomplett 67
Canalis atrioventricularis, komplett 67
Canalis atrioventricularis communis, kompletter 63
Carey-Coombs-Geräusch 29, 102
Chagas-Krankheit 154
Cholesterin-Embolien 356
Chronische Niereninsuffizienz 290
Chronische periphere arterielle Verschlußkrankheit (AVK) 339
–, Ätiologie 339
–, Definition 339
–, Diagnostik 342
–, Epidemiologie 339
–, Pathophysiologie 339
–, Therapie 346
Churg-Strauss-Syndrom 389
Circulus arteriosus Willisii 320
Click 107
Click-Syndrom 106
Coartatio aortae 73
Compliancefehler 143
Compliancefehler, diastolische 158
Computertomographie 40, 385
Congestive CM 139
Contusio cordis 175
Cor pulmonale 265
Corbovinum 112
Cumarole 211

## D
Da-Costa-Syndrom 192, 313
Defibrillation 252
Defibrinierung 351
Degenerative Vitien 94
Differentialtherapie 307
Differentialtherapie des Herz-Kreislauf-Versagens 281
Digitalis 271
Digitalisintoxikation 245
Diuretika 271, 301
*Dotter* 215
Down-Syndrom 68
Dressler-Syndrom 164
Dritter Herzton 25
Drohender Infarkt 191
Druckgradient 84
Druckwerte im Herzen 60
Ductus arteriosus Botalli apertus 76f
–, fetaler Kreislauf 76
–, Nabelgefäß 77
Ductus venosus Arantii 77
Durozies-Rhythmus 99

## E
Ebstein-Anomalie 63, 85f
Echokardiographie 34f
Effort-Syndrom 192
Einschwemmkatheter 37, 266
Eisenmenger-Reaktion 59, 67, 71
EKG bei Angina pectoris 192
Elektrokardiogramm (EKG) 30, 231
Embolektomie, pulmonale 386
Endokard, Erkrankungen 123f
Endokardfibroelastose, konnatale 135
Endokardfibrose 63, 93
Endokarditiden, abakterielle 131
Endokarditis
–, infektiöse 127f
–, lenta 128
–, parietalis fibroplastica Löffler 95
–, verrucosa rheumatica 124
–, verrucosa simplex 133
–, rheumatische 123f
Endomyokardfibrose 133
Entzündliche Gefäßerkrankungen 387f
–, Einteilung 387
Ergotismus 361
Erregungsbildungszentrum 228
Erregungsleitung 228
Erworbene Herzklappenfehler 94f
–, Ätiologie 95
–, Definition 94
–, Epidemiologie 94
–, Pathologische Anatomie 95
–, Therapie und Prognose 96
Erythema marginatum 124
Erythema nodosum 124
Erythromelalgie 360
Erythrozytenverformbarkeit 351
Extrasystolie, supraventrikuläre 235
–, ventrikuläre 235
Extratöne 25

## F
Fahrradergometrie 31
Fallotsche Pentalogie 87
Fallotsche Tetralogie 63, 87f
–, Hockstellung 88
–, Krampfanfälle 88
–, Zyanose 88
Fallotsche Trilogie 63, 87f
Faustschlußprobe 45
Ficksche Prinzip 37

Fixe Spaltung 25
Floppy-valve-syndrome 106
Foggarty-Katheter 338
*Fontaine* 340
Frank-Starling-Mechanismus 262
Friedreichsche Ataxie 149
Funktionelle arterielle Durchblutungsstörungen 357f
Funktionelle Herzbeschwerden 201, 313f
–, Ätiologie und Pathogenese 313
–, Befunde 315
–, Definition 313
–, Diagnose 316
–, Epidemiologie 313
–, Klinisches Bild 314
–, Spezielle Krankheitsbilder 314
–, Therapie 316
–, Verlauf und Prognose 316

### G
Gehtest 44, 344f
Gehtraining 349
Genuine Gestose 288
Gibsonsches Geräusch 77
Graham-Steell-Geräusch 100
Grenzwerthypertonie 283
Grenzzoneninfarkt 325, 331

### H
Hagen-Poisseuillesche Gesetz 339
Hämatome, intrakranielle arterielle 328
–, intrakranielle venöse 328
Hämodilution 351
Hemiblock, linksanteriorer 230
Hemiblock, linksposteriorer 230
Herzangstsyndrom 192
Herzenzyme 197
Herzfehler 57
Herzgeräusche 25
Herzindex 279
Herzinsuffizienz 260f
–, Ätiologie 261
–, Befunde 266
–, Definition 260
–, Diagnose 267
–, Epidemiologie 261
–, Klinisches Bild 264
–, Pathophysiologie 261
–, Therapie 268
–, Verlauf und Prognose 274
Herzkatheterisierung 36
Herzkatheteruntersuchung 199
Herzkrankheiten 55f
Herzminutenvolumen 260
Herzmuskelnekrose 186
Herzneurose 192, 313

Herzphobie 192, 314
Herzrhythmusstörungen 228f
–, Ätiologie 230
–, Definition 228
–, Diagnostik 231
–, Epidemiologie 230
–, Klinik 234
–, Pathogenese 231
Herzsyndrom, hyperkinetisches 192
Herztamponade 160
Herztöne 24
Herztransplantation 142
Herztraumen 175f
Herztumoren 171f
–, Befunde 172
–, Definition 171
–, Diagnose 173
–, Epidemiologie 171
–, Klinisches Bild 172
–, Pathologie und Pathophysiologie 71
–, Therapie 173
–, Verlauf und Prognose 173
Hirngefäßerkrankungen 319f
–, Ätiologie 323
–, Definition 319
–, Diagnostik 330
–, Epidemiologie 319
–, Klinisches Bild 325
–, Pathologie 325
–, Pathophysiologie 321
–, Physiologie und Hirnstoffwechsel 320
–, Prognose 335
–, Therapie 331
Hirnmetastasen 332
Hirnstamminfarkt 327
Hirntumor 332
Hochdruck durch Kontrazeptiva bedingt 288
Hochdruck in der Gravidität 288f
Hochdruck, renoparenchymatöser 286
Hochdruck, renovaskulärer 286, 287
Hochdruckformen, endokrine 287f
Holiday-heart-Syndrom 245
Homans-Zeichen 50, 369
Hyperaldosteronismus, primärer 287
Hyperkinetisches Herzsyndrom 315
Hypersensitivitätsangiitis 390
Hypertensive Gefäßkrankheit 290
Hypertensive Herzkrankheit 290
Hypertensive Krise 291, 307
Hypertensive Massenblutung 332
Hypertensive Nierenkrankheit 290
Hypertonie, arterielle 283f
–, Ätiologie 284, 286
–, Befunde 293
–, Definition 283

–, Diagnostik 292
–, Epidemiologie 284
–, Klinisches Bild 291
–, Pathophysiologie 289
–, Prognose 308
–, Therapie 295
Hypertonie, brachiozephal 74
–, hypokliämische 287
–, maligne 284
–, primäre essentielle 284, 285f
–, renoparenchymatöse 287
Hypertonieformen, sekundäre 284
Hypertonikerherz 290
Hypertrophie, exzentrische 61
Hypertrophie, konzentrische 61
Hypertrophie, linksventrikuläre 284, 296
Hypertrophie, sekundäre 286
Hypotonie, arterielle 309f
–, Ätiologie und Pathogenese 309
–, Befunde 310
–, Definition 309
–, Diagnose 311
–, Epidemiologie 309
–, Klinisches Bild 310
–, Therapie 311
–, Verlauf und Prognose 312
Hypotonieformen, sekundäre 311

**I**
Indikatordilution 33
Indometacin 80
Infarkt im EKG 195
Infarktschmerz 189
Infarkttypen 196f
Inspektion 22
Insulte-Infarkt 331
Intrakavitäre Ableitungen 233
Irritable heart 192
Isolierte Vaskulitis des ZNS 391

**J**
Jervell-Lange-Nielsen-Syndrom 244
Jones-Kriterien 125
Judkins-Technik 39

**K**
Kalziumantagonisten 209, 273
Kammerersatzrhythmen 236
Kammerflattern 241, 253
Kammerflimmern 241, 253
Kammertachykardien 241, 253
Kapillarverschlußdruck 279
Kardiogene Hirnembolie 332
Kardiogener Schock 276f
–, Ätiologie 276

–, Befunde 278
–, Definition 276
–, Diagnose 279
–, Epidemiologie 276
–, Klinisches Bild 278
–, Pathophysiologie 276
–, Therapie 280
–, Verlauf und Prognose 282
Kardiogener Schock, Schockursachen 279
Kardiomyopathie (Adriamycin-Kardiomyopathie) 156
Kardiomyopathie (HIV-Kardiomyopathie) 153
Kardiomyopathie, dilatativ 138, 139f,
–, durch Echinokokken hervorgerufen 154
–, hypertrophische 138
–, hypertrophische nichtobstruktive 138
–, hypertrophische obstruktive 138, 142f
Kardiomyopathien, primäre 138f
Kardiomyopathien, sekundäre 149f
Kardioversion 252
Karotissinus, hypersensitiver 243
Karotissinus-Druckversuch 257
Karotissinus-Syndrom 256
Karotissinusmassage 233
Karotisstenose 334
Karzinoidsyndrom 136
Katecholamine 273, 280
Kawasaki Syndrom (mukokutanes Lymphknotensyndrom) 390
Kernspintomographie 41
KHK (coronar heart disease) 179
Kletterstufe 31
Kochsalzrestriktion, eiweißreiche 269
Kollaps, orthostatischer 256
Kompressionsbehandlung 374
Kongenitale Angiokardiopathien 57f
–, Ätiopathologie 58
–, Definition 57
–, Häufigkeit 57
–, Ursachen 57
–, Verteilung 57
Kontraktilität 262
Kontrollierte Gehstrecke 343
Koronarangiographie 38, 198, 215
Koronararterien 182
Koronare Herzkrankheit 179f
–, Anatomie 182
–, Ätiologie 180
–, Ätiopathogenese 182
–, Befunde 193
–, Definition 179
–, Differentialdiagnose 199
–, Epidemiologie 180
–, Klinisches Bild 190
–, Nachsorge und Rehabilitation 217
–, Patophysiologie 188

# Sachregister

–, Prävention 222
–, Röntgenbefund 196
–, Therapie 203f
Koronarinsuffizienz 188
Koronarspasmen 191
Koronarversorgung 188
Körperliche Untersuchungsmethoden 21f

## L

Lagerungsprobe nach Ratschow 45
Lakunäre Insulte 325
Langzeit-Blutdruckmessung 293
Langzeit-EKG 32, 232
Langzeitmessung (24-Stunden-Langzeitmessung) 292
Laufbandergometrie 31
Leitsymptome (6 P) 336
Leitungsblock 230
Leriche-Syndrom 341
LGL-Syndrom 243
Libman-Sachs 95
Libmann-Sachs-Endokarditis 133
Lichtreflexionsrheographie 51
Links-rechts-Shunt 59
Linksdilatation 22
Linksherzhypertrophie 22
Linksherzinsuffizienz 265
Linkstyp 182
Linton-Test 48
Livedo racemosa 391
Livedo reticularis 359
Löhleinsche Herdnephritis 129
Lowenberg-Test 50
Lowenberg-Zeichen 369
*Lown* 235
Lown-Ganong-Levine-Syndrom 228
Lungenembolie 381f
–, Ätiologie 381
–, Defintion 381
–, Diagnostik 383
–, Epidemiologie 381
–, Klinisches Bild 382
–, Pathophysiologie 381
–, Prognose 386
–, Therapie 385
Lungenszintigraphie 385
Lungenvenentransposition 63, 91f
Lungenvenentransposition, Zyanose 91
Lupus erythematodes 95
Lutembacher-Syndro 63, 69
Lymphgefäßerkrankungen 379f
–, akute Lymphangiitis 379
–, chronische Lymphangiopathien 379
Lyse, lokale 353
Lysetherapie 198

## M

Magnesium 249
Maladie du Meige 379
Marfan-Syndrom 95
Maschinengeräusch 77
Mc Ginn-White-Typ 384
Mechanokardiographie 33
Membranpotential 231
Mesenterialinfarkt, akuter 363
Mesenterialvenenthrombose 363
Methylxanthine 274
Meyer-Druckpunkte 50, 369
Mikroangiopathia diabetica 341
Mitralinsuffizienz 103f
Mitralklappe, Öffungsfläche 98
Mitralklappenfehler 98f
Mitralklappenprolaps 94, 106f
Mitralklappenprolapssyndrom 244
Mitralöffnungston 25, 100
Mitralschlußton 99
Mitralstenose 63, 84f
Mitralstenose, organische 98
Mondor-Krankheit 364
Morbus Cushing 288
Morbus Ortner 362
Morbus Roger 71
Morgagni-Adams-Stokes-Anfall 246
Muskeldystrophie Typ Duchenne 149
Muskelgewebsclearance 47
Mussetsches Zeichen 112
Myokard, Erkrankungen 137f
Myokardbiopsie 39
Myokardinfarkt, stummer 218f
Myokardischämie, stumme 218f
Myokarditiden, bakteriell bedingte 154
–, durch Pilze hervorgerufen 154
–, durch Protozoen hervorgerufen 154
–, viral bedingte 153
Myokarditis, infektiöse 150f
Myokardszintigraphie 198
Myxome 171

## N

Natriumarme Kost 297
Nekrobiosen 355
Nicht-Q-Wellen-Infarkt 185
Nierenarterienstenose 300
Nitrate 204, 273
Nitrattoleranz 206
Nonne-Milroy-Erkrankung 379
NYHA I 260

## O

Oberschenkelthrombose 381
Oberschenkeltyp 341

Offenheitsrate 214
Operation nach *Blalock* 89
Operation nach *Taussig* 89
Organische Geräusche 26
Osmotherapeutika 332
Ösophagus-EKG 232

## P
Paget-von-Schrötter-Syndrom 372
Pain 336
Pallor 336
Palpation 22
Panarteriitis nodosa (PAN) 389
Paradoxe Spaltung 25
Paralysis 336
Paresthesia 336
Payr-Zeichen 50, 369
Perikard, Erkrankungen 159f
Perikarderguß, chronischer nichtentzündlicher 169
Perikarditiden bei Kollagenosen 163
Perikarditis (Virusperikarditis) 163
Perikarditis bei Myokardinfarkt 164
Perikarditis, akute 159
–, bakterielle 163
–, chronische nichtkonstriktive 164f
–, idiopathische 162
–, tuberkulöse 163
–, urämische 164
Peripher-akraler Typ 341
Perkussion 22
Perkutane transluminale Rekanalisation 354
Pernionen (Frostbeulen) 361
Perthes-Test 49
Pfropfgestose 288
Phäochromozytom 288, 308
Phlebodynamometrie 51
Phlebographie 50, 377
Phlebologische Untersuchungsmethoden 48f
Phlegmasia alba dolens 369
–, coerulea dolens 373
Phonokardiographie 33
Phosphodiesterasehemmer 274
Polymyalgia rheumatica 388
Postkardiotomie-Syndrom 164
Postmyokardinfarkt 164
Präinfarktsyndrom 191
Präsystolischer Galopp 25
Prävalenz der Risikofaktoren 180
Prävention 181
Preload 262
Prinzmetal-Angina 192
Projektionsfelder 28
Prophylaxe der bakteriellen Endokarditis 131
Prostaglandine 80
Prostration 336

Protodiastolischer Galopp 25
Pseudo-Angina-pectoris 192, 313
Pulmonaldehnungston 25
Pulmonalinsuffizienz 120f
Pulmonalisangiographie 385
Pulmonalkapillärer Verschlußdruck 101
Pulmonalstenose 63, 80, 118f
Pulslessness 336
Pulsus celer et altus 112
Pulsus parvus et tardus 84
Pulsus tardus et parvus 110

## Q
Q-Wellen-Infarkt 185

## R
Radionuklidventrikulographie 36
Ratschow-Lagerungsprobe 343
Rauwolfia-Alkaloide 304
Raynaud-Krankheit 357
Raynaud-Phänomen 357
Raynaud-Syndrom 357
Rechts- und Linksschenkelblock 230
Rechts-links-Shunt 59
Rechtsherzinsuffizienz 265
Rechtsherzkatheter 279
Rechtstyp 182
Reentry 228
Renin-Angiotensin-Aldosteron System (RAAS) 262, 290f
Restless legs 365, 376
Revaskularisation 216
Rheumatische Klappenschädigung 95
Rheumatisches Fieber 95
Rhythmen, idioventrikuläre 241
Rhythmusstörungen, bradykarde 228, 234, 236
–, ektope 234
–, tachykarde 228, 234
Riesenzell-Myokarditis 158
Risikofaktorenmodell 180
Romano-Ward-Syndrom 244
Röntgendiagnostik 33
Rückenmarkinfarkt 319, 329
Rückwärtsversagen 280
Ruhe-EKG 30

## S
SAM = systolic anterior motion 143, 144
Sarkoidose 158
Schlaganfall 319
Schlagvolumen 260
Schrittmachertherapie 251
Sensing 251
Septum membranaceum 71
Sick-Sinus-Syndrom 242

# Sachregister

Sinuatrialer Block 230
Sinus-Reentry-Tachykardie 240
Sinusbradykardie 228
Sinusknoten 228
Sinusknotenerholungszeit 242
Sinustachykardien 240
Slow ventricular tachykardia 241
Soldier's Heart 192
Soldier's Heart-Syndrom 313
Sones-Technik 39
Spinale Blutungen 329
Spinalis-anterior-Syndrom 329
Status anginosus 191
Stenose
–, subaortale membranöse 83
–, valvuläre 83
Stethoskop 23
Stimulation 251
Streptokokken (S. viridans) 127
Streßulkusprophylaxe 332
Stripping 377
Strukturerhaltungszeit 321
Stumme Infarkte 190
Subaortenstenose, idiopathische hypertrophische 83, 142
Subarachnoidalblutung 328
Subclavian-Steal-Syndrom 322, 329
Sudeck-Dystrophie 361
Sympathektomie 348, 355
Syndrom X 192
Syndrom, postthrombotisches 364, 366, 373
Syndrome mit verlängerter QT-Dauer 244
Synkopaler Anfall 84
Synkope 109, 255f
–, Ätiologie 255
–, Befunde 257
–, Definition 255
–, Diagnose 258
–, Epidemiologie 255
–, Klinisches Bild 257
–, Pathophysiologie 255
–, Therapie 258
–, Verkauf und Prognose 259
Synkope, pressorisch-postpressorische 256
Synkope, vagovasale 256
Systolischer Click 25

## T

T-en-dôme 195
Tachyarrhythmia absoluta 253
Tachykardie
–, idionodale 240
–, paroxysmale 192
–, paroxysmale supraventrikuläre 242
–, ventrikuläre 241
Takayasu-Syndrom (pulsless disease) 390

Territorialinfarkt 325, 331
Thallium-Szintigraphie 35
Thoraxschmerz 201
Thrombendarteriektomie 348, 355
Thrombolyse 352, 353, 386
Thrombophlebitis oberflächlicher Venen 364
Thrombophlebitis superficialis 367
Thrombose tiefer Venen 364
Thrombozytenaggregationshemmer 332
Thrombozytenaggregationshemmung 348
TIA 334
Ticlopidin 211
Tiefe Bein- und Beckenvenenthrombose 369
Tiefe Phlebothrombose 368
Torsade de pointes 241
Total ischemic burden 220
Toxoplasmose 154
Transaortale Myektomie und/oder Myotomie 146
Trendelenburg-Operation 386
Trendelenburg-Versuch 48, 376
Trikuspidalinsuffizienz 117f
Trikuspidalstenose 115f
Trisomie 68

## U

Ulcus cruris varicosum 364
Ultrahohe Kurzlyse 386
Ultraschall-Doppler-Methode 46
Ultraschall-Doppler-Untersuchung 50, 377
Unterschenkeltyp 341

## V

Variant-Angina 192
Varikosis 376
Vaskulitiden bei Kollagenosen 390
Vasodilatatoren 273, 301
Vasomotorenkollaps 256
*Vaughan* 248
Vegetative Dystonie 313
Venendruckmessung 377
Venenerkrankungen 364f
–, Einteilung 364
–, Epidemiologie 364
–, Klinik 365
–, Pathophysiologie 364
Venenerkrankungen, obliterierende 367f
Venenverschlußplethysmographie 47, 377
Ventrikelseptumdefekt 63, 71f
Verstärkter I. Herzton 100
Vertebralisstenose 334
Vetrikulographie 37
Vierter Herzton 25
Vigilanzstörungen 327, 328
Viszerale Durchblutungsstörungen 362f
–, Ätiologie 362

–, Definition 362
–, Diagnostik 363
–, Epidemiologie 362
–, Klinisches Bild 362
–, Pathophysiologie 362
–, Prognose 363
–, Therapie 363
Vorhofflattern 240
Vorhofflimmern 240
Vorhofrhythmen 236
Vorhofseptumdefekt, Primustyp 63
–, Sekundumtyp 63, 67
Vorhofseptumdefekte 63f
Vorhoftachykardie 240

**W**
Wegenersche Granulomatose 390
Weite Spaltung 25
Wiedereröffnungsrate 214
*Williams* 248
Winiwarter-Buerger 387
Wolff-Parkinson-White-Syndrom 228
WPW-Syndrom 243
WPW-Syndrom, verborgenes 243

**Z**
Zyanose 86
Zyanotische Vitien 60
Zyanotisches Vitium 87